U0266792

Holistic Integrative Hepato-Gastroenterology

整合消化病学

整合肝病学

总 主 编　樊代明

副总主编　吴开春　赵青川

主　　编　郭长存　孟繁平

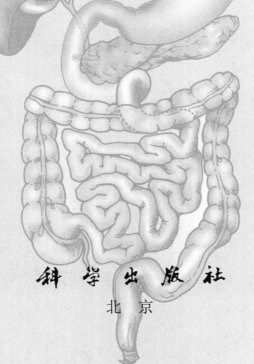

科学出版社

北京

内 容 简 介

整合医学是从人的整体出发，将医学相关领域最先进的理论知识和临床各专科最有效的实践经验加以有机整合形成的更加符合人体健康和疾病预防与诊疗的新的医学知识体系。《整合消化病学》在整合医学理念指导下编写，共分五卷，即《整合食管病学》《整合胃病学》《整合胆胰病学》《整合肠道病学》和《整合肝病学》。《整合肝病学》用全新的医学认识论讨论了肝病学相关的科学知识，力求完成三大任务，即研究肝病学知识的本质特征、形成方法和价值取向；探索消化科医师合理应用消化病学知识正确诊治（防）肝病的方法和路径；通过整合融汇已知的一系列学科，以形成更高层次的肝病学认识论。

本书将相关医学知识做了有机融合，涵盖许多新见解、新方法、新认识，不仅体量大，且思路新颖，内容深广。可供临床医务工作者，特别是消化专科临床医师、全科医师和护理人员参考阅读。

图书在版编目（CIP）数据

整合消化病学 . 整合肝病学 / 樊代明总主编；郭长存，孟繁平本册主编 . — 北京：科学出版社，2022.8
ISBN 978-7-03-072511-0

Ⅰ . ①整… Ⅱ . ①樊… ②郭… ③孟… Ⅲ . ①肝疾病—诊疗 Ⅳ . ① R57

中国版本图书馆 CIP 数据核字（2022）第 101757 号

责任编辑：郝文娜 / 责任校对：张 娟
责任印制：赵 博 / 封面设计：吴朝洪

科学出版社 出版
北京东黄城根北街 16 号
邮政编码：100717
http://www.sciencep.com

北京画中画印刷有限公司 印刷
科学出版社发行　各地新华书店经销
*
2022 年 8 月第 一 版　开本：889×1194　1/16
2022 年 8 月第一次印刷　印张：21 3/4
字数：624 000

定价：230.00 元
（如有印装质量问题，我社负责调换）

编者名单

总 主 编　樊代明

副总主编　吴开春　赵青川

主　　编　郭长存　孟繁平

副 主 编　何婷婷　帖　君

编　　者　（以姓氏笔画为序）

马　恒	马雪梅	王　宣	王学浩	王嗣予
尹　芳	邓皖利	左焱玫	田苗苗	白飞虎
毕　茜	任　辉	刘　坤	刘　浩	刘　源
刘向阳	刘宇尧	刘利敏	刘祥祥	苏　楠
李　明	李　凯	李文姣	杨佩军	肖海娟
时艳婷	邱　琴	何创业	何婷婷	沃龙飞
沈颖娟	张　玄	张　勇	张　静	张家玉林
陈　悦	陈　捷	易晓芳	帖　君	罗贯红
周　霞	周景师	孟繁平	饶建华	夏　强
高小亮	郭长存	曹田宇	梁庆升	储　屹
楚金东	窦科峰	潘仕达		

前　言

医学发展至今，为人类的生存、繁衍乃至健康做出了巨大贡献。但随着社会进步，工业化进程加快，居住地城镇化发展，老龄化时代提前到来，特别是自然环境恶化及生活方式改变，医学面临着严峻的挑战：一方面，人类疾病谱正在发生根本性的变化，特别是人类对健康的需求日益提高，人们对医学发展的方向产生了质疑。另一方面，医学发展中呈现的专业过度分化、专科过度细化、医学知识碎片化，对医学理论和技术本身的发展形成了障碍。世界医学界曾先后提出转化医学、循证医学、精准医学等理念，试图解决上述难题，但最终均遭遇到了难以克服的困难。特别是这次新型冠状病毒肺炎（简称新冠肺炎）疫情大范围地损害了人类健康。传染病一次又一次像潮水般不断袭来，慢性病一个又一个呈爆炸式增长，对人类健康已形成了双重威胁。目前的状况提醒人类，克服这些困难单靠某个国家或某些地区的力量是不够的，单靠某个专业或某些专家的力量是不够的，单靠某项技术或某些方法、药品的简单使用也是不够的，甚至单靠医学界和医师的努力也是不够的。人类只有创建整合型的医学研究体系、医学教育体系、医疗服务体系、医学预防体系、医学管理体系等，然后将之有机融合，形成整合型的健康服务体系，才能在未来世界里"任凭风浪起，稳坐钓鱼船"。要创建整合型的健康服务体系，就必须有先进、科学且适时的医学理念引导，因此整合医学理念应运而生。

整体整合医学（holistic integrative medicine，HIM）简称整合医学，是从人的整体出发，将医学相关领域最先进的理论知识和临床各专科最有效的实践经验分别加以有机整合，并根据社会、环境、心理等的现实进行修正、调整，使之成为更加符合人体健康和疾病预防与诊疗的新的医学知识体系。从根本上讲，整合医学不是一门具体的医学专业，也不是一个局限的医学专科。但它适用于所有医学专业，也适用于所有医学专科。近期编者写过一篇3万多字的论文并已发表，题目是《整合医学——从医学知识到医学知识论》，再次阐明整合医学是知识论和方法学。关于医学知识，从事医学的人员都懂很多，不从医者也懂不少，但整合医学作为医学知识论则不然，它是研究医学知识的本质特征、形成方法和价值取向的认识论和方法学；是指导医师合理应用医学知识、正确诊治（防）疾病的认识论和方法学；也是利用现有普通医学知识凝聚、创造更高层次医学知识的认识论和方法学。

《整合消化病学》的撰写和出版是在整合医学理念指导下的又一次具体实践。全书共分《整合食管病学》《整合胃病学》《整合胆胰病学》《整合肠道病学》和《整合肝病学》五卷，共计300余万字，是目前中国乃至世界该领域大型的新版消化病学巨著。本书不仅体量大，且书中内容具有深而广的显著创新性。参加编写的200余位学者以整合医学作为医学知识论的理念，力求完成医学知识论要求的三大任务，即研究消化病学知识的本质特征、形成方法和价值取向；指导消化科医师合理应用消化病学知识来正确诊治（防）

消化系统疾病；在写作实践中学习整合消化病学相关内容，以形成更高层次的消化病学知识。由此提出了许多新见解、新方法、新认识，凸显出本书众多的新特点。以《整合胆胰病学》为例，至少可以总结出如下 10 个特点。

1. 胆胰与进化发育的整合思考　以人为最高级动物，以倒叙方法，追溯并整合生物界从单细胞生物到不同代表性物种，再到人类，在数亿年进化过程中胆胰的结构和功能的形成与变迁，从而认识人类胚胎在母体子宫内仅用 10 个月便从一个受精卵发育成一个胆胰结构和功能完整的个体的过程。在此过程中对整体基因调控、发育分化基因的开放与关闭做出整合思考，为出生后整个生命周期中胆胰病的发生发展机制提供分子水平的理论基础。

2. 胆胰与生命周期的整合思考　将胎儿、儿童、成年、老年四个阶段中胆胰的结构和功能变化与疾病的发生相联系、比较，整合思考其与健康维护和疾病诊治（防）关系的理论、策略及方法。

3. 胆胰与生化过程的整合思考　将胆胰的结构和功能与人体重要生化过程，即甲基化、乙酰化、泛素化、糖基化、磷酸化五大生化过程相联系，整合思考胆胰病发生发展的分子机制，为胆胰病的诊断和治疗寻找生物学靶标奠定基础。

4. 胆胰与其他器官的整合思考　本书整合分析了胆胰与皮肤、神经、肺、胃、肝、肠之间的关系，还整合分析了胆胰两者间的关系，为消化病今后在多学科整合诊治即 MDT（多学科会诊）to HIM 方面提供理论基础。用整合思维组建多学科整合诊治团队；制订个体化整合诊治方案；实现最优（大）化整合诊治效果。

5. 胆胰结构功能与胆胰病发生机制的整合思考　本书在介绍胆胰的正常结构及功能的同时，对比介绍各种胆胰病所致胆胰结构及功能的改变，整合思考各种胆胰病的发生机制，以利于临床医师对胆胰病发生发展全程全貌的理解。

6. 胆胰病诊断与治疗方法的整合思考　本书强调诊治（防）结合，诊治（防）并举。整合思考其相互关系，以便相得益彰。如对某一个胆胰病的外科治疗，既要考虑切除（resection）、修复（repairment）、移植（replacement），又要考虑该病的再生（regeneration）、康复（rehabilitation）和"返老还童"（rejuvenation）。

7. 胆胰病的中西医整合思考　对每种胆胰病，充分展示中医和西医对其的不同认识和相同认识，且在诊断、治疗和预防上分别叙述，互为补充，整合思考实现中西医并重。

8. 不同胆胰病发生机制及治疗原则的整合　胆胰病性质虽有不同，但可能有相互联系，都是从正常胆胰结构和功能出现变化开始，循序渐进，从量变到质变的过程。如从良性→恶性，功能→结构，急性→慢性，儿童→成人，成人→老年人，诊断→治疗，治疗→预防等，这些都应整合思考，做到同病异治、异病同治和防患于未然。

9. 首章设整合思考高度　首章作为《整合胆胰病学》的概论，不仅从胆胰器官，而且从消化系统乃至全身整体角度，对近十年全球对胆胰病的研究成果进行整合分析，提倡观察问题要"连横"，横向扩展，即从观察→兴趣→分析→整合。首章不仅为读者提供前瞻性指引，而且为读者展现一个消化病学学术发展的新视野和新境界，实现整合医学知识论中的第一条和第二条功能，即研究医学知识的本质特征、形成方法和价值取向，从而指导医师合理应用医学知识，正确诊治（防）胆胰病。

10. 末章设整合思考前瞻　末章作为《整合胆胰病学》的展望部分对书中各章提出的挑战性问题进行整合思考，对比分析，并根据医学未来发展的方向，提出可能的解决办法，提倡展望未来要"合纵"，即纵深到底，要从思考→思路→思维→思想，为读者未来开展整合胆胰病学的研究提供宝贵建议。实现整合医学知识论中的第一条和第三条功能，即研究医学知识的本质特征、形成方法和价值取向；从而利用普通医学知识创造更高层次的医学知识。

总之，整合是时代发展的特征，是解决划时代难题的法宝，医学同然。

最近国际医学界提出，疾病的整合诊治是未来医学发展的方向，不是之一，而是唯一。我曾在几年前说过，整合医学是未来医学发展的必然方向、必由之路和必定选择。但整合医学发展不会一蹴而就，这是一个需要不断总结，循序渐进，追求高度但又永远达不到最高点的永恒过程。作为主编，2020年我曾组织全国近1000名学者撰写出版了中国乃至世界肿瘤领域大型的《整合肿瘤学》专著，共6册近600万字，受到广泛好评。《整合消化病学》是又一次对整合医学理念的具体实践。由我主编的《整合医学——理论与实践》已陆续出版至9卷。近期又有第10卷写成付梓，总计10卷，共1083万余字。尽管做出上述努力，但整合医学无论是理论研究还是实践探索只是开头，仍需要国内外医学同道群策群力，心往一处想，劲往一处使，这是世界、历史、人类赋予当代医务工作者的艰巨任务。当然在上述过程中尚有很多不完全、不完善，甚至不正确的地方，这也是本书不完美的地方，祈望广大读者给予批评指正，使整合医学沿着正确、健康的方向发展前行。

中国工程院院士

美国医学科学院外籍院士

法国医学科学院外籍院士

2021 年 11 月 11 日

目 录

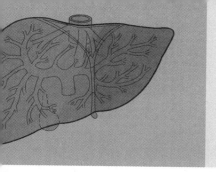

第1章 整合肝病学概论

肝脏是人体最大的免疫器官，也是人体唯一有双重血液供应系统的器官。肝脏是造血器官，也是人体物质代谢的重要器官。肝脏的解剖和超微结构与肝功能密切相关，这是肝脏疾病的重要生理基础。肝脏与人体其他器官存在紧密联系。肝脏疾病常伴有其他肝外系统的临床表现，如乙型肝炎的肾脏损害、肝肾综合征、肝肺综合征、肝性脑病等。其他系统疾病也可累及肝脏，如系统性红斑狼疮、硬皮病、系统性淀粉样变性、淋巴瘤、多发性骨髓瘤等都可以引起肝损害。

近十年来对肝病的研究进展迅速，其临床诊治也在不断演进。将最新基础研究和临床研究进展与临床实践相整合是现代医学发展的需求，也是必然的趋势。在对肝病领域的进展进行详细回顾和分析的过程中，我们不难发现，虽然肝病领域研究在不断深入，但很多问题仍然未得到解决，有一些疾病的治疗方法甚至毫无进展。这使我们不得不深思，肝病学的进步来自哪里？肝病学的困境该如何突破呢？整合医学的知识论理论为我们提供了方法学和理论指导。利用整合思想指导我们的临床实践和研究将有助于肝病学的进一步发展、完善甚至突破。本章主要论述肝病领域的进展和困境。

一、肝病领域的突破

过去 10 余年中，肝病领域的突破性进展非丙型肝炎直接抗病毒（DAA）药物莫属。DAA 药物通过直接抑制丙型肝炎病毒（HCV）蛋白酶、核糖核酸（RNA）聚合酶或病毒的其他位点抑制病毒。2013 年索非布韦（sofosbuvir）上市，开启了丙型肝炎治疗的无干扰素全口服药物时代。*Cell* 期刊评述 sofosbuvir 是"这一代人在公共卫生领域取得的最重要成就之一"。目前已经上市的 DAA 药物有十余种。DAA 药物针对的靶点主要是 HCV 的非结构蛋白 NS3/4A、NS5B 和 NS5A。DAA 药物治疗 HCV 感染非常高效，多种 DAA 药物组合可以用于不同基因型 HCV 感染的治疗。DAA 药物 8 ~ 12 周治疗的持续病毒学应答（SVR）率超过 90%，仅 3% ~ 5% 的 HCV 感染患者对 DAA 药物不应答或耐药。即使肝硬化或严重肝纤维化患者，DAA 药物也同样有效。同时，DAA 药物的安全性和耐受性良好。目前大多数 HCV 感染患者通过 DAA 药物治疗可以达到治愈的目的。基于此，2016 年，世界卫生组织（WHO）提出了 2030 年消除丙型肝炎的目标：将新发 HCV 感染减少 80%，丙型肝炎相关死亡减少 65%。清除 HCV 对于部分患者可以逆转肝纤维化，降低肝硬化并发症的风险。大规模的临床研究显示清除 HCV 可以降低 HCV 感染患者的死亡率。DAA 药物的使用正在改变 HCV 感染的临床进程。

2020 年诺贝尔生理学或医学奖被授予发现 HCV 的哈维·阿尔特（Harvey J. Alter）、迈克尔·霍顿（Michael Houghton）和查尔斯·赖斯（Charles M. Rice）。DAA 药物的出现距 HCV 的发现已经过去了 30 余年。HCV 基础研究的突破是 DAA 药物研发的基础。20 世纪 70 年代中期，哈维·阿尔特（Harvey J. Alter）等发现了甲型肝炎病毒和乙型肝炎病毒之外的肝炎病原体。他们证实这种病原体可以通过血液传播给黑猩猩。其后将这种肝炎命名为非甲非乙型肝炎（NANBH）。1987 年迈克尔·霍顿（Michael Houghton）与丹尼尔·布拉德利（Daniel W. Bradley）克隆了NANBH病原体蛋白的脱氧核糖核酸（DNA）序列，证实该病原体是一种新型RNA病毒，称为丙型肝炎病毒（HCV）。1997年，查尔斯·赖斯（Charles M. Rice）等构建了HCV的RNA变异体，并证实这种变异体可以感染黑猩猩。1999年拉尔夫·巴滕施拉格（Ralf Bartenschlager）建立了HCV高效复制的细胞系。2001年查尔斯·赖斯（Charles M. Rice）建立了研究HCV感染的人源化小鼠模型。正是HCV序列的测定、细胞系和动物模型的建立才奠定了丙型肝炎DAA药物研发的基础。

丙型肝炎DAA药物是革命性的突破。没有对HCV病毒复制传播机制的深入研究及理解就不可能有革命性的突破。作为临床工作者，我们应该关注疾病机制的基础研究，并将基础研究的进展与临床实践相整合。

二、肝病领域的进步

（一）乙型肝炎的抗病毒治疗

20世纪60年代，Baruch Blumberg和Harvey J. Alter等在血友病患者体内发现"澳大利亚抗原"（澳抗），并且发现该抗原与急性肝炎相关。1970年，Dane等确定澳抗是乙型肝炎病毒颗粒的表面蛋白质（乙肝表面抗原，HBsAg）。1976年Baruch Blumberg因在乙型肝炎防治方面的贡献被授予了诺贝尔生理学或医学奖。1979年，Galibert等克隆了乙型肝炎病毒的基因组DNA。

乙型肝炎病毒属于嗜肝DNA病毒，宿主为肝细胞，在肝细胞中进行复制。复制过程中可以松弛环状DNA（rcDNA）基因组转化为共价闭合环状DNA（cccDNA）。cccDNA在肝细胞细胞核内以微染色体形式存在，是乙型肝炎病毒信使核糖核酸（mRNA）转录的模板，可以充当乙型肝炎病毒感染的储备库。

1992年，美国食品药品监督管理局（FDA）批准第一款干扰素用于治疗慢性乙型肝炎；1998年第一个乙型肝炎核苷（酸）类似物［nucleos（t）ide analogue，NA］拉米夫定上市。此后，多种核苷酸类似物陆续被用于乙型肝炎治疗，乙型肝炎治疗进入后核苷（酸）类似物阶段。目前乙型肝炎NA类药物包括拉米夫定（LAM）、替比夫定（LdT）、恩替卡韦（ETV）、阿德福韦酯（ADV）、替诺福韦酯（TDF）和富马酸替诺福韦酯（TAF）等。NA类药物作用于乙型肝炎病毒（HBV）生命周期中反转录和DNA合成环节，抑制HBV的多聚酶活性，阻断HBV-DNA的合成，可以快速降低HBV-DNA的血清浓度。NA类药物治疗48～52周后，64%～72%的HBeAg阳性HBV感染患者血清HBV-DNA消失（病毒学应答），66%～72%的患者丙氨酸氨基转移酶（ALT）恢复正常；HBeAg血清转阴率为10%～21%；72%～74%的患者肝脏组织学改善。持续应用NA类药物治疗5年后，血清HBD-DNA转阴率可以达到94%～97%，40%～48%的患者发生HBeAg血清学转换。对于HBeAg阴性的乙型肝炎患者，NA类药物治疗48～52周后，HBV-DNA转阴率为90%～93%，ALT复常率可达68%～78%。重要的是，持续HBD-DNA阴性的患者肝纤维化和肝硬化可发生逆转，而且肝癌的发生风险也降低。NA类药物口服给药，安全性和耐受性好。但是早期的NA类药物如LAM、LdT和ADV等容易发生耐药，而ETV和TDF耐药率低；尤其是2016年上市的TAF在保持较高病毒抑制率的情况下，没有发现耐药，改善了骨骼安全性系数，且对肾的危害更小。NA类药物虽然可以很快降低HBV-DNA水平，但HBsAg转阴率很低，且需要长期维持治疗。干扰素治疗疗程有限，一般为48～52周，且由于可以诱导机体发生免疫反应，其HBsAg转阴率高于NA类药物，但耐受性较差。

提高乙型肝炎临床治愈率，追求完全治愈是目前乙型肝炎治疗的目标。多项研究证实NA类药物经治优势人群采用基于聚乙二醇干扰素α（PEG IFNα）的治疗策略可获得更高的临床治愈率。目前在研的乙型肝炎治疗新药包括小干扰RNA（siRNA）治疗剂、中和性单克隆抗体、HBV进入抑制剂、衣壳蛋白抑制剂等，这些新药将在不久的未来进入临床，使治愈乙型肝炎成为可能。

（二）肝癌整合治疗进展

1. 靶向治疗　肝细胞肝癌（HCC）是全球发病率第 6 位的恶性肿瘤，是导致肿瘤相关死亡的第 3 位原因。2020 年中国肝癌新发病例数为 41 万，位居第 5 位，肝癌死亡病例数为 39 万，居第 2 位。HCC 早期诊断率低，大部分患者确诊时已经是晚期，HCC 的 5 年生存率很低，只有 5% ~ 14%。长期以来，传统治疗对于不可切除的肝癌效果较差，直到 2007 年多激酶抑制剂索拉非尼的上市，才改变了晚期肝癌的临床治疗。SHARP 研究和 Oriental 研究显示索拉非尼可以延长晚期肝癌患者的中位生存期 2.8 个月。此后十余年索拉非尼是晚期肝癌一线治疗的首选药物。2018 年 REFLECT 研究显示新型的多激酶抑制剂仑伐替尼一线治疗晚期 HCC 患者的中位生存期为 13.6 个月，而索拉非尼为 12.3 个月。2018 年美国 FDA 批准仑伐替尼用于晚期 HCC 一线治疗。2017 年 RESORCE 研究显示对于索拉非尼治疗后进展的 HCC 患者，瑞戈非尼可以延长患者的中位生存期。2018 年 CELESTIAL 研究显示经治 HCC 患者使用卡博替尼中位生存期可以延长 2.2 个月。瑞戈非尼和卡博替尼于 2017 年和 2019 年被美国 FDA 批准用于 HCC 二线治疗。2020 年我国进行的一项多中心临床研究 AHELP 试验显示对于既往接受过至少一线系统性治疗后失败或不可耐受的晚期 HCC 成人患者，阿帕替尼可显著改善患者的总生存期，降低死亡风险。我国国家药品监督管理局于 2020 年批准阿帕替尼用于 HCC 的二线或更后线治疗。索拉非尼、仑伐替尼、瑞戈非尼、卡博替尼、阿帕替尼 5 种药物都是小分子靶向药物，可以抑制多种 HCC 进展相关的蛋白激酶。雷莫芦单抗（ramucirumab）是一种抗血管内皮生长因子受体 -2（VEGFR2）的单克隆抗体，主要治疗机制是抑制肿瘤血管生成。REACH-2 研究显示对于索拉非尼经治患者，雷莫芦单抗可以将患者的生存期延长 1.2 个月。2019 年美国 FDA 批准雷莫芦单抗用于经索拉非尼治疗且甲胎蛋白 ≥ 400ng/ml 的 HCC 患者。多激酶抑制剂和抗 VEGFR2 单克隆抗体等药物主要靶向 HCC 发病与进展过程的多种信号通路，如参与细胞分化的 WNT 信号通路，参与细胞增殖的 EGF、IGF、HGF/C-MET、RAF/MEK/ERK 信号通路，与细胞存活相关的 Akt /m-TOR 信号通路，以及与血管生成相关的 VEGF、PDGF、FGF 信号通路等。HCC 肿瘤生物学和信号通路的研究是药物临床应用的基础。

2. 免疫治疗　近 5 年来，免疫治疗的进展改变了肝癌传统治疗的临床困境。免疫检查点抑制剂（immune checkpoint inhibitor，ICI）是目前肝癌免疫治疗的主要药物，它通过逆转 HCC 的免疫耐受激活抗肿瘤免疫反应发挥作用。目前治疗 HCC 的 ICI 主要为细胞毒性 T 淋巴细胞相关蛋白 4（CTLA-4）单抗和程序性死亡蛋白（PD）-1/ 程序性死亡蛋白配体 -1（PD-L1）单抗。

一线治疗方面，IMbrave150 研究是首个在肝癌免疫治疗获得成功的 Ⅲ 期研究，该研究证实 PD-L1 单抗 atezolizumab（T）联合抗 VEGF 单克隆抗体 bevacizumab（A）一线治疗进展期 HCC 优于索拉非尼。2020 年我国 ORTIENT-32 的临床研究也证实 PD-1 单抗联合 bevacizumab 类似物用于 HCC 一线治疗效果优于索拉非尼。2020 年美国 FDA 和我国国家药品监督管理局批准 T+A 方案用于 HCC 一线治疗。目前 T+A 方案也是美国国立综合癌症网络（NCCN）2021 版 HCC 指南推荐的唯一优选方案。2020 年我国 RESCUE 研究结果公布，PD-1 单抗卡瑞利珠单抗联合阿帕替尼一线治疗患者中位生存期（OS）为 20.1 个月［95% 置信区间（CI），14.9 ~ NR］，二线治疗队列的患者中位 OS 为 21.8 个月。2021 年 6 月 COSMIC-312 试验中期结果显示卡博替尼联合 PD-L1 单抗 atezolizumab 一线治疗 HCC 可显著改善患者无进展生存期（PFS）。2021 年 10 月 HIMALAYA Ⅲ 期试验结果发布，tremelimumab（CTLA-4 单抗）联合抗 PD-L1 单抗（durvalumab，度伐利尤单抗）用于 HCC 一线治疗，显示出具有统计学意义和临床意义的总体生存益处。

在二线治疗方面，基于 Ⅰ / Ⅱ 期 Checkmate-040 研究结果 PD-1 单抗 nivolumab 被批准用于肝癌二线治疗。美国 FDA 基于 Ⅱ 期临床试验 KEYNOTE-224 的研究结果，加速批准了帕博利珠单抗用于 HCC 患者的二线治疗，但是随后的 KEYNOTE-240 Ⅲ 期验证性试验未能达到研究终点。2020 年美国 FDA 批准了"双免"疗法 PD-1

单抗（nivolumab）联合 CTLA-4 单抗（ipilimumab）治疗既往接受过索拉非尼治疗的 HCC 患者。2021 年 Study22 研究结果显示 PD-L1 单抗 durvalumab 联合 CTLA-4 单抗 tremelimumab 作为 HCC 二线治疗显示出良好的耐受性和有效性。

大量 ICI 联合使用或联合其他靶向或局部治疗的临床试验仍在进行中。已批准的 HCC 免疫治疗方案显著延长了患者的生存期，部分方案的治疗效果远远超过了索拉非尼，这使得 HCC 的系统治疗有了质的飞跃。

（三）奥贝胆酸在肝病治疗的进展

原发性胆汁性胆管炎（PBC）是肝内胆管进行性损伤的一种自身免疫性疾病。长期以来熊脱氧胆酸（UDCA）是唯一被批准治疗 PBC 的药物。但 30%～40% 的 PBC 患者对 UDCA 治疗不应答，而发生疾病进展，最终需要肝移植治疗。2016 年 POISE 研究显示奥贝胆酸可改善 PBC 患者肝脏生化指标。2016 年 5 月底美国 FDA 加速批准奥贝胆酸联合 UDCA 用于 UDCA 单药治疗应答不佳和不耐受的 PBC 患者。后续研究显示长期应用奥贝胆酸治疗可以改善 PBC 患者组织学终点。2021 年 11 月第 72 届美国肝病研究学会年会的报告显示应用奥贝胆酸长期治疗的 PBC 患者显示出更好的无移植生存率。奥贝胆酸成为 20 多年以来 PBC 治疗的唯一重大进展。

非酒精性脂肪性肝病（NAFLD）的全球发病率约为 25%，已经成为我国第一大肝病。非酒精性脂肪性肝炎（NASH）是 NAFLD 的进展形式，可导致肝硬化、肝衰竭、肝癌和死亡。2019 年研究显示 NASH 已成美国导致肝移植的第二大常见原因。目前 NAFLD 的主要治疗是生活方式调理及减重，迄今为止还没有药物被批准用于治疗 NASH。LEAN 试验中，胰高血糖素样肽（GLP）-1 受体激动剂 Liraglutide 治疗可使 39% 的患者 NASH 消退，且纤维化未加重。新型 GLP-1 受体激动剂 semaglutide 的 II 期临床研究显示 semaglutide（0.4mg/d）治疗的患者中 59% 在 72 周时达到 NASH 消退，而安慰剂组为 17%。奥贝胆酸治疗 NASH 引起的纤维化的 III 期 REGENERATE 研究结果显示，与安慰剂相比，每天 1 次 25mg 奥贝胆酸可以显著改善肝纤维化（≥ I 期），并且 NASH 没有恶化。目前有数十种治疗药物正处于临床研发阶段，都是针对 NASH 发病的不同信号通路的药物。

三、肝病领域的困境与困惑

虽然过去 30 余年肝病领域进展迅速，但是一些肝病仍然没有明显的进展。

终末期肝病除肝移植外仍然没有有效的治疗方法。内镜、介入、病因治疗等方面的进展改善了肝硬化患者的临床预后，但是肝硬化和肝纤维化的逆转仍没有有效的方法。动物模型中去除病因后，肝纤维化甚至肝硬化会迅速逆转，肝功能和肝结构可恢复正常。但在人类，虽然针对肝硬化、肝纤维化已经进行了大量的研究，但目前仍无法完全逆转。

原发性胆汁性胆管炎（PBC）、原发性硬化性胆管炎（PSC）、自身免疫性肝炎（AIH）等自身免疫性肝病的发病机制仍不清楚。近年来，自身免疫性肝病的免疫学研究进一步深入，多种免疫细胞、细胞因子等在这些肝病中的作用被逐渐发现。但 PBC 为何仅累及肝内小胆管、PSC 的大胆管型和小胆管型的发病机制差异是什么目前仍无答案。此外，PBC 和 PSC 被认为是典型的自身免疫性肝病，但是与其他自身免疫性疾病不同，免疫抑制剂并不能改善 PSC 和 PBC 患者的长期预后。胆酸类药物是唯一的 PBC 治疗药物，而 PSC 则几乎无药可用。自身免疫性肝病对免疫抑制剂无反应也是另一个未解之谜。

肝脏疾病进展的诊断、预后评估水平需要进一步提高。目前应用的终末期肝病、PBC、PSC、AIH 等疾病的预后模型和评分系统多数基于患者临床指标和人口学数据，对于评估患者预后具有一定指导意义。但是各种评估模型的一致性差别较大。以 PBC 为例，仅对 UDCA 治疗应答的评估就有 Paris- I、Paris- II、Barcelona、Toronto 等 7 个标准，近年来又发展出 GLOBE 和 UK-PBC 评分模型。各标准与模型之间的差异使得临床应用受限。而且目前使用的评估模型和方法都未将与疾病密切相关的分子标志物纳入评估体系，缺乏与疾病发病机制和进展机制的联系。

HCC 的系统治疗仍缺乏个体化方案。虽然靶向药物和免疫治疗延长了 HCC 患者的生存期，但是 HCC 患者的个体间差异和 HCC 肿瘤生物学的高度异质性使得临床试验的进展难以转化为患者个体的生存获益。针对免疫治疗，仍缺乏有效的标志物预测治疗反应。目前的一些标志物如循环肿瘤 DNA（ctDNA）、MSI 标志、肿瘤突变负荷、突变基因等无法对免疫治疗进行有效指导。HCC 的临床转化治疗成功率仍比较低。

肝脏再生治疗有待突破。 近年来一些基础研究发现了肝脏再生的一些关键通路，干细胞治疗也在急慢性等中显示了良好的效果。但是与动物强大的肝脏再生与修复能力相比，人类肝脏再生和修复能力远不能满足临床治疗的需求。干细胞在肝病治疗中发挥的作用仍是黑箱，组织工程肝脏技术还远未成熟。如何恢复肝脏的再生能力是目前仍需要探索的问题。

四、肝病学的整合医学思考

整合医学不仅是医学的发展趋势，也是研究医学知识的理论。整合医学研究医学知识的本质特征和形成方法。用整合医学的思维观察肝病领域的进展和困境，我们可以分析这些医学知识的本质，用于指导临床思考和实践。

乙型肝炎、丙型肝炎、HCC、PBC、NASH 等疾病从发现至今不过几十年，但是这些疾病的发病机制、分子通路研究却迅速深入，基础医学研究成果的积累奠定了临床诊治方法进步的基础。而对疾病机制认识的深入离不开生物技术的进步。1953 年，James Watson 和 Francis Crick 提出了 DNA 双螺旋结构模型，生命科学从此进入了"分子生物学"时代。1973 年，美国遗传学家 Stanley Cohen 和 Herbert Boyer 发明了 DNA 重组技术，标志着基因工程的诞生。1977 年，英国生物化学家 Frederick Sanger 和美国生物化学家 Walter Gilbert 发明了 DNA 测序技术。1983 年，美国生物化学家 Kary Mulllis 发明了聚合酶链反应（PCR）技术。2003 年，科学家完成了"人类基因组计划"，生命科学进入后基因组时代。没有这些技术的进步，

就不可能完成对疾病基本过程的深入研究。从本质上看，生物技术的进步是数学、物理和化学的进步，是学科交叉的结果。生命科学和生物技术的发展离不开物理学和化学理论及技术的发展。1895 年伦琴发现 X 射线；1914 年，Max von Laue 发现晶体中的 X 射线衍射现象；Linus Carl Pauling 将量子力学应用于化学键研究，创立了量子化学，1951 年他提出了 α 螺旋和 β 折叠是蛋白质二级结构的基本构建单元理论。1957 年 X 射线衍射技术确定了肌红蛋白的结构；1964 年，Aaron Klug 提出了基于 X 射线衍射原理的全新方法——电子晶体学显微镜。此后，越来越多的蛋白质的三维结构被确定，奠定了药物研发的基础。1917 年由澳大利亚数学家 Radon 提出的 Radon 变换和 X 射线在医学影像学的应用使计算机断层扫描（CT）和磁共振成像（MRI）得以实现。目前肝病诊断方法和治疗药物研发都离不开这些基础科学和技术的进步。同时我们也看到医学领域基础研究和临床应用之间的界限很模糊，基础医学到临床的转化有时会非常迅速。因此我们在诊治肝病的同时，必须关注和思考基础研究对临床的启示，利用整合的思维将基础研究的进步运用到临床实践中，并不断观察、思考、改进，最后达到提高和突破。

现代医学通常采用还原论的方法，即将复杂的生物过程分解为通路、分子、蛋白，在微观层面进行研究。这种还原论的方法很难用观察得到的结果解释生物机体的整体过程。整合医学强调整体论，将各种微观发现置于复杂的相互作用系统中理解。在肝病治疗药物研发过程中，可以明显看到整合医学理念的方法。例如，我国及其他亚洲地区的传统医学中很早就有使用熊胆治疗肝胆疾病的历史。PBC 的治疗药物 UDCA 最早是 20 世纪 50 年代作为肝脏的滋补品上市的。在使用过程中发现，UDCA 对于各种肝胆疾病都有一定效果。深入研究发现，UDCA 可以促进胆汁分泌、激活 FXR 通路、防止胆管细胞线粒体损伤、抑制肝脏炎症等，UDCA 用于 PBC 治疗的机制目前仍未完全明确，但是 UDCA 对 PBC 的治疗价值已经十分明确。回顾性地看待 UDCA 就是一个从整体到局部的整合医学理论的应用。随后的奥贝胆酸研发是在 UDCA 临床应用基础上对初级胆酸的变

构，增强其激活 FXR 的作用，再到临床验证而开发出来的，又体现了从局部到整体的整合医学思路。同样，丙型肝炎 DAA 类药物的研发也是如此。虽然丙型肝炎病毒的体内复制过程及分子机制很早就已被发现，但是靶向药物研发却很艰难，细胞和动物模型的成功结果在人体复杂系统中屡屡失败，而第一种药物索非布韦也是经历了不断分子改构、分子修饰、生物合成等过程最终在人体得以成功的。可见由局部到整体、由微观到宏观、由还原到整合的进步是很艰难的。整合医学强调整体论，从整体出发，到具体机制，再进行改进，或许是解决肝病领域困难的正确道路。

现代医学数据丰富，但是理论缺乏。随着生物技术的进步，基础和临床研究数据指数级增长。目前的医学理论是提出假说，然后验证假说和数据是否符合，这对于科学研究无疑是非常重要的，但是科学研究都是基于统计学的验证，统计学的应用则降低了对疾病个体差异的关注。人工智能已在医学中体现了巨大价值，人工智能基于数据出发，进而提出理论。从某种程度上讲，人工智能的医学应用体现了整合医学的思想。但是人工智能依赖高质量的数据，判断数据质量则需要整合的思维。从整合医学角度分析看，能整合人机体复杂生物系统功能的数据才是高质量的数据。例如，为何免疫抑制剂对自身免疫性肝病疗效较差？虽然大量的数据证实免疫性肝病中存在系统和局部的免疫异常，但是这些免疫异常与肝功能联系比较薄弱。调节肝脏胆汁酸代谢的 UDCA 和奥贝胆酸却非常有效。从免疫学角度讲，肝脏的免疫功能是维持从肠道来源的抗原的免疫耐受，而胆汁酸与免疫之间存在密切的相互作用。因此需要从肝脏的代谢功能和免疫耐受功能方面对数据进行整合分析，才有可能发现自身免疫性肝病新的治疗出路。HCC 免疫治疗的成功或许可以为我们提供一些参考。HCC 患者免疫耐受是肿瘤生长和进展的基础，是肿瘤生物学的需要。而自身免疫性肝病则恰恰相反，其是免疫耐受的受损。利用整合医学的反向研究思维指导自身免疫性肝病的研究可能会带来自身免疫性肝病免疫治疗的新方法。

肝脏不是一个独立的器官，而是人体生物系统的一个组成部分，对待肝脏疾病，也不能仅关注肝功能。随着后基因组时代到来，大量的组学研究数据出现，如肝脏疾病的单细胞测序、代谢组学、微生物组学、蛋白质组学等研究越来越多，尤其是肠道微生态在肝脏疾病中的作用的报道越来越多，PBC、PSC、AIH、IgG$_4$ 相关硬化性胆管炎、肝硬化、酒精性肝病、代谢性肝病等都存在肠道微生态的改变，这充分体现了肝脏与肠道重要的相互作用。然而，肠道微生态的改变与肝病发病的关系却远未明确。肠道微生态组学带来的微生物代谢组学变化可能影响肝功能，但目前的研究缺乏从发育、进化、比较生物学的思考。肠道微生态的研究多数是横断面研究，而纵向研究较少。大量数据证实肠道微生态的个体差异很大，其与患者饮食、环境、药物、营养状况甚至婴幼儿期母乳喂养等多种因素有关。人类和动物的肠道菌群也不相同。肠道菌群与肝相互作用在新生儿肝脏发育成熟中具有重要作用。只有利用整合医学的思维，将肠道菌群与肝功能、肝脏发育、肝脏免疫和肝脏进化的整体关系联系起来，才能明确肠道菌群在肝病中的作用。

通过整合医学的思考，我们可以认识到肝病学知识的本质是对人体整体功能的揭示，肝病也必须与人体的其他器官密切联系，肝脏各种功能之间也必须整合，这也是整合肝病学所期望并努力达到的高度。

（郭长存）

参考文献

樊代明, 2016. 整合医学——理论与实践. 北京: 世界图书出版公司.

樊代明, 2021. 整合医学: 理论与实践 7. 北京: 世界图书出版公司.

樊代明, 2021. 整合肿瘤学·基础卷. 北京: 世界图书出版公司.

樊代明, 2021. 整合肿瘤学·临床卷. 北京: 科学出版社.

Block TM, Alter HJ, London WT, et al, 2016. A historical perspective on the discovery and elucidation of the hepatitis B virus. Antiviral Res, 131: 109-123.

Bowlus CL, Pockros PJ, Kremer AE, et al, 2020. Long-term obeticholic acid therapy improves histological endpoints in patients with primary biliary cholangitis. Clin Gastroenterol Hepatol, 18(5): 1170-1178.e6.

Fanning GC, Zoulim F, Hou J, et al, 2019. Therapeutic strategies for hepatitis B virus infection: towards a cure. Nat Rev Drug Discov, 18(11): 827-844.

Ghany MG, 2017. Current treatment guidelines of chronic hepatitis B: the role of nucleos(t)ide analogues and peginterferon. Best Pract Res Clin Gastroenterol, 31(3): 299-309.

Kole C, Charalampakis N, Tsakatikas S, et al, 2020. Immunotherapy for hepatocellular carcinoma: a 2021 update. Cancers (Basel), 12(10): 2859.

Kowdley KV, Luketic V, Chapman R, et al, 2018. A randomized trial of obeticholic acid monotherapy in patients with primary biliary cholangitis. Hepatology, 67(5): 1890-1902.

Levrero M, Subic M, Villeret F, et al, 2018. Perspectives and limitations for nucleo(t)side analogs in future HBV therapies. Curr Opin Virol 30: 80-89.

Reig M, Mariño Z, Perelló C, et al, 2016. Unexpected high rate of early tumor recurrence in patients with HCV-related HCC undergoing interferon-free therapy. J Hepatol, 65(4): 719-726.

Rockey DC, Friedman SL, 2021. Fibrosis regression after eradication of hepatitis C virus: from bench to bedside. Gastroenterology, 160(5): 1502-1520.e1

Sofia MJ, 2016. Enter Sofosbuvir: The Path to Curing HCV. Cell, 167(1): 25-29.

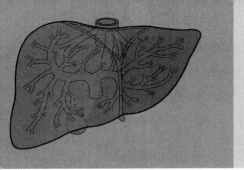

第2章　肝脏的胚胎起源与基因调控

第一节　肝脏的胚胎学

　　肝脏是胚胎发育的第一个器官，在发育过程中迅速成为胚胎最大的器官。哺乳动物胚胎肝脏的主要功能是造血，胚胎的血液循环依赖肝脏的造血功能。哺乳动物胚胎肝脏的发育受到严密的基因调控，是研究最广泛的胚胎发育机制之一。在过去20多年中，基因改造、胚胎移植、多能干细胞分化等研究揭示了肝脏的胚胎发育的重要分子机制，尤其是基因功能如何整合调控组织形态发育。肝脏的发育过程包括主细胞获得肝向发育能力、肝芽的形成及肝脏的器官形成和发育等过程。

一、内胚层肝向发育能力的获得

　　肝、肺、胰腺、甲状腺及胃肠道都来源于前腹侧定型内胚层，腹侧定型内胚层是原肠形成过程中3个胚层之一。最初内胚层是一层内皮细胞层，包裹在胚胎的腹侧表面。胚胎内胚层前端和后端内卷形成前肠和后肠。当这种内卷到达胚胎中部时，消化管道发生闭合。在消化管道形成过程中，消化管的不同部位形成不同的器官，肝脏起源于前肠的前腹侧内胚层。研究显示，只有起源于前肠前腹侧内胚层的细胞才具有发育成肝脏的能力。肝脏的大部分细胞来源于内胚层两侧的细胞区，一小部分细胞来源于前腹侧内胚层中线区域。肝芽形成过程中，两侧细胞在背侧中线会合。前背侧内胚层一般情况下不会激活肝脏基因，因此不发育成肝脏。研究显示，这是由于背侧内胚层WNT通路活化，而前腹侧内胚层WNT通路被抑制。WNT通路诱导转录因子Vent表达，Vent抑制内胚层肝脏和胰腺发育必需基因 *Hex* 的表达。前腹侧内胚层表达WNT通路的抑制分子Dkk、Frp-1或sFrp-5，胃肠道形成过程中前腹侧内胚层WNT通路被抑制，这是胰腺和肝脏特异性分化的分子基础。

　　肝脏定向发育过程中，另一个重要的影响因素是转录调控因子，内胚层转录调控因子的表达对于肝脏的定向发育至关重要。转录调控因子调节染色体构象，染色体开放使得肝脏发育必需基因表达活化。肝脏发育前腹侧前肠内胚层表达的转录因子包括FXA1、FXA2、GATA4和GATA6。FOXA和GATA因子与DNA结合是白蛋白编码基因 *Alb1* 转录增强子活化的前提。白蛋白编码基因是肝脏发育过程中最早表达的基因之一。肝脏定向发育之前，内胚层 *Alb1* 基因的增强子FOXA1和GATA的结合位点都与相应转录因子结合。肝脏定向发育开始后，其他转录因子与 *Alb1* 基因的增强子结合，启动白蛋白基因的表达。FOXA和GATA因子在肝脏定向发育过程中至关重要。转基因小鼠实验显示，敲除内胚层前肠FOXA1和FOXA2基因后小鼠肝脏特异性基因表达完全缺失；斑马鱼敲除 *gata6* 和 *gata4* 后，肝脏发育被完全阻断。人类GATA转录因子也调控内胚层发育方向。人类诱导多能干细胞敲除 *GATA6* 基因可以阻止细胞肝向分化。以上研究都显示FOXA和GATA因子是内胚层定向发育的先锋因子，它们与 DNA 结合启动基因表达，赋予内胚层肝脏发育的能力。

在 FGF、BMP、WNT 等信号通路调控下，腹侧前肠内胚层细胞特化为肝母细胞。在小鼠胚胎 8.5 天，人类胚胎 3 个月左右，肝母细胞表达肝脏特异性基因，如 Hhex、Prox1，随后表达甲胎蛋白（AFP）、肝细胞核因子（HNF）4α 和白蛋白等。

二、从定型内胚层发育为肝向内胚层

内胚层细胞获得肝脏定向发育能力后，中胚层细胞分泌组织分型信号，调控内胚层的分化。小鼠胚胎体外培养及斑马鱼和蛙类的胚胎研究确定了肝脏定向发育的一些信号分子。

编码成纤维细胞生长因子（FGF）的基因有 20 多个，FGF 受体基因有 4 个。不同 FGF 受体与 FGF 结合特异性不同，FGF 受体存在多种变异剪切体。在内胚层肝脏诱导发育前，生心中胚层表达 FGF1、FGF2、FGF8 和 FGF10。胚胎外植体试验显示，FGF1 和 FGF2 可有效激活去除中胚层后前肠内胚层肝脏特异性基因表达；而 FGF 拮抗剂可以抑制内胚层肝脏特异性基因的表达。FGF 和受体结合后诱导 FGF 受体胞内段酪氨酸磷酸化激酶活化，导致丝裂原活蛋白激酶（MAPK）信号通路活化。内胚层 FGF 通路诱导的 MAPK 激活对于肝脏定向编程的启动和稳定是必需的。FGF/MAPK 信号激活后，紧接着 PI3K/AKT 通路被激活，PI3K/AKT 通路不是 FGF 通路的下游信号，在肝脏定向分化中，PI3K/AKT 通路与 FGF/MAPK 通路之间似乎也无明显交互调控作用。FGF 通路的直接靶基因包括多种转录因子、生长因子和信号转导分子。其中之一就是 NKD1，NKD1 是 WNT 通路的抑制剂。NKD1 被敲除后，内胚层肝脏发育被显著抑制。因此 FGF 诱导肝脏发育的部分机制是抑制 WNT 通路。

骨形成蛋白（BMP）4 是转化生长因子（TGF）β 超家族成员。生心中胚层和腹侧内胚层周围的横中膈高表达 BMP2、BMP4、BMP5 和 BMP7。内胚层表达 BMP 受体 BMPRⅠA 和 BMPRⅡ及 ActRⅡA。BMP 信号通路对于内胚层肝脏诱导分化也至关重要。因此，肝脏胚胎发育需要来自生心中胚层 FGF 和来自横中膈的 BMP 信号。这两种信号动态变化调节肝脏分化。内胚层 BMP 信号通过 SMAD4 转录因子调控靶基因，后者募集 p300 共激活因子。p300 是组蛋白乙酰转移酶，其可调控内胚层细胞分化为肝细胞的能力。

WNT 信号在肝脏诱导分化中呈动态变化。前肠 WNT 通路被抑制同时 FGF-BMP 信号激活，两者共同启动肝定向发育。但是肝定向编程启动后，内胚层生长为肝芽需要 WNT 通路的活化。

与其他很多器官一样，肝脏在胚胎发育中的位置是非对称的。器官不对称紊乱可导致内脏异位综合征，患者常发生胆道闭锁等缺陷。肝脏不对称的分子机制是近年来才被发现的。斑马鱼中 EphrinB1 和 EphB3 对于协调肝脏内胚层和侧板中胚层的移动至关重要。其中 EphrinB1 控制内胚层肝母细胞的迁移，而 EphB3 调控中胚层对肝母细胞进行推移。两者共同作用调节肝母细胞迁移的方向，使肝脏迁移到正确位置。

三、从肝脏内胚层到肝芽

从肝脏内胚层到肝芽的过程分为 3 个形态形成阶段：第一阶段形成增厚的柱状肝脏上皮；第二阶段形成假复层上皮；第三阶段，层粘连蛋白降解，肝细胞从上皮层迁移至横中膈。肝母细胞迁移过程中伴随着肝细胞周围细胞外基质的重构。在此过程中，包括肝脏区域在内整个腹侧前肠区域向中肠延伸。内胚层上皮形成的细胞团向横中膈聚集形成肝芽，肝芽内的细胞称为肝母细胞。肝母细胞随后分化为肝细胞和胆管细胞。

哺乳动物肝芽形成过程第一阶段中，成肝上皮细胞周围存在未组成血管的内皮细胞。这些内皮细胞是刺激肝芽发育的重要信号。去除这些内皮细胞后肝芽发育在第二阶段停止。内皮细胞促进肝脏形成的具体信号通路尚不确定。

肝母细胞迁移至横中膈的过程中需要降解基底膜，调控基底膜降解的基因之一为 Prox1。Prox1 基因敲除小鼠不能降解内皮基底膜，肝母细胞聚集形成的肝脏体积显著缩小。Prox1 基因受到转录因子 Tbx3 的调控，此外 Tbx3 还通过调控其他转录因子和细胞周期蛋白的表达，调节肝母细胞增殖。因此，*Prox1* 基因敲除小鼠如果再敲除 *Tbx3*，肝芽的生长显著受阻。

在肝芽形成的过程中，Hemeodomain 转录因子 Hhex 对肝脏发育非常重要，在肝芽形成第一阶段到第二阶段的转换中起关键作用。*Hhex* 基因调控包括肝内胚层细胞增殖、假复层上皮形成、肝细胞类型维持等肝芽发育的多个过程。Hhex 抑制腹侧前肠内胚层 Hedgehog 信号通路，防止其向肠道分化。

四、肝脏的血管形成

（一）肝脏内皮细胞的来源

退化理论认为，肝脏的静脉系统来源于脐静脉和卵黄静脉退化。但在人类肝脏器官形成时，卵黄静脉已无功能，只剩左脐静脉还存在。这表明人类肝脏静脉系统的形成主要受左脐静脉血流的塑形和影响。

肝血窦内皮细胞的来源有很多种。小鼠胚胎细胞谱系追踪未发现横中膈来源的肝脏血管。但在禽类胚胎，肝血窦内皮细胞一部分来源于中胚层内皮细胞。最近研究显示，小鼠的肝血窦、门静脉和中心静脉的内皮细胞至少有 1/3 来源于肝憩室（肝芽）附近的静脉窦心内膜。肝母细胞分泌 VEGF 诱导静脉窦细胞向肝迁移。肝脏血管内皮细胞还有一部分来源于内胚层细胞。因此，总体而言，肝脏血管内皮细胞来源于中胚层横中膈、静脉窦和内胚层，一部也可能来源于卵黄静脉。对斑马鱼的研究显示，肝脏的血管主要来源于静脉系统。

（二）肝脏静脉、动脉、肝血窦的形成

肝脏门静脉是肝脏发育过程中最早形成分支结构的血管，门静脉分支结构形成胆管树发育、肝动脉分支形成和造血干细胞扩增的结构框架。肝动脉的发育依赖于血管内皮生长因子（VEGF）和血管生成素（angiopoietin）。门静脉周围的肝母细胞形成胆管板。发育的肝脏尤其是胆管板细胞广泛表达 VEGF-A，后者趋化 VEGFR-2 阳性内皮细胞到达胆管板附近的门静脉间质。这些内皮细胞聚集形成细胞团并表达 VEGR-1，并与表达 TIE-2 的成纤维细胞来源的壁细胞组装成血管结

构。TIE-2 是肝母细胞分泌的血管生成素 -1 的受体。在血管生成素和 TIE-2 的作用下肝脏动脉发生重塑，最终形成肝动脉。在人类，肝动脉形成与胆管板发育是同时发生的，而小鼠的肝动脉是其出生后沿成熟胆管逐渐生成的。

肝脏发育过程中门静脉系统也是造血干细胞分化发育的框架。门静脉周围间质包含 Nestin+ 细胞，形成造血干细胞发育的细胞龛，其随着门静脉表面的扩展指数级生长。但是出生后，门静脉由 EfnB2+/EphB2- 状态转为 EfnB2-/EphB2+ 状态，随之 Nestin+ 细胞龛逐渐消失，造血细胞也逐步减少。

肝血窦的发育分为 3 个阶段。最早的肝血窦内皮细胞是非多孔状的细胞，并且有富含层粘连蛋白的基底膜，表达非特异性内皮细胞标志物 CD31、CD34 和 IF10。随后，肝血窦内皮细胞发生定型性分化，内皮细胞变成多孔状，血窦周围基质层粘连蛋白减少，腱蛋白增加；内皮细胞 CD34、CD31、IF10 表达降低，成熟血窦标志物如 CD4、CD32 和 ICAM-1 表达上调。肝母细胞分泌 VEGF，并且抑制 TGF-β，促进血窦内皮细胞的分化。在人类中，此过程发生在胚胎第 12 周，小鼠发生于胚胎 14 ～ 15 天，与肝脏的造血功能形成同步发生。肝血窦形态对于巨噬细胞的组织分布非常重要。肝血窦内皮细胞的窗孔表达 Plvap，可以促进胚胎肝脏单核细胞移出。内皮细胞也可能捕获趋化因子，在 Plvap 缺失时会使单核细胞在肝脏异常潴留。出生后，血窦内皮细胞的窗孔孔径发生变化，并且出现分区，不同分区窗孔直径和 CD45 表达水平逐渐变化。在正常的成人肝脏，肝血窦内皮细胞多数处于休眠状态，肝血窦内皮细胞的祖细胞对肝血窦内皮细胞进行自我更新。在慢性肝病时，肝血窦内皮细胞发生毛细血管化，窗孔消失，基底膜增厚，肝脏分泌 VEGF 募集骨髓来源细胞，引起肝脏血管生成。

五、肝芽形成之后的细胞分化

（一）胆管细胞的分化

肝芽生长为肝脏的过程受到多种信号通路的调控。肝母细胞分化为肝细胞和肝内胆管细胞，这个过程发生于小鼠胚胎 13.5 天，人类胚胎 7 周

左右。肝内胆管主要由胆管上皮细胞组成。胆管细胞来源于门静脉分支周围的胆管板肝母细胞。门静脉间质分泌高水平的 TGF-β，促进胆管细胞分化，抑制向肝细胞分化。TGF-β 的分泌受到严密的调控，只有门静脉周围的一层肝母细胞分化为胆管细胞。而远离门静脉的肝母细胞既表达肝细胞标志也表达胆管细胞标志。胆管细胞的分化受到 ONECUT、HNF6 和 OC2 转录因子的调控。

胆管形态发育过程中，Notch 信号和 TGF-β 信号都是必需的。Alagille 综合征是肝内胆管减少的一种发育异常。该疾病主要是由 Notch 家族受体编码基因 Jagged1（JAG1）基因突变导致的。尽管发育过程中，胆管细胞来源于胆管板的肝母细胞，但是研究显示，肝细胞仍然具有转分化为胆管细胞的能力。肝细胞转分化为胆管细胞主要受 TGF-β 的调控，而与 Notch 信号无关。

（二）间质细胞在肝细胞分化中的作用

肝脏发育依赖于细胞微环境。在肝芽发育早期，横中膈的内皮细胞和间质细胞调控肝细胞的发育，肝脏成为造血器官后，造血干细胞也参与了肝脏发育的调控。除了肝脏发育早期这些间质细胞外，肝芽发育产生新生血管，形成肝母细胞扩增的毛细血管床，最终发育成肝脏的肝血窦结构。这是肝脏发挥代谢解毒功能和胎肝造血功能的结构基础。早期造血细胞首先从卵黄囊迁移至肝脏，后期从主动脉 - 性腺 - 中肾区迁移至肝脏。造血细胞及内皮细胞为肝母细胞提供重要的分化信号。造血细胞和红细胞增殖受阻时，肝脏生长受到显著抑制。胚肝生长和成熟过程中，间皮细胞在肝外形成包膜。间皮细胞来源于横中膈，间皮细胞分泌大量的生长因子，促进肝脏生长。

（三）肝脏再生能力的胚胎学调控

肝脏是再生能力最强的器官之一。肝脏在胚胎期肝母细胞阶段就获得了再生能力。小鼠胚胎 9.5 天和 13.5 天时，即使去除 2/3 的肝母细胞，剩余的肝母细胞仍能代偿生长并且在 4 天内产生正常大小的胚胎肝脏。但同样来源于内胚层的胰腺则无此代偿能力。目前认为肝脏的再生能力在胚胎期就已经获得了，肝脏的生长受肝脏大小的限制，肝脏在受损后会再生，直到恢复原有的体积。

（四）肝细胞分化

肝细胞分化从腹侧内胚层的肝向分化开始，一直持续到出生后肝细胞成熟。诱导肝细胞分化的下游信号分子包括 HNF、HNF4、HNF6、FOXA 和 C/EBP 等。这些转录因子交互调节下游基因的激活，转录因子和下游靶基因形成正负反馈调控网络，精准调控肝功能。人类和小鼠转录因子 HNF4 是调节肝特异性基因表达的关键分子，染色质免疫沉淀显示与肝细胞基因调节位点结合最多的是 HNF4α，几乎一半肝脏的活化基因与 HNF4α 结合。HNF4α 调控肝发育过程中与细胞连接、黏附等相关的基因，并且促进肝脏实质的上皮细胞成熟。除 HNF4α 之外，HNF1α 也是调控人类肝脏发育的重要转录因子。

成人肝脏由韧带分成多个肝叶，各个肝叶形状大小不同。肝叶的形成起源于胚胎期，新生肝芽的肝母细胞向不同方向迁移、增殖并分化。鸡胚胎的研究显示，不同区域的肝母细胞生长速度是不同的，外周的细胞分裂较快，尤其是肝叶尖端，而中心区域肝母细胞增殖较慢。但是中心区域 Alb 基因表达和产生糖原明显高于周围区域或肝叶尖端区域，这是由于肝细胞成熟后，细胞增殖逐渐减少。处于生长区域的肝母细胞增殖需要 β-catenin。

（郭长存）

第二节　新生儿肝脏的发育成熟

肝脏是人体最大的实质性器官，具有代谢营养物质、调节血糖水平、产生凝血因子和血浆蛋白、合成胆汁及外源物质生物转化和内源物质代谢等功能。在胚胎阶段，胎儿依赖母体的肝功能进行代谢，胎儿肝脏逐渐发育，并且具备肝脏的以上功能。新生儿肝功能相对不足，出生后逐渐发育成熟，形成具有成年人肝功能的成熟肝脏。总体而言，新生儿肝功能不足不会导致严重的健康问题，但是新生儿高血糖、高胆红素血症、胆汁淤积、出血和药物代谢异常的风险较高。

在胚胎期，肝脏是产生红细胞的主要器官。出生时，新生儿肝脏仍然有活跃的造血功能。因此，铁代谢异常疾病（如新生儿血色病）在新生儿可以引起严重的后果，包括暴发性肝衰竭。新生儿的肝脏造血功能在 6 周内消失，逐渐转为骨髓造血。在溶血性贫血和新生儿肝炎等疾病时，髓外造血可持续存在。

一、出生后的生理变化

（一）血流动力学改变

出生后有两个影响肝脏的重要生理学变化：随着新生儿呼吸的开始，肺的压力迅速下降；脐带关闭后，原来输送到胎盘的 50% 的心排血量被重新分布。出生后几分钟内，肝脏、胃肠道等重要器官的静脉回流增加，肺循环动力学逐渐稳定，血氧饱和度迅速升高。此外，肝脏血流也发生变化。在胎儿期，静脉导管连接下腔静脉和脐静脉，胎盘来源的氧合血液有 20%～30% 经静脉导管分流。静脉导管在出生后 1～2 周关闭。极少数情况下，静脉导管不能关闭，这会导致肝性脑病和儿童期肝脏肿瘤发生。

随着新生儿的喂养，新生儿肠道接触外源性微生物，出生数小时后，菌群即可在新生儿肠道定植，随后大肠逐渐出现稳定的菌群生态。肠道菌群的一个重要生理功能就是产生维生素 K。一般出生 6 周后，肠道菌群就能产生足够的维生素 K。因此，出生 6 周后新生儿出血疾病的危险性会大大降低，除非患儿存在胆汁淤积导致维生素 K 吸收不良。由于食物的摄入，肠道血供增加，门静脉回流量也显著增加。

（二）肝酶的诱导

出生后肝脏代谢功能的需求上升，因此出生前即在肝脏表达的肝酶被迅速诱导。出生后肝脏转移酶活性增强，γ-谷氨酰转肽酶（γ-GT）在出生后的前几个月可能从基线值上升到 120～150U/L。如果 γ-GT 不上升，常提示存在胆管上皮或肝细胞胆管侧功能障碍［如进行性家族性肝内胆汁淤积（PFIC），1 型和 2 型］。γ-GT 的异常升高可见于 PFIC 3 型或者胆道闭锁患者。尿苷二磷酸葡萄糖醛酸转移酶（UDPGT）是非结合胆红素与葡萄糖醛酸结合的催化酶。胆红素与葡萄糖醛酸基结合后水溶性增加，毒性降低。新生儿 UDPGT 活性只有成年人的 1% 左右，出生后数周内 UDPGT 活性才能达到成年人水平。出生后 2 周内新生儿常发生黄疸，多数情况下随着 UDPGT 活性增加，14 天内新生儿黄疸会自然消退。早产或者脓毒血症新生儿 UDPGT 的活性需要较长时间才能完全达到正常水平。1 型 Crigler-Najjar 综合征是一种常染色体隐性遗传病，患者 UDPGT 功能显著缺陷，非结合胆红素持续升高。UDPGT 功能缺陷的另一种温和类型是 Gilbert 综合征。

（三）肝脏合成功能的诱导

出生时，新生儿血浆白蛋白水平接近成年人，而凝血相关的血浆蛋白水平较低。随着肝脏结合能力的增加，肝脏合成凝血因子的能力也在出生后数天内迅速成熟。此外，铜代谢相关的蛋白——铜蓝蛋白也在出生后 3 个月内逐渐升高至正常水平。

二、肝脏生理功能的成熟

（一）糖代谢、脂代谢和蛋白代谢

新生儿肝脏糖原储备较少，出生喂养后血清胰岛素水平急剧升高。新生儿出生后血糖水平快速降低，1 小时后血糖水平上升，3 小时后血糖稳定。此过程中，胰岛素水平降低，糖原水平升高，肝糖原被动员，出生后 12 小时肝糖原储备降低至初始含量的 10% 左右。肝糖原耗竭后，新生儿摄入母乳，通过分解乳糖或糖异生过程维持正常血糖水平。新生儿糖分解的关键酶肝脏葡萄糖-6-磷酸酶活性很低，只有成年人的 10% 左右，3 天后才能达到正常成年人的水平。新生儿如喂养不及时易发生低血糖，但新生儿的神经系统可在葡萄糖不足时利用酮体功能。

脂代谢方面，胚胎期母体的甘油三酯在胎盘降解产生脂肪酸。但胎儿的脂肪酸氧化很弱，大部分母体来源脂肪酸被转运至脂肪组织合成甘油三酯。在哺乳期，新生儿对脂解激素敏感性增强，血浆胰岛素/糖原比例降低，脂解过程增强。新生儿出生第 1 天，肝脏酮体生成显著增加，而且在出生前 3 天内都保持较高水平。在出生前几天酮体代谢提供约 25% 的基础能量代谢需要。哺乳期由于母乳的酮体生成效应，新生儿的肝脏酮体生成保持相对较高的水平。肝脏也是清除乳酸的重要器官。新生儿血清乳酸水平可能会升高，但在出生 6 小时后恢复正常。

出生后，来自肠道的氨基酸和其他营养物质通过门静脉到达肝脏。在肝脏，氨基酸被肝血窦的肝细胞迅速摄取，脱氨、转氨后进入尿素循环。此外，肝脏也可将氨基酸用于合成血浆蛋白。新生儿肝脏仍合成较多的甲胎蛋白，在出生 2 周后此合成作用才逐渐消失。除Ⅷ因子外，几乎所有凝血因子都在肝脏合成。新生儿凝血因子水平较低，在出生数天后才达到正常成年人水平。

（二）胆汁合成和分泌

初级胆汁酸胆酸和鹅脱氧胆酸在肝脏由胆固醇合成，早在胚胎第 14 周就可监测到胆酸的合成。胎肝和成人肝脏的胆汁酸成分显著不同。胎肝胆汁酸中，鹅脱氧胆酸比例显著高于成人，胎肝鹅脱氧胆酸含量很高，而成人则以胆酸为主；另外胎肝结合胆汁酸主要以牛磺酸结合形式存在，而成人则以甘氨酸结合形式为主；此外胎肝胆汁酸固醇基团的 1、2、3、6 其他碳核存在羟基化。胎肝的胆汁池在妊娠后期显著扩大。出生 7 周后，婴儿体表面积校正后的胆汁酸池的大小可达到成人水平。

在新生儿期，胆汁流和胆汁酸摄取的分子机制尚不完善。新生儿胆汁分泌和合成的能力均低于成人。胆管细胞的分泌功能在出生后才完全发育成熟。出生后胆管细胞顶端膜的囊性纤维化穿膜传导调节蛋白（CFTR）和氯化物碳酸氢盐交换体 2（AE2）表达逐渐升高，胆管分泌胆汁的能力逐渐增强。此外，肝细胞将胆汁通过基底膜转运

至胆管侧的能力也在出生后逐渐增强。回肠末段的钠-胆酸共转运蛋白活性到小鼠断奶期才完全成熟，胆汁的肝肠循环此时才完全建立。人类和小鼠胆汁酸肝肠循环的成熟机制不同。在人类，新生儿出生后第 1 周血清初级胆汁酸水平明显高于成人，直到 6 个月后才降至成人水平。这主要是由肝脏再摄取胆汁酸的能力发育不成熟造成的。人类胆汁代谢和胆汁酸肝肠循环直到出生第 1 年末才完全发育成熟。

除胆汁酸代谢外，新生儿的胆囊功能也不完全。足月新生儿的胆囊功能明显好于早产儿，空腹胆囊体积更大，胆囊收缩能力更强。新生儿十二指肠胆汁酸浓度显著低于成人。此外，餐后刺激下新生儿胆汁分泌增加并不明显。因此，新生儿的脂代谢和胆囊功能均未完全成熟。

（三）生物转化功能

肝脏生物转化功能是肝脏解毒的重要生理基础。新生儿肝脏清除外源物质的能力显著低于成人，主要表现在药物代谢通路和肝脏转运机制不成熟方面。肝脏生物转化分为两相。Ⅰ相反应，又称活化反应，包括氧化还原和水解反应等。这个阶段的关键酶属于细胞色素 P450 家族。Ⅱ相反应，又称解毒反应，主要包括水溶性内源性物质的结合及内源性物质和外源性物质的催化代谢。Ⅱ相反应的主要过程包括葡萄糖醛酸化、硫化反应、乙酰化、谷胱甘肽结合、甲基化、氨基酸结合等反应。新生儿肝脏的生物转化能力在出生 1 年后才发育成熟。新生儿肝脏细胞色素 P450 酶类的含量仅为成人的 30% 左右，1 年后 P450 酶类水平才逐渐达到成人水平。新生儿体内参与Ⅱ相反应的酶活性很低。新生儿葡萄糖醛酸化能力非常有限，因此结合胆红素的能力和葡萄醛酸化吗啡的能力显著低于成人。但是新生儿的巯基转移酶活性却非常高。

三、肝脏免疫的成熟

对小鼠的研究显示，新生小鼠肝脏细胞密度最大，随后细胞密度逐渐降低。新生小鼠肝脏看不到清晰的肝细胞索（肝板），肝细胞聚集在一起，

毛细血管也比较短。此外新生小鼠肝脏内可见大量的免疫细胞形成细胞岛样结构。在小鼠出生后3～4周肝细胞逐渐形成清晰的肝板，肝脏结构与成年小鼠逐渐接近，但是仍含有大量的免疫细胞。人类新生儿的肝脏活检也证实新生肝脏实质内含有大量的免疫细胞，肝脏的组织学结构也不像成人那样清晰。新生儿的肝脏细胞密度最大，随后随着年龄增长而逐渐降低。同样新生儿肝脏也存在大量免疫细胞形成的小岛。

在新生小鼠肝脏中，免疫细胞主要是粒细胞，其次是不成熟的B细胞和单核细胞，巨噬细胞和树突状细胞比例为1%～2%；观察不到经典T细胞和自然杀伤T（NKT）细胞。1周后，虽然粒细胞仍然最丰富，但是T细胞、NKT细胞及NK细胞比例上升，免疫前体细胞减少，不成熟B细胞消失。单核细胞/巨噬细胞比例增加。到第3周时，免疫细胞发生明显变化，粒细胞和单核细胞比例显著下降至成年小鼠水平；淋巴细胞比例显著上升，B细胞、T细胞、NKT细胞和NK细胞构成

了主要的免疫细胞成分。

新生小鼠的肝脏内巨噬细胞和粒细胞分布非常广泛，细胞呈球形；到第3周时这些细胞数量减少，而且形态变为星芒状，发育为库普弗（Kupffer）细胞的锯齿类型。骨髓来源的免疫细胞在新生小鼠是广泛分布的，随后不同免疫细胞在肝脏的分布呈现分区化和区室化。与成年小鼠比，新生小鼠肝脏存在大量的吞噬细胞的固有免疫细胞。小鼠肝脏的吞噬细胞在出生后吞噬能力逐渐成熟。虽然出生时，肝脏的免疫细胞已经表达针对病原菌的免疫相关分子，但其清道夫受体表达相对较晚，因此新生肝脏的病原菌清除能力较差。

肝脏的发育和成熟贯穿胚胎期和新生儿期，肝脏在出生1年后功能才基本与成年人相当。理解这个过程对于研究不同阶段的肝脏疾病具有重要意义。

（郭长存）

第三节　肝脏再生

肝脏是人体再生能力最强的实质性器官，即使切除90%，肝脏也可以通过再生恢复正常的体积。肝脏与身体的比例总是保持恒定，以满足身体稳态需要，称为肝稳态。与其他器官不同，肝脏再生时，肝脏体积总是会恢复至正常体积。大鼠、小鼠等啮齿类动物肝脏再生能力很强，在撤除药物等肝损伤因素之后，肝可以快速恢复正常。但临床上，一些患者在慢性肝病时或者肝脏部分切除后肝脏无法再生形成有足够功能的肝脏，这说明人类肝脏再生是一个复杂的过程。理解肝脏再生的机制和原理对于研究疾病的病理生理过程非常重要。有关肝脏再生的机制主要来源于实验动物的研究，尤其是肝脏部分切除的动物模型。这些动物研究的结果对于理解人类肝脏再生具有重要意义，但是人类肝脏再生的具体机制还有待明确。本节阐述的肝脏再生的机制和过程主要来源于动物的实验研究。

一、肝脏再生的概述

（一）正常肝脏的细胞增殖

在正常肝脏中，只有很小比例的肝细胞进行增殖，研究显示，不足0.1%～0.2%的正常肝细胞在进行DNA复制。尽管此过程非常缓慢，但正常肝脏仍然需要部分细胞进行增殖以维持正常的肝脏体积和功能。一些研究发现，小鼠肝小叶不同部位的肝细胞具有不同的增殖功能，但是更多的研究则显示肝小叶任何区域的肝细胞都具有缓慢增殖的能力，而这些细胞的增殖也是维持肝脏正常体积和功能所必需的。因为肝细胞具有强大的增殖功能，因此肝脏在正常情况下不会因为再生能力不足而出现肝功能受损。

（二）肝脏再生是代偿性生长

在动物部分肝脏被切除后，肝脏可以通过再生恢复正常的肝脏体积。但是肝脏再生的过程中

并不产生新的肝叶，而是原有的肝叶通过再生而体积增大恢复至正常体积。再生的肝脏干细胞数量显著增加，具有正常的肝脏组织结构。但与原有的肝脏相比，肝板增厚，由单个肝细胞变为平均 1.5 个肝细胞，肝内胆管直径明显增宽。因此，肝脏再生从原则上讲并不是再生长出新的肝脏，而是剩余的肝脏通过细胞增殖恢复肝脏体积，是一种代偿性生长。

（三）肝脏再生的细胞来源

肝脏组织包括实质细胞和间质细胞。实质细胞主要为肝细胞，间质细胞有胆管细胞、窦内皮细胞（SEC）、库普弗细胞（KC）、肝星状细胞等。一般情况下，肝脏再生过程中遵循细胞类型忠实性原则，即肝脏再生时，新产生细胞均来源于原有的细胞类型，如肝细胞再生为新的肝细胞，胆管细胞再生为新的胆管细胞，库普弗细胞可由肝脏内原有的库普弗细胞产生，也可来源于骨髓。在特殊情况下，肝脏再生也可以采用更加灵活的方式，不同类型的细胞之间可以发生相互转化。肝损伤的类型影响肝脏再生的方式。肝脏会根据损伤类型、损伤时间长短采取不同的方式进行再生。

（四）肝脏的急性再生和慢性再生

肝脏再生分为急性再生和慢性再生。肝脏急性损伤时（如肝脏部分切除、动物模型的急性四氯化碳损伤等），可以通过再生恢复原有的结构和大小，此时非整倍体肝细胞比例维持稳定。当肝脏慢性损伤时，肝脏再生常会发生紊乱且无法恢复正常的组织结构，细胞的非整倍体比例也发生紊乱，染色体紊乱增加可以导致肿瘤发生的风险增加。因此肝脏再生在肝脏的生理过程和病理过程中均发挥重要作用。

（五）肝脏再生自主性和生物节律

对小鼠模型的研究发现，肝脏再生的时间和再生的程度受细胞自主性和生物节律的调控。例如小鼠，无论何时进行肝脏部分切除，肝细胞的 DNA 合成的高峰都发生在术后 36 小时。而大鼠肝细胞 DNA 合成的高峰比小鼠早 12～16 小时。

DNA 合成不受生物节律的调控，这似乎是肝细胞本身的一种自主特性。

研究还发现，小鼠肝脏部分切除后，已经完成 DNA 合成的肝细胞几乎在一天内同一时间进入有丝分裂期。这一现象可能和调节细胞周期进展的信号蛋白的生物节律水平有关。

二、肝脏部分切除后的再生过程

肝脏再生最深入和广泛的研究是肝脏部分切除研究。此时肝脏发生急性再生过程，在此期间，会发生一系列的生理、代谢及信号通路的变化。这些变化协调一致地调控着肝脏的再生过程。

（一）肝脏部分切除后的即刻生理变化

肝脏部分切除后，门静脉血流全部通过剩余的肝脏，此时肝内门静脉的压力增加，对肝血窦内皮细胞产生剪切力。肝动脉由于门静脉压力增加而灌注相对减弱，门静脉血液氧合较差，因此剩余肝脏处于低氧状态。门静脉血液含有大量从胃肠道、脾和胰腺来源的信号分子，如表皮生长因子、胰岛素、糖原、胆汁酸等。剪切力、信号分子和肝脏的低氧状态会引发一系列的生物信号通路变化，对启动肝脏再生产生重要作用。

（二）肝脏再生的早期事件

大鼠肝脏部分切除约 1 分钟后，肝脏内的尿激酶型纤溶酶原激活物（uPA）活性迅速增加，催化纤溶酶原转化为纤溶酶，进而激活基质金属蛋白酶。基质金属蛋白酶降解和重构细胞外基质（ECM），使储存于细胞外基质的肝细胞生长因子（HGF）激活并大量释放至邻近组织和循环系统。2～5 小时后血液内肝细胞再生的信号分子水平迅速升高，如肿瘤坏死因子（TNF）、去甲肾上腺素、瘦素、胆汁酸、白介素 -6（IL-6）、糖原、胰岛素、血清素等。这些细胞因子可以通过内分泌、自分泌和旁分泌途径激活肝细胞的增殖通路。

（三）肝脏再生时的细胞增殖

肝细胞和胆管细胞是最早发生细胞增殖的细胞。5～7 天后，细胞增殖减弱。肝星状细胞复制比肝细胞晚 1 ～ 2 天。内皮细胞的增殖比较复杂，持续时间较长。3 ～ 6 天后骨髓来源的前体细胞在肝脏内定植，进一步分化为内皮细胞。肝内库普弗细胞可以自我复制，也可以由骨髓来源的前体细胞分化产生。肝脏再生过程中，约 20% 的细胞来源于骨髓。啮齿类动物肝脏一般在肝脏部分切除 2 周后即可再生至 85%。而在人类，一般认为肝脏部分切除 2 周后肝脏再生即可满足身体需要，1 年以后肝脏才能完全恢复。

（四）肝细胞的再生过程

1. 肝细胞增殖的调控因素　肝细胞再生受有丝分裂因子和非有丝分裂因子的调控。有丝分裂因子是指促进肝细胞进行有丝分裂的细胞因子，而非有丝分裂因子并不直接影响细胞的有丝分裂，但可以通过调节细胞外信号影响细胞的增殖过程。在肝细胞增殖过程中，表皮生长因子（EGF）和肝细胞生长因子（HGF）是最重要的有丝分裂因子。非有丝分裂因子包括 TNF、IL-6、胆汁酸、胰岛素等。需要指出的是，虽然这些因子都参与了肝细胞的再生，但没有哪种因子是必需的。阻断其中一条通路虽然可以延缓肝细胞的再生，但却不能完全消除肝细胞再生。此外肝细胞再生也受细胞间相互作用的调节。肝星状细胞可以和肝细胞直接接触，激活肝细胞的 Notch 和 β-Catenin，进而激活肝细胞增殖的下游基因表达。这些都说明在肝细胞再生过程中，信号通路之间是非常复杂而且相互联系的，肝脏可以通过多种信号通路进行再生，从而保障肝脏强大的再生能力。

2. 肝细胞再生的有丝分裂因子　HGF 和 EGF 是肝细胞再生最重要的有丝分裂因子。同时阻断 HGF 和 EGF 可以完全阻断肝细胞再生。HGF 主要由肝星状细胞产生，储存于细胞外基质。而 EGF 由十二指肠腺产生，通过门静脉源源不断进入肝脏。HGF 受体 MET 和 EGF 受体 EGFR 都是酪氨酸激酶受体，MET 和 EGFR 激活后胞内段发生磷酸后，进一步激活多个信号通路，如 Ras-Raf-MEK、FoxM1b、PLCγ、ERK1/2、AKT 等信号通路，调控肝细胞增殖相关基因表达。

3. 肝细胞再生的非有丝分裂因子　非有丝分裂因子虽然不能直接刺激肝细胞发生有丝分裂，但在肝脏再生过程中发挥重要作用。肝脏再生中重要的非有丝分裂因子包括 TNF、去甲肾上腺素、瘦素、胆汁酸、IL-6、糖原、胰岛素、血清素等。

TNF 受体 TNFR 敲除的小鼠肝脏再生延迟，TNF 通过下游的核因子（NF）-κB 转录因子发挥作用。巨噬细胞和肝细胞分泌的 IL-6 通过旁分泌和自分泌途径作用于肝细胞激活转录激活因子 3（STAT3）。去甲肾上腺素可以促进成纤维细胞分泌 HGF，促进十二指肠腺分泌 EGF，增强 MET 和 EGFR 的作用，还可以降低 TGF-β 对有丝分裂的抑制作用。血清素可以通过与肝细胞 5- 羟色胺受体结合发挥促进肝细胞增殖作用。肝脏部分切除后门静脉内浓度增加的胆汁酸可以通过 FXR 通路影响肝细胞再生的速度和强度。胰岛素可以通过调节氨基酸、葡萄糖等营养物质的分布影响肝细胞再生，而且对于 HGF 和 EGF 的促有丝分裂作用是必需的。

4. 肝细胞在肝脏再生中的中心作用　增殖的肝细胞可以分泌很多生长因子，促进其他类型的肝脏细胞进行有丝分裂。这些因子中血管内皮生长因子（VEGF）和血管生成素 1/2 可促进肝血窦内皮细胞分裂，转化生长因子 α 可以促进内皮细胞、肝血窦内皮细胞和星状细胞增殖，成纤维细胞生长因子（FGF）1/2 和粒细胞 - 巨噬细胞集落刺激因子（GM-CSF）可以刺激库普弗细胞增殖。因此肝细胞在肝脏再生过程中具有中心地位，使肝脏再生时不仅产生足够的肝细胞，而且还产生肝组织所需的其他类型细胞，以确保新生肝脏具有正常的组织结构。

（五）其他类型细胞的再生

在肝脏再生时，胆管细胞增殖晚于肝细胞。胆管细胞表达 MET 和 EGFR，HGF 和 IL-6 可以促进胆管细胞进行有丝分裂。胆汁酸、黑色素、组胺等可以通过不同的信号通路促进胆管细胞增殖。

肝血窦内皮细胞的增殖过程非常复杂。肝细胞增殖形成无血管的肝细胞团后，分泌促血管生成因子，如 VEGF、血管生成素等，诱导原有的肝血窦内皮细胞迁移进入肝细胞团，促进肝血窦内皮细胞分泌 HGF，与肝细胞相互作用。迁移进入肝细胞团的内皮细胞在多种因子调控下形成多孔状，进而成为成熟的肝血窦内皮细胞。除原有的肝血窦内皮细胞外，血中 VEGF 趋化骨髓的内皮前体细胞进入肝脏，分化为新的肝血窦内皮细胞，参与新的肝血窦形成。

肝内 CD68$^+$ 库普弗细胞增殖为新的库普弗细胞，血液中的 CD11b$^+$ 单个核细胞趋化进入肝脏也可分化为肝脏库普弗细胞。肝星状细胞分泌的巨噬细胞集落刺激因子和肝细胞分泌的 GM-CSF 等通路在库普弗细胞再生中发挥重要作用。

肝星状细胞的再生机制目前尚不清晰。

（六）肝细胞再生过程的终止

肝细胞何时停止再生尚不清楚，研究发现，肝细胞在肝脏部分切除 14 天后表现出显著的基因表达变化。当肝细胞逐渐转入静默状态后，细胞外基质被逐渐恢复。细胞外基质（ECM）的恢复对于肝脏再生的终止非常重要，肝细胞和肝星状细胞的相互作用对于 ECM 的恢复具有重要作用。整合素连接激酶（ILK）通路是肝细胞和肝星状细胞相互作用信号之一。阻断 ILK 通路后肝脏增殖时间会延长，导致肝脏体积过大。TGF-β、Hippo、WNT 通路也参与调控肝脏再生的终止。此外，肝细胞分化状态的恢复也是肝脏再生终止的重要过程。HNF4、C/EBPα 等转录因子及染色体结构变化调控肝细胞分化状态和肝再生的终止。

三、肝脏再生的其他途径

一般情况下，肝脏再生时细胞来源具有类型忠实性。新生的细胞来源于原有的细胞类型。但在某些情况下，新生的细胞也可以来源于不同的细胞类型。2- 乙酰氨基芴（AAF）可以阻止大鼠肝细胞增殖。AAF 处理的大鼠肝部分切除后，小叶门静脉区可以出现卵圆细胞，并可以逐渐转变为肝细胞。小鼠的基因敲除、体内示踪等研究也发现胆管细胞可以在某些情况下转分化为肝细胞。低等动物如斑马鱼在肝脏受到严重损伤后，再生的肝细胞几乎全部来源于转分化胆管细胞。转录共激活因子相关蛋白（YAP）与胆汁酸相互作用，

在此过程中发挥重要作用。

与此类似，当胆管细胞增生能力受损时，肝细胞也可以转分化为胆管细胞。在大鼠中，使用二安替比林甲烷（DAPM）并且结扎胆管破坏胆管细胞后，肝脏部分切除后再生的干细胞中约 50% 来源于肝细胞。小鼠的 Alagille 模型中，几乎所有的新生胆管细胞都来源于肝细胞。在肝细胞转分化为胆管细胞的过程中 TGF-β 发挥重要作用。

阻塞性胆管疾病患者肝脏内可以发现同时表达肝细胞和胆管细胞标志物的细胞类型；同样，在急性重型肝炎和进展期肝硬化患者的肝脏，也发现存在肝细胞和胆管细胞的相互转分化。

因此，可以认为如果一种细胞类型增殖能力受损，肝脏可以通过细胞类型的转分化进行再生，肝脏广泛受损时，细胞之间的相互转分化则更广泛。

四、肝细胞的再生能力

对啮齿类动物的研究显示，老化对于肝细胞的再生能力虽有一定影响，但远不会消除肝细胞的再生能力。肝部分切除术 5 天后，年轻大鼠和年老大鼠肝细胞增殖比率存在差异，但在切除 7 天时，肝细胞增殖状况没有显著差别。

肝细胞有强大的定植能力。研究发现，*Fah* 基因敲除导致肝衰竭的小鼠移植正常肝细胞后，正常肝细胞可以增殖并完全替代受损肝细胞，再生为正常肝脏。而从再生肝脏获取的肝细胞经过 6 次序贯移植后仍保持强大的再生能力，但是这些肝细胞的再生能力依赖正常肝脏结构。

肝小叶结构中按照与汇管区和中央静脉的距离不同，分为不同的区域。1 区位于汇管区周围，含氧量较高，3 区位于中央静脉周围，含氧量低，2 区位于两者之间。研究显示，不同区域肝细胞的基因表达谱存在显著差异。虽然所有区域内的肝细胞都具有增殖能力，但不同损伤导致的细胞增殖是不同的。汇管区为主的损伤可以导致 2 区和 3 区细胞迅速增殖，中心静脉区的损伤引起 1 区和 2 区肝细胞迅速增殖。而部分肝切除时，主要增殖的肝细胞位于 1 区和 2 区。最新的研究发现，2 区

肝细胞是维持肝稳态最重要的细胞来源。在肝稳态恢复的过程中，1 区肝细胞的增殖逐渐降低，而 3 区的肝细胞数量维持不变，但 2 区的肝细胞却在 1 年内数量增加到 3 倍。因此，推测 2 区肝细胞是维持肝稳态的主要细胞来源。1 区和 3 区肝细胞则对不同的损伤类型产生反应。

五、肝脏干细胞在肝脏再生中的地位

许多研究试图分离肝脏再生中的关键细胞，尤其是肝脏的干细胞。但到目前为止，没有明确证据表明肝脏存在所谓的肝脏干细胞。肝叶及肝小叶内都有胆管细胞，门静脉周围则有大量肝细胞，这些细胞对肝脏的再生和修复的效率更高。与之比较，干细胞分化增殖进行肝脏再生的效率则低得多。需要不断更新的器官如皮肤表皮层、肠黏膜上皮和血液系统细胞等一般由干细胞进行再生，但是正常肝脏干细胞的生理性增殖则微乎其微。此外，2 区成熟肝细胞显示出来的强大再生能力进一步降低了肝脏干细胞在肝脏再生中发挥重要作用的可能性。

六、肝脏再生的临床意义

（一）药物性肝损伤

临床上，肝脏再生对药物诱导肝损伤的恢复至关重要。很多药物都可以导致肝损伤。在欧美国家，对乙酰氨基酚是导致急性药物性肝衰竭的重要原因。对乙酰氨基酚导致的急性肝损伤以肝小叶中央坏死、无菌性炎症为主要特点。巨噬细胞等炎性细胞可清除细胞碎片并产生肝脏再生因子在对乙酰氨基酚导致的肝损伤恢复中发挥重要作用。与肝脏部分切除一样，多种信号通路和分子参与了对乙酰氨基酚肝损伤的修复，如 HGF、EGF、TNF、IL-6、VEGF 等。EGFR 抑制剂几乎完全阻止了肝脏的再生，VEGF、IL-6、HGF 通路的阻断也显著降低了肝脏再生修复的能力。但 TNF 通路阻断则对肝脏修复没有显著影响。当对乙酰氨基酚过量超过某个阈值时，肝脏内 EGFR、MET 及下游信号通路虽然仍然保持高度活性，但是却无法启动肝修复，这可能和下游细胞周期阻滞的信号通路激活有关。因此，明确药物性肝损伤时肝脏再生的信号通路对于理解肝损伤的机制及促进肝脏再生策略研发具有重要意义。

（二）慢性肝病中肝脏再生

虽然正常肝脏的再生能力强大，但是慢性肝病常导致肝脏组织结构破坏，肝脏会发生肝纤维化和肝硬化，肝脏的细胞外基质发生明显变化，肝脏再生能力显著降低。慢性肝病时肝星状细胞激活，形态发生显著改变，肝星状细胞与肝细胞的相互作用受到显著影响。肝脏再生所需的 ECM 状态和组织结构及信号通路发生显著变化。肝细胞由于肝稳态的需要发生代偿性增殖，但是组织结构的变化导致肝脏假小叶形成，其为肝硬化结节的基础。

同样，在胆管损伤为主的慢性肝病中，胆管细胞再生及肝细胞转分化为胆管细胞的能力下降。很可能是，慢性胆管损伤的不同病因导致不同的肝脏再生途径障碍，而且是多种信号通路都参与此过程。明确限制或促进肝脏正常再生的信号通路具有重要临床价值。

（三）肝脏再生与肝癌

在肝纤维化及肝硬化等慢性肝病基础上，由于肝稳态的需要肝脏细胞发生代偿性增殖。正常情况下肝脏有很多非整倍体细胞，多倍体肝细胞的染色体结构常有缺陷。与二倍体肝细胞不同，多倍体肝细胞的增殖能力并非无限制。在慢性代偿性再生过程中，多倍体细胞逐渐增殖分裂为二倍体细胞，产生的二倍体细胞经常会缺失一条或部分染色体，进而增加了遗传不稳定性。研究发现，肝硬化患者在正常肝细胞内存在多处染色体异常。这些异常染色体和肝细胞失调的再生过程有关。随着此过程的延长，肝脏内细胞遗传变异会逐渐增大，进而肝癌的风险会显著增加。因此，虽然肝脏再生对肝稳态具有重要作用，但肝稳态驱使的强制性肝细胞再生在慢性肝病中却是一种风险。

（郭长存）

参考文献

Arias IM, ALTER HJ, Boyer JL, et al, 2020. The Liver: Biology and Pathobiology. Hoboken: Wiley Blackwell Press.

Beath SV, 2003. Hepatic function and physiology in the newborn. Semin Neonatol, 8(5): 337-346.

Campana L, Esser H, Huch M, et al, 2021. Liver regeneration and inflammation: from fundamental science to clinical applications. Nat Rev Mol Cell Biol, 22(9): 608-624.

Gadd VL, Aleksieva N, Forbes SJ, 2020. Epithelial plasticity during liver injury and regeneration. Cell Stem Cell, 27(4): 557-573.

Grijalva J, Vakili K, 2013. Neonatal liver physiology. Semin Pediatr Surg, 22(4): 185-189.

Kiseleva YV, Antonyan SZ, Zharikova TS, et al, 2021. Molecular pathways of liver regeneration: a comprehensive review. World J Hepatol, 13(3): 270-290.

Lemaigre FP, 2020. Development of the intrahepatic and extrahepatic biliary Tract: a framework for understanding congenital diseases. Annu Rev Pathol, 15: 1-22.

Michalopoulos GK, Bhushan B, 2021. Liver regeneration: biological and pathological mechanisms and implications. Nat Rev Gastroenterol Hepatol, 18(1): 40-55.

Miller BM, Oderberg IM, Goessling W, 2021. Hepatic nervous system in development, regeneration, and disease. Hepatology, 74(6): 3513-3522.

Nakagaki BN, Mafra K, de Carvalho É, et al, 2018. Immune and metabolic shifts during neonatal development reprogram liver identity and function. J Hepatol, 69(6): 1294-1307.

Ober EA, Lemaigre FP, 2018. Development of the liver: Insights into organ and tissue morphogenesis. J Hepatol, 68(5): 1049-1062.

Starlinger P, Luyendyk JP, Groeneveld DJ, 2020. Hemostasis and liver regeneration. Semin Thromb Hemost, 46(6): 735-742.

Tanimizu N, 2021. The neonatal liver: Normal development and response to injury and disease. Semin Fetal Neonatal Med, 2021 Mar 17: 101229.

Wild SL, Elghajiji A, Grimaldos Rodriguez C, et al, 2020. The canonical Wnt pathway as a key regulator in liver development, differentiation and homeostatic renewal. Genes (Basel), 11(10): 1163.

Yagi S, Hirata M, Miyachi Y, et al, 2020. Liver regeneration after hepatectomy and partial liver transplantation. Int J Mol Sci, 21(21): 8414.

Zhang Y, Zeng FH, Han X, et al, 2020. Lineage tracing: technology tool for exploring the development, regeneration, and disease of the digestive system. Stem Cell Res Ther, 11(1): 438.

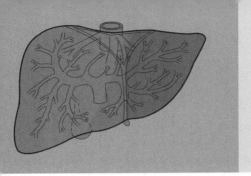

第3章　人与其他动物肝脏的差别

肝脏是营养物质代谢、蛋白质合成、解毒的中心器官。从胃肠道来源的营养物质经过门静脉在肝脏吸收，而来自胃肠道细菌的毒素在肝脏清除。啮齿类动物（如小鼠、大鼠）是研究肝脏疾病的重要模型动物。小鼠、大鼠等啮齿类动物的肝脏与人的肝脏在解剖学上存在明显差异，如啮齿类动物肝脏占体重的比例更大，啮齿类动物的肝脏是分叶的，而人类肝脏则不完全分叶，大鼠在解剖结构上无胆囊，而小鼠和人类都有胆囊。人类与大鼠和小鼠的胆汁成分存在显著差异。人类与啮齿类动物的肝脏解毒功能及分子机制也存在差异。近年来发现，肝动脉灌注对肝脏的作用在人类要显著高于啮齿类动物。虽然人类与啮齿类动物肝脏在结构及功能上存在一定差异，但肝脏超微结构及基本的生物功能都是相似的。理解人类与啮齿类动物肝脏解剖和功能上的相同点及差别对于使用啮齿类动物模型研究人类肝脏疾病具有重要意义。本章主要阐述人类与啮齿类动物肝脏的差别。

第一节　肝脏解剖学和组织学差异

一、大体解剖差异

啮齿类动物的肝脏重量存在种属差异。小鼠肝脏重量一般为 2 ~ 3g，占体重的 3% ~ 5%，大鼠肝脏重量一般为 4 ~ 5g，占体重的 2% ~ 3%。就肝脏占体重的比例而言，小鼠要显著高于大鼠和人类。在啮齿类动物，肝脏几乎占据横膈下方的整个上腹腔，而人类肝脏则位于右上腹。大鼠和小鼠与人类不同，肝脏无明显腹腔韧带分隔和连接。啮齿类动物肝脏分为 4 叶，左叶、右叶、中叶及尾状叶。早在 1932 年，大鼠的肝脏部分切除术就已成功完成，而 20 年后才出现人类的部分肝脏切除术。这是因为啮齿类动物肝脏完全分叶，肝脏各叶供血血管很容易结扎，肝叶易于切除。而人类肝脏各叶之间并未完全分隔，因此手术难度更大。在啮齿类动物，肝右叶有一个水平裂隙，将肝右叶几乎平分为两部分，分别称为右前叶和右后叶。肝中叶是最靠近腹正中线位置的肝叶，当在腹部正中线切开腹腔时，首先看到的就是肝中叶。小鼠肝中叶由纵行的裂隙分为左右两部分，中间有峡部连接。小鼠的胆囊一般位于肝中叶裂隙内；而大鼠肝中叶右侧部分大于左侧部分，且没有胆囊。肝左叶是啮齿类动物最大的肝叶，也是小鼠肝脏活检的主要部位。而大鼠的肝左叶占肝脏总体积的比例低于小鼠。啮齿类动物肝尾状叶较小，有两个耳状的突起，分别为乳头突和尾状突。

人类肝脏重量约为 1500g，占体重的 2% 左右。人类肝脏表面有致密的包膜，称为 Glisson 膜。人类肝脏由肝韧带固定在腹腔及膈肌，这些韧带包括镰状韧带、冠状韧带、三角韧带、肝胃韧带及肝十二指肠韧带等（详见第 4 章）。人类肝脏各叶之间未完全分隔，因此手术分离及切除与啮齿类动物相比更加困难。除尾状叶之外，啮齿类动物各肝叶之间的肝裂在人类并不明显。人类胆囊和肝圆韧带之间的肝叶称为肝方叶。而小鼠和大鼠肝脏无此结构。

二、组织学差别

肝小叶是肝脏结构和功能的基本单位，呈多面棱柱状。在肝小叶中央有一纵行中央静脉。肝细胞以中央静脉为中心，向四周略呈放射状排列，形成肝板。从肝门进出的门静脉、肝动脉和肝管，在肝内反复分支，伴行于小叶间结缔组织内。肝小叶周围的角缘处，可见结缔组织，其中含有上述 3 种伴行管道的断面，称为门管区（portal area）。每个肝小叶的周围一般有 3～4 个门管区，门管区内主要有小叶间静脉、小叶间动脉和小叶间胆管，此外还有淋巴管和神经纤维。

人类与啮齿类动物的肝小叶结构非常相似，但也存在一些差别。人类与啮齿类动物相比，门管区与小叶中央静脉区之间的距离略有差别。人类门管区与小叶中央静脉之间距离约为 385μm，大鼠为 300～355μm，小鼠约为 210μm。小鼠的肝小叶小于大鼠和人类。这种差异可能是肝脏体积的大小造成的。大鼠和人类的肝板是由单个肝细胞组成的，而小鼠靠近门管区的肝板由单个肝细胞组成，而靠近小叶中央区肝板多为多个肝细胞挤压形成。人类的肝小叶门管区胶原及网状纤维含量高于啮齿类动物，而小鼠门管区则胶原含量显著少于人类和大鼠，因此小鼠的肝脏组织切片中肝小叶结构比较模糊，肝脏呈现均质样结构。而大鼠和人类的肝脏组织结构相对清晰。有研究显示，小鼠的肝小叶的立体柱状结构比人类更加扭曲。在发生肝损伤时，人类肝脏可出现显著的纤维增生及小叶纤维间隔形成，但在小鼠，纤维增生则不明显。因此虽然有很多小鼠或大鼠的肝硬化模型，但是常需要特殊染色才能观察到小鼠和大鼠的肝纤维化。小鼠进食后食物中的糖分以糖原形式快速储存于靠近小叶中央区的肝细胞，细胞质内渗透压迅速升高，可以导致肝细胞水肿，这是小鼠进食后的正常反应。此时的肝细胞水肿称为水样变性或者云雾样水肿。而大鼠和人类并不存在此现象。如果小鼠肝脏出现大鼠或人类一样的单个肝细胞肝板，则常提示小鼠存在缺氧或患慢性肝脏疾病。

（郭长存）

第二节　肝脏其他的解剖功能差异

一、肝脏血流灌注差异

小鼠、大鼠和人类的肝脏小动脉压力相近，约为 120mmHg，肝静脉压力也相当，为 6～11mmHg。研究显示，人类与小鼠及大鼠肝动脉供血所占肝脏血供的比例是不同的，人类肝动脉供血所占肝脏血供的比例显著高于啮齿类动物，约是啮齿类动物的 5 倍，而门静脉供血的比例则降低 25% 左右。肝动脉灌注在人类与啮齿类动物的差别可能是随着体型增大肝小叶增大，肝血窦、胆管、门静脉/肝静脉血管滋养管血供需求增加所致。动物研究显示，小鼠肝移植并不需要吻合肝动脉，移植肝脏即可顺利成活并发挥功能。人类肝移植则需要吻合肝动脉和门静脉以避免发生胆道并发症。使用啮齿类动物模型研究肝脏代谢时，也需要考虑肝动脉供血比例的差别。常用的肝脏代谢研究方法是测量肝动脉及肝静脉代谢产物浓度的差别。由于小鼠或大鼠肝动脉灌注所占肝脏血供比例较低，小鼠和大鼠的肝脏代谢实验数据不能直接推用于人类。

二、胆汁合成代谢的差异

胆汁酸是胆汁的主要成分，是以胆固醇为原料在肝脏中经一系列酶促反应合成的胆烷酸的总称。小鼠和人类的胆汁酸都是由肝细胞分解胆固醇产生的。人类每天有 0.5g 胆固醇被转化为胆汁酸，胆固醇分解速率为 7mg/kg 体重。小鼠每天转化为胆汁酸的胆固醇量为 1.25mg，胆固醇分解速率为 50mg/kg 体重。小鼠每天胆固醇的合成速度和摄入量显著高于人类。但是人类和小鼠每天转化为胆汁酸的胆固醇含量均约为 45%。肝细胞以胆固醇为原料直接合成的胆汁酸称为初级胆汁酸，包括胆酸、鹅脱氧胆酸及其与甘氨酸或牛磺酸的结合物。次级胆汁酸是初级胆汁酸分泌到肠道中，在肠道细菌作用下，进行 7α 脱羟作用所形成的胆汁酸，主要包括脱氧胆酸和石胆酸及其在肝中分别与甘氨酸或牛磺酸结合生成的结合物。

人类和大鼠及小鼠的胆汁池组成明显不同，小鼠的亲水性胆汁酸成分更高。人体产生的主要胆汁酸是鹅脱氧胆酸（CDCA）和胆酸（CA），而啮齿类动物产生 CA 和鼠胆酸（MCA），主要是 β-MCA。在人类，鹅脱氧胆酸是肝细胞胆汁酸的终极产物，但在大鼠和小鼠，鹅脱氧胆酸会被肝脏的 6β- 羟化酶进一步代谢为鼠胆酸。鹅脱氧胆酸是一种疏水性胆汁酸，具有细胞毒性，是 FXR 受体的强有力的激动剂；而鼠胆酸亲水性更强，是一种细胞保护性胆汁酸，是 FXR 抑制剂。当使用小鼠或大鼠模型研究人类胆汁酸代谢时，需要考虑人类和啮齿类动物胆汁酸代谢方面的差别。在小鼠模型中，促进 6 羟化胆汁酸合成会对 FXR 通路具有显著作用，从而影响肠道胆固醇和脂质吸收，进而显著影响代谢。但在人类，生理状况下 6 羟化胆汁酸合成非常少，目前不清楚是否能够激活人类 6 羟化胆汁酸的合成机制，进而影响人类代谢。此外，在人类，熊脱氧胆酸是次级胆汁酸，主要由肠道微生物氧化还原鹅脱氧胆酸形成。而在小鼠，熊脱氧胆酸是初级胆汁酸，可在肝脏细胞合成，而不依赖于肠道微生物。

人类和小鼠在胆汁酸代谢方面也存在显著差异。人类胆汁酸在排泄到胆汁并进一步通向十二指肠之前，胆汁酸与甘氨酸进行酰胺化，并在较小程度上与人体中的牛磺酸进行酰胺化。相反，小鼠和大鼠中胆汁酸几乎完全与牛磺酸结合。牛磺酸结合胆酸与甘氨酸结合胆酸相比亲水性更强，细胞毒性较弱。初级胆汁酸在肠道微生物 7α 脱羟酶作用下，被分解为次级胆汁酸，如脱氧胆酸和石胆酸。在大鼠和小鼠，脱氧胆酸被重吸收后可在肝脏 7α 羟化酶作用下形成初级胆汁酸。而人类肝脏缺乏 7α 羟化酶，因此次级胆汁酸不能被合成初级胆汁酸。人类胆汁酸的解毒主要依赖于硫转移酶将胆汁酸的甾环进行硫化，而在小鼠和大鼠，胆汁酸解毒主要依赖于再羟基化作用。人类的次级胆汁酸占总胆汁酸的 20% ～ 30%，而小鼠和大鼠次级胆汁酸占总胆汁酸的比例不到 3%。与初级胆汁酸相比，次级胆汁酸细胞毒性更强，可激活 TGR5 通路，促进肿瘤发生。人类与啮齿类动物在胆汁酸合成、代谢及组分方面存在显著差别，这是小鼠或大鼠人类胆汁代谢疾病模型疾病表型更轻的原因之一。例如，小鼠即使结扎胆管，大量胆汁酸也会从尿液排出，小鼠的相对生存期显著长于人类。

三、肝脏对其他物质代谢的差异

啮齿类动物肝脏对其他物质的代谢也不同于人类。脂质代谢方面，小鼠的血浆胆固醇主要为高密度脂蛋白（HDL），人类主要为低密度脂蛋白（LDL）。这是由于小鼠缺乏胆固醇酯转移蛋白（CETP）。外源性物质清除方面，大鼠肝脏细胞色素 P450 酶的活性与人类也不同，大鼠肝脏清除 CYP2D6 底物的能力比人类高数十倍，而清除 CYP3A 底物的能力显著低于人类。人类肝脏不能合成维生素 C，只能从食物中吸收，而大鼠可以在肝脏合成维生素 C，因此大鼠比人类更能耐受维生素 C 的缺乏。嘌呤在人类肝脏代谢的最终产物为尿酸，尿酸过多可以使人类发生痛风。但大鼠体内存在可以代谢尿酸的酶，可以将尿酸进一步分解为尿囊素，因此大鼠不容易发生痛风。此外，大鼠肝脏的生物泵分子多药耐药蛋白（MRP）活性是人类的 4 倍，而乳腺癌耐药蛋白（BRCP）的活性则非常有限。在蛋白质糖基化方面，大鼠和小鼠可以通过胞苷单磷酸 N- 乙酰神经氨酸羟化酶 CMAH 合成 N- 乙酰神经氨酸进而合成唾液酸修饰的糖脂和糖蛋白。人类 CMAH 是无功能的假基因，因此无法合成 N- 乙酰神经氨酸，只能从红肉中吸收非人类唾液酸进行利用，通过唾液酸转移酶对脂质和蛋白进行唾液酸糖基化修饰。

人类和啮齿类动物的肝脏存在解剖学、组织学及功能的差别，在物质转运、代谢及药代动力学等方面存在差异，因此在使用大鼠或小鼠进行肝功能学方面研究时需要考虑上述差别，从而避免物种之间肝功能差别对研究的影响，进而对动物模型进行改进。

（郭长存）

参考文献

Blais EM, Rawls KD, Dougherty BV, at al, 2017. Reconciled rat and human metabolic networks for comparative toxicogenomics and biomarker predictions. Nat Commun, 8: 14250.

Boyer JL, Soroka CJ, 2021. Bile formation and secretion: an update. J Hepatol, 75(1): 190-201.

Kruepunga N, Hakvoort TBM, Hikspoors JPJM, et al, 2019. Anatomy of rodent and human livers: what are the differences?. Biochim Biophys Acta Mol Basis Dis, 1865(5): 869-878.

Lian J, Nelson R, Lehner R, 2018. Carboxylesterases in lipid metabolism: from mouse to human. Protein Cell, 9(2): 178-195.

Li J, Dawson PA, 2019. Animal models to study bile acid metabolism. Biochim Biophys Acta Mol Basis Dis, 1865(5): 895-911.

Martignoni M, Groothuis MM G, de Kanter R, 2006. Species differences between mouse, rat, dog, monkey and human CYP-mediated drug metabolism, inhibition and induction. Expert Opin Drug Metab Toxicol, 2(6): 875-894.

Treuting PM, Dintzis SM, Montine KS, 2017. Comparative Anatomy and Histology. 2th ed. New York: Academic Press.

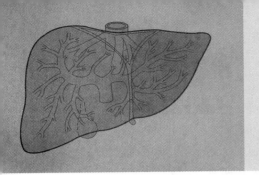

第4章 肝脏的解剖

肝（liver）是人体内最大的腺体，也是最大的消化腺。我国成年男性肝的重量为 1230～1450g，女性为 1100～1300g，占体重的 1/50～1/40。胎儿和新生儿肝相对较大，重量可达体重的 1/20，体积占腹腔容积的 50% 以上。肝的长（左右径）×宽（上下径）×厚（前后径）约为 258mm×152mm×58mm。肝的血液供应十分丰富，故活体肝呈棕红色。肝的质地柔软而脆弱，易受外力冲击而破裂，引起腹腔内大出血。肝是机体新陈代谢最活跃的器官，不仅参与蛋白质、脂类、糖类和维生素等物质的合成、转化与分解，而且参与激素、药物等物质的转化和解毒。肝还具有分泌胆汁、防御和造血（胚胎时期）等重要功能。

一、肝脏的大体形态

肝呈不规则的楔形，可分为上、下两面，前、后、左、右 4 缘。肝上面膨隆，与膈相邻，又称膈面。肝膈面有呈矢状位的镰状韧带附着，并借此将肝分为左、右两叶。肝左叶小而薄，肝右叶大而厚。膈面后部没有腹膜被覆的部分称为裸区，裸区的左侧部分有一较宽的沟，称为腔静脉沟，内有下腔静脉通过。肝下面凹凸不平，与腹腔器官相邻，又称脏面。脏面中部有呈 "H" 形的沟，由左、右纵沟和横沟组成。横沟位于脏面正中，有肝左管、肝右管，肝固有动脉左、右支，肝门静脉左、右支，以及肝的神经、淋巴管等出入，称为第一肝门，通常称为肝门（porta hepatis）。出入肝门的结构被结缔组织包绕，构成肝蒂。肝蒂中主要结构的位置关系：肝左管、肝右管居前，肝固有动脉左、

右支居中，肝门静脉左、右支居后。左侧纵沟窄而深，前部有肝圆韧带通过，称为肝圆韧带裂；后部容纳静脉韧带，称为静脉韧带裂。肝圆韧带由胎儿时期的脐静脉闭锁而成，经肝镰状韧带的游离缘内行至脐。静脉韧带由胎儿时期的静脉导管闭锁而成。右侧纵沟宽而浅，前部为一浅窝，容纳胆囊，故称胆囊窝（fossa for gallbladder）；后部为腔静脉沟。在腔静脉沟的上份，有肝左静脉、肝中静脉、肝右静脉注入下腔静脉处，称为第二肝门；在腔静脉沟的下份，有数条来自肝右叶和尾状叶等的肝小静脉汇入下腔静脉处，称为第三肝门。

在肝的脏面，借 "H" 形的沟将肝分为 4 叶：肝左叶，位于肝圆韧带裂与静脉韧带裂的左侧，即左纵沟的左侧；肝右叶，位于胆囊窝与腔静脉沟的右侧，即右纵沟的右侧；肝方叶，位于肝门之前，肝圆韧带裂与胆囊窝之间；尾状叶，位于肝门之后，静脉韧带裂与腔静脉沟之间。脏面的肝左叶与膈面的一致。脏面的肝右叶、肝方叶和尾状叶一起，相当于膈面的肝右叶。

肝的前缘（下缘）是肝的脏面与膈面之间的分界线，薄而锐利。在胆囊窝处，肝前缘上有一胆囊切迹，胆囊底常在此处露出肝前缘。在肝圆韧带通过处，肝前缘上有一肝圆韧带切迹（脐切迹）。肝后缘圆钝，朝向脊柱。肝的右缘是肝右叶的右下缘，较圆钝。肝的左缘即肝左叶的左缘，薄而锐利。

肝的表面，除膈面后份与膈愈着的部分（即肝裸区）及脏面各沟以外，均覆有浆膜。浆膜与肝实质间有一层结缔组织构成的纤维膜。在肝门处，肝的纤维膜较发达，并缠绕在肝固有动脉、

肝门静脉和肝管及其分支的周围，构成血管周围纤维囊（Glisson 囊）。

二、肝的分叶与分段

（一）肝叶、肝段的概念

肝按外形可分为肝左叶、肝右叶、肝方叶和尾状叶。这种分叶方法不完全符合肝内管道系统的配布情况，因而不能满足肝内占位性病变定位诊断和肝外科手术治疗的要求。肝内有 4 套管道，形成两个系统，即 Glisson 系统和肝静脉系统（肝左静脉、肝中静脉、肝右静脉及肝右后静脉和尾状叶静脉）。肝门静脉、肝固有动脉和肝管的各级分支在肝内的走行、分支和配布基本一致，并有囊包绕，共同组成 Glisson 系统。肝叶、肝段的概念是依据 Glisson 系统在肝内的分布情况提出的。按照改进的 Couinaud 肝叶、肝段划分方法，可将肝分为左、右半肝，5 个叶和 9 个段，每个肝段可视为功能和解剖上的独立单位，可单独或与相邻肝段一起切除。

Glisson 系统位于肝叶和肝段内。肝静脉系统的各级属支行于肝段之间，肝左静脉、肝中静脉、肝右静脉行于各肝裂中，并在第二肝门注入下腔静脉。

（二）肝叶和肝段的划分方法

关于肝叶和肝段的划分方法，至今尚无统一的认识。目前国际上较多采用改进的 Couinaud 肝叶肝段划分方法。通过对肝内各管道铸型标本的研究，发现肝内有些部位缺少 Glisson 系统的分布，这些部位称肝裂（hepatic fissure）。肝裂不仅是肝内分叶、分段的自然界线，也是肝部分切除的适宜部位。肝内有 3 个叶间裂，3 个段间裂。正中裂在肝的膈面相当于自肝前缘的胆囊切迹中点至下腔静脉左缘连线的平面；在肝的脏面以胆囊窝和腔静脉沟为标志。正中裂内有肝中静脉走行。正中裂将肝分为对称的左、右半肝，界分相邻的左内叶与右前叶。右叶间裂位于正中裂的右侧，在膈面相当于从肝前缘的胆囊切迹右侧部的外、中 1/3 交界处，斜向右上方到达下腔静脉右缘连线的平面。其转至脏面连于肝门右端。右叶间裂内有肝右静脉走行。右叶间裂将右半肝分为右前叶和右后叶。左叶间裂位于正中裂的左侧，起自肝前缘的肝圆韧带切迹，向后上方至肝左静脉汇入下腔静脉处连线的平面。在膈面其相当于镰状韧带附着线的左侧 1cm，脏面以左纵沟为标志。左叶间裂内有肝左静脉的左叶间支走行。左叶间裂将左半肝分为左外叶和左内叶。左段间裂相当于自肝左静脉汇入下腔静脉处与肝左缘的中、上 1/3 交界处连线的平面。左段间裂内有肝左静脉走行。左段间裂将左外叶分为上、下两段。右段间裂在肝脏面相当于肝门横沟的右端与肝右缘中点连线的平面，再转至膈面，向左至正中裂。右段间裂相当于肝门静脉右支主干平面，将右前叶分为右前叶上、下段，并将右后叶分为右后叶上、下段。背裂位于尾状叶前方，上起自肝左静脉、肝中静脉、肝右静脉出肝处（第二肝门），下至肝门，在肝上极形成一弧线，将尾状叶与左内叶和右前叶分开。

临床上可根据肝叶、肝段的区分对肝的疾病进行较为精确的定位诊断，也可施行肝叶或肝段切除术，因此了解肝的分叶和分段具有重要的临床意义。

三、肝的组织学特征

（一）肝小叶

肝小叶（hepatic lobule）是肝的基本结构单位，呈多角棱柱体，长约 2mm，宽约 1mm，成人肝有 50 万～ 100 万个肝小叶。小叶之间为结缔组织。肝小叶中央有一条沿其长轴走行的中央静脉，围绕中央静脉向周围呈放射状排列的是肝板和肝血窦。肝细胞以中央静脉为中心单行排列成凹凸不平的板状结构，称肝板，其断面呈索状，故称肝索。相邻肝板分支互相吻合连接成网，称肝板网。在小叶周边有一环形肝板称界板。肝板之间的血流通路为肝血窦，肝血窦经肝板上的孔互相连通，形成血窦网。相邻肝细胞的质膜局部凹陷，形成微细的胆小管，在肝板内也相互连接成网。

1. 中央静脉　位于肝小叶中央，管壁由内皮细胞围成，内皮外有少量结缔组织，管壁有肝血窦的开口。中央静脉接受肝血窦的血流，然后汇入小叶下静脉。

2. 肝细胞（hepatocyte）　是组成肝脏最基本的细胞，体积较大，直径为 20～30μm，呈多面体形。肝细胞的功能复杂多样，远远超出了一般腺上皮的功能。故在其丰富的胞质中，各种细胞器均发达。在 HE 染色的切片中胞质多呈嗜酸性，蛋白质合成旺盛时，出现散在的嗜碱性颗粒。此外，胞质内还含有较多的糖原颗粒和少量的脂滴。核大而圆，居中，着色浅，核仁一至数个。部分肝细胞为双核细胞，多倍体核肝细胞数量很多，这是肝细胞的特点之一，可能与肝细胞活跃的功能及物质更新有关，而且与肝的强大再生能力密切相关。

电镜下，肝细胞胞质内可见丰富而发达的各种细胞器和内含物。

（1）线粒体：每个肝细胞有 1000～2000 个，遍布于胞质，为肝细胞的功能活动提供能量。

（2）粗面内质网：成群分布于胞质内，即光镜下散在的嗜碱性颗粒，血浆中的白蛋白、大部分凝血酶原、纤维蛋白原、脂蛋白、补体蛋白及许多载体蛋白等均是由粗面内质网合成的，并经内质网池转移至高尔基体。

（3）滑面内质网：数量比粗面内质网少，广泛分布于胞质内，其膜上有多种酶系分布，如氧化还原酶、水解酶、转移酶、合成酶系等，故功能多样。肝细胞摄取的多种有机物在滑面内质网上进行连续的合成、分解、结合、转化等反应。其主要功能是合成胆汁，进行脂肪和激素代谢，对代谢过程中产生的有毒物质及从肠道吸收的有毒物质进行降解等。

（4）高尔基体：每个肝细胞约有 50 个，主要分布于胆小管周围及核附近，参与肝细胞的胆汁分泌，蛋白质的加工、浓缩和储存，然后组装成运输小泡，以出胞方式释放入肝血窦。

（5）溶酶体：数量和大小不一，除参与胆色素的代谢、转运和铁的储存过程外，在肝细胞结构更新及正常功能的维持中也起着重要的作用。

（6）过氧化物酶体（微体）：多为大小不一的圆形小体，主要含过氧化氢酶和过氧化物酶。过氧化氢酶可将细胞代谢产生的过氧化氢还原成氧和水，以消除过氧化氢对细胞的毒性作用；肝细胞过氧化物酶体内特有的黄嘌呤氧化酶能将核

酸代谢产物黄嘌呤氧化为尿酸，经尿排出；此外，肝细胞过氧化物酶体内还含有与脂类、乙醇类代谢有关的酶。

（7）内含物：包括糖原、脂滴、色素等物质，其含量随机体所处的不同生理和病理状况而变化。进食后糖原增多，饥饿时糖原减少；在某些病理情况下脂滴含量可增加。胞质内脂褐素的含量可随年龄增长而增多。

每个肝细胞有 3 个不同的功能面，即血窦面、胆小管面和肝细胞之间的连接面。电镜观察，血窦面和胆小管面有发达的微绒毛，使细胞表面积增大。在相邻肝细胞之间的连接面上有紧密连接、桥粒和缝隙连接等结构。

肝脏除了显示较慢的细胞更新率外，具有强大的再生潜能。正常成体的肝细胞是一种长寿细胞，极少见分裂象。但在肝受损后，尤其在肝部分切除后，受肝内外诸多因子的调控，残余肝细胞迅速出现快速活跃的分裂增殖，并呈现明显的规律性。肝病患者施行大部或部分肝切除后残余肝也有再生能力，一般可在 6 个月内恢复至正常肝体积。

3. 肝血窦（hepatic sinusoid）　是位于肝板之间的血流通路，腔大、不规则，借肝板上的孔互相吻合成毛细血管网，血流由小叶周边汇入中央静脉。

（1）窦壁内皮细胞：内皮为有孔型，细胞扁而薄，胞质内还有较多的吞饮小泡。细胞连接较松散，间隙较大，宽 0.1～0.5μm。内皮外无基膜，仅见散在的网状纤维，其对内皮起支持作用。上述结构表明肝血窦具有较大的通透性，血浆中除乳糜微粒外，其他大分子物质均可自由出入，有利于肝细胞与血液间进行物质交换。

（2）肝巨噬细胞：肝血窦内有散在的巨噬细胞，又称库普弗细胞（Kupffer cell），其来自血液单核细胞，是体内固定型巨噬细胞中最大的细胞群体。细胞形态不规则，常以其板状或丝状伪足附着于内皮细胞表面或伸出伪足穿过内皮细胞窗孔或细胞间隙伸至窦周隙内。肝巨噬细胞具有活跃的变形运动及较强的吞噬和吞饮能力，在清除由肠道经门静脉进入肝内的病原微生物及异物等方面发挥着重要的作用，并能杀伤肿瘤细胞，

处理和传递抗原，参与机体的免疫应答，并能吞噬和清除衰老和损伤的血细胞。

（3）窦周隙与贮脂细胞：窦周隙是肝细胞与血窦内皮细胞之间的狭窄间隙，宽约 0.4μm，窦腔内充满来自血窦的血浆。肝细胞血窦面上的微绒毛浸于其中，从而扩大了肝细胞与血浆的接触面积，窦周隙是肝细胞与血液之间进行物质交换的场所。窦周隙内有贮脂细胞和散在的网状纤维，后者由贮脂细胞产生。贮脂细胞又称 Ito 细胞，形态不甚规则，有突起，其功能之一是摄取和储存维生素 A 及合成细胞外基质，在慢性肝病时，贮脂细胞异常增生，逐渐向成纤维细胞型转化，与肝纤维增生性病变的发生有关。

肝血窦内还有较多的大颗粒淋巴细胞，其是具有自然杀伤（NK）细胞活性和表面标志的大颗粒淋巴细胞，在抵御病毒感染及防止肝肿瘤发生方面起着重要的作用。

4. 胆小管　是相邻肝细胞连接面的局部质膜凹陷并对接而成的微细小管，直径为 0.5～1.0μm，用银浸法或某些酶组化染色可清晰显示，在肝板内连接呈网状管道。电镜观察，构成胆小管壁的肝细胞形成许多微绒毛突入管腔，胆小管周围的相邻肝细胞膜之间形成紧密连接和桥粒，以封闭胆小管周围的细胞间隙，防止胆汁通过肝细胞间通道进入窦周隙内。当肝细胞发生变性、坏死或胆道堵塞管内压增大时，胆小管正常结构被破坏，胆汁可溢入窦周隙，从而进入血液，造成黄疸。

（二）肝门管区

在肝小叶周边的部分区域，结缔组织较多，包含神经、胆管、淋巴管和血管的分支，明显可见小叶间静脉、小叶间动脉和小叶间胆管，该区域称为门管区（portal area）。每个肝小叶周围有 3～4 个门管区。小叶间静脉是门静脉的分支，管壁薄，腔大而不规则，内皮外仅有极少量平滑肌；小叶间动脉是肝动脉的分支，管径较细，腔小，管壁相对较厚，内皮外有环形平滑肌；小叶间胆管（interlobular bile duct）是肝管的分支，管壁由单层立方或低柱状上皮构成。

四、肝的位置和毗邻

肝大部分位于右季肋区和腹上区，小部分位于左季肋区。肝的前面大部分被肋所掩盖，仅在剑突下露出小部分，直接与腹前壁相接触。

肝上界与膈穹隆一致，可用下述 3 点的连线表示：右锁骨中线与第 5 肋的交点、前正中线与剑胸结合线的交点、左锁骨中线与第 5 肋间隙的交点。肝下界与肝前缘一致，右侧与右肋弓一致，中部超出剑突下约 3cm，左侧被肋弓掩盖。3 岁以下的幼儿，由于腹腔容积较小，而肝的体积相对较大，肝前缘常低于右肋弓下 1.5～2.0cm。7 岁以后，在右肋弓下不能触及肝，否则应考虑为病理性肝大。

肝上方为膈，膈上有右侧胸腔、右肺和心脏等，故肝脓肿有时可经膈侵入右肺，甚至其内容物可经支气管排出。在肝右叶下面，前部与结肠右曲相邻，故肝脓肿可与结肠粘连，并侵入结肠壁，脓液由消化道排出体外；中部近肝门处与十二指肠上曲相邻；后部邻右肾上腺和右肾。肝左叶下面与胃前壁相邻，后上方邻食管腹部。肝借镰状韧带和冠状韧带连于膈下面和腹前壁，因而在呼吸时肝可随膈上下移动。

（张　勇　帖　君）

参考文献

丁文龙，刘学政，2018. 系统解剖学 . 9 版 . 北京：人民卫生出版社 .
徐晨主 . 2009. 组织学与胚胎学 . 北京：高等教育出版社 .

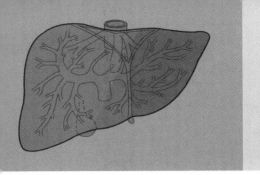

第 5 章　肝脏的功能

第一节　肝脏的能量代谢

肝脏是重要的物质代谢器官，调控机体能量代谢和维持代谢稳态。肠道来源的碳水化合物主要降解为单糖，肝细胞从血液摄取葡萄糖以糖原形式储存。当血液葡萄糖水平降低时，肝脏降解糖原将葡萄糖释放入血供其他组织利用。肝脏是维持血糖稳定的重要器官。肝脏也可以将血糖转化为脂肪酸。肝细胞可以从血液摄取脂肪酸，肝细胞可将脂肪酸与 3- 磷酸甘油或胆固醇酯化合成甘油三酯或胆固醇酯，以脂滴形式储存于肝脏或以极低密度脂蛋白（VLDL）形式释放入血。食物蛋白在肝脏被分解为氨基酸，氨基酸不能储存，而是被脱氨后用于合成非必需氨基酸或葡萄糖。氨基酸分解的氨被转化为尿素，通过尿液排出。肝脏的碳水化合物、脂肪、氨基酸代谢受营养物质、激素和神经信号调控。

一、肝脏的碳水化合物代谢

葡萄糖是碳水化合物消化后的重要产物，是循环血液中最重要的单糖。葡萄糖是最基础的能量来源。血糖在进食后和空腹时会发生波动，肝脏的功能之一就是将血糖控制在生理水平。肝细胞既可以消耗葡萄糖，也可以合成葡萄糖。

（一）肝脏葡萄糖摄取和代谢

肝脏摄取葡萄糖受血糖水平的调控，葡萄糖转运蛋白 2（GLUT2）负责转运葡萄糖进入肝细胞。GLUT2 转运葡萄糖能力很强，因此肝细胞摄取葡萄糖的速度很快，肝细胞膜内外的葡萄糖水平很快达到平衡。肝细胞内葡萄糖在葡萄糖激酶作用下被磷酸化为葡萄糖 -6- 磷酸（G6P），使肝细胞内葡萄糖水平降低，从而维持血液和肝细胞内葡萄糖梯度。G6P 是葡萄糖最重要的中间代谢产物，也是糖原合成、葡萄糖降解和戊糖磷酸途径等代谢通路的中间步骤。G6P 是糖原合成的前体物质，也是糖原合成酶的变构激活物，可以抑制糖原磷酸酶。G6P 也可以被氧化为丙酮酸和乳酸。丙酮酸被转运至线粒体经过脱羧反应形成乙酰辅酶 A，进一步进入三羧酸循环产生三磷酸腺苷（ATP）。G6P 利用的另一个途径是戊糖磷酸途径，产生核苷酸合成的前体物质核糖 -5- 磷酸和脂肪酸合成所需的还原型烟酰胺腺嘌呤二核苷酸磷酸（NADPH）。过多的戊糖磷酸也可以转化为果糖 -6- 磷酸，进入糖酵解途径。

（二）肝脏葡萄糖合成

吸收期后及空腹时，血糖水平降低，肝脏摄取及降解葡萄糖减少，肝细胞开始合成葡萄糖。G6P 是葡萄糖合成的中间产物。G6P 有两种产生途径，主要由糖原降解、糖原磷酸化产生。长时间空腹时，非碳水化合物前体物质如乳酸、生糖氨基酸和甘油酯成为 G6P 的主要来源。这些代谢前体合成葡萄糖的过程称为糖异生。糖酵解和糖异生来源的 G6P 在 G6P 转运蛋白（SLC37A4）作用下从胞质转运至内质网，在葡萄糖 -6- 磷酸酶作用下脱磷酸为葡萄糖。GLUT2 通过膜转运机制将葡萄糖转运入血液循环。

（三）碳水化合物代谢调节与疾病

机体葡萄糖调节激素调控肝脏的碳水化合物代谢，维持血糖波动在较小的范围。胰岛素和胰高血糖素是调节血糖最重要的激素，胰岛素降低血糖水平，胰高血糖素升高血糖。肝细胞内存在葡萄糖代谢物激活的葡萄糖敏感信号通路。葡萄糖激酶是葡萄糖敏感的激酶，在较大的葡萄糖浓度范围内都保持高度的酶活性，可以有效地使肝细胞捕获和利用葡萄糖。碳水化合物反应元件结合蛋白（ChREBP）调控葡萄糖激酶的表达。葡萄糖激酶 -ChREBP 是肝脏监测葡萄糖水平的关键系统。

肝细胞癌导致肝功能受损或肝硬化导致肝细胞减少时，肝脏的葡萄糖代谢能力受损，在给予葡萄糖后葡萄糖和胰岛素肝脏摄取减少。这种改变可以导致外周胰岛素抵抗。

二、肝脏的脂肪代谢

脂肪酸是最重要的生物脂质。肝脏在脂肪酸合成和氧化降解中发挥重要作用。脂肪酸是人体能量的主要来源和储存形式。脂肪酸对合成细胞膜脂类和信号通路的脂质信使分子等生物过程至关重要。碳水化合物充足时，肝细胞可以将葡萄糖转化为脂肪酸。肝脏也可以获取血液中食物来源和脂肪来源的脂肪酸。在能量过剩时，脂肪酸可以甘油三酯和胆固醇脂滴形式储存于肝细胞内。在长期能量摄入过度时，肝脏可以储存大量过多的脂肪，导致肝脂肪变或脂肪性肝炎。在空腹等能量不足时，脂肪组织的甘油三酯被水解为游离脂肪酸并释放入血进入肝脏。在肝脏，脂肪酸主要在线粒体氧化产生能量和酮体，被肝外组织作为能量利用。肝细胞也可以通过脂质新生合成脂肪酸。肝脏可以通过分泌脂蛋白入血或清除血液脂蛋白维持血清脂质水平。肝脏的脂肪酸代谢能力下降是胰岛素抵抗的重要危险因素，是 2 型糖尿病和 NAFLD 的致病因素之一。

（一）肝脏脂肪酸摄取

肝脏摄取脂肪酸的过程比较复杂，包括脂肪酸从白蛋白或肠道微团解离、脂肪酸跨细胞膜转运及与细胞内蛋白结合和酯化为乙酰辅酶 A 等过程。肝脏摄取脂肪酸的机制有两种，即被动扩散和转运蛋白主动运输。短链或中链脂肪酸的血清水平与其肝细胞摄取直接相关，提示这些脂肪酸的肝脏摄取是被动扩散过程。而长链脂肪酸则是通过脂肪酸转运蛋白（FATP）和脂肪酸转运酶（FAT）被主动转运至肝细胞内的。在肝细胞内，游离脂肪酸与脂肪酸结合蛋白（FABP）结合。肝细胞内脂肪酸可用于脂质合成或被氧化产生能量。脂肪酸被脂肪乙酰辅酶 A 合成酶活化生成脂肪乙酰辅酶 A，后者被转运入细胞内细胞器进行代谢，或被转运入核内与转录因子相互作用。

（二）肝脏脂肪酸氧化和酮体生成

肝细胞内脂肪酸在 3 种细胞器内被降解，β 氧化主要发生在线粒体和过氧化物酶体，CYP4A 催化的 ω 氧化主要发生在内质网。一些肝脏脂肪酸氧化的关键酶受过氧化物酶增殖物激活受体（PPAR）的调控。β 氧化中，脂肪酸以 2 个碳基团的乙酰辅酶 A 的形式被逐渐降解，直到所有脂肪酸都被降解为乙酰辅酶 A。乙酰辅酶 A 可以通过三羧酸循环被彻底氧化分解为二氧化碳。线粒体 β 氧化是短链脂肪酸和中链脂肪酸降解的主要途径，而长链脂肪酸可以在线粒体和过氧化物酶体中被氧化。超长链脂肪酸全部在过氧化物酶体被不完全 β 氧化，产生链缩短的脂肪乙酰化辅酶 A，后者被转运至线粒体进行完全氧化。肝脏也可以通过微粒体 ω 氧化系统代谢脂肪酸，产生二羧酸脂肪酸。二羧酸脂肪酸被进一步 β 氧化成短链二羧酸，经尿液排出。在肥胖者和糖尿病患者发生脂肪酸过载时或线粒体氧化功能受损时，可产生大量的二羧酸脂肪酸，会进一步抑制线粒体脂肪酸氧化系统，导致肝脂肪变。

肝脏线粒体快速氧化脂肪酸，产生的乙酰辅酶 A 超过肝细胞的能量需求时，会导致酮体生成。此过程产生大量酮体，包括乙酰乙酸、β- 羟丁酸和乙酮等。当乙酰辅酶 A 的产生超过三羧酸循环的处理能力时，乙酰辅酶 A 会形成乙酰乙酰辅酶 A，后者在 β- 羟基 -β- 甲戊二酸单酰辅酶 A（HMG-CoA）合成酶作用下形成 HMG-CoA。在 HMG-CoA 裂解酶作用下 HMG-CoA 会被降解成乙酰辅酶 A 和乙酰乙酸，后者会被进一步转化为其他酮体（乙酮和 β- 羟丁酸）。肝脏产生的酮体会被释放入血液循环。乙酮被呼出，β- 羟丁酸和乙酰乙酸被神经系统、心肌和肾上腺皮质作为能量进行利用。肝脏酮体合成超过肝外消耗酮体能力时会发生酮血症和酮尿症。

（三）肝脏内的脂质新生

脂质新生是指从非脂类前体物质合成脂肪酸的过程，是碳水化合物过多时其代谢的一种途径。餐后等能量充足时，葡萄糖通过糖酵解被转化为丙酮酸，丙酮酸被转运入线粒体进入三羧酸循环进行代谢。三羧酸循环生成的枸橼酸被转运至细胞质，在 ATP- 枸橼酸裂解酶作用下，枸橼酸被转化为乙酰辅酶 A。脂质新生的第一个步骤就是乙酰辅酶 A 在 ATP- 依赖的乙酰辅酶 A 羧化酶 1（ACC1）作用下将乙酰辅酶 A 羧化为丙二酰辅酶 A。在脂肪合成酶复合体作用下，丙二酰辅酶 A 作为二碳基团与乙酰辅酶 A 连接。此过程不断地重复，脂肪酸链不断延长，每次添加 1 个乙酰基团，碳链延长 2 个碳原子。脂质新生的主要产物是软脂酸。软脂酸在脂肪乙酰辅酶 A 延长酶作用下可以被转化为长链脂肪酸。软脂酸也可以被硬脂酰辅酶 A 去饱和酶（SCD-1）去饱和形成棕榈酸或延长形成硬脂酸。硬脂酰辅酶 A 在 SCD-1 催化下生成油酰基辅酶 A，后者是合成甘油三酯的主要来源。SCD-1 产物尤其是油酸是调节肝脏碳水化合物代谢和脂肪代谢的重要物质。

（四）肝脏的脂质合成

肝脏是合成脂肪酸和脂肪的主要场所，还是人体中合成胆固醇最旺盛的器官。肝脏合成的胆固醇占全身合成胆固醇总量的 80% 以上，是血浆胆固醇的主要来源。此外，肝脏还合成并分泌卵磷脂 - 胆固醇酰基转移酶（LCAT），促使胆固醇酯化。当肝脏严重受损时，不仅胆固醇合成减少，

而且血浆胆固醇酯降低出现更早和更明显。

肝脏还是合成磷脂的重要器官。肝内磷脂的合成与甘油三酯的合成及转运有密切关系。磷脂合成障碍将会导致甘油三酯在肝内堆积，引起脂肪肝（fatty liver）。其原因一方面是磷脂合成障碍，导致前 β 脂蛋白合成障碍，使肝内脂肪不能顺利运出；另一方面是肝内脂肪合成增加。卵磷脂与脂肪生物合成有密切关系。卵磷脂合成过程的中间产物——甘油二酯有两条去路，即合成磷脂的合成脂肪，当磷脂合成障碍时，甘油二酯生成甘油三酯明显增多。

（五）肝脏脂代谢的调控与疾病

脂质摄入、合成和消耗失衡会导致脂质肝细胞累积，引起脂肪过氧化应激，造成肝损伤。这是非酒精性脂肪性肝病肝脂肪变和脂肪性肝炎的发病机制之一。调节肝脏脂质代谢的两个重要转录因子是 PPARα 和 SREBP1c。PPARα 对所有脂肪酸氧化途径关键酶都有转录调节作用。PPARα 是脂肪酸及其衍生物的感受器，在肝细胞脂肪酸摄入过多或能量过载时上调脂肪酸氧化系统活性。SREBP1c 调控脂质生成有关的基因如 *ACC1*、*FAS*、*SCD-1* 等。胰岛素是调控 SREBP1c 的重要物质。此外调节肝脏脂质代谢的其他核因子还有 RXRα、PPAR 的异源二聚体伴侣分子及 miRNA 等。

三、肝脏蛋白代谢

肝脏蛋白和氨基酸代谢的主要功能包括氨基酸合成、相互转化、脱氨基及血浆蛋白合成和尿素合成等。肝脏是体内唯一能够将氨基酸的氮质合成尿素排出体外的器官。肝脏可以利用氨基酸合成肌酐和谷氨酰胺等关键分子。肝脏的氨基酸代谢受到精密调控，对于维持氨基酸稳态具有重要作用。

（一）氨基酸转运

食物蛋白在肠道被分解成氨基酸短肽，经过血液循环进入肝脏。肝细胞通过氨基酸转运蛋白将氨基酸转运入肝细胞。肝脏氨基酸转运蛋白

有很多种，转运氨基酸的类型（阳离子型、阴离子型和两性氨基酸）具有不同但相互重叠的特异性。氨基酸转运蛋白可以分为两类：钠离子依赖地转运蛋白，依赖于细胞膜内外的钠离子浓度梯度转运氨基酸；非钠离子依赖地转运蛋白，依赖膜电位特性逆氨基酸浓度梯度转运氨基酸。这些转运蛋白具有酶活性，催化肝细胞的氨基酸摄取。胰高血糖素和胰岛素可以调节氨基酸转运蛋白的活性。

（二）氨基酸代谢

肝细胞内的氨基酸可以被用于合成肝脏蛋白，也可以在氨基转移酶作用下发生脱氨，进行降解。氨基酸在供体氨基转移酶作用下将氨基转移给受体 α- 酮酸，形成新的供体 α- 酮酸和新的受体氨基酸。产物 α- 酮酸（或者酮酸）可以参与能量代谢。例如，谷氨酸和天冬氨酸的 α- 酮酸产物为 α- 酮戊二酸和草酰乙酸，两者都是三羧酸循环的中间产物；丙氨酸的 α- 酮酸产物丙酮酸是糖酵解的最终产物。这些 α- 酮酸产物都可以通过糖异生参与葡萄糖合成；也可以进一步代谢转化为其他代谢途径所需的物质（如氨基酸合成所需的乙酰辅酶 A）。通过转氨基作用，很多氨基酸将氨基团转移给 α- 酮戊二酸生成谷氨酸，谷氨酸进一步氧化脱氨产生铵离子。谷氨酸脱氨基反应由线粒体内谷氨酸脱氢酶催化，所产生的铵离子进入尿素循环。

（三）尿素的形成

尿素是肝脏合成的相对无毒的化合物，可以转运入血，通过肾脏排出。尿素是人类氨基酸代谢的主要终产物。氧化脱氨反应产生的氨气，在很低浓度下就具有毒性，因此需要被排出体外。氨气转化为尿素的反应如下：$2NH_3+CO_2+3ATP \rightarrow$ 尿素 $+H_2O+3ADP$。肝硬化时，人类肝脏尿素合成能力是健康人的 80%，因此肝硬化或肝衰竭时血氨浓度会升高。

（四）肝脏的蛋白合成

肝脏除合成自身所需蛋白质外，还可合成与分泌 90% 以上的血浆蛋白。例如，除 γ- 球蛋白外，几乎所有的血浆蛋白均来自于肝，如白蛋白、凝血酶原、纤维蛋白原、$α_1$ 抗凝血酶、$α_2$ 巨球蛋白、铜蓝蛋白及凝血因子 I 、II 、V 、VI 、IX 和 X 等。血浆脂蛋白所含的多种载脂蛋白（Apo A、B、C、E 等）也是在肝合成的。由于凝血因子大部分由肝合成，因此严重肝细胞损伤时，患者可出现凝血时间延长及出血倾向。成人肝脏每天约合成 12g 白蛋白，约占全身白蛋白总量的 1/20，几乎占肝合成蛋白质总量的 1/4。合成与分泌的速度也很快，有资料表明，白蛋白从合成到分泌仅需 20 ～ 30 分钟。白蛋白在维持血浆胶体渗透压方面起重要作用，若血清白蛋白低于 30g/L，约 50% 的患者出现水肿或腹水。

（五）氨基酸代谢的调控和肝脏疾病

肝脏氨基酸代谢短期内主要由底物浓度调节。肝脏摄取氨基酸的速度依赖于进食后到达肝脏食物来源氨基酸浓度和饥饿时身体蛋白降解的速度。长时间内的氨基酸代谢则受氨基酸底物和胰高血糖素及皮质醇等激素调节。胰高血糖素可以激活氨基酸转运蛋白，尤其是丙氨酸转运蛋白，促进氨基酸摄取。饮食蛋白的摄入量对于调控肝脏的氨基酸代谢酶具有长期的影响。饮食蛋白含量低时，肝脏氨基酸代谢酶受到抑制，饮食蛋白过多时，这些肝酶被激活，肝脏以此调控氨基酸储备。肝脏疾病患者氨基酸代谢的调控作用发生障碍，且与肝脏疾病的病因、严重程度相关。肝病患者血液循环中的支链氨基酸降低，而芳香族氨基酸升高。肝硬化患者会发生内源性亮氨酸流失，提示进食后肝脏蛋白合成能力下降。这些氨基酸代谢变化会导致肝病患者出现肌肉减少，表现为蛋白热量不足性营养不良和肝脏血浆蛋白合成减少。

（马　恒　郭长存）

第二节　肝脏的物质代谢

除能量物质代谢外，肝脏还参与很多内源性或外源性物质的储存和代谢。这些物质包括维生素、微量元素、激素、卟啉、胆汁酸、自由基和抗氧化物等。

一、维生素的储存和代谢

维生素包括脂溶性维生素和水溶性维生素两种。水溶性微生物主要包括 B 族维生素和维生素 C。水溶性维生素常是辅酶或辅基的组成部分。这类维生素除碳、氢、氧元素外，有的还含有氮、硫等元素。与脂溶性维生素不同，水溶性维生素在人体内储存较少，从肠道吸收后进入人体的多余的水溶性维生素大多随尿液排出。脂溶性维生素包括维生素 A、维生素 D、维生素 E、维生素 K 等。这类维生素一般只含有碳、氢、氧 3 种元素，在食物中多与脂质共存，其在机体内的吸收通常与肠道中的脂质密切相关，可随脂质吸收进入人体并在体内储存（主要在肝脏）。

肝脏所分泌的胆汁酸盐可协助脂溶性维生素吸收，所以肝胆系统疾病可伴有维生素的吸收障碍。例如，严重肝病时，维生素 B_1 的磷酸化作用受影响，从而引起有关代谢的紊乱，由于维生素 K 及维生素 A 的吸收、储存与代谢障碍而表现出血倾向及夜盲症。肝脏直接参与多种维生素的代谢转化，如将 β- 胡萝卜素转变为维生素 A，将维生素 D_3 转变为 25-（OH）D_3。多种维生素在肝脏中参与合成辅酶，如烟酰胺（维生素 PP）参与合成 NAD+ 及 NADP+，泛酸参与合成辅酶 A，维生素 B_6 参与合成磷酸吡哆醛，维生素 B_2 参与合成黄素腺嘌呤二核苷酸（FAD），以及维生素 B_1 参与合成硫胺素焦磷酸（TPP）等，对机体内的物质代谢起着重要作用。维生素 A、维生素 D、维生素 K、维生素 B_2、维生素 PP、维生素 B_6、维生素 B_{12} 等在体内主要储存于肝脏，其中，肝脏中维生素 A 的含量占体内总量的 95%。

（一）维生素 A

维生素 A 在小肠黏膜细胞内与脂肪酸结合成酯后掺入乳糜微粒，通过淋巴转运，并被肝脏摄取。乳糜颗粒与肝细胞表面的 Apo E 等脂蛋白相互作用通过胞吞作用进入肝细胞内。在肝细胞内乳糜颗粒的视黄醇酯被水解，水解后的视黄醇与细胞视黄醇结合蛋白（CRBP）结合，在肝细胞或星状细胞以脂滴形式储存。其中 80% 在星状细胞储存，20% 在肝细胞储存。储存的视黄醇可以与肝脏的 Apo-RBP 结合释放到胞质，被生物利用。

（二）维生素 D

食物中的维生素 D 以维生素 D_2 和维生素 D_3 的形式被吸收。皮下转化生成及肠道吸收的维生素 D_3 入血后，与维生素 D 结合蛋白（DBP）结合运送至肝脏，在肝细胞微粒体中维生素 D-25 羟化酶催化，转变为 25-（OH）D_3。维生素 D-25 羟化酶受产物 25-（OH）D_3 的反馈抑制。合成的 25-（OH）D_3 再与 DBP 结合而运输，它是血浆中维生素 D_3 的主要形式。肝脏生成的 25-（OH）D_3 经血运往肾脏，在肾近曲小管上皮细胞线粒体内 1α- 羟化酶系（包括黄素酶、铁硫蛋白和细胞色素 P450）的作用下，转变为 1，25-（OH）$2D_3$。

（三）叶酸和维生素 B_{12}

食物中的叶酸多以含 5 分子或 7 分子谷氨酸的结合型存在，在肠道中受消化酶的作用水解为游离型，也可被甲基化。游离型叶酸和甲基化叶酸经门静脉到达肝脏后的后续代谢途径不同。游离型叶酸在肝脏与谷氨酸结合形成结合型叶酸，后者被肝细胞储存。甲基化叶酸被肝细胞分泌进入胆汁后被排到肠道，因此叶酸也存在肝肠循环。叶酸在体内必须转化成四氢叶酸（FH4 或 THFA）才有生理活性。小肠黏膜、肝及骨髓等组织含有叶酸还原酶，在 NADPH 和维生素 C 的参与下，可催化此种转变。

维生素 B_{12} 结构复杂，因其分子中含有金属钴和许多酰胺基，故又称钴胺素。甲基化叶酸需要被脱甲基才能被利用，维生素 B_{12} 是此过程催化酶的辅酶。甲基维生素 B_{12} 是甲基转移酶（蛋氨酸合成酶即甲硫氨酸合成酶）的辅酶，甲基维生素 B_{12}

由维生素 B_{12} 转化形成。维生素 B_{12} 缺乏时，甲硫氨酸合成酶由于缺乏辅酶而导致 N_5-甲基 -FH_4 的甲基无法转移，致使四氢叶酸的再生减少，不能有效地转运一碳单位，影响嘌呤、嘧啶的合成，最终导致核酸合成障碍，影响细胞分裂。

（四）维生素 K

维生素 K 从小肠吸收进入淋巴系统及肝门循环，如同其他脂溶性维生素一样，需要胆汁、胰液，并与乳糜微粒相结合。因此，维生素 K 的吸收率取决于正常的胰腺和胆道功能。维生素 K 吸收后与乳糜微粒结合，被转运到肝脏。但在肝内，其半衰期较短，约 17 小时，在肝脏中，一些叶绿醌被储存，另一些被氧化为非活性终产物，还有一些与极低密度脂蛋白（VLDL）结合，被带至血浆中，通过 LDL 运至各组织。叶绿醌的血浆浓度与甘油三酯和维生素 E 的含量相关。叶绿醌和甲萘醌的降解代谢速度较慢，经胆汁排出的葡萄糖苷结合物主要随粪便排出。人体内维生素 K 的储存很少，更新很快，肝脏储存的维生素 K 占叶绿醌的 10% 和各种甲萘醌的 90%，主要存在于膜上，尤其是内质网和线粒体膜上。血液凝血因子 Ⅱ、Ⅶ、Ⅸ、Ⅹ 及抗凝血因子蛋白 C 和蛋白 S 在肝细胞中以无活性前体形式合成，在 γ-羧化酶的作用下羧化，生成 γ-谷氨酸残基才具有螯合钙、促进凝血的生物学活性。维生素 K 是许多 γ-谷氨酸羧化酶的辅酶，参与上述凝血因子的活化过程。

二、微量元素的代谢

（一）铁代谢

铁作为人体必需微量元素，其稳态代谢维持需要多器官、多基因的精细调控。铁稳态代谢中的 4 个重要环节是吸收、转运、铁再循环和储存。铁储存的主要器官是肝脏，肝脏又被称为"铁储存器"。肝脏是转铁蛋白的主要合成器官。转铁蛋白与铁离子结合后形成复合物，肝细胞膜表面受体与之结合后将摄取铁离子，细胞内铁离子与铁蛋白结合。约 60% 的铁在肝脏以铁蛋白形式储存。当机体缺铁时，肝细胞中储存的铁被有效动员出来，满足机体新陈代谢需要。膜铁转运蛋白 1（ferroportin 1，Fpn 1）在肝实质细胞铁外排、铁动员及维持机体铁稳态中具有重要功能。肝脏还可以分泌铁代谢稳态的核心调控激素——铁调素。铁调素可以将定位于小肠上皮和巨噬细胞膜上的 Fpn1 降解，减少小肠对铁的吸收，并阻止巨噬细胞铁的释放。铁调素分泌异常会导致机体铁代谢失衡，引发机体铁过载、铁缺乏或铁动员障碍。

（二）铜代谢

食物中的铜主要在十二指肠吸收。肠黏膜通过铜转运蛋白（CTRl）和二价金属转运蛋白（DMT1）吸收铜离子。铜离子进入肠黏膜细胞后与伴侣分子 ATOX1 结合被 ATP 酶 ATP7A 转运出细胞进入门静脉。血液中的铜与白蛋白、α_2 巨球蛋白结合被转运到肝脏。肝细胞通过 CTR1 和 DMT1 将铜通过基底膜转运入细胞内。铜需要与铜蓝蛋白结合才能被肝脏释放入血。肝脏合成的铜蓝蛋白是铜转运的主要蛋白，铜蓝蛋白初始时未与铜结合。肝脏内的铜转运酶 ATP7B 催化铜与铜蓝蛋白结合，并分泌入血。肝脏铜水平升高时，ATP7B 转位到胆管膜侧将铜分泌入胆汁。肝脏是铜代谢的关键器官。肝豆状核变性又称 Wilson 病（Wilson disease，WD），是一种常染色体隐性遗传的铜代谢障碍性疾病，以铜代谢障碍引起的肝硬化、基底节损害为主的脑变性疾病为特点。这种疾病的致病基因是 *ATP7B*。

除铁和铜外，肝脏也在其他微量元素如锌、镁、砷、铬等代谢中发挥作用。

三、激素的代谢

许多激素在发挥其调节作用后，主要在肝脏内被分解转化，从而降低或失去活性。此过程称激素的灭活（inactivation）。灭活过程对于激素具有调节作用。肝细胞膜有某些水溶性激素（如胰岛素、去甲肾上腺素）的受体。此类激素与受体结合而发挥调节作用，同时自身则通过肝细胞内吞作用进入细胞内。而游离态的脂溶性激素则通过扩散作用进入肝细胞。类固醇激素如氢化可的松可在肝内还原成四氢氢化可的松而失活。雌激素和醛固酮可在肝内与葡萄糖醛酸结合失去活性；

雄激素在肝内与硫酸结合失去活性。垂体后叶分泌的抗利尿激素亦可在肝内被水解而"灭活"。因此肝病时由于对激素"灭活"功能降低，体内雌激素、醛固酮、抗利尿激素等水平升高，则可出现男性乳房发育、肝掌、蜘蛛痣及水钠潴留等现象。许多蛋白质及多肽类激素也主要在肝脏内"灭活"，如胰岛素和甲状腺素的灭活。甲状腺素灭活包括脱碘、移去氨基等，其产物与葡萄糖醛酸结合。胰岛素灭活包括胰岛素分子二硫键断裂，形成 A、B 链，再在胰岛素酶作用下水解。严重肝病时，此激素的灭活功能减弱，于是血中胰岛素含量增多。

四、卟啉的代谢

体内含卟啉的化合物有血红蛋白、肌红蛋白、过氧化物酶、过氧化氢酶及细胞色素等。其中胆红素 80% 左右源于衰老红细胞中血红蛋白的分解，小部分来自造血过程中红细胞的过早破坏，还有一部分来源于非血红蛋白血红素的分解。

（一）胆红素生成和运输

体内衰老的红细胞被网状内皮细胞识别并吞噬。在肝、脾及骨髓中，血红蛋白被分解为珠蛋白和血红素。血红素在微粒体中血红素加氧酶催化下，产生 CO 和 Fe^{3+} 和胆绿素Ⅸ（biliverdin）。Fe^{3+} 可被重新利用，CO 可排出体外。胆绿素进一步在胆绿素还原酶的催化下被迅速还原为胆红素。胆红素难溶于水，在血液中主要与血浆白蛋白或 α_1 球蛋白（以白蛋白为主）结合成复合物进行运输。

（二）胆红素的肝脏代谢

胆红素以白蛋白结合形式被输送到肝脏，很快被肝细胞摄取。肝细胞内两种载体蛋白——Y 蛋白和 Z 蛋白能特异性结合包括胆红素在内的有机阴离子。肝细胞内质网胆红素 - 尿苷二磷酸葡萄糖醛酸转移酶催化胆红素与葡萄糖醛酸结合生成胆红素葡萄糖醛酸酯。胆红素在内质网经结合转化后，在细胞质内经过高尔基体、溶酶体等作用，运输并排入毛细胆管随胆汁排出。胆红素经上述转化后形成结合胆红素，结合胆红素水溶性增强，

与血浆白蛋白亲和力减小，故易从胆道和尿液排出，不易通过细胞膜和血脑屏障，是胆红素解毒的重要方式。结合胆红素随胆汁排入肠道后，在肠道细菌作用下，由 β- 葡萄糖醛酸酶催化水解脱去葡萄糖醛酸，生成非结合胆红素，后者再逐步还原为中胆素原、粪胆素原及尿胆素原。正常人每天从粪便排出的胆素原为 40～80mg。

生理情况下，肠道中有 10%～20% 的胆素原可被重吸收入血，经门静脉进入肝脏。其中大部分由肝脏摄取并以原形经胆汁分泌排入肠腔。此过程称为胆色素的肝肠循环。在此过程中，少量胆素原可进入体循环，并通过肾小球滤出，随尿排出，即为尿胆素原。

五、胆汁酸的代谢

正常人胆汁中的胆汁酸（bile acid）按结构可分为两大类：一类为游离型胆汁酸，包括胆酸（cholic acid，CA）、脱氧胆酸（deoxycholic acid，DCA）、鹅脱氧胆酸（chenodeoxycholic acid，CCA）和少量的石胆酸（lithocholic acid，LCA）；另一类是上述游离型胆汁酸与甘氨酸或牛磺酸结合的产物，即结合型胆汁酸，主要包括甘氨胆酸、甘氨鹅脱氧胆酸、牛黄胆酸及牛黄鹅脱氧胆酸等。按来源分胆汁酸可分为初级胆汁酸和次级胆汁酸。肝细胞内，以胆固醇为原料直接合成的胆汁酸称为初级胆汁酸，包括 CA 和 CCA。初级胆汁酸在肠道中受细菌作用，进行脱 7α 羟基作用生成的胆汁酸，称为次级胆汁酸（secondary bile acid），包括 DCA 和 LCA。

（一）胆汁酸的合成

胆汁酸是在肝细胞经过多个反应过程形成的，主要在肝细胞的内质网、线粒体、细胞质和过氧化物体中合成。胆汁酸由胆固醇转变而来，这也是胆固醇排泄的重要途径之一。肝细胞内由胆固醇转变为初级胆汁酸的过程很复杂，需经过多步酶促反应完成，在肝细胞中有两种途径，即肝细胞滑面内质网上的细胞色素 P450 酶——胆固醇 7α- 羟化酶（CYP7A1）介导的经典途径和线粒体上的甾醇 27- 羟化酶（CYP27A1）介导的替代途径，

通过以上两种途径胆固醇生成游离状态的初级胆汁酸 CA 和 CCA，再以酰胺键与牛磺酸 / 甘氨酸或硫酸盐 / 葡萄糖醛酸结合形成完全离子化的带负电荷的亲水极性分子——结合型胆汁酸。胆汁酸在肝小叶中心周围肝细胞中合成活跃，在小叶周边肝细胞合成较少。这是因为小叶周边肝细胞摄取更多的肝血胆汁酸，抑制了细胞内胆汁酸合成。胆汁酸合成的经典途径和替代途径在不同物种胆汁酸合成中比例不同。在人类中，经典途径是胆汁酸合成的主要途径，约 90% 的胆汁酸通过此途径合成，而替代途径合成胆汁酸占胆汁酸总量的不到 10%。在啮齿类动物中，经典途径和替代途径合成初级胆汁酸的比例相当。经典途径也称为"中性通路"，因为类固醇核的修饰在侧链氧化之前发生，因此在这个途径中的大多数中间产物没有碳酸基团。替代途径又称为"酸性通路"，因为胆汁酸在此途径中首先启动胆固醇 C27- 碳酸基团侧链氧化。经典胆汁酸合成途径受到严格调控，而替代途径是组成性活跃的，不受胆汁酸反馈调节。

（二）胆汁酸肝肠循环

当胆汁酸被释放到小肠，一部分胆汁酸可以被小肠和大肠细菌产生的酶修饰。细菌胆汁酸盐水解酶将结合型胆汁酸去结合形成游离型胆汁酸。在结肠中，细菌 7α- 脱氢氧酶将 CA 转换为 DCA，将 CDCA 转换为 LCA。DCA 是结肠中主要的胆汁酸。未结合的初级胆汁酸和次级胆汁酸是疏水性的，在回肠和结肠被动地吸收后输送到肝脏，在肝脏被重新结合和加入循环胆汁酸。LCA 疏水性最强，毒性最高，在人类胆汁酸池仅有微量。在人类肝细胞，LCA 主要经 SULT2A1、SULT2B8 等酶催化硫化。硫化 LCA 在小肠中再吸收不良，被排泄到粪便。肠道中的各种胆汁酸平均有 95% 被肠壁重吸收，其余的随粪便排出。胆汁酸的重吸收主要依靠主动重吸收方式。由肠道重吸收的胆汁酸（包括初级胆汁酸和次级胆汁酸；结合型胆汁酸和游离型胆汁酸）均由门静脉进入肝脏，在肝脏中游离型胆汁酸再转变为结合型胆汁酸，再随胆汁排入肠腔。此过程称为胆汁酸的肝肠循环。

（三）胆汁酸代谢的调节

胆汁酸池大小通常保持在一个相对恒定的水平，因为每天的胆汁酸合成大致等于每天粪便中排出的胆汁酸量。这种平衡是通过调节肝脏的胆汁酸感应机制、胆汁酸合成和肠道胆汁酸再吸收等维持的。当肠道、肝脏胆汁酸浓度增加时，胆汁酸抑制胆汁酸合成及肠道胆汁酸转运相关基因的转录，导致肝脏合成减少，粪便胆汁酸排出增加。

胆汁酸激活的 FXR 通路在调节胆汁代谢中具有重要作用。与配体结合后，FXR 与其靶基因启动子结合，激活基因转录。结合型和非结合型 CDCA 和 CA 都是 FXR 的内源性配体，但 CA 激活 FXR 活性比 CDCA 弱得多。亲水性胆汁酸 T-UDCA 和 T-MAC 不激活 FXR，而是 FXR 的拮抗剂。在高浓度胆汁酸接触的肝细胞和肠细胞 FXR 高表达。FXR 是一种与启动子区域结合并启动多种靶基因表达的转录因子，在多种组织中均有表达。FXR 高表达且研究最多的是肝脏和回肠。FXR 在胆汁酸调节中的方式有两种，其一，胆汁酸激活肝脏 FXR 诱导小异二聚体伴侣（SHP）分子的表达，SHP 与肝受体同源蛋白 -1（LRH-1）结合，从而抑制 Cyp7a1 基因表达；其二，除了肝脏局部作用外，远端回肠中 FXR 也可被胆汁酸激活，诱导 FGF15（人类为 FGF19）表达。FGF15/19 通过门静脉到达肝脏，与 FGF 受体 4（FGFR4）/b-klotho 异二聚体复合物结合，触发 JNK1/2 和 ERK1/2 信号级联反应抑制 Cyp7a1 表达。FXR 作用是监测细胞胆汁酸 / 盐水平，调节相关基因表达以维持胆汁酸 / 盐的肝肠循环，防止细胞内胆汁酸累积到毒性水平。

结合或非结合型次级胆汁酸 LCA 和 DCA 激活膜 G 蛋白偶联受体 Gpbar-1 和 TGR5。TGR5 是另一种胆汁酸受体，是一种 G 蛋白偶联受体（GPCR），在肝非实质细胞（胆管细胞、肝血窦内皮细胞、库普弗细胞及免疫细胞）表达，也在胎盘、肺、脾、肠、棕白色脂肪组织、骨骼肌、骨髓中表达。TGR5 主要由疏水性次级胆汁酸 LCA 和 DCA 激活，是微生物与胆汁酸相互作用的另一个靶点。TGR5 的激活导致受体内化，环磷酸腺苷（cAMP）水平升高，蛋白激酶 A 活化，导致靶蛋白磷酸化水平增加，包括 cAMP 效应元件结合蛋白（CREBP）转录因子。这种活化引起的结果是广泛的、且具有细胞特异性，包括巨噬细胞中抗炎作用，增加褐色脂肪组织能量消耗，改善葡萄糖代谢和胰岛素敏感度，胆囊松弛，增加肠道运动。TGR5 在胆汁酸稳态中具有一定作用。

孕烷 X 受体（PXR/NR1I2）在肝脏和肠道中高度表达，在其他组织中水平较低。与激活 FXR 的胆汁酸不同，PXR 由肝毒性胆汁酸 LCA 和 3-keto-LCA 激活，对 CDCA、DCA、CA 无应答。激活的 PXR 诱导 Ⅰ～Ⅲ 期基因参与多种代谢物代谢、运输和排泄过程，包括外源性物质和有毒胆汁酸如 LCA。然而，LCA 或 3-keto-LCA 激活肝脏和肠道 PXR 的重要性仍有待确定。最近的研究报道显示，由于 NF-κB 表达减弱和炎性细胞因子表达减少，肠道 PXR 对炎症性肠病具有保护作用，但是胆汁酸是否能提供类似的 PXR 依赖性保护作用来对抗炎症性肠病仍需要进一步研究。

维生素 D 受体（VDR/NR1I1）在多个组织中表达，包括肾、肠和巨噬细胞，调控许多生理和药理过程，这些过程不仅包括骨骼和钙代谢，还包括免疫、细胞生长和分化。VDR 最有效的内源性激动剂是 1，25- 二羟维生素 D_3。但具有肝毒性的胆汁酸 LCA 和 3-keto-LCA 被证明也可以激活 VDR 靶基因，包括 CYP3A 家族成员，这些基因参与了 LCA 和其他毒素代谢，生成毒性较低的生物非活性产物。

（罗贯红　郭长存）

第三节　肝脏的药物代谢

药物代谢是指药物在体内多种药物代谢酶（尤其肝药酶）的作用下，化学结构发生改变的过程。一般情况下，药物经过代谢后效用会降低，多数药物代谢后水溶性增加，随尿液或胆汁排出体外。但是也有一些非活化的复合物需要经过代谢成为活性复合物，然后才进一步代谢灭活和清除。这些药物包括二醋吗啡（海洛因）、可待因、依那普利、左旋多巴等，此类药物称为前体药。身体很多部位都具有药物代谢作用，包括肠道、肺、肾等，但是肝脏无论从数量还是质量上都是人体最重要的药物代谢器官。药物吸收后部分会首先经过肝脏代谢，这种效应称为首过效应。某些药物如硝酸甘油和利多卡因，肝脏首过效应非常明显，口服给药后几乎没有药效。

一、肝脏的药物代谢酶

肝脏实质细胞中肝细胞占 70%～85%，是肝脏发挥功能的主要细胞。肝细胞的滑面内质网是药物代谢的主要细胞器，滑面内质网微粒体内含有多种药物代谢酶。

细胞色素 P450 系统是最大膜结合型非特异多功能药物代谢酶家族。P450 基因超家族包括 57 个基因，其中约 15 个 P450 酶属于 CYP1、CYP2 和 CYP3 基因家族，它们代谢 70%～80% 的药物。P450 酶具有多型性，它是一个超级大家族，每种哺乳动物有 30 种以上的 P450 酶，由此可见 P450 酶系是由多种类型的 P450 酶所组成的一个庞大家族。涉及药物代谢的细胞色素 P450（CYP450）主要为 CYP1、CYP2、CPY3 家族中的 7 种重要的亚型，其中，在 CYP1 家族中存在 CYP1A1、CYP1A2、CYP1B1 3 种亚型。CYP2 家族是 CYP450 酶系中最大的家族，包括 CYP2A、CYP2B、CYP2C、CYP2D、CYP2E 亚家族，其中 CYP2C9、CYP2C19、CYP2D6、CYP2E1 是主要的亚型，而 CYP2A、CYP2B 研究较少。多数药物由超过 1 种酶代谢，酶的基因多态性会影响酶的活性。这些酶的催化作用是将氧分子分解为 2 个氧原子，其中一个氧原子与底物结合，另外一个氧原子与 2 个氢原子合成水。这个过程称为单加氧酶反应。

肝脏内非细胞色素 P450 酶类包括酯酶和含黄素单加氧酶。药物代谢酶在肝小叶内的分布不是均匀的。某些重要的药物代谢酶如 CYP34 等主要分布在中心周围区（3 区）肝细胞。药物代谢后可能产生高毒性的亲电子中间产物，其可导致肝细胞坏死。由于代谢酶主要分布在外周区域，当代谢产物不能被成功降解时，肝小叶只发生中心周围坏死，而非广泛坏死。

二、药物三相代谢反应

药物代谢分解的反应分为 3 相。Ⅰ相反应，是指药物分子基础结构发生变化。Ⅱ相反应，则是指药物与亲水性基团结合的反应。一些药物仅通过其中一种反应代谢，多数药物则需要经过两种反应被代谢。Ⅲ相反应，是指药物通过分子泵被转运的过程。

（一）Ⅰ相反应

P450 酶类是肝脏催化Ⅰ相反应的主要酶类。Ⅰ相反应分为氧化、还原和水解反应。Ⅰ相反应中氧化反应是最主要的反应，是将一个氧原子插入药物分子。氧化反应包括羟化反应、环氧化反应、脱烷基化反应、脱氨基反应和脱卤反应。经过Ⅰ相反应代谢的药物包括对乙酰氨基酚、可待因、罗哌卡因、奥美拉唑和吩噻嗪。还原反应也是Ⅰ相反应的一种，由 P450 酶类催化，常发生在无氧环境。还原反应代谢的药物包括泼尼松、华法林等。水解反应不是 P450 酶类催化的，而是由酯酶和胺酶催化的。很多局部麻醉药如普鲁卡因是通过肝脏胺酶水解代谢的。

（二）Ⅱ相反应

Ⅱ相反应是将亲水基团与药物分子结合的反应，可以大大提高药物的水溶性，使其通过胆汁和尿液排出。Ⅱ相反应的酶类统称转移酶，它们催化供体分子将化学基团转移至药物分子。Ⅱ相反应包括葡萄糖醛酸反应、硫化反应、乙酰化和甲基化等。Ⅱ相反应可以激活或者灭活Ⅰ相反应的代谢产物。葡萄糖醛酸化是很多麻醉药的重要代谢途径，丙泊酚主要通过Ⅰ相反应代谢。UDP-葡萄糖醛酸转移酶（UGT）可以催化尿嘧啶-α-葡萄糖醛酸，将硫-α-葡萄糖醛酸转移给其他分子。吗啡可以被 3-O 葡萄糖醛酸化或 6-O 葡萄糖醛酸化。其中，3-O 代谢产物是无药物活性的分子，

而 6-O 代谢产物则比吗啡药效强 13 倍，是吗啡镇痛的主要活性物质。对乙酰氨基酚进入肝脏后40% 被葡萄糖醛酸化，40% 被硫化，仅小部分被 CYP2E1 催化发生 N-羟基化产生毒性 N-乙酰-苯醌亚胺（NAPQI）。正常情况下，NAPQI 很快与谷胱甘肽（GSH）结合。对乙酰氨基酚过量时，N-羟化反应饱和，很快会耗尽 GSH。NAPQI 发生蓄积是对乙酰氨基酚肝损伤的主要机制。N-乙酰半胱氨酸（NAC）是治疗对乙酰氨基酚过量的主要药物。NAC 进入肝细胞，可以作为前体合成GSH，也可以直接清除自由基，中和 NAPQI，并且改善局部微循环氧合。

（三）Ⅲ相反应

药物转运分子一般都是将大分子或者离子化的分子转入或转出细胞的膜蛋白分子。Ⅲ相反应的转运分子主要分为两个超家族：ATP 结合盒超家族（ABC）和可溶性物质载体（SLC）。ABC 转运蛋白依赖 ATP 主动将药物分子转入或转出细胞。SLC 则是辅助某些可溶物质跨膜转运，可以逆电化学梯度与其他溶液或离子主动转运可溶物质。转运分子分为泵入分子和泵出分子。肝脏内的主要负责泵入的分子包括牛黄胆酸钠共转运蛋白（NTCP）、有机阳离子转运蛋白（OCT1）和有机阴离子转运多肽（OATP1B1、OATP1B3 和 OATP2B1；SLCO1B1、SLCO1B3 和 SLCO2B1）等。肝脏内负责物质转出的分子包括 MDR1、ABCB1、BSEP 和 MRP2 等。

三、药物代谢的个体差异

药物的个体剂量可存在巨大差异。很多生理和病理因素都可以影响药物代谢的速度，如年龄、性别、个体差异/基因多态性、肝肠循环、肠道菌群和营养状况等。药物代谢酶的基因多态性是指不同个体之间药物代谢酶结构的遗传差异。基因多态性可显著影响药物的药效和毒性。P450 酶类是遗传多态性研究最多的药物代谢酶。高达30% 的人群因多态性出现 P450 的活性差别，导致药物不良反应发生。P450 有 4 种表型：弱代谢型（PM），是缺乏功能酶；中等代谢型（IM），是

等位基因缺失杂合子；强代谢型（EM），是携带两个功能基因拷贝；超强代谢型（UM），是携带两个以上功能基因拷贝。PM 人群药物代谢慢，常规剂量时药物的浓度高，药物不良反应风险增加，部分可能对前体药物无反应。相反，UM 者，药物浓度显著降低，会导致个体对药物无反应，这种情况尤其以三环类抗抑郁药为著。例如，去甲替林的 PM 者最佳浓度最低为 20mg/d，UM 者最高则到 500mg/d。现已发现在人肝 P450 酶中，CYP1A1-3、CYP2C8-9、CYP2C19、CYP2D6、CYP2E1 和 CYP3A3-4 均表现出明显的多态性。其中以 CYP2D6 和 CYP2C19 的多态性最为典型，如由 CYP2C19 参与的 S- 美芬妥英的羟化代谢就表现出典型的多态性，即不同个体对 S- 美芬妥英的羟化代谢速度存在非常显著的差异，按代谢速度可以将人群分为两种类型，即 PM 和 EM，前者的血药浓度明显高于后者，PM 的浓度 - 时间曲线下面积（AUC）显著升高，消除半衰期明显延长。

除 P450 外，基因多态性也可以显著影响 II 相反应关键酶的活力。比较常见的是 N- 乙酰转移酶催化的乙酰化反应。N- 乙酰转移酶分为快乙酰化和慢乙酰化两种，异烟肼和肼屈嗪等药物受乙酰转移酶多态性影响较大，PM 者发生剂量依赖性药物毒性的风险升高。

四、肝脏疾病与药物代谢

（一）肝炎

肝炎的病因有很多，不同病因的肝炎和肝炎的急慢性分类对药物代谢的影响不同。肝炎时，药物代谢不仅受药物代谢酶活性的影响，也受肝细胞受损程度等因素的影响。一般急性肝炎时，药物代谢变化较小。但在急性药物性肝损伤时，肝脏代谢其他有毒物质的能力下降，可能导致药物毒性增加及肝损害进一步加重。对乙酰氨基酚发生肝毒性和肝肾毒性时血浆清除速度显著下降，若对乙酰氨基酚半衰期超过 10 小时，患者死亡率显著增加。慢性病毒性肝炎时，药物清除障碍一般发生较晚。病毒性肝炎的肝外表现如肾小球肾炎等也可引起药物肾脏代谢障碍。通过肾脏代谢的药物毒性也可能增加。

（二）酒精性肝病

酒精与药物相互作用非常复杂。酒精可能与药物竞争代谢酶影响药物代谢；长期饮酒也会诱导 CYP2E1 活性增加，导致某些药物清除加快。即使戒酒后，这些酶的活性增加也可以维持数周。此外，酒精诱导的一些肝酶也可能会将药物（如对乙酰氨基酚）代谢为毒性产物，增加肝损伤。

（三）肝硬化

肝硬化是慢性肝病的终末期阶段，特点是成纤维细胞激活、胶原沉积、结节形成和门静脉高压。高清除率口服药物可能由于肝脏首过效应降低而生物利用度增加。肝硬化患者普洛奈尔、利多卡因、氨基水杨酸、哌替啶、尼卡地平等药物生物利用度显著增加。肝硬化进一步进展后肝脏体积缩小，P450 酶浓度显著降低，很多药物代谢和肝脏清除降低。茶碱、酒精、对乙酰氨基酚、钙调神经磷酸酶抑制剂、HMG-CoA 还原酶抑制剂和华法林的代谢显著受损。此外，肝硬化时患者可以出现低蛋白血症，会影响药物与血浆蛋白的结合；胆红素和胆汁酸淤积也可能会使药物与结合蛋白解离；与血浆蛋白结合药物的游离浓度会显著升高。

（尹　芳　郭长存）

第四节　肝脏生化和功能检测

"肝功能检测"或"肝生化检测"是临床实践中常用的术语。实际上最常见的检测指标如氨基转移酶和碱性磷酸酶等并不能测量肝脏的已知功能。但是这些检测可以帮助识别肝病，区分不同类型肝脏疾病，评估肝脏疾病的严重程度，并监测肝病进展和治疗反应。理解这些指标的意义和缺点对于临床实践是非常重要的。

一、肝脏生化检测

（一）胆红素

1. 检测方法

（1）重氮法：临床实验室常用的胆红素检测方法为重氮法，根据能否与重氮试剂直接反应，将总胆红素（TBIL）从方法学上分为直接胆红素（DBIL）和间接胆红素（IBIL），大致对应结合胆红素和非结合胆红素。检测方法主要基于最初的范登伯格反应。在强酸（pH 1～2）条件下，胆红素和重氮离子偶联，形成有颜色的偶氮化合物，重氮胆红素显色的强度与胆红素浓度成正比，可利用光电比色法测定。结合胆红素与重氮离子反应迅速或"直接"，无须加速剂，可以在 30～60 秒用光度分析进行检测。总胆红素是添加乙醇或咖啡因等加速剂 30～60 分钟后测得的胆红素总量。非结合胆红素是总胆红素减去直接胆红素所得的差值。该方法优点：可直接比色，流程简单，易于自动化。缺点：重氮试剂不稳定，须由亚硝酸钠和氨基苯磺酸临时生成；易受溶血、脂血等因素干扰，胆红素浓度过高时影响准确度。

（2）氧化酶法：胆红素氧化酶催化样品中的胆红素氧化，生成胆绿素，引起 450nm 处吸光值下降。优点：灵敏度高，特异度好。缺点：试剂较昂贵，并受酶的稳定性、纯度等影响，易受脂血、溶血的影响。

（3）化学氧化法：胆红素的四吡咯结构具有还原性，因此各种低分子的无机氧化剂和在一定条件下具有氧化性的各种镀金属元素都可以氧化胆红素。常见种类有钒酸盐氧化法、硝酸盐钠氧化法、高碘酸氧化法。优点：不受溶血、脂血等干扰物质的影响，准确度高，特异度好，与酶法相比具有试剂低廉，精密度更高的优点。

钒酸氧化法：在 pH=3 的条件下，血清胆红素可经钒酸氧化成胆绿素，从而使胆红素特有的黄色减少，可根据加入钒酸前后 450nm 处吸光度的下降与血清胆红素成正比，通过测定其在氧化前后吸光度值的差计算出胆红素浓度。该法也是临床常用的生化检测方法之一，简单、快速、稳定，线性范围宽，能抵抗溶血、血脂干扰。

（4）干化学法：将液体检测样品直接加至为不同项目特定生产的商业化的干燥试剂条上，以被测样品的水分作为溶剂引起特定的化学反应，利用反射光度法或差示电极法测量，是以酶法为基础的一类分析方法。主要具备以下特点：操作简单、准确度高、速度快、抗干扰作用强、灵敏度高。目前其常用于生化急诊标本的检测，还可用于对常规检测结果进行方法学评价等。

2. 检测方法对检测指标的影响　直接胆红素理论上是指所有能溶于水的胆红素，而实际上只包括了参与快反应（60 秒）的大部分结合胆红素，但因环境中的某些因素如乙醇、尿素、咖啡因、尿酸等可破坏氢键，少量游离胆红素也会参与直接反应。实际测得的直接胆红素大部分为结合胆红素，同时也包含一部分非结合胆红素。此外，高胆红素血症时，血液中的白蛋白发生酶促反应，置换部分葡萄糖醛酸和胆红素以共价键牢固结合，成为 δ - 胆红素（Bδ）。阻塞性黄疸急性期 Bδ 比例可达 20%～50%，当恢复期总胆红素开始下降时，Bδ 比例可上升至 50%～90%。Bδ 溶于水，半衰期长（约 21 天），而由于结合胆红素半衰期只有几小时。因此，基于水相反应的检测结果不能准确反映结合胆红素下降的情况。

高效液相色谱法（HPLC）和干化学法可以避免以上问题。HPLC 临床应用较少，干化学法在临床应用较为广泛。干化学法可测量总胆红素、结合胆红素、游离胆红素及 Bδ。湿化学法通常会出现检测值高于实际值的情况，而干化学法可以很好地规避这种缺陷。

3. 临床意义　使用重氮法测定的总血清胆红素的正常值为 1.0～1.5mg/dl，95% 的正常人为 0.2～0.9mg/dl。重氮法测得的结合胆红素偏高，指标在正常范围内时此现象尤为明显。一般认为如果测得的直接胆红素占总胆红素比例不超过 15%，可以认为实际测得的胆红素都是非结合胆红素。血清结合胆红素的正常上限为 0.3mg/dl，直接胆红素即使轻度升高也应该警惕肝损伤的可能。

溶血性黄疸时，间接胆红素显著升高，直接胆红素、丙氨酸氨基转移酶、天冬氨酸氨基转移酶和碱性磷酸酶基本正常；胆道梗阻时，直接胆红素排出受阻，胆管内压增高致使直接胆红素逆流入血，直接胆红素显著升高，间接胆红素不升高或轻度升高，且伴肝脏酶学改变。肝细胞受损时，一方面肝脏无法完全摄取和结合间接胆红素，另一方面肝细胞内的直接胆红素会从受损的肝细胞释出，因此导致血液中直接胆红素和间接胆红素均升高，同时氨基转移酶也显著升高。Gilbert综合征因肝细胞摄取间接胆红素障碍及肝细胞微粒体中葡萄糖醛酸转移酶不足导致血液中间接胆红素显著升高；Dubin-Jonhson综合征主要因为肝细胞无法将直接胆红素排泄至毛细胆管而导致直接胆红素升高。这两种胆红素代谢障碍性肝病均不引起肝脏酶学显著改变。

（二）氨基转移酶

氨基转移酶又称转氨酶，主要包括天冬氨酸氨基转移酶（AST）和丙氨酸氨基转移酶（ALT）。AST广泛分布于整个机体，按浓度依次为肝脏、心肌、骨骼肌、肾脏、大脑、胰腺、肺、白细胞和红细胞，AST主要位于线粒体中，少部分位于胞质内。ALT主要分布于肝脏，位于肝细胞胞质。氨基转移酶血清值的增加反映了富含这些酶的组织损害，或者细胞膜渗透性发生变化，使ALT和AST渗漏到血液。氨基转移酶的释放不需要肝细胞坏死，而且氨基转移酶升高与肝损伤程度无直接关系。氨基转移酶半衰期约为数天，AST血清清除速度快于ALT。

氨基转移酶正常值个体和实验室检测结果差异较大，一般认为男性氨基转移酶应低于30U/L，女性应低于19U/L。ALT水平随年龄增长而逐渐下降，且不受性别、乙醇、体重指数（BMI）、血糖、甘油三酯等因素影响。因此临床医师在评估ALT水平时，需要考虑患者的年龄。ALT低于正常值没有临床意义，慢性肾病透析患者ALT可显著降低，部分可能是维生素B_6缺乏所致。各种因素导致的肝损伤都可以引起氨基转移酶升高，300U/L以下的氨基转移酶升高不具有病因特异性。氨基转移酶显著升高可见于病毒性肝炎、药物性肝损伤、缺血性肝炎、自身免疫性肝病、急性布-加综合征、Wilson病急性肝衰竭和胆道梗阻等。AST/ALT比值对于酒精性肝病具有诊断价值。AST低于300U/L时，AST/ALT值＞2提示酒精性肝病，比值＞3则高度提示酒精性肝病。AST、ALT升高也可以见于肌肉疾病，一般不超过300U/L，但在急性横纹肌溶解时可以显著升高。此时AST/ALT值可以＞3，但由于AST清除较快，其比值会慢慢降低而接近1。

（三）碱性磷酸酶

碱性磷酸酶（ALP）广泛分布于全身，在成年人中主要来源于肝脏和骨骼。其同工酶可源自胎盘、小肠和肾脏。在肝脏中，ALP位于肝细胞的胆管膜侧。ALP的血清半衰期约为7天，血清ALP清除不依赖于胆道是否通畅及肝功能。肝胆疾病时，ALP升高是诱导合成增加和ALP渗漏到血液所致。

生理情况下，ALP也可以升高。O型血和B型血人在进食后，肠道ALP释放增加可以引起血清ALP升高。因此，推荐在空腹时检测ALP。男性和女性青少年血清ALP水平是成年人水平的2倍，与骨骼生长有关。30岁以后男性和女性ALP可逐渐上升，女性增长更为明显。一名健康的65岁女性血清ALP水平可比健康30岁女性高50%。低血清ALP可能发生在Wilson病患者，特别是合并急性肝衰竭和溶血等，这可能是锌离子置换ALP铜离子导致酶活性降低所致。胆道梗阻时，血清中ALP显著升高，并与胆道梗阻程度和时间成正比，而此时ALT升高不明显，因此ALT/ALP值较小，通常＜2；在肝细胞损伤时，ALT显著升高，ALP不升高或轻度升高（＜3倍正常值上限），ALT/ALP比值较大，通常＞5；而当ALT/ALP为2～5时，提示肝细胞和胆道均受累。

（四）γ-谷氨酰转肽酶

γ-谷氨酰转肽酶（γ-GT）广泛分布于肝脏（肝细胞和胆囊细胞）、肾脏、胰腺、脾脏、心脏、大脑等组织的细胞膜中。血清水平男女之间没有差别，妊娠时期不会上升。虽然血清γ-GT水平升高对肝胆疾病具有很高的敏感度，但缺乏特异性限制了其临床效用。γ-GT的主要用途是确定单纯血清ALP水平的可能病因，γ-GT在骨病时不升高。患者服用抗癫痫药，如苯妥英钠、卡巴西平、巴比妥盐时，ALP 可升高，某些抗病毒药也可引起 ALP 升高如阿巴卡韦等。饮酒者的血清 γ-GT 水平也升高，其对于酒精性肝病敏感度高，但是特异度低。肝细胞癌时，血清 γ-GT 水平可升高。对于预测胆管结石，γ-GT 的阴性预测值高于 ALP、总红素、ALT 和 AST。

（五）胆汁酸

胆汁酸在肝细胞中由胆固醇合成，结合甘氨酸或牛磺酸，并分泌入胆汁。进入小肠后，大多数胆汁酸被主动重吸收。肝脏从门静脉摄取胆汁酸。在健康人中，血清中所有的胆汁酸都来自小肠对胆汁酸的重吸收。血清胆汁酸是敏感但非特异性的肝功能障碍指标，并对肝功能储备有一定量化作用。血清胆汁酸水平与慢性肝炎和酒精性肝病严重程度的相关性较差。

二、肝脏合成功能检测

（一）白蛋白

血浆中白蛋白含量最多，75% 的血液胶体渗透压是由白蛋白维持的。白蛋白完全由肝细胞合成。成年人每天产生约 15g 白蛋白，体液中有 300 ～ 500g 白蛋白。白蛋白丢失或血液稀释导致白蛋白浓度降低时，肝脏合成白蛋白的速度可以翻倍。白蛋白半衰期为 14 ～ 21 天，多个组织器官可以降解白蛋白，包括皮肤、肌肉、肝脏和肾脏，还可以肠道渗漏等。白蛋白合成受营养状态、渗透压、全身炎症和激素水平的调节。因此，低白蛋白血症的鉴别诊断除了肝细胞功能障碍外，还包括营养不良、蛋白丢失性肠病、肾病综合征、慢性系统性炎症和激素失调等。

血清中白蛋白半衰期长，因此不能作为急性肝损伤时肝合成功能的标志物。肝炎初诊患者若血清白蛋白水平小于 3g/dl，应考虑慢性肝炎的可能。血清白蛋白是肝合成的良好标志物，可用于慢性肝病和肝硬化患者的肝脏合成功能的评估。肝硬化和腹水患者的肝脏白蛋白合成可能正常，但是由于白蛋白渗漏至腹水，也可以出现低白蛋白血症。

（二）凝血指标

凝血是凝血因子作用下一系列复杂的酶反应的最终结果。除了Ⅷ因子外，所有凝血因子都产生于肝脏。Ⅷ因子是由血管内皮细胞产生的。凝血酶原时间（PT）是衡量凝血速度的指标，凝血酶原被转化为凝血酶启动外源性凝血途径。凝血酶原合成中涉及的凝血因子包括Ⅱ因子、Ⅴ因子、Ⅶ因子和Ⅹ因子。国际标准化比值（INR）最初用来评估华法林疗法的抗凝效果。因为 INR 只在服用维生素 K 拮抗剂患者进行了验证，在慢性肝病患者中使用 INR 有效性受到一些学者质疑。两项研究表明，肝硬化患者计算的 INR 是不准确的。

PT 延长除了肝合成功能降低外，也见于其他情况，如先天性凝血因子缺乏、维生素 K 缺乏（维生素 K 影响Ⅱ因子、Ⅶ因子、Ⅸ因子和Ⅹ因子的作用）和弥散性血管内凝血（DIC）。可以通过测量Ⅷ因子水平鉴别 DIC，DIC 时Ⅷ因子水平降低，肝脏疾病时Ⅷ因子正常或升高。通过静脉输注维生素 K 可以鉴别维生素 K 缺乏，静脉输注维生素 K 10mg 可使 PT 改善 30% 或更多，提示维生素 K 缺乏。黄疸患者口服维生素 K 肠道吸收较差。

PT 可以准确反映急性肝病的肝合成功能。所有凝血因子中，Ⅶ因子半衰期最短，只有 6 小时。PT 对对乙酰氨基酚或其他药物所致急性肝衰竭和酒精性肝病有预后价值。INR、TBIL 和肌酐是肝病 MELD 评分的因素，对于慢性肝病患者的预后判断具有重要价值。PT 不能准确反映肝硬化患者的出血风险，因为它只评价促凝血因子功能，而肝硬化时蛋白 C 等抗凝因子合成也降低。部分凝血酶原时间（APTT）可以评估内源性凝血途径功能，进展期肝硬化患者 APTT 也会延长，但是其对凝血障碍敏感度低于 PT。

三、肝纤维化检测

尽管肝穿刺活检是评估肝纤维化的金标准。但是很多血清学和影像学方法都可以用于肝纤维化程度的评估。

（一）血清学指标

常用的肝纤维化血清学指标包括透明质酸酶（HA）、层粘连蛋白（LN）、Ⅳ型胶原蛋白（Ⅳ-C）和Ⅲ型前胶原（PCⅢ）等。

PCⅢ反映肝内Ⅲ型胶原合成情况，血清含量与肝纤维化程度一致，并与血清γ-球蛋白水平明显相关。PCⅢ与肝纤维化形成的活动程度密切相关，但无特异性，其他器官纤维化时，PCⅢ也升高。持续PCⅢ升高的慢性活动性肝病，提示病情可能会恶化并向肝硬化发展，而PCⅢ降至正常可预示病情缓解，说明PCⅢ不仅在肝纤维化早期诊断上有价值，在慢性肝病的预后判断上也有意义。血清PCⅢ水平与肝纤维化病变程度密切相关，反映肝纤维合成状况和炎症活动性，早期即显著升高。Ⅳ-C为构成基底膜主要成分，反映基底膜胶原更新率，含量增高可较灵敏反映出肝纤维化过程，是肝纤维化的早期标志之一。LN为基底膜中特有的非胶原性结构蛋白，与肝纤维化活动程度及门静脉压力呈正相关，慢性活动性肝病和肝硬化及原发性肝癌时明显增高，LN也可以反映肝纤维化的进展与严重程度。另外，LN水平越高，肝硬化患者的食管静脉曲张越明显。HA为基质成分之一，由间质细胞合成，可较准确灵敏地反映肝内已生成的纤维量及肝细胞受损状况，有学者认为本指标较之肝穿刺活检更能完整反映出患肝全貌，是肝纤维化和肝硬化的敏感指标。

间接的血清学非侵入性肝纤维化评分模型包括FIB-4指数、APRI评分［AST与血小板（PLT）比值指数］和哥德堡大学肝硬化指数、King评分等。研究显示，大多数简易无创性肝纤维化评分模型都有较好的预测准确性。对于明显和晚期肝纤维化，King评分简单易行；APRI评分或FIB-4指数预测肝硬化的准确性较高。

（二）影像学方法

常规超声不能用于肝纤维化的诊断。加入第二代微泡对比剂的对比增强超声可用于肝纤维化的分期。常规CT和MRI诊断肝硬化的敏感度和特异度优于超声。肝脏弹性成像技术中，瞬时弹性成像（TE）被多个国家和地区的肝病指南用于显著肝纤维化和肝硬化的初步评估。TE有助于预测肝硬化的并发症及其预后。对于慢性肝病患者肝纤维化的评估，TE的重复性良好，容易操作。然而，对于患有肝脂肪变、体重指数（BMI）升高、肝纤维化程度较轻及肋间隙较窄的患者，TE的重复性显著降低。超声剪切成像（SSI）可准确预测肝纤维化分期，准确性与TE和声辐射力弹性成像技术（ARFI）相当。磁共振弹性成像（MRE）也可用于评估肝纤维化。MRE预测不同病因患者的肝纤维化的准确性与ARFI相当。

四、肝功能的量化评估

肝功能定量检测方法旨在用比胆红素等指标更特异的方法评估肝脏的分泌或排毒能力。虽然这些方法敏感度提高，但缺乏特异度，通常检测方法烦琐，限制了其广泛性应用，一般用于科学研究。

（一）吲哚菁绿清除试验

吲哚菁绿（ICG）是美国FDA唯一批准的体内应用染料。注入人体后其会被肝细胞全部选择性摄入，经肝细胞分泌至胆汁，由胆道快速排出。ICG在体内不参与任何化学反应，无肝肠循环，无淋巴逆流，不从肾等其他肝外器官排泄，是一种非常安全的染料性药物。ICG清除试验可有效评价肝脏储备功能，肝功能越差，其储备功能越差，MELD评分则越高；ICG清除试验作为单一的评估指标要优于很多生化指标，特别是当很多常规生化指标还没有出现异常时，ICG R15能及时地反映目前肝功能损伤或隐匿性肝脏疾病情况，为临床提供必要的手段，防范由于药物治疗、手术创伤、肝脏失血等打击而导致的急性肝衰竭。ICG清除试验能更准确地评估肝功能变化，判断患者预后（存活概率），便于临床制订下一步治疗方案，特别是对于重型肝炎患者及慢性肝炎患者中的中度、重度患者的预后判断，特异度和敏感度可以接近或达到80%。

（二）半乳糖廓清能力试验

有研究采用半乳糖廓清能力（GEC）评价患

者肝功能。此试验中，患者静脉团注射半乳糖 0.5g/kg，随后采集血液样本。相比健康对照组，肝硬化和慢性肝炎患者从血清清除半乳糖减少。在一项研究中，781 名 GEC 降低的初诊肝硬化患者中 GEC 降低与短期和长期全因及肝硬化相关死亡率相关。

（三）咖啡因清除试验

咖啡因清除试验用于评价肝脏的细胞色素 P4501A2、N- 乙酰氨基转移酶和黄嘌呤氧化酶能力。患者口服咖啡因（200 ～ 366mg）后可检测血液、尿液、唾液、呼气及头发中的咖啡因含量。各种样本中的咖啡因含量与血清具有高度一致性。次日唾液咖啡因清除率与 ICG 清除率、半乳糖廓清率密切相关。但是吸烟可以增加咖啡因清除率，一些药物也可以影响咖啡因的清除。

（四）利多卡因代谢产物形成试验

利多卡因经肝脏 P450 酶类代谢产生主要代谢产物去乙基利多卡因（MEGX）。患者静脉注射利多卡因 1mg/kg，15 分钟、30 分钟、60 分钟后静脉采血检测 MEGX 的含量。但是，研究显示利多卡因代谢产物形成试验和 GEC 试验与 CHILD 评分及 MELD 评分相比对于预测病毒性肝炎肝硬化患者预后无明显优势。也有研究发现，MEGX 浓度下降与慢性肝病患者组织学恶化相关。

（五）氨基比林呼吸试验

氨基比林呼吸试验（aminopyrine breath test，ABT）：体内代谢时氨基比林在肝脏细胞色素 P450 酶的催化下，去除 N 位上的两个甲基，最终生成氨基安替比林，代谢去除甲基最终生成二氧化碳。口服核素标记的氨基比林后，间隔 2 小时收集呼出的二氧化碳样本，通过检测呼出气中二氧化碳核素含量可反映肝脏细胞色素 P450 酶的功能。此试验反映肝脏内微粒体的功能，即有活力肝脏组织的功能，可较敏感地反映肝细胞的代谢功能，准确反映肝细胞的炎症、坏死及纤维化情况，可用于判断患者预后。研究显示，对于丙型肝炎肝硬化患者 ABT 可以准确预测患者长期临床结局，与患者肝病相关不良事件和死亡存在相关性。

（郭长存）

参考文献

de Aguiar Vallim TQ, Tarling EJ, Edwards PA, 2013. Pleiotropic roles of bile acids in metabolism. Cell Metabolism, 17(5): 657-669.

Feldman M, Friedman LS, Brandt LJ, et al, 2020. Sleisenger and Fordtran's Gastrointestinal and Liver Disease- 2 Volume Set. 11th ed. Amsterdam: Elsevier Press.

Jepsen P, Vilstrup H, Ott P, et al, 2009. The galactose elimination capacity and mortality in 781 Danish patients with newly-diagnosed liver cirrhosis: a cohort study. BMC Gastroenterol, 9: 50.

Kuntz E, Kuntz HD, 2008. Hepatology textbook and atlas. Berlin: Springer Press.

Kwo PY, Cohen SM, Lim JK, 2017. ACG clinical guideline: evaluation of abnormal liver chemistries. Am J Gastroenterol, 112(1): 18-35.

Petta S, Rini F, Calvaruso V, et al, 2020. Aminopyrine breath test predicts liver-related events and death in HCV-related cirrhosis on SVR after DAA therapy. Liver Int, 40(3): 530-538.

Rocco A, de Nucci G, Valente G, et al, 2012. 13C-aminopyrine breath test accurately predicts long-term outcome of chronic hepatitis C. J Hepatol, 56(4): 782-787.

Shiha G, Ibrahim A, Helmy A, et al, 2017 Asian-Pacific Association for the Study of the Liver (APASL) consensus guidelines on invasive and non-invasive assessment of hepatic fibrosis: a 2016 update. Hepatol Int, 11(1): 1-30.

Thandassery RB, Al Kaabi S, Soofi ME, et al, 2016. Mean platelet volume, red cell distribution width to platelet count ratio, globulin platelet index, and 16 other indirect noninvasive fibrosis scores: how much do routine blood tests tell about liver fibrosis in chronic hepatitis C?. J Clin Gastroenterol, 50(6): 518-523.

Wahlström A, Sayin SI, Marschall HU, et al, 2016. Intestinal crosstalk between bile acids and microbiota and its impact on host metabolism. cell metabolism, 24(1): 41-50.

Zhang ZZ, Zhang F, Guo X, et al, 2012. Ferroportin1 in hepatocytes and macrophages is required for the efficient mobilization of body iron stores in mice. Hepatology, 56(3): 961-971.

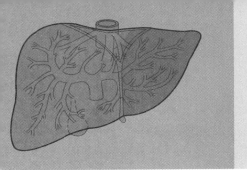

第6章　肝脏免疫学

第一节　肝脏免疫学概述

肝脏是一个非常独特的器官，每天经过肝脏进行生物过滤的血液约 2000L，其中 1/3 来自肝动脉，2/3 来自门静脉。门静脉来源的外源抗原和毒素不断地刺激肝脏，因此肝脏固有免疫功能增强。肝脏分泌很多急性期蛋白、脂蛋白、凝血因子和补体蛋白等，这些因子对于调节系统免疫稳态具有重要作用。此外，肝脏内还有很多驻留免疫细胞，免疫状态趋向于免疫力耐受，肝脏固有免疫功能强大，但适应性免疫反应较弱。肝脏不仅是物质合成和代谢的器官，也是一个重要的免疫器官。

一、肝脏解剖和细胞成分

肝脏发挥功能的单位是肝小叶。肝小叶是一种类似六边形的结构，中央静脉位于中心位置。肝动脉和门静脉的血流经过肝血窦缓慢汇入小叶中央静脉，最终经肝静脉回流入体循环。肝血窦表面有特殊的内皮细胞覆盖，称为肝血窦内皮细胞。肝血窦内皮细胞排列疏松，缺乏基底膜结构。肝血窦内皮细胞表面有很多窗孔，因此肝血窦是通透性强的微血管结构。在肝脏和肝血窦内皮之间有一个间隙，称为窦周隙。肝血窦这一种通透性很强的结构有利于血液中的营养物质、生物分子及其他外源性物质在肝脏进行交换、摄取和降解。

肝脏的主要细胞成分是肝细胞，约占肝脏所有细胞的 80%。肝细胞是重要的解毒、代谢和蛋白合成细胞。肝细胞之外的其他细胞中，肝血窦内皮细胞约占 50%。肝血窦内皮细胞形成微血管的管壁，并且可以通过内吞作用清除感染性微生物。胆管上皮细胞占肝脏非肝细胞成分的 5%，胆管上皮细胞形成胆管，其负责胆汁运输。肝星状细胞一般位于肝脏窦周隙，可以产生细胞外基质成分。肝星状细胞约占非肝细胞成分的 1%，但在肝纤维化时数量会显著增加。肝细胞、肝血窦内皮细胞、胆管上皮细胞和肝星状细胞是肝脏固有免疫的重要细胞。

除以上细胞外，肝脏还包括库普弗细胞在内的很多其他固有免疫细胞。库普弗细胞占非肝细胞成分的 20%，是一种来源于骨髓髓系前体细胞的巨噬细胞。树突状细胞是一种专职抗原提呈细胞，肝脏树突状细胞的含量尚不清楚。肝脏非肝细胞成分中，约 25% 是淋巴细胞，但它们的主要功能是固有免疫。例如，肝脏淋巴细胞中约 30% 是自然杀伤细胞，即 NK 细胞。其他固有免疫淋巴细胞包括固有淋巴样细胞（ILC）、自然杀伤 T 细胞（NKT 细胞）、黏膜相关恒定 T 细胞（MAIT）和 γδT 细胞。肝脏内存在大量固有免疫细胞，提示肝脏是针对病原微生物的一线防御系统。

肝脏独特的微结构也使肝脏具有特殊的微环境，细胞外基质、胆汁酸、代谢产物和不同氧含量分布可以影响肝脏免疫细胞的组成和功能。肝脏没有次级和三级淋巴器官结构，因此肝脏的免疫是以固有免疫为主。

二、 肝脏固有免疫的主导地位

（一）抗原提呈细胞

1.肝细胞 是固有免疫的重要细胞，参与局部和系统免疫反应。肝细胞可以合成 80% 的固有免疫相关蛋白，包括急性期蛋白、补体蛋白、凝血因子、细胞因子和趋化因子。肝细胞可以产生补体系统的多数蛋白。补体系统可以通过细胞裂解作用直接杀死细菌，还可以促进巨噬细胞清除细菌、凋亡细胞和免疫复合物。肝细胞可以产生 C 反应蛋白、血清淀粉样蛋白 A、血清淀粉样蛋白 P 组分等急性期蛋白。肝脏感染或损伤后，这些急性期蛋白血清水平可以升高 1000 多倍。这些急性期蛋白可以发挥调理素作用，促进细胞吞噬、促炎因子的产生和补体活化。另外，肝细胞可以产生很多识别脂多糖（LPS）和 Toll 样受体（TLR）4 信号通路激活的相关蛋白，包括 LPS 结合蛋白、可溶性 CD14 和可溶性 MD-2。肝细胞还可以产生一些铁代谢相关蛋白，包括转铁蛋白、脂质运载蛋白 -2、血红素结合蛋白、铁调素等。这些蛋白可以促进机体摄取铁，抑制机体细胞外排铁离子。这些作用可以限制细菌对铁的利用，抑制细菌生长和繁殖。此外，肝脏可以合成纤维蛋白原。纤维蛋白原是凝血的关键因子，其活性成分纤维蛋白具有抗菌活性；纤维蛋白原还可以通过激活补体系统、介导单核细胞和中性粒细胞的黏附发挥抗菌作用。最后，肝细胞可以分泌蛋白酶抑制剂，抑制病原体和死亡细胞分泌的蛋白酶，进一步激活固有免疫；肝细胞也表达肽聚糖识别蛋白 2（PGLYRP2），该蛋白可以水解细菌肽聚糖，避免肽聚糖被免疫细胞识别。

肝细胞还可以通过其他方式参与固有免疫和适应性免疫。肝细胞表面表达 TLR4，可以识别和清除细菌来源的 LPS。感染或肝损伤时，肝细胞表达多种趋化因子，如 CCL2 和 CXCL1，从而募集其他免疫细胞。肝细胞也可以直接与 T 细胞相互作用。肝细胞可以极性表达主要组织相容性复合物（MHC）I 类分子和细胞间黏附分子 1（ICAM-1），可以致敏（priming）CD8$^+$ T 细胞，但是由于缺少共刺激信号，被致敏的 CD8$^+$ T 细胞会发生凋亡。

2.肝血窦内皮细胞 是肝脏特有的内皮细胞，在肝细胞和血液之间形成一层通透膜。肝血窦内皮细胞是与门静脉血液抗原接触的第一道防线，肝血窦内皮细胞可摄取和清除来自门静脉的可溶性抗原。肝血窦内皮细胞具有很强的胞吞作用，表达丰富的清道夫受体，可以识别肝血窦内的抗原。肝血窦内皮细胞也表达多种 TLR，可以识别来自肠道的 LPS。但是长期的 LPS 暴露可以促进 IL-10 表达，肝血窦内皮细胞发生 TLR 信号通路抵抗，肝血窦内皮细胞对肠道菌群产物发生异常免疫反应。此外肝血窦内皮细胞还可以通过 Notch 信号使单核细胞产生库普弗细胞印迹，并且使肝星状细胞保持休眠状态。

肝血窦内皮细胞不仅调节固有免疫反应，而且还通过将抗原提呈给 T 细胞直接调控适应性免疫反应。肝血窦内皮细胞具有致敏肝脏免疫的能力，但其主要作用是维持免疫耐受。肝血窦内皮细胞表达 MHC II 类分子，但肝血窦内皮细胞抗原提呈并不能诱导 CD4$^+$ T 细胞分化成为 Th1 细胞。肝血窦内皮细胞还可以抑制成熟 Th1 细胞扩增，促进调节性 T（Treg）细胞产生，抑制炎症因子 IFN-γ 和 IL-17 分泌。肝血窦内皮细胞还可将外源性抗原交叉提呈给 CD8$^+$ T 细胞。但是 CD8$^+$ T 细胞的活化会诱导肝血窦内皮细胞表达 PD-L1，进而抑制 CD8$^+$ T 细胞分化为细胞毒性 T 细胞。

3.胆管内皮细胞（BEC） 肝内胆管树由胆管和 BEC 组成。胆管树在肝脏内广泛延伸，是防御微生物产物、外源性化学物质和外源性抗原的一线防御系统。健康人的肝内 BEC 表达低水平的人类白细胞抗原（HLA）I 类分子，不表达 HLA II 类分子。在病毒感染和原发性胆汁性胆管炎等病理状况下，BEC 可上调 MHC 分子。正常 BEC 或炎症因子刺激的 BEC 都不能直接诱导 T 细胞活化。原发性胆汁性胆管炎和原发性硬化性胆管炎患者 BEC 也表达 PD-1 配体和肿瘤坏死因子相关凋亡诱导配体（TRAIL），可以诱导白细胞凋亡，限制免疫反应。

除抗原提呈功能外，BEC 还可以通过其他方式维持肝脏的免疫耐受。BEC 也表达 TLR，可以监测细菌和病毒组分。但 BEC 也表达白介素 -1 受体相关激酶 M（IRAK-M），可负调节 TLR 通路，维持机体对内毒素的免疫耐受。BEC 还可以分泌防御素，将 IgA 转运至胆管腔内，清除可诱导过度免疫反应的病原体。BEC 也表达 PPARγ，负调控 NF-κB 信号通路，抑制炎症信号。

4. 库普弗细胞（KC）和骨髓来源巨噬细胞　KC 在肝脏占吞噬细胞的 80%，可以通过吞噬作用清除可溶性废物。KC 位于肝血窦血管间隙，占肝脏非实质细胞的 20% 左右。KC 通过模式识别受体对来自门静脉的病原体进行初始的免疫监控。KC 的突触伸到窦周隙，在肝脏实质和血液循环之间建立信息沟通的桥梁。KC 是高度异质性的，表达不同程度的 CD11c 和 MHC 分子，具有不同的吞噬能力和代谢功能。

KC 在维持肝脏免疫耐受和构建抗炎微环境中具有重要作用。刺激 KC 可产生 TNF-α，KC 表达低水平的 MHC Ⅰ/Ⅱ分子和共刺激分子，是一种缺陷性抗原提呈细胞，可以诱导 T 细胞无能状态。KC 还可以抑制单核细胞和肝血窦内皮细胞的抗原提呈作用，引起免疫耐受。此外 KC 细胞还通过多种机制诱导免疫耐受：KC 细胞表达抑制因子 IL-10、NO 和 TGF-β；表达共抑制分子 PD-L1；诱导 Treg 分化和 Treg 的抑制活性成熟；表达 Fas-L 诱导 T 细胞凋亡。KC 的免疫耐受功能可导致病毒性肝炎和肝细胞癌进展，因此 KC 也是这些疾病的潜在治疗靶点。

尽管 KC 生理状况下激活 T 细胞的能力很弱，在 TLR 配体和细胞因子刺激下，KC 细胞可以恢复抗原提呈能力。在感染的微环境下，KC 可以将抗原提呈给 NKT 细胞或将抗原交叉提呈给 CD8+ T 细胞。KC 可以通过产生细胞因子和趋化因子间接调控感染状态下的免疫反应。它们可以募集树突状细胞和其他白细胞到肝脏，并且激活肝脏浸润淋巴细胞。肝脏还含有骨髓来源的巨噬细胞；单核细胞也可以分化为肝脏定植巨噬细胞，发挥类似 KC 的功能。

5. 树突状细胞（DC）　是激发适应性免疫最重要的抗原提呈细胞。肝脏内的 DC 主要作用是维护肝脏的免疫耐受状态。不成熟的 DC 和树突前体细胞通过门静脉进入肝脏，最终汇入中央静脉，或经过肝血窦内皮细胞间隙迁移至窦周隙。在此过程中，它们与其他免疫细胞交互作用，摄取肝脏内的抗原。肝脏内基质细胞和内皮细胞等微环境可以诱导耐受 DC 的产生。在 TLR4 刺激下，DC 分泌大量 IL-10，促进免疫低反应状态产生。

肝脏的 DC 被分为 2 个主要的亚群：CD11b+ 髓样 DC 和 CD123+ 浆细胞样 DC。髓样 DC 可以分泌大量的 IL-10 和吲哚胺 2，3- 双加氧酶，诱导 Treg 细胞产生；浆细胞样 DC 主要参与刺激条件下Ⅰ型 IFN 产生。两种 DC 激活 T 细胞的能力都较弱。肝脏的浆细胞样 DC 也表达 PD-L1 限制 T 细胞活化。肝脏内还有 CD+ DC，对于 T 细胞活化和 Th1 免疫反应具有重要作用。因此，肝脏内 DC 的高度异质性调控着肝脏的免疫反应和免疫耐受。

6. 肝星状细胞（HSC）　肝脏内 HSC 数量减少，位于窦周隙内。HSC 是肝纤维化的主要效应细胞。它们可以转分化为产生胶原的肌成纤维细胞。HSC 也参与了肝脏的固有免疫反应和肝脏的免疫耐受诱导。HSC 是肝脏储存维生素 A 的主要细胞，静息状态下的 HSC 内脂滴存储 80% 的肝脏视黄醇。激活的 HSC 内脂滴消失，分化为肌成纤维细胞。HSC 释放的维 A 酸可能调控肝脏其他细胞的功能。维生素 A 的代谢产物全反式维 A 酸也是诱导 Treg 细胞产生的重要物质。HSC 也是肝脏固有的抗原提呈细胞之一，可以有效致敏 T 细胞反应。HSC 表达多种 TLR，嗜肝病毒可激活 TLR 通路，引发抗病毒反应。但是同时，TLR 激活可以导致肝纤维化、炎症和肝损伤。HSC 还可以诱导 Treg，通过 PD-L1 和 TGFβ 抑制 T 细胞及诱导髓样抑制细胞参与肝脏免疫抑制。

（二）固有淋巴细胞

1. NKT 细胞　表达 T 细胞受体，可以识别脂质抗原，同时 NKT 细胞也表达 NK 细胞表面标志物。脂质抗原可以激活 NKT 细胞，其是固有免疫和适应性免疫的桥梁细胞。在肝脏酶过程中 NKT 细胞发挥双刃剑的作用，可以促进或抑制炎症反应。这主要是由于肝脏 NKT 细胞分为 2 个亚群，即Ⅰ型（固有型 NKT 细胞）及Ⅱ型 NKT 细胞。这两个 NKT 细胞亚群在肝脏炎症中发挥相反的作用。Ⅰ型 NKT 细胞是促炎细胞，Ⅱ型 NKT 细胞可以抑制Ⅰ型 NKT 细胞介导的肝损伤。

Ⅰ型 NKT 细胞激活后可以分泌大量的促炎因子，如 IL-4、IL-5、IL-13、IL-17、IFN-γ 和 TNF-α。它们也可以表达细胞毒性介质如穿孔素、Fas-L 和 TRAIL，可以诱导肝损伤，募集激活其他白细胞。Ⅰ型 NKT 细胞可以通过 Hedgehog 通路和分泌骨桥蛋白刺激 HSC 促进肝纤维化。但是，Ⅰ型 NKT 细胞也直接杀死 HSC，发挥抗纤维化作用。PBC 中黏膜共生菌刺激Ⅰ型 NKT 细胞与 PBC 的免疫耐受被打破有关；Ⅰ型 NKT 细胞还具有抵抗 HBV 感染和抑制肿瘤进展的能力。

与Ⅰ型 NKT 细胞相反，Ⅱ型 NKT 细胞对肝损伤有保护作用。Ⅱ型 NKT 细胞表达丰富多样的 TCR，主要被糖脂硫苷脂等自身抗原激活，Ⅱ型 NKT 细胞与Ⅰ型 NKT 细胞相互作用，调节Ⅰ型 NKT 细胞的作用。

2. 黏膜恒定 T 细胞（MAIT 细胞） 特征是表达 CD3、TCRVα7.2 和 CD161，占肝脏非常规 T 细胞的 60% 左右。MAIT 细胞受 MHC Ⅰ类相关蛋白（MR-1）限制，提呈微生物来源的维生素 B 代谢物，进而介导自身再分化和扩增。IL-12、IL-18 可以激活 MAIT 细胞，激活的 MAIT 细胞分泌大量的颗粒酶 B 和穿孔素。外周血和肝脏的 MAIT 细胞都表达高水平的 CD69、HLA-DR 和 CD38，呈现活化状态。MAIT 细胞表达 CXCR6 和 CCR6，而肝脏组成性表达其配体 CXCL16 及 CCL20。MAIT 细胞主要位于门管区的胆管周围。胆管上皮细胞接触细菌后可以激活 MAIT 细胞，提示 MAIT 细胞可以保护胆管黏膜免受肠道来源感染的损伤。肝脏炎症状况下，MAIT 细胞可以被进一步募集到肝血窦。

MAIT 细胞参与多种肝脏感染和慢性炎性疾病，是很有希望的肝脏疾病治疗靶点。MAIT 细胞通过增强单核细胞来源巨噬细胞的促炎反应和成纤维细胞的成纤维能力参与肝纤维化的发生。MAIT 细胞可以通过促进巨噬细胞 M2 极化改善非酒精性脂肪性肝病；原发性胆汁性胆管炎中，胆汁酸刺激肝细胞诱导 IL-7 产生，刺激 MAIT 细胞活化；酒精性肝病中 MAIT 细胞的抗菌活力降低，因此感染风险增加；肝癌中 MAIT 细胞数量减少，

且 MAIT 细胞发生重编程，下调细胞因子、胞吞效应相关基因，促进肿瘤进展。

3. NK 细胞/肝脏定植 NK 细胞 肝脏 NK 细胞胞质内含有颗粒，胞质颗粒内含有细胞毒性分子如穿孔素和颗粒酶 B。NK 细胞以非抗原特异性方式快速识别和清除病毒和肿瘤细胞。NK 细胞来源于骨髓，但是它们在肝脏内富集，占肝脏淋巴细胞的 30%。在肝脏内，NK 细胞可以与内皮细胞和库普弗细胞黏附。肝脏内 NK 细胞与循环 NK 细胞表型不同，在很多肝脏疾病和肝脏再生中发挥作用。NK 细胞对于控制肝脏病毒感染非常重要，但也可以直接杀伤肝细胞和胆管细胞促进自身免疫性肝病发生。NK 细胞可以通过细胞毒性促进肝脏再生，也可在不同情况下通过分泌 IFN-γ 对肝脏再生产生负调控作用。在肝纤维化中，NK 细胞可以杀伤活化的 HSC。在肝癌中 NK 细胞浸润与肝癌进展缓慢和更好的预后有关。

4. 固有淋巴细胞（ILC） 是不表达抗原特异性受体的淋巴细胞，可以分为 NK 细胞、ILC1、ILC2、ILC3 和 Treg 细胞。ILC 参与控制肠道菌群和致病菌，促进适应性免疫，调控组织炎症。肝脏内 ILC1 富集，但 ILC2 和 ILC3 很少。ILC1 参与清除细菌和寄生虫及肿瘤免疫监控。肝脏 ILC2 表达 ST2，在肝脏损伤时可发挥促炎或抗炎效应。肝内 ILC3 分泌 IL-22，对肝损伤有保护作用。ILC2 和 ILC3 都可以促进肝纤维化；ILC2 可以通过 IL-13-STAT6 通路诱导 HSC 激活；ILC3 可以通过分泌 IL-17 和 IL-22，抑制 IFN-γ 直接激活 HSC。

5. γδT 细胞 表达 γδT 细胞受体，是固有免疫和适应性免疫的桥梁细胞。肝脏是 γδT 细胞含量最高的器官之一，γδT 细胞占肝脏 T 细胞的 15% 左右，而血液中 γδT 细胞只有不到 5%。γδT 细胞具有高度异质性，可以识别自身和非自身蛋白、脂质和磷酸化类异戊二烯。γδT 细胞反应迅速，具有细胞毒性作用，可以分泌大量的细胞因子。人类肝脏包含克隆扩增的循环 γδT 细胞和定植 γδT 细胞。肝脏定植 γδT 细胞中有一亚群 CD27 和 CD45RA 表达低，IFN-γ 和 TNF-α 表达水平高，这个亚群参与肝脏慢性病毒感染。

三、适应性免疫细胞

（一）T/B 细胞

正常肝脏含有常规的 T 细胞和 B 细胞，但是肝脏适应性免疫细胞具有独特的性质。尽管 CD8$^+$ T 细胞和激活的 T 细胞是肝脏内主要的活化适应性免疫细胞，但是这些活化细胞多数发生凋亡和克隆缺失。肝脏内 CD8$^+$ T 细胞一般多于 CD4$^+$ T 细胞，在肝脏病原体感染和 PBC 等很多自身免疫性肝病中发挥重要作用。CD4$^+$ T 细胞可以极化为不同的辅助 T 细胞。但在肝脏，抗原提呈细胞会将 CD4$^+$ T 细胞激活为 Th2 型细胞和 Treg 细胞，并诱导 Th1 细胞凋亡。肝脏内还含有 CD4$^-$CD8$^-$ T 细胞，在自身免疫性肝病中发生扩增，参与相关疾病的进展。

CD4$^+$ T 细胞中，Treg 细胞参与了肝脏免疫耐受的发生。在新生儿阶段，肝脏 Treg 细胞数量迅速增多对于自身免疫耐受和肝脏成熟至关重要。肝血窦内皮细胞是诱导肝脏 Treg 细胞产生的重要细胞，应用抗原肽刺激肝血窦内皮细胞可以减轻已发生的自身免疫性疾病。DC 也是诱导 Treg 细胞产生的重要细胞。此外，肝库普弗细胞可以诱导分泌 IL-10 的 CD4$^+$ T 细胞产生，参与了 HBV 的免疫耐受。肝脏微环境中 IL-2 缺乏，但富含促炎因子，这可以损害 Treg 细胞的功能。

B 细胞可以通过提呈抗原、分泌细胞因子和产生抗体等参与适应性免疫反应。B 细胞仅占肝脏淋巴细胞的 5% 左右。肝脏内 B 细胞的功能尚不完全清楚。TLR 通路可以激活 B 细胞，从而参与肝纤维化。

（二）组织定植记忆 T 细胞

组织定植记忆 T 细胞（Trm 细胞）是最近才被发现的一种记忆 T 细胞亚类。在募集其他细胞之前，Trm 细胞可以快速反应，在局部通过细胞裂解作用或分泌促炎因子发挥局部保护作用和免疫监测功能。肝脏 Trm 细胞位于肝血窦。肝脏 Trm 细胞在疟原虫、HBV、淋巴细胞脉络丛脑膜炎病毒清除中具有重要作用。

四、肝脏免疫耐受

早在 20 世纪 60 年代，肝脏免疫耐受现象就已经被发现。猪肝移植后不需要免疫抑制剂就可以存活。进一步研究发现肝移植后可以提高同时移植的其他器官的存活，提示在小鼠、大鼠和人类，肝移植可以诱导系统性免疫耐受。此外，门静脉移植细胞存活率更高。肝脏内一些病原体（HBV、HCV 和疟原虫）等长期存在及口服食物抗原诱导的食物耐受也提示肝脏是一种免疫耐受器官。

肝脏的免疫耐受与肝脏免疫细胞的组成和功能密切相关。肝脏是 T 细胞致敏的重要场所。但是肝脏可以抑制 T 细胞，维持系统性免疫耐受。肝脏含有很多表达 MHC 分子但不表达共刺激分子的细胞，可以诱导 T 细胞无能和凋亡。KC、肝血窦内皮细胞和 Treg 细胞可以分泌 TGF-β 和 IL-10，抑制 T 细胞功能。初始 T 细胞与肝细胞、肝血窦内皮细胞和 BEC 相互作用，后者仅表达 MHC Ⅰ 类分子，不表达 MHC Ⅱ 类分子。CD8$^+$ T 被致敏，但是优于缺乏极化辅助 T 细胞，因此 CD8$^+$ T 细胞功能及记忆效应发生障碍。肝血窦内皮细胞可以留滞激活 T 细胞，使之更易被其他免疫细胞抑制。此外，肝脏内的其他 CD11b$^+$ T 细胞及 Lr-NK 细胞也可以抑制 T 细胞活化。

逆转或打破肝脏的免疫耐受对于治疗慢性感染和防止肝细胞癌进展具有重要作用。阻断 PD-1 等抑制受体可辅助治疗 HBV 感染，且在肝细胞癌的治疗中显示出良好效果。诱导肝脏对某些抗原的免疫耐受也可用于治疗自身免疫性疾病和食物过敏。

（郭长存）

第二节　肝脏固有免疫

肝脏是最大的免疫器官，肝脏的免疫具有一些独特特点。首先，肝脏不断接收来自门静脉的营养物质和肠道抗原的刺激，门静脉血液将来自肠道的病原体相关分子模式（PAMP）提呈给肝血窦内的库普弗细胞及其他免疫细胞。其次，正常肝脏内的定植巨噬细胞、KC 由于持续接触肠道来源的 PAMP，因而表现为免疫耐受状态。此外，除了免疫细胞外，肝细胞、胆管内皮细胞、肝星状细胞和肝血窦内皮细胞也表达模式识别受体（PRR），这些细胞与 PAMP 相互作用也参与了固有免疫反应的诱导。肝脏内的树突状细胞以浆细胞样树突状细胞为主，髓样树突状细胞较少。肝脏内树突状细胞不成熟，需要更多的信号才能发挥正常的抗原提呈作用。除了专职抗原提呈细胞外，肝脏内还有其他非专职抗原提呈细胞，如肝细胞、胆管内皮细胞等。这些非专职抗原提呈细胞的抗原提呈是不完全的，缺乏共刺激信号，从而诱导耐受性 T 细胞表达。总体而言，肝脏的免疫状态是免疫抑制为主的。

一、肝脏固有免疫的模式识别信号通路

肝脏固有免疫细胞不能产生针对特异性抗原的受体。单核细胞、巨噬细胞和树突状细胞等固有免疫细胞通过识别病原体相关分子模式或者组织损伤 / 坏死相关分子模式确定感染或损伤的来源，这个过程称为模式识别。固有免疫细胞表达模式识别受体（PRR），除引起对病原体和组织损伤免疫的固有免疫反应之外，PRR 也参与了固有免疫细胞免疫耐受表型的维持，并能调控适应性免疫反应。

病原体相关分子模式（PAMP）是细菌、病毒等病原体共有但是各自不同的分子模式；损伤相关分子模式（DAMP）是细胞死亡的标志，包括高迁移率族蛋白 B1（HMGB1）、线粒体 DNA、热休克蛋白和嘌呤代谢物等。肝脏脂肪变性和纤维化时，肝脏内过多的脂质和胶原也属于

DAMP。其他 DAMP 还有非酒精性脂肪性肝炎和非酒精性脂肪性肝病时肝脏的胆固醇蓄积。肝脏固有免疫细胞识别 DAMP 后会募集巨噬细胞，后者在无菌性损伤和炎症时发挥组织修复作用。

（一）Toll 样受体

Toll 样受体（TLR）是识别 PAMP 和 DAMP 的膜结合受体。树突状细胞和巨噬细胞胞质和内体膜上表达多种不同 TLR，每种 TLR 识别特定的分子模式。肝脏内的 TLR 受体信号主要由 TLR-1、TLR-2、TLR-4、TLR-5 和 TLR-9 介导，每种 TLR 分别识别特定的微生物模式。这些 TLR 除 TLR-9 之外，都是胞膜受体，可以检测细胞外 PAMP；TLR-9 表达于内体膜，主要检测胞质内细菌和病毒 RNA 或 DNA。TLR 被激活后通过 MyD88 引起 NF-κB 磷酸化，NF-κB 核转位，上调细胞因子 / 趋化因子表达和炎性体活化，促进炎症反应。中性粒细胞表达 TLR-4，TLR-4 激活后中性粒细胞释放中性粒细胞胞外陷阱，可以杀死病原体。肝脏内 TLR-9 识别 DAMP 后可以动员骨髓中性粒细胞。除炎性反应外，TLR 通路也可以促进抗炎反应。如肝脏树突状细胞 TLR-9 激活可以产生 IL-10，可以避免肝脏发生进行性组织损伤。

（二）解螺旋酶受体

解螺旋酶受体称为 RIG-1 样受体（RLR），是胞质解螺旋酶，可以识别 RNA 病毒感染中的 PAMP。RLR 识别 RNA 病毒后可以诱导 I 型 IFN 激活，进而促进针对感染的炎症反应。

（三）NOD 样受体和炎性体 NOD 样受体

NOD 样受体（NLR）是识别 PAMP 和 DAMP 的细胞内受体，是炎性体组装和激活的框架蛋白。NLR 识别 PAMP 和 DAMP 后促进炎性体形成，炎性体是一种蛋白复合体，可促进 IL-1β、IL-18、促炎因子释放，引起下游炎症反应。虽然 NLR 识别的 PAMP 和 DAMP 模式不同，但是活性炎性体一旦形成，炎性体都会释放 IL-1β 和 IL-18。NLR 与 Caspase-3 结合形成寡蛋白复合物，

Caspase-3 将 IL-1β 和 IL-18 前体蛋白裂解成活性状态，从细胞释放出来，引起局部炎症反应。NOD 样受体蛋白 3（NLRP3）识别炎症和细胞损伤的 PAMP 和 DAMP。NLRP3 炎性体的非经典激活是由 Caspase-11 介导的。Capspase-11 可以直接识别细菌脂多糖。活化的 Caspase-11 裂解消皮素 D，诱导细胞凋亡，也参与了 NLRP3 炎性体的激活。NLRP3 是目前研究最多的模式识别受体，在酒精性肝病的 IL-1β 的炎性反应中发挥作用。肝脏内 IL-1β 可以上调前基质金属蛋白酶的表达，导致肝星状细胞激活，引起肝纤维化。

二、细胞因子和趋化因子

固有免疫细胞识别 PAMP 和 DAMP 后可促进炎症因子和趋化因子释放，细胞因子和趋化因子进而促进或调控炎症反应。炎症因子可分为促炎因子或抗炎因子。趋化因子可以募集其他免疫细胞到感染或损伤部位。在持续炎症状态下，调节介质可以抑制局部炎症反应或在感染／损伤控制后关闭免疫活化状态。

（一）促炎因子和趋化因子

固有免疫细胞释放的促炎因子包括 IL-1β、IL-6、IL-18、INF-γ 和 TNF-α。树突状细胞和巨噬细胞炎性体激活后释放 IL-1β 和 IL-18，促进组织和外周血的炎症反应。TNF-α 是促炎性巨噬细胞活化的标志。中性粒细胞细胞外陷阱可以促进巨噬细胞活化，导致 TNF-α 和 IL-1β 表达，引起组织坏死，增强肝脏炎症。NK 细胞释放 IFN-γ 引起肝星状细胞凋亡。慢性病毒性肝炎时，NK 细胞 TNF-α 和 IFN-γ 表达下降，从而导致 NK 细胞功能受损。CXCL1、CXCL5、CXCL12、G-CSF 和 SDF-1 是肝脏疾病中的重要趋化因子。CXCL1 和 C-CSF 主要与骨髓中性粒细胞动员有关。小鼠急慢性肝损伤中中性粒细胞募集也依赖于 TLR2 介导的 CXCL12 信号通路。SDF-1 和 CXCL12 也是活化巨噬细胞释放的趋化因子。CD40 和 CD40L 结合后可以募集炎性单核细胞到肝脏。严重酒精性肝炎中，IL-1、IL-8、IL-17、CXCL1 和 CXCL5 对于中性粒细胞的肝脏募集尤其重要。CCL20 是另一个在酒精性肝炎患者中高表达的趋化因子，CCL20 可以通过激活肝星状细胞诱导炎症反应和纤维化。

（二）抗炎因子

抗炎因子的作用是抑制和降低炎症反应，促进感染或损伤后的组织修复。抗炎因子主要包括 TGF-β 和 IL-10，两者都是抗炎性巨噬细胞释放的；TGF-β 和 IL-10 促进巨噬细胞吞噬激活的中性粒细胞，控制炎症反应。肝损伤时骨髓来源的巨噬细胞和中性粒细胞表达 IL-10，促进组织修复。肝树突状细胞在肠道共生微生物和抗原的刺激后，可以释放 TGF-β 和 IL-10 等抗炎因子，抑制针对非致病性肠道共生菌的炎症反应。

（三）调节介质

肝脏疾病中的调节介质包括活性氧簇（ROS）、前列腺素和白三烯等。这些分子可以在稳定状态下抑制炎症反应。ROS 是细胞应激和组织损伤的标志物，中性粒细胞高表达 ROS。ROS 可以直接杀死中性粒细胞细胞外陷阱捕获的病原体。对乙酰氨基酚肝损伤模型中，中性粒细胞释放的 ROS 可以促进巨噬细胞的促炎表型向抗炎表型转化。在疾病状态下，过度的 ROS 和中性粒细胞细胞外陷阱可以导致过度的炎症反应，加重组织损伤。中性粒细胞细胞外陷阱还可以通过降解细胞因子和趋化因子发挥免疫调节作用，有助于炎症消退。被募集的巨噬细胞表达髓过氧化物酶，其也在肝脏损伤中发挥免疫调节作用。

三、肝脏固有免疫与肝脏疾病

（一）肝肠轴

健康人在肠黏膜屏障功能的帮助下肠道微生物与固有免疫系统维持稳态。越来越多的研究发现，肠黏膜屏障的破坏和肠道微生态改变在肝脏疾病中发挥重要作用。在无直接损伤肝细胞因素的情况下，单纯的肠黏膜屏障破坏和肠道微生态改变并不能引发肝脏疾病。不同肝脏疾病肠道微生物改变不尽相同，但似乎所有肝脏疾病中都发现肠道菌群多样性降低。酒精性肝病中酒精和酒精代谢产物可以直接损伤肠道上皮屏障。例如，酒精诱导 miR-22 表达，可降低紧密连接蛋白 1（ZO1）的表达。最近的研究显示酒精相关性肝病中，酒精可以导致近端小肠 Occludin 表达下降，肠道通透性增加。长期饮酒也可以导致近端小肠潘氏细胞增多。小鼠酒精喂养可以导致黏膜屏障结构异常和 IL-17 产生。这种作用是由肠道菌群改变介导的，抗生素治疗可以逆转这种效应。

（二）酒精性肝病

过量饮酒可以导致机体固有免疫在内的免疫功能降低，酒精性肝病（ALD）的主要特点是循环单核细胞和巨噬细胞吞噬能力和清除细菌能力降低，因此患者易发生感染。但同时 ALD 也具有库普弗细胞激活和促炎性巨噬细胞被募集的特点。急性酒精性肝炎时，肝脏出现中性粒细胞、巨噬细胞蓄积。最近研究显示，ALD 患者体内中性粒细胞活化，在肝脏内产生大量的中性粒细胞细胞外陷阱。健康情况下，中性粒细胞细胞外陷阱被巨噬细胞通过胞葬作用清除，但在 ALD 中巨噬细胞的胞葬作用受损，因此中性粒细胞细胞外陷阱清除减少，肝脏炎症加重。此外 ALD 患者肝脏内的巨噬细胞类型主要为 M1 型促炎性巨噬细胞。

人类及动物 ALD 模型显示 ALD 时，循环血液中 LPS 水平升高，LPS 与肝脏固有免疫细胞的 TLR4 结合引起炎症反应。细胞内感受分子 NLRP3 也在 ALD 中具有重要作用。ATP 和尿酸水平升高可以激活 NLRP3，导致炎性体活化、Caspase-1 活化，释放 IL-1β。ALD 主要表现为单核细胞的炎性体活化，而非巨噬细胞。ALD 中 IL-1β 升高导致炎症信号通路增强，抑制肝细胞再生，促进肝纤维化。

（三）非酒精性脂肪性肝病和非酒精性脂肪性肝炎

非酒精性脂肪性肝病（NAFLD）是指肝细胞内脂肪积累但无明显炎性细胞浸润；非酒精性脂肪性肝炎（NASH）是指肝脏内发生炎性细胞浸润，主要表现为巨噬细胞激活。肝脏巨噬细胞募集可以通过 CCR2 促进肝脏炎症。代谢综合征中固有

免疫细胞激活和巨噬细胞募集非常普遍，不仅在肝脏，其他器官也是如此。库普弗细胞和募集的巨噬细胞在 NASH 的肝脏炎症持续中发挥重要作用。研究发现，游离脂肪酸的脂毒性可以使肝脏释放 DAMP，从而直接激活巨噬细胞。除 DAMP 外，循环 LPS 水平增加也促进 NASH 中固有免疫细胞激活。NASH 中炎性体激活主要使 NLRP3 和 AIM2 炎性体活化。除固有免疫细胞之外，肝细胞和肝血窦内皮细胞也发生炎性体激活，参与了慢性炎症发生。炎性细胞激活和炎症因子促进肝星状细胞活化，从而促进肝纤维化。

（四）原发性胆汁性胆管炎和原发性硬化性胆管炎

越来越多的研究显示，固有免疫在胆管上皮细胞损伤的胆道疾病中具有重要作用。原发性胆汁性胆管炎（PBC）适应性免疫反应发生后，固有免疫反应可以加重疾病进展。PBC 患者单核细胞对 TLR 的反应发生变化；PBC 患者 CD14lowCD16hi 单核细胞亚群与 PBC 患者肝损伤有关并可以促进单核细胞的 Th1 极化。小鼠的自身免疫性胆管炎中，恒定 NKT 细胞激活加重肝损伤。固有免疫和适应性免疫都参与了原发性硬化性胆管炎（PSC）发病。小鼠 PSC 模型中，巨噬细胞主要为 M1 型促炎性细胞。与其他肝病相比，PSC 患者肝脏 CD68+CD206+ 巨噬细胞和募集地 CD16+ 单核细胞数量显著增加。

（五）病毒性肝炎

识别并清除包括病毒在内的病原体是固有免疫的主要作用。细胞内的模式识别受体（TLR）和解螺旋酶受体可以识别病毒核酸（RNA 或 DNA），并快速诱导干扰素释放，形成抗病毒免疫反应的第一线。肝细胞表达 TLR3、TLR7、TLR9 和解螺旋酶受体。固有免疫细胞可以识别肝炎病毒的 RNA 或 DNA，参与了某些肝炎病毒的慢性感染。虽然固有免疫系统可以识别病毒并引起抗病毒免疫，但是病毒可以逃避宿主免疫识别，抑制干扰素产生及下游抗病毒宿主反应。除了核酸之外，病毒蛋白也可以引发固有免疫反应，主要是促炎反应。如 HCV 结构和非结构蛋白可以被

TLR2 识别，使单核细胞产生促炎细胞因子，并且阻碍树突状细胞抗原提呈能力的成熟。

（六）肝细胞癌

肝细胞癌（HCC）中固有免疫反应的作用尚不完全清楚。慢性肝硬化中的总体免疫抑制状态促进 HCC 发生。长期饮酒及慢性 HBV、HCV 感染可以导致免疫细胞抗原提呈能力受损，抗原特异性 T 细胞活化也发生障碍。肝硬化发生之前肝脏长期处于促炎因子活化状态。促炎因子微环境也参与了 HCC 的发生。

（郭长存）

第三节　肝脏适应性免疫和自身抗体

自身抗体对于诊断免疫性肝病具有重要作用，适应性免疫参与了肝脏疾病的发生。理解肝脏的适应性免疫和自身抗体的意义对于理解免疫相关性肝病的发病机制具有重要意义。

一、适应性免疫的活化

（一）T 细胞活化

抗原引发固有免疫反应后，树突状细胞在激活细胞介导的适应性免疫中发挥中心作用。树突状细胞（DC）通过 PPR 识别内源性或外源性 PAMP 及 DAMP 后被活化。主要过程：CD80、CD86 和 HLA 等激活 T 细胞的表面分子表达上调；DC 处理微生物抗原进行抗原提呈；分泌大量细胞因子，尤其是 IL-12；迁移至淋巴结，将抗原提呈给 T 细胞。DC 成熟后上调趋化因子受体 CCR7，在 CCL19 和 CCL21 作用下迁移至引流淋巴结。外周淋巴内皮细胞和淋巴结基质细胞表达 CCL19 和 CCL21，可以引导 DC 归巢至淋巴结。DC 将 MHC Ⅱ 类分子结合外源性抗原肽和 MHC Ⅰ 类分子的内源性抗原肽提呈给初始 T 细胞。MHC Ⅱ 类分子可以容纳 12～25 个氨基酸的抗原肽，而 MHC Ⅰ 类分子可以容纳 8～10 个氨基酸的抗原肽。$CD4^+$ T 细胞识别 MHC Ⅱ 类分子提呈的抗原肽，$CD8^+$ T 细胞识别 MHC Ⅰ 类分子提呈的抗原肽。抗原提呈细胞激活初始淋巴细胞需要 3 种信号：TCR 识别 MHC 分子提呈的抗原是第一信号，但是它不足以引起 T 细胞活化。DC 表面的 CD80 和 CD86 与 T 细胞的 CD28 结合是第二信号，又称共刺激信号。共刺激信号激活转录因子使抗原提呈细胞合成多种细胞因子，尤其是 IL-12。DC 表面的 CD40 和 T 细胞表面的 CD40L 结合，可以进一步上调 DC 的 CD80 和 CD86 表达和 IL-12 分泌。但如果 DC 表面的 CD80 和 CD86 与 T 细胞表面的 CTLA-4 和 PD-1 结合，会抑制 T 细胞反应并下调 DC 表面的 CD80/CD86。这个过程可以抑制针对自身抗原的过度免疫反应。抗原提呈细胞分泌的细胞因子使初始 T 细胞完全激活是第三信号。抗原的性质决定抗原提呈细胞分泌的细胞因子类型和细胞因子诱导的 T 细胞极化方向。在 IL-12 升高时，初始 T 细胞与 APC 相互作用分化为产生 IFN-γ 的 Th1 细胞，激活巨噬细胞，进一步清除细胞内胞吞的细菌。此信号通路激活的巨噬细胞称为 M1 型巨噬细胞，也是巨噬细胞活化的经典通路。如果 APC 分泌 IL-4，会引起 Th2 反应，导致嗜酸性粒细胞和肥大细胞活化，对抗寄生虫感染尤其重要。Th2 细胞分泌 IL-4、IL-5 和 IL-13，导致 M2 型巨噬细胞活化，促进胶原合成和纤维化。IL-23、IL-6 和 TGF-β 升高会诱导 Th17 反应，可以募集中性粒细胞和单核细胞清除细胞外细菌和真菌。表面 PPR 未与 PAMP 结合的 DC 称为不成熟 DC，不成熟 DC 分泌 IL-10，与 TGF-β 一起调控 T 细胞向调节 T 细胞分化，从而抑制 T 细胞、DC 和巨噬细胞活化。

（二）B 细胞活化

与 T 细胞相似，B 细胞活化也发生于淋巴结，主要是次级淋巴滤泡。次级淋巴滤泡包括 B 细胞、巨噬细胞和滤泡 DC。滤泡 DC 是一种特化的 DC，具有很长的细胞突触。B 细胞活化的第一信号是抗原与 B 细胞受体（BCR）相互作用。B 细胞不需要抗原处理就可以识别原始抗原。淋巴滤泡和淋巴组织中的滤泡 B 细胞识别蛋白抗原，分泌大量的抗体。此反应比脾脏和黏膜 B 细胞识别非蛋白抗原的抗体反应更强。非 T 细胞依赖的 B 细胞活化是多克隆性的，主要导致 IgM 反应，抗体亲和性和记忆效益均较弱。膜结合抗原比可溶性抗原激活 B 细胞的能力更强。膜结合由多种表面受体介导，包括补体受体、Fc 受体和凝集素。滤泡 DC 是最重要的 B 细胞抗原提呈细胞。B 细胞表面 B 细胞受体（BCR）、免疫球蛋白与两个或更多相同的抗原表位结合对于诱导 B 细胞增殖和分化是必需的，此过程称为免疫球蛋白交联。多糖和其他微生物非蛋白抗原常含有多个相同的表位，可以导致更强的 B 细胞表面免疫球蛋白交联。相反，蛋白抗原的重复结构较少，需要 T 细胞辅助才能诱导有效的 B 细胞活化。淋巴结内淋巴滤泡周围的副皮质中含有大量 T 细胞，因此 T 细胞辅助的 B 细胞激活在淋巴结中很易发生。非蛋白抗原导致 B 细胞激活不依赖于 T 细胞，而蛋白抗原导致的 B 细胞激活则依赖于 T 细胞，T 细胞依赖的 B 细胞激活效应更强。抗原经引流淋巴管或动脉进入淋巴结之后，初始 B 细胞、T 细胞识别特定抗原并活化，T 细胞表达 CCR7，B 细胞表达 CXCR5，在趋化作用下 T 细胞、B 细胞向彼此迁移。

B 细胞活化的第二信号是与 Th 细胞相互作用。B 细胞吞噬蛋白抗原，并通过 MHC Ⅱ分子将抗原提呈给 T 细胞。T 细胞识别 B 细胞的抗原后，B 细胞表面的 CD40L 和 T 细胞表面的 CD40 上调，T 细胞细胞因子（IL-4 和 IL-21 为主）产生增加。这些变化进一步导致 B 细胞活化，免疫球蛋白重链发生同种型转换，亲和力成熟，这在有效体液免疫中具有中心地位。

B 细胞活化的第三信号来自固有免疫系统，如 B 细胞表面表达的补体受体可以识别与细菌结合的补体的降解产物；B 细胞表面 TLR 可以识别 PAMP 和 DAMP；滤泡 DC 分泌 B 细胞活化因子（BAFF）和 IL-15 也是另外一种 B 细胞活化的第三信号。因此固有免疫细胞对于体液免疫激活也具有重要作用。

B 细胞活化后发生克隆扩增，产生分泌抗体的浆细胞和记忆性 B 细胞。活化的 B 细胞进一步发生免疫球蛋白重链同种型转换和抗体亲和力成熟。免疫球蛋白同种型转换产生 IgG、IgA 和 IgE 重链，而初始 B 细胞表面表达的免疫球蛋白属于 IgM 和 IgD。B 细胞 IgE、IgA 和 IgG 基因发生体细胞突变，抗体与特定抗原的亲和力增加，只有抗体亲和力最强的 B 细胞才在进一步信号刺激下继续克隆扩增。

二、自身免疫和自身抗体

胚系基因重排产生极大多样性的 B 细胞受体（BCR）和 T 细胞受体（TCR），此外 B 细胞的体细胞突变也参与此过程。BCR 和 TCR 的多样性不可避免地会产生可以识别自身抗原的 TCR 和 BCR。表达自身抗原 TCR 和 BCR 的淋巴细胞发生中心和外周耐受，以清除潜在免疫风险。但是免疫耐受也可能失败，引起亚临床自身免疫反应，进而进展为显性自身免疫性疾病。检测自身抗体是自身免疫性疾病临床诊断过程的重要手段。自身免疫性肝病（AILD）的主要自身抗体包括以下几种。

（一）抗核抗体

抗核抗体（ANA）作为自身免疫性疾病常见的自身抗体，主要存在于系统性自身免疫性疾病患者中，亦可见于器官特异性自身免疫性疾病，甚至可存在于慢性感染、肿瘤患者及健康人群中。ANA 在 AIH、PBC、PSC 中的阳性率分别为 50%～75%、50%、8%～77%，ANA 亦见于病毒性肝炎、药物性肝病及脂肪肝等其他肝病患者。ANA 荧光模型、特异性自身抗体与 AIH 临床表现或实验室特征的关系仍未明确。而 PBC 患者 ANA 荧光模型主要为核点型、核膜型等，相应的特异性自身抗体主要针对 sp100、gp210 等靶抗原。另外，某些特异性自身抗体与 PBC 患者的临床特征存在一定的相关性，如抗 gp210 抗体阳性的 PBC 患者病情较严重，预后差。

（二）抗平滑肌抗体

抗平滑肌抗体（ASMA）主要存在于 AIH 中，

在 AIH-1 型中的阳性率约为 50%，可在 AIH 患者中单独阳性，ASMA 亦可见于其他肝病患者。其中血管肌层（V）荧光染色对 AIH 并不特异，可见于病毒性肝病等。而血管肌层（V）、肾小球系膜细胞（G）及肾小管细胞内原纤维（T）荧光染色对 AIH 特异。另外，"VGT"荧光染色主要针对抗 F-actin 抗体，对 AIH 具有诊断特异性，且与 AIH 的炎症活动性有一定的相关性。

（三）抗肝肾微粒体抗体

抗肝肾微粒体（LKM）抗体作为 AIH-2 型的血清标志物，主要见于儿童、青少年 AIH 患者。但抗 LKM 抗体亦可见于慢性丙型肝炎病毒感染患者。抗 LKM 抗体根据靶抗原的不同，亦可分为抗 LKM-1 抗体、抗 LKM-2 抗体［靶抗原为细胞色素 P4502C9（CYP2C9）］、抗 LKM-3 抗体［靶抗原为尿嘧啶二磷酸葡萄糖醛酸基转移酶（UGT）］，其中抗 LKM-3 抗体亦可见于 AIH-2 型患者。

（四）抗可溶性肝抗原 / 肝胰抗原抗体

抗可溶性肝抗原 / 肝胰抗原（SLA/LP）抗体在中老年女性 AIH 患者中多见，青少年中该自身抗体少见。抗 SLA/LP 抗体常与 ANA 同时阳性（90.9%），与抗 LKM-1 抗体或抗肝细胞胞质 1 型抗体同时阳性者未见。目前，国内外共识 / 指南一致认为，抗 SLA/LP 抗体主要见于 AIH 或 AIH/PBC 重叠综合征患者，对 AIH 的诊断特异度可达 98.9% ~ 100%。且该自身抗体阳性的 AIH 患者存在病情较重、易复发等临床特点。另外，抗 SLA/LP 抗体可出现在肝脏生化指标改变之前，可能对疾病有预警价值，需要随访观察。

（五）抗肝细胞胞质 1 型抗体

抗肝细胞胞质 1 型（LC-1）抗体常与抗 LKM-1 抗体并存或单独存在于 AIH-2 型患者中，阳性率约为 30%。约 10% 的 AIH-2 型患者抗 LC-1 抗体单独阳性，抗 LC-1 抗体与 AIH 的疾病活动性和进展有关。

（六）抗线粒体抗体

抗线粒体抗体（AMA）作为 PBC 的标志性血清学指标，在 PBC 中的阳性率约为 95%。AMA 在 PBC 患者中的发现，促进了 PBC 的及时诊断与治疗。另外，任何类型的急性肝损伤、肝衰竭患者亦可出现 AMA 阳性，但会随着病情改善而呈阴性。AMA 根据靶抗原分为 M1 ~ M9 亚型，其中 M2 亚型是 PBC 的主要亚型，其次为 M4、M8、M9 亚型，不同亚型可存在于疾病的不同时期，因此可采用针对特异性靶抗原的免疫学检测方法进行 AMA 亚型检测。间接免疫荧光法（IIF）检测 AMA 滴度 ≥ 1∶40 为阳性，但滴度值的高低与病情的严重程度无明显相关性。且 AMA 阴性、阳性的 PBC 患者在临床表现、生化指标及病理学等方面无明显的差异。

（七）抗中性粒细胞核周抗体

抗中性粒细胞核周抗体（pANCA）在 PSC 患者中的阳性率为 33% ~ 85%，亦可见于 AIH 患者，PSC 和 AIH 患者血 pANCA 在乙醇、甲醛固定的中性粒细胞上呈现不典型的 pANCA 荧光模型。pANCA 阳性的 PSC 以年轻发病者多见，与 HLA-B*08、HLA-DRB1*03 有关。但 pANCA 对 PSC 缺乏诊断价值，且与 PSC 患者特征性的临床表现、疾病预后及治疗反应无明确相关。

（八）其他

如抗去唾液酸糖蛋白抗体（anti-ASGPR）靶抗原为肝特异性膜受体，主要见于 AIH 患者，与 AIH 的活动性有一定相关性。抗着丝点抗体（ACA）常见于系统性硬化病（SSc），亦可见于 PBC，且与 PBC 门静脉高压发生存在相关。抗 KLHL12（kelch-like 12）抗体、抗 HK1（hexokinase 1）抗体作为 PBC 患者新的血清学指标，具有较高的临床诊断性能，尤其见于 AMA 阴性的 PBC。抗糖蛋白 2（glycoprotein 2，GP2）抗体 IgA 亚型在 PSC 患者血清中的阳性率为 46.7% ~ 71.5%，且抗 GP2 抗体 IgA 亚型阳性的 PSC 患者胆管疾病表现更加严重，胆管癌的发生率增高。抗 GP2 抗体

IgA 亚型亦可作为 PSC 患者风险评估的实验室指标。总之，上述新的 AILD 相关自身抗体与疾病的临床表现、活动性、病程等的相关性仍未完全明确，有待进一步临床实践。

三、自身抗体的临床意义

AILD 相关自身抗体不仅存在于 AILD 患者，亦可出现在 AILD 无症状者的临床前期，以及病毒性肝炎（甲型肝炎、乙型肝炎、丙型肝炎、丁型肝炎、戊型肝炎等）、药物性肝损伤、酒精性肝病、非酒精性脂肪性肝病、肝癌及非肝脏疾病等患者。

AILD 患者可存在相关自身抗体阴性，如 10% ～ 15% 的 AIH 患者相关自身抗体阴性，5% ～ 10% 的 PBC 患者 AMA 阴性。相关自身抗体阴性的原因有自身抗体滴度较低，自身抗体检测试剂包被抗原、方法学的差异，存在诊断标准、分类标准以外的自身抗体等。

儿童 AILD 相关自身抗体滴度可与疾病活动性、疗效监测等存在一定的相关性。成人 AILD 患者，如 AIH 在疾病急性期或初期，可存在相关自身抗体阴性，随病情的进展可在 3 ～ 6 个月后出现。但成年人 AILD 患者自身抗体滴度不能作为疾病活动性、疗效监测的实验室指标。另外，重叠综合征患者随病情的进展会逐渐出现相关自身抗体。因此，对上述情况需行 AILD 相关自身抗体的临床随访检测。

（郭长存）

参考文献

中国医师协会风湿免疫科医师分会自身抗体检测专业委员会，国家风湿病数据中心，国家皮肤与免疫疾病临床医学研究中心，2021. 自身免疫性肝病相关自身抗体检测的临床应用专家共识 . 中华内科杂志，60(7): 615-618.

Barrow F, Khan S, Wang H, et al, 2021. The emerging role of B cells in the pathogenesis of NAFLD. Hepatology, 74(4): 2277-2286.

Bogdanos DP, Gao B, Gershwin ME, 2013. Liver immunology. Compr Physiol, 3(2): 567-598.

Gao B, 2016. Basic liver immunology. Cell Mol Immunol, 13(3): 265-266.

Gershwin ME, 2020, Liver Immunology-Principles and Practice. Berlin: Springer Press.

Kubes P, Jenn C, 2018. Immune Responses in the Liver. Annu Rev Immunol, 36: 247-277.

Miura K, Ohnishi H, 2016. Innate Immunity and the Liver. In: Ohira H. (eds) The Liver in Systemic Diseases. Berlin: Springer.

Robinson, WM, Harmon C, O'Farrelly C, 2016. Cell Mol Immunol. May; 13(3): 265-266.

Shuai Z, Leung MW, He X, et al, 2016. Adaptive immunity in the liver. Cell Mol Immunol, 13(3): 354-368.

Zheng M, Tian Z, 2019. Liver-mediated adaptive immune tolerance. Front Immunol, 10:2525.

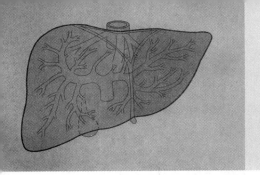

第 7 章　肝脏疾病动物模型

肝脏是消化系统的重要组成部分，是物质和能量代谢的重要枢纽。肝脏以代谢功能为主，并扮演着除去毒素、储存糖原、合成分泌性蛋白、合成和分泌胆汁等重要的角色，是承担人体重要生理功能的实质性器官。但肝脏又是一个脆弱的器官，各种不同的因素（如病毒、药物、酒精、免疫因素）都可以导致肝损伤，导致肝细胞变性坏死、炎性细胞浸润，继而出现肝功能减退甚至肝硬化、肝癌等，严重威胁人类健康。

建立实验性动物模型是研究肝病发病机制和药物作用原理的重要途径，也是筛选肝病治疗药物的重要手段。肝病种类众多，因此需要建立不同的动物模型。目前研究比较广泛的模型包括肝损伤模型、病毒性肝炎模型、酒精性肝病模型、非酒精性肝病模型、自身免疫性肝病模型及肝癌模型。在各种肝病模型中包含急慢性损伤，以及肝纤维化和肝硬化等不同阶段，因此不再对病程进行赘述。

不同方法制备的肝病动物模型的表型和形成机制各异。按照研究的目标选择最适合的动物模型，尽量选择与人类疾病相似、方法简单、成功率高和重复性好的实验模型，将有助于加快药筛进程、验证新疗法和更快解决不同肝病的生物学发病机制。下面将系统地回顾不同肝病模型及常用的方法，以及不同肝病模型的优缺点等。

第一节　肝损伤模型

肝损伤主要指肝脏实质细胞的功能损伤或坏死。临床肝损伤主要由饮酒、食物中毒、药物毒性、病毒性肝炎、脂肪肝、肝硬化及胆汁淤积症等引起。严重的急性肝损伤可发展为肝衰竭，危及生命；慢性肝损伤则可能向肝硬化、肝癌终末期发展。而肝损伤小鼠模型可以用于肝损伤 - 修复、肝再生机制性研究，也可用于保肝药物、治疗肝损伤药物的筛选、评价，因此肝损伤小鼠模型的研究意义重大。

本部分主要介绍化学性因素（如药物 - 毒物）和物理性因素（胆管结扎）引起的肝损伤模型，其他如病毒、酒精、非酒精及免疫性因素等将在下文详细介绍。

一、化学性 / 物理性因素诱导

（一）四氯化碳损伤模型

四氯化碳（carbon tetrachloride，CCl_4）是一种有机化学物质，其诱导的肝损伤模型由于操作简单，重复性高，已被广泛应用于急慢性肝损伤、肝纤维化及肝硬化的病因学、组织学和肝功能变化的研究及保肝药物、新型治疗方式的评价，是目前应用最广泛的肝病模型之一。CCl_4 诱导肝损伤的主要原理：CCl_4 在肝脏细胞微粒体中的细胞色素 P450 超家族作用下，代谢为三氯甲基自由基（CCl_3^*）。随后，这种自由基与核酸、蛋白质和脂质发生反应，使得细胞膜、内质网膜等发生氯烷基化和脂质过氧化,损伤膜的结构和功能,导致脂质代谢改变(脂肪变性)和蛋白质含量降低。CCl_3^* 和 DNA 之间的加合物形成进一步触发突变和 HCC 的形成。CCl_3^* 氧化产生的三氯甲基过氧自由基(CCl_3OO^*)进一步引发脂质过氧化和多不饱和脂肪酸破坏,最终导致肝细胞损伤,出现以炎症、纤维化、肝硬化和肝癌为特征的不同程度肝损伤。在 CCl_4 损伤模型造模的前 2~3 周主要表现为肝坏死,表现为肝特异性酶活性升高,伪胆碱酯酶活性降低。在 4~6 周肝脏脂肪大量堆积,血清甘油三酯和天冬氨酸氨基转移酶(AST)水平显著升高,而肝功能降低。在 6~8 周,AST 继续升高,羟脯氨酸和甘油三酯水平升高,总体肝功能进一步下降。在最后阶段,可以观察到肝萎缩,进展为肝纤维化甚至肝硬化。

但是 CCl_4 不能导致永久的肝损伤,且在刺激因素去除后肝损伤可自行好转。也有一些化学物质诱导的肝损伤是比较剧烈和不可逆的,不能模拟临床更多见的非化学肝毒性因素的肝损伤的病理状态和机制。而且不同的小鼠品系对 CCl_4 损伤模型造模的敏感度也不尽相同,如 BALB/c 近交系小鼠对 CCl_4 纤维化诱导最为敏感,而 FVB/N 小鼠对 CCl_4 反应则较差。因此,根据不同的研究目的选择不同的品系动物和合适的 CCl_4 浓度及诱导时间十分必要。

(二)对乙酰氨基酚损伤模型

对乙酰氨基酚(APAP)于 1893 年首次合成,是临床上比较常用的解热镇痛药,但大剂量使用可产生肝毒性。正常剂量下,90%~95% 的 APAP 经肝脏代谢,24 小时可经肾脏排泄。APAP 与葡萄糖醛酸结合或与硫酸盐结合后均变为无毒性物质。但研究指出,APAP 可转化为亲电子醌亚胺(NAPQI),可共价结合肝脏大分子导致肝小叶中央区坏死,并且 APAP 剂量越大,产生的 NAPQI 越多,具有剂量依赖毒性。APAP 的反应代谢产物 NAPQI 能抑制钙依赖的 ATP 酶,可引起钙离子内流,最终导致细胞死亡。过量的 APAP 可引起线粒体中谷胱甘肽耗竭,导致 NAPQI 与细胞膜发生反应,进而造成大量肝细胞损伤和死亡。APAP 还可介导免疫细胞活化和炎症反应发生,这提示氧化应激可能也是 APAP 诱导肝毒性的重要方面。

目前,在欧美国家,APAP 是导致急性肝衰竭的重要原因,因此也常被用于构建肝损伤动物模型。APAP 导致的肝损伤可引起氨基转移酶急剧升高,通常大于 1000U/L,肝脏组织学特征为肝小叶中央的肝细胞坏死。APAP 导致的肝细胞坏死过程通常是可逆的,一般不会发展为肝纤维化。

(三)刀豆蛋白 A 损伤模型

刀豆蛋白 A(ConA)是植物凝集素,研究发现,ConA 经尾静脉注射后仅引起肝损伤,而未出现肺、肾和心脏等肝外器官损伤,因此被作为诱导急性肝损伤的重要手段。ConA 诱导的急性肝损伤制作简单,方便快速,并且具有剂量依赖性。选用剂量为 0.15~0.3mg/kg 时,表现为肝损伤的生化指标随剂量增加,炎症反应加重。而使用剂量为 20mg/kg 时,在 8 小时内出现小鼠死亡。这为构建不同程度的肝损伤模型提供了便利。

ConA 主要激活 T 细胞,以 $CD4^+$ T 细胞浸润为主,这些 T 细胞分泌大量的细胞因子,如 TNF-α、IL-2、IFN-γ 等,引起肝脏的炎症反应;并通过不同的趋化因子如 CCR5 等招募其他免疫细胞,引起肝细胞损伤和凋亡。ConA 诱导的肝损伤模型是以免疫细胞活化为主,与人类的病毒性肝炎引起的免疫性肝损伤及自身免疫性肝病的病理过程有一定的相似性。因而,该模型被认为是研究人类病毒性肝炎和自身免疫性肝病的病理机制及药物筛选的重要模型。但是该模型主要用于急性肝损伤模型的复制,不适用于慢性肝纤维化和肝硬化的研究。

(四)脂多糖 /D-氨基半乳糖

脂多糖(LPS)是内毒素的主要毒性成分,一方面介导炎症反应破坏血管内皮的完整性,另一方面引起肝细胞凋亡和坏死,导致肝脏损伤和出血。D-氨基半乳糖(D-GalN)是比较常用的化学性肝毒性药物,其可快速结合并消耗大量的尿苷酸,影响肝细胞中蛋白质、活性酶的生成,从而对肝细胞造成严重损伤。目前,利用 LPS/D-GalN 诱导动物发生急性肝损伤是次于四氯化碳损伤模型的主要化学性损伤模型。该模型造成的小鼠肝损伤呈现急性渐进式的发展模型，随着病程的进展，肝组织由散在的点状滑丝，肝细胞胞质由疏松发展为弥漫性的大面积出血性坏死，细胞核崩解，肝小叶正常结构消失等。因此，LPS/D-GalN 诱导不仅能建立内毒素性的肝损伤动物模型，同时可以用于急性重症肝炎模型的研究。

　　研究发现，LPS 有直接的肝细胞毒性作用，也可通过与 Toll 样受体 4 结合，激活该受体，促进单核细胞、库普弗细胞等活化，分泌大量的 TNF、IL-6 等炎性因子，诱导肝细胞凋亡甚至坏死，刺激内皮细胞表达促凝血蛋白 C，导致血栓形成和急性重型肝炎。LPS 也可诱导内皮细胞表达 MCP-1，血清中 IL-6、TNF-α 和 MCP-1 等表达升高后，这些炎症因子的活化进一步激活体内的免疫应答，活化白介素家族、肿瘤坏死因子家族及趋化因子家族等，一系列的级联反应可导致体内的炎症因子风暴，进而介导了急性肝损伤的恶化，最终导致重症肝炎等肝脏疾病。LPS/D-GalN 急性肝损伤模型主要是将药物经腹腔注射诱导产生，制作方法简单。根据不同的药物浓度可以控制疾病的进程，便于反映疾病发展的进程，也为急性肝损伤发病机制研究奠定了良好的模型。

（五）胆管结扎模型

　　胆管结扎（bile duct ligation，BDL）模型是结扎胆总管，引起物理性梗阻，造成梗阻部位以上的胆管扩张，随着时间的延长，胆汁排泄障碍形成胆汁淤积、胆管内压力增高，并可引发肝内胆小管扩张破裂。由于肝内血管受扩张胆管压迫及胆汁外渗，肝细胞会发生缺血和坏死，纤维组织向胆管伸展，包围肝小叶并散布于肝细胞周围，导致纤维增生，甚至发展为胆汁性肝纤维化。因此胆汁淤积性肝病小鼠模型的建立对于深入研究胆汁淤积性肝病具有重要意义。胆管结扎模型结扎小鼠胆总管后，随着时间延长，肝脏对称性增大，出现胆汁淤积表现。胆管结扎模型肝脏的炎症反应程度较轻，但肝纤维化形成速度较快，自发逆转率较低。在造模术后 1 天，反映肝细胞损伤程度的血清 ALT 水平急性大幅升高，此后快速回跌。

造模 1 ～ 2 周时，肝组织汇管区旁胆小管增生，周围有纤维组织沉积；2 周以后，胆小管周围增生的纤维组织开始包围和分隔肝小叶，反映肝纤维化程度的血清和组织 LN 和透明质酸含量升高或维持在较高水平。随着时间的延长，肝纤维化的程度不断加重。本模型具有造模方法简单，成模周期较短，维持时间较长，病理特征明显，形成胆汁淤积稳定可靠的特点，是研究胆汁淤积发病机制和寻找治疗药物的理想模型。

二、遗传动物模型

（一）Fah$^{-/-}$ 动物模型

　　Ⅰ 型酪氨酸血症是一种因代谢酪氨酸最后一步反应所需的延胡索酰乙酰乙酸水解酶（FAH）缺失或功能缺乏而导致的常染色体隐性遗传性疾病。该酶由 *Fah* 基因编码，正常情况下，酪氨酸最终代谢为延胡索酸和乙酰乙酸；当 *Fah* 基因发生缺失或突变时，产生有毒的延胡索酰乙酰乙酸盐和马来酰乙酰乙酸，并产生次级代谢产物丙酮，对肝、肾造成损伤。*Fah* 基因敲除可以产生持续不可逆的肝损伤，抑制肝细胞增殖，诱发自身肝细胞死亡，具有适合移植肝细胞的生活微环境，因此被认为是评价外源性肝细胞再殖损伤的理想动物模型。例如，Fah$^{-/-}$IL2rg$^{-/-}$ 缺陷小鼠，存在免疫缺陷（T 细胞和 NK 细胞缺失），可进行外源干细胞移植的研究。CRISPR-Cas9 技术也被应用于构建 *Fah* 基因缺陷的大小鼠，其原理是在 *Fah* 基因的第 2 号外显子上敲除 10 个碱基。*Fah* 敲除鼠存在广泛而持续的肝损伤，除了应用于 Ⅰ 型酪氨酸血症，还可以用于细胞移植、肝脏持续损伤、肝再生、肝癌及肝脏疾病修复治疗的研究。

（二）uPA 转基因小鼠

　　小鼠肝脏特异性过表达尿激酶型纤溶酶原激活物（urokinase-type plasminogen activator，uPA）可引起肝细胞坏死，即 uPA 转基因小鼠可以作为肝损伤模型。但是 uPA 转基因鼠的缺点是死亡率高，难于繁殖。有研究给 Tet-uPA 转基因小鼠转入了两个基因片段，即 Alb-rtTA 和 TRE-uPA，构成在肝细胞内特异表达的 Tet-On 系统调控的 uPA 转基因结构。Tet-uPA 转基因小鼠在不诱导的情况下呈完全健康状态，可以正常繁殖；当用四环素类药物 Dox 诱导时，uPA 在肝细胞内表达，引起肝损伤。既可以用高剂量 Dox 诱导产生急性肝损伤甚至肝衰竭的表型，也可以用较低剂量持续诱导为慢性肝损伤模型。因而 Tet-uPA 转基因小鼠是肝损伤机制研究和保肝药物药效评价的理想模型。

（周　霞）

第二节　病毒性肝炎模型

肝炎病毒，尤其是乙型肝炎病毒（HBV）可以引起肝脏的急慢性感染，其中慢性感染是引起严重肝脏疾病的主要病因。我国是肝病大国，尽管已经有 HBV 疫苗和抗病毒治疗药物的应用，但乙型肝炎仍然是威胁人类健康的传染病。事实上，HBV 的感染和复制并不会直接损伤肝细胞，而是由于病毒感染和免疫细胞的相互作用进而引起肝损伤，最终导致肝硬化甚至肝癌发生。但由于 HBV 感染宿主的局限性，目前乙型肝炎动物模型仍在不断探索中。

一、乙型肝炎模型

目前常用的乙型肝炎模型大致包括以下几种。

（一）直接可以感染 HBV 的动物模型

该模型对象主要是黑猩猩和树鼩，这种模型不能发展为肝硬化或肝癌，并且病毒复制水平低，不能完全复制 HBV 感染的过程。此外，黑猩猩模型还存在经济和伦理问题等，因此难以推广应用。有研究对小鼠模型进行人源化改造，将人的肝细胞移植到小鼠肝脏上，这样就可以直接感染人 HBV。人鼠嵌合肝脏小鼠感染模型是目前最完备的 HBV 感染模型，可以完全再现 HBV 感染、复制、包装和释放及再感染的整个生命周期，可以产生最关键的 cccDNA。但是这种模型是基因免疫缺陷小鼠模型，因而不能进行人类免疫细胞和 HBV 相互作用的免疫反应及导致肝脏疾病的研究。

（二）可感染 HBV 类似病毒的动物模型

该模型有土拨鼠肝炎病毒模型和鸭肝炎病毒模型等。土拨鼠肝炎病毒模型血清的 ATL、AST和 γ-GT 水平明显升高，与人类肝炎有着相似的慢性炎性反应，但不发展为肝硬化；而鸭肝炎病毒模型可检测到 HBV-DNA，也可发生与人相似的肝硬化病理表现。

（三）HBV-DNA 转染的小鼠模型

该模型主要通过水动力注射造模，将 HBV 质粒 DNA 高压注射到小鼠体内；或者通过腺相关病毒携带 HBV 基因组进入小鼠的细胞。这种模型可检测到乙型肝炎表面抗原（HBsAg），肝脏也可表现出炎症反应或者纤维化。这种模型成本较低，但由于感染的时间比较短，难以模拟乙型肝炎慢性感染的过程。

（四）转基因小鼠模型

该模型将 HBV 基因组片段直接转入小鼠胚胎中，小鼠模型可终生表达 HBV。这种模型与慢性乙型肝炎患者具有一定的相似性，但是 HBV 抗原在胚胎期已经持续存在，因此会产生免疫耐受，不能开展 HBV 免疫病理变化的相关研究。该模型主要用于 HBV 持续感染的深入研究，如乙型肝炎的治疗和抗病毒药物的筛选等。

（五）肝脏和免疫系统双人源化小鼠模型

这是最理想的肝病研究模型，不仅可以直接感染 HBV，而且人源化的免疫系统可模拟人体中抗病毒的免疫反应。但是该模型尚不成熟，造模的成本也很高，还在不断的开发和完善中。

二、丙型肝炎模型

丙型肝炎病毒（HCV）也是一种人类肝细胞

专嗜性病毒，只能感染人和与人类非常接近的灵长类动物，长期以来都没有可用的小动物模型。将 HCV 在人肝细胞膜表面表达的受体基因转入小鼠，可使小鼠感染 HCV，但是病毒并不能在小鼠肝细胞内有效复制。但也发现，应用人源化肝脏小鼠则可以建立真正的 HCV 感染小鼠模型。由于抗病毒药物的不断优化，丙型肝炎已经成为一种可以治愈的肝病。目前，HCV 感染的动物模型应用较少，在此不进行过多介绍。

（周　霞）

第三节　非酒精性肝病模型

非酒精性肝病（non-alcoholic fatty liver disease，NAFLD）是一种世界流行的慢性疾病，伴随着肥胖与其他相关因素增长，NAFLD 在过去的 20 年中的发病率爆发式增长。NAFLD 如果不能得到有效治疗，会逐渐进展为非酒精性脂肪性肝炎（NASH）、肝纤维化（fibrosis）。此时通过干预，肝脏仍能恢复正常，一旦进展到肝硬化（cirrhosis），将会有 1%～4% 的患者进展为肝细胞癌（hepatocellular carcinoma，HCC）。目前的假说认为 NASH 是多种因素共同作用的后果，包括遗传、肥胖、代谢综合征（如高血压、糖尿病、腹部脂肪堆积，以及它们导致的心血管疾病与 2 型糖尿病）等。NASH 发病机制复杂，这就导致了 NASH 药物的作用靶点相对较多，不过大致遵循了二次打击假说的轨迹。目前在研药物主要针对 3 个方面：脂肪、炎症、纤维化。其中代谢类靶点又可细分为脂类、葡萄糖、胆酸类 3 个靶点，炎症靶点包括氧化压力、炎症和免疫系统多方面的靶点。随着对 NAFLD 研究的不断深入，动物模型的开发与应用也日益增多。

一、基于饮食的动物模型

（一）甲硫氨酸和胆碱缺乏饮食

甲硫氨酸和胆碱缺乏饮食（methionine and choline deficiency，MCD）富含蔗糖和脂肪（40% 蔗糖，10% 脂肪），但缺乏胆碱和甲硫氨酸，而胆碱和甲硫氨酸是肝脏 β 氧化和极低密度脂蛋白合成过程中重要成分，其缺乏会导致肝内脂质聚集和极低密度脂蛋白合成减少。小鼠 MCD 饮食会出现体重下降（10 周约下降 40%），随着外周脂肪组织丢失，肝脏也会呈比例减小，发展成显著的肝脂肪变，以肝脏分区的 3 区为主，随后会出现坏死性炎症，类似于人的 NASH 改变。增强的炎症主要表现在肝脏巨噬细胞浸润、NF-κB 信号活化同时出现 IL-6、TGF-β、TNF 等炎症介质增高。MCD 饮食还可以促进巨噬细胞吞噬功能增强及增加白细胞的黏附作用。尽管 MCD 饮食能够促进肝损伤，血清 ALT 水平升高，但是血清中甘油三酯和胆固醇含量却是降低的，这与患有 NAFLD 的超重或肥胖者是相反的。而且 MCD 饮食最大的劣势是与患者中看到的代谢谱相反，也就是说 MCD 小鼠外周血中胰岛素、瘦素和糖水平是下降的，外周组织胰岛素是敏感的。而研究证实 MCD 饮食确实降低了肝脏胰岛素敏感度，通过活化氧化应激和 JNK 信号抑制胰岛素受体活性。因此 MCD 可以被用来检测肝脏的损伤、再生和参与脂质清除的信号通路，而其整体的代谢状态却与 NAFLD 患者相差较远。

（二）高脂饮食

由于脂肪肝的形成与代谢综合征强相关性，于是产生了模拟欧美饮食方式的高脂饮食（high fat diet，HFD）动物模型。HFD 饮食的主要热量（45%～75%）来自于脂肪。果糖、转化脂肪或胆固醇也可诱导肥胖、胰岛素抵抗和肝损伤。与 MCD 模型相比，这种模型肝损伤程度较轻。这也可以认为是这种模型的优点，这样更有利于研究者判断基因敲除小鼠肝损伤是否会被高脂饮食加重。在一种大鼠的高脂喂养模型中（71% 热量来自脂肪），其组织病理结果与人的 NASH 非常相似，这种大鼠出现了胰岛素水平升高、胰岛素抵抗、肝脏脂质聚集、氧化应激、胶原产生增加，而且 TNF 水平升高和线粒体损伤程度增加。这种模型一般大鼠优于小鼠。

（三）高胆固醇和高胆酸盐饮食

胰岛素抵抗是代谢综合征一种关键的病理生理改变，可以促进甘油三酯和胆固醇水平升高，增加心脑血管疾病风险。在小鼠，胆固醇和胆碱可以分别诱导不同的肝脏炎症和胶原基因表达。饮食中的胆固醇也是 NAFL 向 NASH 进展的危险因素，因为胆固醇使肝脏对 TNF 和 FAS 诱导的脂肪性肝炎更加敏感。有研究者给小鼠喂养含有 1.25% 胆固醇和 0.5% 胆碱的饲料，在 6 ～ 24 周观察到了时间依赖的肝脏脂肪变、炎症和纤维化。重要的是在 24 周时出现了肝细胞气球样变，这是 NASH 重要特点之一。这种饲料联合 60% 脂肪的饲料就会加重这些病理特点发展，在 12 周出现气球样变。而且这些增加的脂肪可以促进肝星状细胞活化，增加氧化应激。以上结果表明高脂肪、高胆固醇和高胆碱结合，可以较好地复制人类 NASH。然而，这种模型鼠的代谢状态与人类 NASH 并不完全一致，外周胰岛素是敏感的，而肝脏胰岛素抵抗。而且整个造模过程中出现了 9% 体重下降和外周血中甘油三酯下降。

（四）高果糖饮食

在人类，果糖消耗主要来源于软饮料中的玉米糖浆，它与 NAFLD 和纤维化的严重程度相关。果糖可以促进脂质从头合成、活性氧释放和胰岛素抵抗。小鼠饮水中添加 30% 果糖超过 8 周可以导致肝脏甘油三酯增加 4 倍，肝脏脂肪变和体重均明显增加。果糖还可以促进肠道细菌增殖，进而导致门静脉血流增加的内毒素水平升高，激活库普弗细胞和肝脏炎症。目前没有足够的数据表明果糖可以改变代谢谱，但有研究发现在果糖饮食中添加高脂食物可以降低胰岛素敏感度，促进脂肪肝形成，但没有纤维化。而且有研究表明这两种饮食结合较单独高脂饮食脂肪变程度更严重，脂质合成基因表达更高。总体来说，在脂肪肝的动物模型中添加果糖能够加重脂肪变及促进炎症反应和肠道细菌增殖。

二、遗传动物模型

脂肪肝的主要特点是肝脏内脂质聚集，这种肝内的脂质聚集主要是通过以下几种机制出现：增加热量摄入和外周游离脂肪酸流及从头合成的脂质；另外还可以是降低脂肪酸 β 氧化和甘油三酯运出。因此大量的研究聚焦在这些方面敲低或过表达某种基因来评价它们在脂肪肝形成中的作用。

（一）Leptin 缺乏小鼠

Leptin 缺乏小鼠（Leptin-deficient mice，ob/ob 小鼠）是在 NAFLD 和代谢综合征研究领域应用时间最长、最频繁的模型之一。Leptin 是一种表达于脂肪组织的饱腹感激素，ob/ob 小鼠由于 Leptin 基因 ob 点突变而不能合成有功能的 Leptin，最后这些小鼠由于食欲过剩而在正常饲料喂养时即可发展为肥胖、高脂血症和胰岛素抵抗。虽然这种小鼠可以自发出现较轻的脂肪变性，但却不能发展为 NASH，除非再添加额外因素诱导如小剂量内毒素或用特殊饮食诱导（MCD、HFD 等）。此种模型的另外一种缺点就是 NAFLD 患者体内 Leptin 正常或偏高。

（二）Leptin 受体缺乏小鼠

Leptin 受体缺乏小鼠（Leptin receptor-deficient mice，db/db 小鼠）与 ob/ob 小鼠在生理方面是相似的，因为这种模型是 Leptin 受体 db 基因携带自发点突变，导致 Leptin 受体信号缺失，使得 db/db 小鼠对这种激素的很多生理功能产生抵抗。与 ob/ob 小鼠相似，db/db 小鼠也会由于食欲过剩而在正常饲料喂养时即可发展为肥胖、高脂血症和胰岛素抵抗，同样也需要额外的刺激才会出现 NASH 改变，但 db/db 小鼠似乎比 ob/ob 更易出现纤维化。

（三）低密度脂蛋白受体缺乏小鼠和载脂蛋白 E 缺乏小鼠

低密度脂蛋白受体表达于多种组织和细胞类型表面，介导胆固醇富有的低密度脂蛋白颗粒内吞。低密度脂蛋白受体缺乏小鼠（Ldlr$^{-/-}$ 小鼠）上述生理功能缺乏，导致胆固醇从循环中清除障碍而出现严重高胆固醇血症。这种小鼠在过去主要作为动脉粥样硬化模型，但是近年来有研究报道在恰当饮食情况下（如高脂或高胆固醇饮食），这种小鼠也会出现肝脏炎症和纤维化，可作为 NAFLD 动物模型使用。载脂蛋白 E 是转运大量脂质和胆固醇脂蛋白颗粒的关键成分。与低密度脂蛋白受体缺乏类似，载脂蛋白 E 缺乏小鼠出现血流中载脂蛋白清除障碍而导致严重的高脂血症和高胆固醇血症。与 Ldlr$^{-/-}$ 小鼠相同，这种小鼠在恰当饮食时也会出现 NAFLD 相关肝脏组织学改变。高胆固醇血症是人类 NAFLD 进展的重要危险因素之一，因此 Ldlr$^{-/-}$ 小鼠和载脂蛋白 E 缺乏（ApoE$^{-/-}$）小鼠可以用来研究胆固醇与 NASH 进展的关系。

（四）其他遗传动物模型

除了肝脂肪变以外，炎症也是 NAFLD 疾病的重要特点。因此除了上述提到的脂质代谢或脂肪变相关动物模型外，近年来炎症相关的动物模型也逐渐被认识，如 IL-6 和 TNF 缺乏小鼠、JNK1 缺乏小鼠、TLR 缺乏小鼠等在恰当饮食的诱导下也可出现 NAFLD 相似的病理生理改变。

很多模型在组织病理学方面的变化与临床 NASH 很相似，但是肝脏的代谢、转录特点可能并不一致。因此动物模型不应仅在组织学上，还应该在蛋白质组、脂质组和转录组等基础上评估模型与临床疾病的相关性。其中一些转录组特征包括免疫信号、脂质代谢、糖代谢改变。正常小鼠（如 C57/BL6）给予甲硫氨酸 - 胆碱缺乏饮食（MCD）和胆碱缺乏、L- 氨基酸补充（CDAA）的饮食可以形成与 NASH 相似的病理反应如肥胖、炎症、纤维化。然而，胆碱缺乏饮食诱导的模型与临床 NASH 发病机制无关，因为胆碱缺乏会阻止肝脏脂质合成通路。此外，小鼠模型会出现体重下降而不是升高的特点，同时也不会出现胰岛素抵抗现象，而临床 NASH 患者也不会出现胆碱缺乏。这些强调了动物模型中肝脏甘油三酯积累的潜力，但在病理生理学上却无法模拟临床 NASH。其他因素，如环境温度，也可能会影响 NASH 动物模型的疾病程度，当喂养高脂食物时，在热中性环境条件下饲养更符合人类疾病状态。采用西方饮食及每周腹腔注射 CCl$_4$（肝毒素，可放大损伤和纤维化）诱导的 NASH 动物模型也与临床 NASH 高度相似。因此，对于 NAFLD/NASH 疾病模型的应用还需要根据具体的研究背景进行选择，以期望达到最佳的研究效果。

（周　霞）

第四节　酒精性肝病模型

近年来，随着酒精的消耗量不断增加，我国酒精性肝病的发病率也不断升高。目前关于酒精性肝病动物模型国内外尚未建立统一标准，不同的造模周期和造模方法所产生的损伤存在很大差异。总体来说，啮齿类动物被认为是研究酒精性肝病的首选模型动物，但不同品系和性别的鼠对酒精损伤作用的易感性也存在差异。而摄入酒精的剂量和持续时间是影响肝功能损伤程度的重要因素。不同的酒精摄入方式同样影响着酒精吸收的量和速率，并影响肝脏的病理结局。本节将对常见的酒精性肝损伤模型进行简要介绍。

一、急性酒精性肝病模型

该模型主要通过短期内经口灌胃给予乙醇，常用剂量为 4 ~ 6g/kg 体重，在乙醇灌注后的 72 小时和 7 天内分别评估乙醇摄入的急性和亚急性效应。其通常会引起血清氨基转移酶升高，病理上可表现为肝细胞脂肪变、气球样变和炎性细胞浸润等，但是不会出现人类酒精性肝病的典型表现。该模型简单易行，能够模拟人类短时间内大量饮酒造成的肝损伤，但不足以维持稳定的高血乙醇浓度，而高血乙醇浓度是产生酒精性肝损伤的重要条件。该模型主要用于研究酒精性肝损伤的早期阶段和乙醇的作用机制。有文献报道在酒精造模的同时给予脂多糖刺激，或者利用肥胖动物模型进行酒精造模，可以形成"二次打击"，增加酒精性肝损伤的病变程度。

二、慢性酒精性肝病模型

该模型主要是通过长期给予动物乙醇或乙醇类食物等形成慢性的肝损伤和酒精性脂肪变、脂肪性肝炎及纤维化。比较常见的慢性酒精性肝病模型：①慢性灌胃法，有研究报道每天灌胃给予大鼠乙醇（5g/kg 体重），持续 8 周时间，然后在灌胃的第 8 周观察大鼠的肝损伤情况，可观察到轻度脂肪变性和轻度酒精性脂肪性肝炎。如果用 40.0% 乙醇溶液代替饮用水，持续 25 周，则大鼠可产生肝脏脂肪变、炎性细胞浸润和中央静脉周围纤维化等表现。② L/D 模型，是指 Lieber-Decarli 液体食料法，即只给大鼠喂饲含酒精的液体食料，食料的热量构成比为蛋白质 18.0%、脂肪 35.0%、碳水化合物 47.0%（47.0% 中 36.0% 的热量由乙醇提供）。在持续喂养 4 ～ 12 周后大鼠肝脏可出现肝脏脂肪变，但血清氨基转移酶水平不变或轻微升高，这是国外实验室常用的造模方法。该模型的不足之处在于大鼠可能出现厌酒情况，而且单独的酒精喂养难以获得局灶性坏死、炎症反应和纤维化等。③ Tsukamato-French 大鼠模型，该法是通过胃管植入，持续注入含乙醇的液体饲料。虽然该模型可以观察到肝细胞脂肪变、炎性细胞浸润至肝纤维化的病变阶段，但是不符合人类正常摄入乙醇的规律，并且依赖于手术技术和设备，操作性较差。④酒精性肝纤维化复合模型，国内有学者常采用白酒、玉米和吡唑等混合液进行灌胃，建立酒精性肝纤维化大鼠模型。该模型在灌胃 16 周后可见肝组织内广泛的纤维化。也有研究提示在混合液灌胃基础上联合 CCl_4 腹腔注射，可观察到脂肪变性与炎症同时出现并进行性加重，这样虽然可以造成明显的炎症和纤维化病变，但难以解释病变的具体来源。⑤慢性酒精喂养加急性酒精灌胃模型（Gao-binge 模型），Gao-binge 模型是目前应用比较广，相对更成熟的酒精性肝病模型。该模型先给予实验动物 5 天的液体饮食适应期，结合 10 天的 5% ～ 6% 酒精液体饲料喂养期，在第 11 天一次性高剂量酒精灌胃（5 ～ 6g/kg 体重乙醇）。该模型造模时间短，很好地模拟了慢性酒史的基础上酗酒、醉酒导致酒精性肝炎急性发作的病程。病理上可出现较严重的肝脏脂肪变和炎症，血清中氨基转移酶和血液酒精浓度（BAC）明显升高。但该模型需要特制的喂食器，实验动物一般单只或两只一笼喂养，实验成本较高。

（周　霞）

第五节　自身免疫性肝病模型

近年来，随着诊疗技术的不断发展，自身免疫性肝病越来越被大家所熟知。目前，自身免疫性肝病主要包括自身免疫性肝炎、原发性胆汁性胆管炎和原发性硬化性胆管炎等。本节将对这三种疾病的动物模型进行介绍。

一、自身免疫性肝炎模型

研究报道，自身免疫性肝炎（AIH）可通过替代抗原诱导、肝匀浆免疫、基因修饰、肝自身抗原诱导、病毒感染等方法在动物体内诱导。下文将对 AIH 的动物模型进行详细介绍。

（一）自发模型——NTxPD-1$^{-/-}$小鼠

据报道，NTxPD-1$^{-/-}$小鼠是第一个自发性致死性 AIH 的小鼠模型，类似于人类中表现为暴发性肝衰竭的急性 AIH。NTxPD-1$^{-/-}$小鼠同时失去自然产生的 Treg 细胞和 PD-1 介导的信号传导，导致 T 细胞活化并渗入肝实质、大量小叶坏死和 ANA 产生。与人类 AIH 类似，使用地塞米松可预防疾病发展，而使用地塞米松可导致 AIH 复发。在这个模型中，通过表达 CCR6 迁移到肝脏的滤泡辅助 T 细胞异常生成对疾病的发展至关重要。此外，浸润肝脏的 CD8$^+$ T 细胞也通过产生炎性细胞因子如 INF-γ 和 TNF-α 导致肝损伤。然而，由于肝实质的大规模破坏，这些小鼠早在 2 周龄时就开始死亡，大多数在 4 周龄时死亡。总之，NTxPD-1$^{-/-}$ 小鼠是第一个自发性致死性 AIH 小鼠模型，但其较短的寿命限制了其在更多机制研究中的应用。

（二）替代抗原诱导

α- 半乳糖神经酰胺（α-GalCer）是一种人工合成的糖脂，可以通过 CD1d 被不变的 NKT 细胞识别。据报道，α-GalCer 可诱导类似于人类急性 AIH 的肝损伤。注射 α-GalCer 的小鼠肝细胞坏死，肝脏淋巴细胞浸润，血清中 ALT、AST 和 ANA 水平升高。在这个模型中，TNF-α 而不是库普弗细胞介导 α- galser 诱导肝损伤。NKT 细胞激活导致其分泌 IL-4 和 IFN-γ，从而差异调节中性粒细胞积累和肝炎发展。也有报道称，IL-17 可能通过调节 NKT 细胞产生趋化因子减缓该模型中的肝损伤。然而，NKT 细胞激活是否是人类 AIH 的原因尚不清楚。

另一种即为刀豆蛋白 A 诱导的 AIH 模型，具体已在前边肝损伤模型部分阐述，此处不再赘述。

（三）肝脏自身抗原诱导

1. 肝脏匀浆诱导　给予肝提取物可成功打破肝耐受性，诱导 AIH 的病理特征，称为实验性自身免疫性肝炎。每月注射同基因肝匀浆，配合肺炎克雷伯菌 03：K1 多糖佐剂，可诱导小鼠门静脉区以淋巴细胞为主的单核细胞浸润和碎片性坏死。值得注意的是，将 AIH 样小鼠的脾细胞转移到初始受者体内可以诱导 AIH 的特征。另一种模型是用弗氏佐剂乳化的肝匀浆（S-100）上清 100 000×g 腹腔免疫雄性 C57BL/6 小鼠。这导致炎性细胞浸润、肝细胞坏死和 S-100 蛋白特异性 T 细胞产生。该方法简单，被广泛用于寻找 AIH 的机制，如丝裂原活化蛋白激酶 p38 和 CD11b$^+$ 调节性 B 细胞的重要作用。然而，触发抗原和目标肝

脏自身抗原的真实身份仍然是已知的。综上所述，这些模型是通过注射成分很大程度上未知的肝提取物生成的。

2. 肝脏抗原诱导　CYP2D6 主要为 aa193-212，可能是 AIH-2 患者 T 细胞识别的最典型的免疫显性自身抗原。因此，CYP2D6 被认为是 AIH 的模型抗原。CYP2D6 模型是通过用腺病毒（Ad-2D6）感染野生型 FVB 小鼠而产生的编码人类 CYP2D6。感染 Ad-2D6 会导致肝损伤的两个不同阶段：急性肝炎，以血清氨基转移酶水平一过性升高和轻微的细胞浸润为特征，随后是慢性 AIH 样疾病，以肝细胞大量损伤、细胞浸润强、高滴度抗 cyp2d6 抗体和广泛的肝纤维化为特征。CYP2D6 模型显示持续性细胞浸润和肝纤维化，为详细研究慢性自身免疫介导的肝纤维化机制提供了机会。此外，通过腺病毒直接传递 CYP2D6 可以保证直接靶向肝脏和局部炎症，促进耐受性破坏。

除 CYP2D6 外，抗 LC1 抗体的靶点肝自身抗原甲氨基转移酶环脱氨酶（FTCD）也被用于建立小鼠 AIH 模型。在该模型中，感染 Ad-FTCD 的非肥胖型糖尿病（NOD）小鼠在最初的短暂急性肝炎后发展为慢性 AIH 样疾病。然而，肝炎只能在 NOD 小鼠中诱导，而不能在野生型 FVB/N 或 C57BL/6 小鼠中诱导，这表明该模型需要遗传易感性。值得注意的是，用同时表达 CYP2D6 和 FTCD 的质粒免疫小鼠，可以产生高滴度的抗 LKM1 抗体和抗 LC1 抗体。

3. 病毒感染　另一种 AIH 模型是用 MHV A59 感染野生型 C57BL/6 小鼠，产生抗富马醛乙酰乙酸水解酶（FAH）的自身抗体，FAH 是一种存在于肝脏和肾脏中的可溶性胞质酶。MHV A59 感染导致肝炎相关的短暂高丙种球蛋白血症、氨基转移酶升高和针对各种肝蛋白的自身抗体，类似于人类急性重型肝炎。在这个模型中，中性粒细胞通过巨噬细胞清除剂受体 1 的表达和补体系统的激活促进了肝炎发展。

二、原发性胆汁性胆管炎模型

原发性胆汁性胆管炎（primary biliary cholangitis，PBC），也称原发性胆汁性肝硬化（primary biliary cirrhosis），PBC 的特点是血清中存在抗线粒体抗体（AMA）和肝内胆管破坏并伴有门静脉炎症，进而导致进行性胆汁淤积、肝纤维化甚至肝硬化。PBC 的临床病程复杂，提示 PBC 的发病机制涉及免疫功能障碍、遗传易感性和环境因素的共同作用。目前，已经有研究者通过建立合适的动物模型来研究并阐释 PBC 发病机制。在此，我们将对主要的 PBC 动物模型进行回顾。

（一）NOD. c3c4 小鼠模型

2004 年，Koarada 等报道了在 NOD. c3c4 双同源品系小鼠中发现的 PBC 样特征。这种小鼠模型是将非肥胖型糖尿病（NOD）小鼠的 3、4 号染色体上 B10 和 B6 的 Idd 抗性等位基因替换掉建立的。NOD. c3c4 小鼠胆管周围发生自发性淋巴细胞浸润及 AMA 和 ANA 抗体阳性（56% 的小鼠在 9～10 周出现 PDC-E2 阳性；80%～90% 的小鼠在 20～25 周出现 ANA 阳性）。与人类 PBC 相似，NOD. c3c4 小鼠的 AMA 表位也定位在 PDC-E2 内脂基结构域内。此外，NOD.c3c4 小鼠的胆管上皮附近存在 CD3$^+$、CD4$^+$、CD8$^+$ T 细胞和 PDCA1$^+$ 树突状细胞浸润。组织学上可观察到肉芽肿形成、嗜酸性粒细胞浸润和纤维化形成。雌性 NOD. c3c4 小鼠在 8 月龄会出现 IgM dsDNA、IgG dsDNA 和 IgG ssDNA 滴度显著升高。而且相较于雄性小鼠，雌性小鼠的自身抗体反应更为严重。而肝脏病理提示自身免疫性反应。与人类 PBC 不同，NOD. c3c4 小鼠在 30 周以后多发生胆道多囊病变。研究显示，B 细胞在 NOD. c3c4 小鼠肝脏炎症、胆道疾病和囊肿形成中起着关键作用。此外，该模型中 25%～50% 的小鼠因胆管梗阻加重而出现肝衰竭，并且小鼠的胆汁淤积不明显，肝外胆管阻塞与原发性硬化性胆管炎（PSC）相一致。

（二）转化生长因子-βⅡ型受体显性失活型小鼠模型

转化生长因子-βⅡ型受体显性失活型（dominant-negative TGF-β receptor Ⅱ，dnTGF-βR Ⅱ）小鼠模型是在 CD4 启动子控制下，转基因小鼠过表达 TGF-β Ⅱ型受体的显性失活形式。但是，

TGF-β 信号在这些 T 细胞中并没有完全消除，因而小鼠可以正常存活。dnTGF-βR Ⅱ 小鼠表现出人类 PBC 的几个主要血清学和组织学特征：① 100% AMA 阳性，包括人 PBC 中主要抗线粒体抗体，如 PDC-E2、BCOADC-E2 和 OGDC-E2 等；②肝脏和血清细胞因子水平以 Th1 细胞为主；③同人类 PBC 一样，小鼠肝脏组织学可见门管区有淋巴细胞浸润，包括 CD4$^+$、CD8$^+$ 和 CD19$^+$ 细胞。在 22 周龄的小鼠中，25%～50% 的小鼠伴有胆管损伤。

Yang 等通过将 dnTGF-βR Ⅱ 小鼠来源的脾脏 CD4$^+$（或）CD8$^+$ T 细胞转移到 Rag1$^{-/-}$ 接受者中进行了研究。Rag1$^{-/-}$ 未分离的 dnTGF-βR Ⅱ 小鼠脾细胞出现了类似于人 PBC 的肝脏病理特征，这表明在 dnTGF-βR Ⅱ 小鼠中，脾 T 和 B 细胞耐受损失与自身免疫性胆管炎相关。随着研究的深入，还衍生出了其他 dnTGF-βR Ⅱ 相关小鼠模型，如 IL-23p19$^{-/-}$ dnTGF-βR Ⅱ、IL-17A$^{-/-}$ dnTGF-βR Ⅱ、IL-12p35$^{-/-}$ dnTGF-βR Ⅱ、IFN-γ$^{-/-}$ dnTGF-βR Ⅱ 和 IL-12p40$^{-/-}$ dnTGF-βR Ⅱ 小鼠模型，这些衍生模型鼠极大地推动了 PBC 胆道病理中的免疫学基础研究的进展。目前，ds TGF-βR Ⅱ 小鼠是比较成熟的 PBC 模型鼠，在 PBC 的方面机制研究和治疗研究中应用较广。

（三）IFN-γ ARE-Del$^{-/-}$ 小鼠模型

Th1 介导的炎症反应与免疫耐受丧失密切相关，但 IFN-γ 在自身免疫中的作用仍存在争议。PBC 患者 IFN-γ 水平升高，而在 dnTGF-βR Ⅱ 和 IL-2Rα$^{-/-}$ 小鼠中，IFN-γ 与 PBC 的发展的关系并不清楚。新近研究发现 IFN-γ 的蛋白水平是由 IFN-γ mRNA 3' 非翻译区富含尿苷的腺苷酸元素调控的，该元素在小鼠和人体内保守，并介导其降解。该元素在小鼠中缺失（IFN-γ ARE-Del$^{-/-}$）会导致慢性 IFN-γ 表达和自身免疫。与人类 PBC 相似，IFN-γ ARE-Del$^{-/-}$ 小鼠发生肝脏病变和门静脉淋巴细胞浸润。血清胆汁酸、天冬氨酸氨基转移酶、丙氨酸氨基转移酶水平显著升高，抗 PDC-E2、BCOADC-E2、OGDC-E2 自身抗体水平显著升高。重要的是，在 ARE-Del$^{-/-}$ 小鼠中，PBC 样症状明显以雌性为主。因此，ARE-Del$^{-/-}$

小鼠可以作为一种新的 PBC 小鼠模型进行研究。

（四）2- 辛酸小鼠模型

2- 辛酸（2-OA）是一种广泛应用于化妆品和普通食品（作为调味料）的异生物质。2-OA 是一种有机化合物，其与 AMA 的亲和力高于 PDC-E2 抗原。Wakabayashi 等利用 2-OA 与 BSA 结合物免疫雌性 C57BL/6 小鼠，免疫后 4 周出现 AMA，此后仍保持阳性，血清 TNF-α 和 IFN-γ 均升高。免疫后 12 周小鼠门静脉区出现淋巴细胞浸润、胆管损伤或消失和肝组织肉芽肿。免疫染色显示门管区浸润淋巴细胞为 CD4$^+$ 和 CD8$^+$ T 细胞，后者占优势。由于免疫耐受失败，暴露于异种生物制剂后诱发自身免疫性胆管炎表明 PBC 的病因与环境因素有关。该模型阐明了 PBC 在早期阶段的特点，研究结果持续存在，具有广泛的实用性。

（五）细菌感染

嗜芳烃新鞘氨醇菌是一种革兰氏阴性菌，存在于人类黏液表面和粪便中。它表达的蛋白质与人类 PDC-E2 表位具有高分子同源性。PBC 患者表达针对芳香化嗜芳烃新鞘氨醇菌的抗体，其反应性远远高于大肠埃希菌。细胞壁上的鞘糖脂可通过 CD1d 特异性呈现给 NKT 细胞，引起 NKT 细胞与树突状细胞相互激活，释放大量的细胞因子和趋化因子。被芳香化嗜芳烃新鞘氨醇菌感染的各种小鼠菌株，包括 C57BL/6、NOD 和 SJL，表现出 AMA 增加，以及类似于人 PBC 的胆管损伤和肉芽肿。在这个模型中，慢性肝脏炎症依赖于 CD1d 和 NKT 细胞，说明了 NKT 细胞的早期微生物激活在自主器官特异性自身免疫启动中的重要性。

在 NOD1101 小鼠中，大肠埃希菌感染诱发的类似于人类 PBC 的严重胆道疾病比芳香性大肠埃希菌更严重，有趣的是，AMA 的滴度更高。PDC-E2 在哺乳动物和细菌之间高度保守，6 个大肠埃希菌肽序列模仿人类的 PDC-E2 自身表位，具有 6 ~ 8 个相同的氨基酸残基，这表明大肠埃希菌免疫原性模拟可能是主要的 PDC-E2 自身表位占据优势的原因。综上所述，这些模型对研究环境细菌与 PBC 的发展关系具有一定的指导意义。

三、原发性硬化性胆管炎模型

原发性硬化性胆管炎（primary sclerosing cholangitis，PSC）是一种罕见的慢性胆汁淤积性肝功能障碍，其特征是胆汁流量受损、肝内或肝外胆管狭窄并胆道纤维化。目前，没有治疗方法能减缓或逆转 PSC 的进展，只有肝移植才能取得良好的疗效，也反映了对疾病发病机制的了解不足。因此，需要建立 PSC 动物模型以开发新的治疗策略。目前的动物模型包括自发模型和化学诱导模型。

（一）多药耐药 2$^{-/-}$ 小鼠模型

多药耐药 2（Mdr2）基因编码磷脂酰胆碱转位酶，这是磷脂从肝细胞分泌到胆汁所必需的。Mdr2 在小鼠体内的缺失导致胆汁中磷脂的完全丢失和游离胆囊酸的非胶束成分浓度的增加，这是 BEC 细胞膜上的一种清洁剂。这导致紧密连接和基底膜的破坏，从而门管壁内的胆汁渗漏。胆囊周围的炎症和 Mdr2 缺陷细胞产生 ROS 导致肌成纤维细胞激活，并伴有炎症导管周围的纤维化沉积，可能随后具有致瘤功能。与人类 PSC 类似，Mdr2$^{-/-}$ 小鼠的巨噬细胞增多。因此，Mdr2$^{-/-}$ 小鼠常被用作硬化性胆管炎模型。然而，Mdr2$^{-/-}$ 小鼠在反映 PSC 的一些关键特征方面存在局限性。肝纤维化易发生于 4 ~ 6 个月小鼠，肿瘤结节病理类似于肝细胞癌而不是胆管癌，这与人类 PSC 不一致。此外，没有伴随 IBD 现象。因此，葡聚糖硫酸钠（DSS）作为一种新的 PSC-IBD 模型，被用于在 Mdr2$^{-/-}$ 小鼠中诱导 IBD。Mdr2$^{-/-}$/DSS 模型显示体重减轻增加，结肠长度缩短，结肠组织学损伤增加。另外，葡聚糖硫酸钠盐（DSS）引导性肠炎加重了 PSC 的进展，伴随着胆管反应和桥接纤维化出现，促炎细胞因子增加。Mdr2$^{-/-}$/DSS 模型表明了肝脏间相互依赖的信号通路在介导疾病中的作用，并被认为是一种新的 PSC-IBD 小鼠模型。

（二）DDC 喂养小鼠模型

3，5- 二氧基羰基 -1，4- 二氢可力丁（DDC）作为一种化学毒物刺激卟啉的化学胆汁分泌，喂食 DDC 的小鼠发生进行性胆汁淤积性肝损伤。其特异性表型包括小胆管阻滞、导管活跃增生和与"洋葱皮型"导管周围纤维化相关的强烈的血管周围炎，与人类 PSC 相似。与 Mdr2$^{-/-}$ 小鼠相比，胆汁流量和胆汁中胆固醇和磷脂的排泄没有变化。此外，DDC 喂养不会改变胆汁酸组成。该模型的建立有助于研究异源性慢性胆管病的发病机制及其后遗症。与人类 PSC 相比，DDC 喂养的小鼠的一个关键区别是胆道狭窄和肝外胆管扩张缺失。然而，该小鼠模型表现为典型的导管周围纤维化，主要影响肝内胆管。因此，这种情况可以作为"小胆管" PSC 模型。

（三）2，4，6- 三硝基苯磺酸喂养大鼠模型

2，4，6- 三硝基苯磺酸（TNBS）作为一种半抗原与肠上皮膜蛋白赖氨酸群具有很强的亲和性，可触发细胞介导的免疫反应。在大鼠中，通过胆管单次注射 TNBS 可导致血清 ALP 和胆红素水平显著升高，门静脉和胆管炎性细胞浸润增加。TNBS 相关模型表现出与 PSC 一致的多种特征，包括不规则的肝内和肝外胆管。门静脉浸润单核细胞主要包括巨噬细胞和 T 淋巴细胞。同时，血清学上伴有核周抗中性粒细胞胞质抗体（pANCA）和 SMA 的产生。虽然 TNBS 对肠上皮细胞的毒性已被确认，但在该大鼠模型中，它具有胆管特异性，并没有引起 IBD 症状。此外，该模型的主要局限性是高死亡率，且有一定的操作难度。

大鼠和小鼠等啮齿类动物是研究肝脏疾病常用的动物模型，但各种模型只能反映人类疾病的一部分特征，在选择和使用这些模型时应充分考虑该模型的有效性和缺陷性，并且在对结果进行解释时保持谨慎和严谨的态度。

（周　霞）

参考文献

Christen U, 2019. Animal models of autoimmune hepatitis. Biochim

Biophys Acta Mol Basis Dis, 1865(5): 970-981.

Concepcion AR, Medina JF, 2015. Mouse models of primary biliary cirrhosis. Curr Pharm Des, 21(18): 2401-2413.

Du YQ, Broering R, Li XR, et al, 2021. In vivo mouse models for hepatitis B virus infection and their application. Front Immunol, 12: 766534.

Fickert P, Pollheimer MJ, Beuers U, et al, 2014. Characterization of animal models for primary sclerosing cholangitis (PSC). J Hepatol, 60(6): 1290-1303.

Gao B, Xu MJ, Bertola A, et al, 2017. Animal models of alcoholic liver disease: pathogenesis and clinical relevance. Gene Expr, 17(3): 173-186.

Grompe M, 2017. Fah knockout animals as models for therapeutic liver repopulation. Adv Exp Med Biol, 959: 215-230.

Jaeschke H, Adelusi OB, Akakpo JY, et al, 2021. Recommendations for the use of the acetaminophen hepatotoxicity model for mechanistic studies and how to avoid common pitfalls. Acta Pharm Sin B, 11(12): 3740-3755.

Kakuni M, Morita M, Matsuo K, et al, 2012. Chimeric mice with a humanized liver as an animal model of troglitazone-induced liver injury. Toxicol Lett, 214(1): 9-18.

Lamas-Paz A, Hao F, Nelson LJ, et al, 2018. Alcoholic liver disease: utility of animal models. World J Gastroenterol, 24(45): 5063-5075.

Lau JKC, Zhang X, Yu J, 2017. Animal models of non-alcoholic fatty liver disease: current perspectives and recent advances. J Pathol, 241(1): 36-44.

Machado MV, Michelotti GA, Xie G, et al, 2015. Mouse models of diet-induced nonalcoholic steatohepatitis reproduce the heterogeneity of the human disease. PLoS One, 10(5): e0127991.

Mariotti V, Cadamuro M, Spirli C, et al, 2019. Animal models of cholestasis: an update on inflammatory cholangiopathies. Biochim Biophys Acta Mol Basis Dis, 1865(5): 954-964.

McGill MR, Jaeschke H, 2019. Animal models of drug-induced liver injury. Biochim Biophys Acta Mol Basis Dis, 1865(5): 1031-1039.

Meuleman P, Leroux-Roels G, 2008. The human liver-uPA-SCID mouse: a model for the evaluation of antiviral compounds against HBV and HCV. Antiviral Res, 80(3): 231-238.

Nevzorova YA, Boyer-Diaz Z, Cubero FJ, et al, 2020. Animal models for liver disease-A practical approach for translational research. J Hepatol, 73(2): 423-440.

Pollheimer MJ, Fickert P, 2015. Animal models in primary biliary cirrhosis and primary sclerosing cholangitis. Clin Rev Allergy Immunol, 48(2-3): 207-217.

Soret PA, Magusto J, Housset C, et al, 2020. In vitro and in vivo models of non-alcoholic fatty liver disease: a critical appraisal. J Clin Med, 10(1): 36.

Webb GJ, Hirschfield GM, 2017. Primary biliary cholangitis in 2016: High-definition PBC: biology, models and therapeutic advances. Nat Rev Gastroenterol Hepatol, 14(2): 76-78.

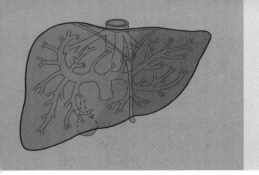

第8章 人体重要生化过程与肝脏疾病

第一节 甲基化与肝脏疾病

一、甲基化概论

中国社会经济迅猛发展，城市化、不健康生活方式的普遍化及人口老龄化等因素不仅改变了人民的日常生活，也使疾病谱发生了巨大的变化。疾病给人体带来的改变是多方面的，涉及不同的病理生理过程，其中重要的就有表观遗传学的改变。表观遗传学已成为近年医学研的究热点，为多种疾病的发病机制提供了新的研究方向和突破口。表观遗传学是 DNA 在序列不改变前提下，基因表达和功能发生可逆改变，并产生相应的可遗传表型。在生命的过程中，膳食习惯、环境或致病因素等都可改变正常的表观遗传机制，多数是通过甲基化实现。甲基化是烷基化反应的重要类型，是指在底物上增加甲基或利用甲基取代一个氢原子或基团的过程。生物系统中的甲基化是经酶催化的一种反应，参与基因表达调控、蛋白质功能调节、RNA 加工过程和重金属修饰等重要环节。生物体内的甲基化主要有 3 种类型，即 DNA 甲基化、RNA 甲基化和蛋白质甲基化。

（一）DNA 甲基化

DNA 甲基化（DNA methylation）常指 DNA 序列上特定碱基在 DNA 甲基转移酶（DNA methyltransferase，DNMT）作用下，通过共价键结合方式获得一个甲基基团的化学修饰过程，最常见的是将 S- 腺苷甲硫氨酸（S-adenosylmethionine，

SAM）上一个甲基（—CH3）基团转移到胞嘧啶的第 5 个碳原子上，形成 5- 甲基胞嘧啶（5-methylcytosine，5mC），是在不改变基因序列前提下调控组织特异性表达的可逆过程，由此保护 DNA 位点不被特定限制酶降解。此外，DNA 甲基化修饰还可发生于腺嘌呤的 N-6 位及鸟嘌呤的 N-7 位等碱基位点。

DNA 甲基化主要见于基因启动子区和第一外显子区富含 GC 的 DNA 序列即 CpG 岛中。全基因组范围内的 CG 位点都是甲基化程度高，且最早发现、最为常见的表观遗传修饰方式；DNA 甲基化能够在不改变 DNA 序列的前提下调节基因的表达和关闭，是一种重要的非永久性且相对长期可遗传的基因修饰，进而改变遗传表现。DNA 甲基化能引起染色质结构、DNA 构象、DNA 稳定性及 DNA 与蛋白质交互作用方式的改变，从而控制基因表达，在维持细胞正常的转录活性、DNA 损伤修复能力及在遗传印记、胚胎发育和肿瘤的发生发展中都有不可替代的作用。

DNA 甲基化还是一种与早期生活逆境相关的表观遗传学机制，如主动吸烟与甲基化水平降低有关，这种甲基化是可逆的，可能需要长达 20 年才会实现全面的"甲基化恢复"。还有长期暴露于污染的空气中，特异性 DNA 甲基化位点也会发生改变。如今，肥胖人群不断增多，Wahl 等的大样本研究发现，较高的体重指数（BMI）会导致人基因组中将近 200 个位点发生表观遗传变化，

从而影响基因表达。除此之外，营养摄入对 DNA 甲基化有决定性作用，如甲基代谢中的必需营养素（甲硫氨酸、胆碱、叶酸和维生素 B_{12} 等）是延缓 DNA 甲基化模式进行性恶化的关键因素。已证实姜黄素和大豆异黄酮可以竞争抑制 DNMT 活性，从而影响胞嘧啶进入活性位点，重新激活 *P16* 或 *MGMT* 等抑癌基因。

（二）RNA 甲基化

与 DNA 甲基化相似，RNA 甲基化受甲基转移酶和去甲基化酶的调控，也在不改变碱基序列的情况下调控基因的转录后表达水平，但其调控机制远比 DNA 甲基化复杂。RNA 通常只有 4 种碱基（A、U、G、C），为实现结构和功能的多样性，RNA 甲基化修饰作为转录后水平的主要调控方式，在许多生物学过程中必不可少。研究表明，信使 RNA（messenger RNA，mRNA）、转运 RNA（transfer RNA，tRNA）、核糖体 RNA（ribosomal RNA，rRNA）、长链非编码 RNA（long non-coding RNA，lncRNA）和非编码小 RNA[包括微 RNA（microRNA，miRNA）、干扰小 RNA（small interfering RNA，siRNA）、piwi 相互作用 RNA（piwi-interacting RNA，piRNA）] 等各类 RNA 上均存在不同的化学修饰，分别由甲基转移酶和去甲基化酶在特定位点上通过酶促反应来增置或移除，甲基化结合蛋白可以读取修饰信息，并可成为下游功能的执行传递信号。不同的化学修饰通过对应的酶催化完成，这些酶具有脱氨基（deamination）、甲基化（methylation）、糖基化（glycosylation）、硫醇化（thiolation）、转糖基化（transglcosylation）和异构化（isomerization）等多种功能。化学修饰的多样性，以及在不同位点上的修饰可影响 RNA 可变剪接、运输、折叠、稳定性等不同层面的功能。RNA 修饰可直接影响 RNA 的化学性质，包括所带电荷、碱基配对、二级结构和蛋白质 -RNA 相互作用等，这些变化又通过控制 RNA 加工、定位、翻译和最终的衰变来调控基因表达。目前，在 RNA 中已发现了 170 多种修饰，主要有 6- 甲基腺嘌呤（N6-methyladenosine，m6A）、5- 甲基胞嘧啶（C5-methylcytidine，m5C）和 1- 甲基腺嘌呤（N1-methyladenosine，m1A）等，其中 m6A 是真核生物 RNA 中最丰富的表观转录组学修饰，占 RNA 腺苷总和的 0.1% ～ 0.4%。

m6A 甲基化修饰主要由相关的催化酶催化完成，METTL3（methyltransferase-like 3）和 METTL14（methyltransferase-like 14）结合形成的异二聚体 METTL3-METTL14 复合物是典型的 m6A 甲基转移酶复合物，负责大部分哺乳动物细胞内 mRNA 的 m6A 甲基化修饰。该复合物能与 WTAP（wilms tumor 1-associated protein）形成相互作用，在甲基供体 *S*- 腺苷甲硫氨酸（S-adenosylmethionine，SAM）或者 *S*- 腺苷高半胱氨酸（S-adenosylhomocysteine）存在下，使腺嘌呤第 6 位 N 原子上的氢发生甲基化。METTL3 和 METTL14 两者具有协同作用，其中 METTL14 通过变构和识别 RNA 底物激活 METTL3，从而大大提高 METTL3 的催化活性。此外，WTAP 本身没有甲基转移酶活性，但其可作为一个亚基与 METTL3-METTL14 复合物结合并相互作用，从而将甲基转移酶复合物定位于核小点处（nuclear speckles）。除了上述成员，还有 VIRMA（vir-like m6A methyltransferase associated）、RBM15（RNA binding motif protein 15）、ZC3H13（zinc finger CCCH domain-containing protein 13）及 METTL3 同源物 METTL16（methyltransferase-like 16）等甲基转移酶复合物亚基，它们通过选择性识别甲基化位点实现精确的转录后调控。不同种类的 RNA m6A 甲基化修饰由不同的催化酶催化完成，不同物种之间同类 RNA m6A 甲基化转移酶在序列上存在较高的保守性。

作为表观遗传学的一个重要组成部分，RNA 甲基化与机体多种病理生理过程相关。目前大多数研究集中在 RNA 发生甲基化后对病理生理调控机制的正向通路，但也有研究发现，当机体发生特定的病理生理情况后，机体相应会发生 RNA 甲基化的改变。因为 RNA 甲基化在体内是以动态可逆形式存在的，所以机体在发生特定病理生理情况时会反向影响 RNA 甲基化的改变，这主要通过改变 RNA 甲基化酶、去甲基化酶及结合蛋白的表达水平或拮抗 RNA 甲基化相关修饰酶的作用来实现，但其具体分子机制目前研究很少。人 RNA

螺旋酶 DDX3 在多种肿瘤细胞增殖、侵袭、转移和耐药中发挥重要作用，其中一个重要作用就是增加 m6A 去甲基化酶的表达，从而使肿瘤细胞 FOXM1 中 m6A 修饰水平升高，从而促进肿瘤细胞耐药。目前研究集中在 RNA 甲基化修饰酶对其下游通路产生影响从而影响病理生理功能，但对病理生理作用反馈调节甲基化修饰酶的上游通路研究极少，所以对甲基化修饰的上游调控的分子机制尚不明确。

（三）蛋白质甲基化

蛋白质甲基化（protein methylation）是指将甲基转移到蛋白质的某个残基上，通常是赖氨酸或精氨酸，也包括组氨酸、半胱氨酸和天冬酰胺等。蛋白质甲基化是一种普遍修饰，是常见的表观遗传修饰，多发生于蛋白上。蛋白质的甲基化供体是 S- 腺苷甲硫氨酸（SAM），受体通常是赖氨酸的 ε - 氨基和精氨酸的胍基。另外在组氨酸的咪唑基、谷氨酰胺和天冬酰胺的酰胺基、半胱氨酸的巯基、半胱氨酸的羧基、谷氨酸和天冬氨酸的侧链羧基都可发生甲基化反应。

在真核生物体内，染色体主要由 DNA 和蛋白质构成，蛋白质包括组蛋白和非组蛋白。染色体的基本单位是核小体（nucleosome），其中包含一个组蛋白八聚体，由两组 H3-H4 和 H2A-H2B 二聚体组成，该八聚体是与 DNA 结合的部分。组蛋白的功能最初被视作是 DNA 包装的静态支架，最近显示组蛋白是一种动态蛋白，参与多种类型的翻译后修饰并影响众多细胞核功能。赖氨酸甲基化是其中一种修饰，并且是基因组结构和基因组活化及沉默区域形成的主要决定因素。赖氨酸有 3 种不同的甲基化状态（单甲基化、二甲基化和三甲基化），与不同的核特征及转录状态有关。为形成上述甲基化状态，细胞利用相应的酶在组蛋白的特定赖氨酸中添加（赖氨酸甲基转移酶，KMT）和去除（赖氨酸去甲基化酶，KDM）不同程度的甲基化。到目前为止，所有组蛋白赖氨酸甲基转移酶中除 DOT1L/KMT4 外都有一个保守的 SET 催化结构域，这一催化结构域最早是在果蝇 Su（var）3-9、zeste 增强子和 Trithorax 蛋白中发现的。而组蛋白赖氨酸去甲基酶则有两种不同

的类型：黄素腺嘌呤二核苷酸（FAD）依赖型单胺氧化酶和含 JmjC 结构域的组蛋白去甲基化酶。KMT 和 KDM 各自对特定的赖氨酸残基及赖氨酸尾部的甲基化程度都有特异性。因此，所有 KMT 和 KDM 在转录效应方面的生物学功能或作用都不尽相同。

转录激活（H3K4、K36、K79）和沉默（H3K9、K27、H4K20）都涉及赖氨酸甲基化。甲基化程度与不同的转录效应相关。例如，在激活基因的主体上能观察到 H4K20 单甲基化（H4K20me1），而 H4K20 三甲基化（H4K20me3）则属于基因抑制和压缩的基因组区域。就 DNA 序列而言，基因调控也受甲基化赖氨酸残基位置的影响。例如，位于启动子的 H3K9me3 与基因抑制相关，而某些诱导基因在基因主体含有 H3K9me3。因为这一修饰是不带电且具有化学惰性的，所以这些修饰是通过其他带有结合基序的蛋白识别产生的影响。赖氨酸甲基化协调了染色质修饰酶的聚集。染色质域（如在 HP1、PRC1 中找到）、PHD 指结构域（如在 BPTF、ING2、SMCX/KDM5C 中找到）、Tudor 域（如在 53BP1 和 JMJD2A/KDM4A 中找到）、PWWP 域（如在 ZMYND11 中找到）和 WD-40 域（如在 WDR5 中找到）都属于不断增多的甲基赖氨酸结合模块，这些模块主要是在组蛋白甲基转移酶、去乙酰酶、甲基化酶、去甲基酶及 ATP 依赖型染色质重塑酶中发现的。赖氨酸甲基化为这些酶提供了结合表位，因而可调控染色质凝聚、核小体迁移、转录激活及抑制 DNA 修复和复制。此外，对于可与未甲基化组蛋白发生相互作用的蛋白质，赖氨酸甲基化可阻止与此种蛋白质结合，甲基化也可直接抑制对邻近残基其他调控修饰的催化作用。

近年来还有越来越多的研究发现，这些酶的作用底物不仅仅局限于组蛋白，还有一些非组蛋白，如核转录因子 -κB（nuclear factor kappa B，NF-κB）、p53（tumor protein p53）、成视网膜细胞瘤蛋白（retinoblastoma protein，Rb）等重要的癌基因与抑癌基因编辑的蛋白也可被这些酶修饰，且功能受到相应的调节。非组蛋白的甲基化还在诸多信号通路转导过程中起重要调控作用，如 MAPK、WNT、BMP、Hippo 和 JAK-STAT 等，

甲基化修饰与其他翻译后修饰之间，以及组蛋白与非组蛋白之间的通路对话，影响并调控大部分细胞功能，如染色体重组装、基因转录翻译、蛋白合成、信号转导及 DNA 损伤修复等。

甲基化修饰除了通过结合或招募不同的蛋白质来发挥功能外，还可通过"接收或发送"信号给其他修饰位点协同调控生物功能。这种不同修饰之间的相互调控称为交互作用（crosstalk）。与磷酸化、乙酰化等修饰方式不同，甲基化修饰不改变蛋白质的电荷性质，通常是作为一个标记，通过招募不同的蛋白质识别该位点，达到产生不同生物学效应的目的。甲基化修饰的交互作用主要发生在相同位点的不同修饰形式之间，或者相互邻近的位点之间。以 p53 蛋白为例，其上的 370、372、373、382 位点均可发生单甲基化修饰或二甲基化修饰。SMYD2 催化的 K370me1 抑制靶基因的转录，但 K370me2 则可招募 53BP1 蛋白促进 p53 靶基因转录，并且这两种修饰都可被邻近的 K372me2 所抑制。在非组蛋白交互作用中，报道最多的一种通信方式是甲基化与磷酸化修饰之间的交互。这两种修饰的联系多发生于相近的丝氨酸 / 苏氨酸与赖氨酸 / 精氨酸之间，且磷酸化与甲基化功能相互排斥。例如，转录因子 FOXO1 可被激酶 AKT 在 S253 位磷酸化，促进其由细胞核向细胞质转移，进而泛素化后被蛋白酶体降解。在氧压力作用下，PRMT1 可以甲基化修饰 FOXO1 的 R248/R250 位点，抑制了 S253 的磷酸化发生，从而增强 FOXO1 的蛋白稳定性和转录活性，导致细胞凋亡。而 SETD7 可以催化 JAK 信号通路因子 STAT3 的 K140me2，影响 Y705 的磷酸化，负调控 STAT3 活性。

在蛋白质甲基化发育过程中，对基因组进行适当编程很重要，而甲基化机制的异常调节可导致如癌症等疾病。事实上，恶性肿瘤基因组分析揭示了在 H3K27 和 H3K36 中的赖氨酸突变。这些位点富含于恶性肿瘤的子集中。因此，随着这些酶、修饰对基因组的影响及与疾病相关突变的了解，一个崭新的治疗和生物标志物发展空间开始浮现。目前已有显示，生物系统中的甲基化水平和许多重大疾病（如肿瘤、心脑血管疾病、糖尿病等）的发生发展存在密切联系。基于此，诸多学者及专家将甲基化过程的认识和研究广泛应用于生命科学和疾病研究的诸领域，其中包括癌症、产前诊断、感染性疾病及临床免疫、先天性疾病及获得性疾病等的发生发展。但目前对这些疾病形成过程中的甲基化等表观遗传现象的认识不足，是导致在预防、诊断和治疗等方面还存在许多疑点和难点的原因之一。因此，对甲基化的进一步研究很可能推动许多重大疾病的预防、诊断和治疗。

二、甲基化与肝脏疾病

（一）甲基化与酒精性肝病

1.DNA 甲基化和酒精性肝病　异常甲基化可发生在各种肝病的进展中，包括酒精诱导的肝损伤。长期饮酒是世界范围内死亡的主要原因之一。根据世界卫生组织（WHO）报道，全球有 23 亿人饮酒，约 7500 万人可被归类为酒精障碍。酒精会损伤细胞，改变其表观遗传状态，包括组蛋白甲基化和去甲基化、DNA 超甲基化及去甲基化。TET 蛋白家族可调控 5- 羟甲基胞嘧啶（5hmc）这一表观遗传修饰。一项研究发现，慢性酒精介导的肝细胞凋亡与 TET1 的下调和 5- 羟甲基胞嘧啶的形成减少有关。酒精暴露还可导致 PCSK9 启动子区域甲基化，从而影响 PCSK9 的表达。最近证据表明，男性在妻子妊娠前饮酒会影响下一代的行为、发育和基因表达。这种跨代传播可能通过生殖细胞编码的表观遗传修饰而发生。产前饮酒会改变甲基转移酶的表达，以及基因启动子的低甲基化和高甲基化。此外，母亲饮酒可降低妊娠后血液中的血清叶酸水平，后者是 DNA 甲基化的重要甲基供体。此前的一项研究发现，主要甲基供体 S- 腺苷甲硫氨酸（SAM）可以最大限度地减少酒精对肝脏中几种线粒体功能的破坏。这些发现为从核小体水平研究酒精性肝病的发病机制提供了新视角。

2. 组蛋白共价修饰与酒精性肝病　先前的研究已证实，乙醇可以改变肝细胞中组蛋白的乙酰化、甲基化和磷酸化状态。组蛋白 H3 在第 9 位赖氨酸处的乙酰化参与了乙醇在肝脏中诱导的 PNPLA3 表达。组蛋白乙酰转移酶 / 组蛋白去乙酰化酶的比率决定组蛋白乙酰化水平和基因表达。此外，暴露于乙醇的肝细胞 SIRT1（sirtuin 1）的表达降低。SIRT1 在调节肝脏脂质代谢中起重要作用，从而影响酒精性肝病的发生率。暴露于乙醇后，*SIRT1* 基因敲除的小鼠肝脏出现脂质积聚、炎症增加和纤维化。此外，白桦醇可能通过激活 SIRT1-LKB1-AMPK 信号通路来减轻酒精性肝损伤。蓝莓汁和益生菌联合使用可通过上调 *SIRT1* 减少酒精性肝病中的细胞凋亡。

3. 非编码 RNA 与酒精性肝病　非编码 RNA 在酒精性肝病中的重要作用越来越受关注。目前，研究最多的是 miRNA。长期饮酒会对肠黏膜造成损害，脂多糖（LPS）可通过肠黏膜进入血液，直至肝脏。脂多糖进入肝脏并与炎性细胞的 TLR4 结合后，可能会诱发肝脏炎症和其他肝脏疾病。例如，库普弗细胞通过释放 TNF-α 调节肝脏炎症的进展。先前研究发现，许多类型的 miRNA 参与并调节脂多糖和 TLR4 受体结合及炎症反应的进程。乙醇通过改变 miRNA 的转录和表达影响肝病的进展。一项研究表明，暴露于乙醇的巨噬细胞表现出 miRNA-155 表达增加和对脂多糖的敏感度增加。此外，在乙醇诱导的肝损伤中，miRRA-122 和 miRNA-34a 在脂质代谢的调节中起重要作用，肝细胞凋亡也发生变化，包括 miRRA-122 的下调和 miRRA-34a 的上调。根据文献，多种 miRNA 对酒精性肝病的发病过程都有很大影响，包括 miRRA-21、miRRA-320（上调）及 miRRA-181a、miRRA-199a、miRRA-200a（下调）和 miRRA-223。因此，调节相关的 miRNA 功能将是酒精性肝病一个有希望的治疗策略。

（二）甲基化与非酒精性脂肪性肝病

1.DNA 甲基化和非酒精性脂肪性肝病　表观遗传修饰、营养供应和代谢疾病之间存在广泛而精确的联系。给肥胖或易患癌症的刺豚鼠含有甲基供体的饮食，可以阻止相关疾病的进展。缺乏甲基供体的饮食会导致啮齿类动物体内 DNA 甲基化减少和脂肪变加剧。在高热量饮食中添加含甲基供体饮食可以抑制非酒精性脂肪性肝病的发生和进展。这些发现表明，DNA 甲基化可能参与肝脏脂质代谢过程，并发挥重要作用。一项研

分析了 45 000 个 CpG 位点，发现与身材苗条的人相比，非酒精性脂肪性肝炎（NASH）患者中有 467 个二核苷酸的甲基化状态存在差异。其中，8 个基因与非酒精性脂肪性肝病的代谢和发病机制相关（*GALNTL4*、*ACLY*、*IGFBP2*、*PLCG1*、*PRKCE*、*IGF1*、*IP6K3*、*PC*），其 CpG 甲基化状态被逆转。另有研究发现，在因肥胖接受治疗的患者中，*PTPRE* 基因的甲基化（对编码胰岛素的信号通路起负调节作用）上调，转录活性下调。有趣的是，脂代谢和昼夜节律调节之间存在密切联系。调节生物节律的转录因子——脑肌肉 ARNT 样蛋白 1（BAML1）可调节许多基因的表达，包括 PPAR 的表达。因此，受 PPAR 调控的相关代谢基因也可能通过节律表达。失去昼夜节律基因表达的小鼠会变得贪婪、肥胖，最终便发生非酒精性脂肪性肝病。SIRT1 和 CLOCK-BMAL1 可以形成一种染色质复合物，决定组蛋白乙酰化水平及昼夜节律和代谢相关基因的转录水平。当给予高脂饮食时，SIRT1 的稳定高表达可抑制小鼠代谢疾病的发生。流行病学研究表明，在生活没有规律的人群中，患代谢紊乱性疾病的风险明显较高，这与先前发现的结果一致。因此，维持正常健康的生活条件对于预防非酒精性脂肪性肝病和其他肝脏疾病具有重要意义。

2. 组蛋白共价修饰与非酒精性脂肪性肝病　组蛋白共价修饰在非酒精性脂肪性肝病中起重要作用。有研究表明，存在异常脂代谢的肝脏中组蛋白 H3K9me3 和 H3K4me3 的状态发生异常改变。H3K9me3 和 H3K4me3 通过调节 PPARα 和肝脏脂质代谢基因调控网络中的 mRNA 表达，进而影响非酒精性脂肪性肝病的疾病进展。

3. 非编码 RNA 与非酒精性脂肪性肝病　目前对非编码 RNA 与非酒精性脂肪性肝病关系的研究主要集中于 miRNA。据报道，超过 100 种 miRNA 在非酒精性脂肪性肝病中有差异表达。它们在脂质调节和糖代谢中发挥重要作用。最显著的 miRNA 是 miRNA-122。miRNA 不仅在脂质和胆固醇的代谢中发挥关键作用，而且与人类昼夜节律系统有密切联系。miRNA-122 在健康肝组织中高表达，在非酒精性脂肪性肝病或实验性肝组织中下调。研究发现，miRNA-140 缺失导致

TLR-4 表达增加,继之使细胞对棕榈酸信号敏感,并通过 TLR4/NF-κB 增加炎症活性,直至促进非酒精性脂肪性肝病进展。

(三)甲基化与肝纤维化

1. DNA 甲基化与肝纤维化　最近研究表明,在肝纤维化期间,参与纤维化的各种细胞表现出异常的 DNA 甲基化。DNA 甲基化在肝纤维化发生和发展中的重要作用逐渐受重视。有研究观察到,*PTCH1* 基因启动子甲基化可能导致肝星状细胞中 Gli1 和 Smad3 异常表达。在 CCl₄ 诱导的小鼠肝纤维化发生过程中,SAD1/UNC84 域蛋白 -2(SUN2)基因 CpG 位点的高甲基化伴有 *SUN2* 低表达。此外,在肝星状细胞和 CCl₄ 诱导的肝纤维化组织中,磷酸酶基因 *PTEN* 表达下调,这是 *PTEN* 基因启动子高度甲基化的结果,最终导致肝星状细胞中 ERK 和 AKT 信号通路上调。结缔组织生长因子(CTGF)在体外促进肝星状细胞向肝成纤维细胞表型变化,然而,结缔组织生长因子基因启动子甲基化可能阻止肝纤维化进展。

大量研究证实,PPARγ 在肝纤维化的发生和发展中起着重要作用。然而,也有研究发现,PPARγ 的表观遗传修饰参与肝纤维化的调节。沉默甲基 CpG 结合蛋白 2(MeCP2)或应用 5- 氮杂胞苷(5-AZA)均可抑制活化的肝星状细胞中 PPARγ 表达降低及其向肝成纤维细胞转化。类似地,NF-κB 参与多种疾病包括肿瘤、免疫疾病和肝脏疾病的发生和发展。MeCP2 表达下调增加了肝成纤维细胞中 IκB 的表达,从而表明通过调节 NF-κB 的表达,DNA 甲基化可以影响肝纤维化进展。此外,在以前的研究中,一些与 DNA 损伤修复相关的启动子在肝硬化的肝脏中被甲基化。此外,TGF-β₁、hMSH3、MGMT 和 GSTM3 的 DNA 甲基化修饰在肝星状细胞的激活和增殖及肝纤维化的发生和进展中具有重要作用。上述证据表明,消除异常的 DNA 甲基化状态可能是一种有希望的治疗策略。

2. 组蛋白甲基化与肝纤维化　多种肝脏疾病均可进展为肝纤维化。组蛋白甲基化修饰在肝纤维化的发生、发展中起重要作用。研究表明,MeCP2 可诱导增强子 EZH2 和组蛋白 3 第 27 位赖氨酸 27(H3K27)高甲基化,H3K27 高甲基化可改变 PPARγ 的基因结构,从而抑制其转录。此外,MeCP2 还促进 H3K9 与转录抑制因子 HP1α 结合,从而抑制 PPARγ 表达,最终促进肝星状细胞脂质表型的消失。综上所述,组蛋白甲基化修饰在肝纤维化的发生、发展中起重要作用,开发新的组蛋白甲基化修饰调控药物将为肝纤维化的进展提供新前景。

3. 非编码 RNA 与肝纤维化　研究表明,当肝星状细胞激活并转变为肝成纤维细胞时,miRNA-20a、miRNA-92a 和 miRNA-214-5p 表达上调。相反,miRNA-122、miRNA-19b、miRNA-335、miRNA-150、miRNA-194 等其他 miRNA 表达下调。miRNA-122 通过干扰 P4HA1 的表达抑制活化肝星状细胞中胶原和细胞外基质生成。同样,miRNA-29 也能抑制肝纤维化的发生和进展,抑制 PDGF-C、IGF-1、胶原酶Ⅰ、胶原酶Ⅳ等促纤维化因子基因表达。在肝纤维化进展中,miRNA 与包括 DNA 甲基化和组蛋白共价修饰在内的其他表观遗传途径的相互作用,共同调控疾病的进展。研究发现,在肝纤维化发生时,miRNA-29 下调可能是 DNMT1 活性升高的原因之一。此外,miRNA 甲基化修饰影响疾病的进展。miRNA-34a 可在酒精性肝纤维化中发生甲基化,并在调控基质金属蛋白酶(MMP)-1 和 MMP-2 表达中发挥重要作用。

(四)甲基化与病毒性肝炎

肝炎病毒可以整合到宿主基因组中,或发展成共价闭合环状 DNA(cccDNA)的小染色体。病毒不仅可以调控基因表达,还可改变宿主肝细胞的表观遗传状态,从而加速肝病进展。

1. DNA 甲基化与病毒性肝炎　研究表明,在肝癌细胞中,整合到宿主基因组中的乙型肝炎病毒(HBV)的 DNA 甲基化增加。同时,在肝炎患者的组织中,HBV 没有整合到宿主基因组中,其 DNA 和 cccDNA 也显示甲基化状态的变化。HBV 基因组中 CpG 岛的甲基化在病毒复制的调控中起重要作用。目前,HBV 基因组中至少有 6 个 CpG 岛已被确认,包括 3 个覆盖基因启动子区的保守结构区(岛 1)、包裹增强子 I 和 X 基因启动子的结构区（岛2）及Sp1启动子和P基因起始密码子（岛3）。从慢性肝炎（CHB）患者活检标本中提取的HBV-DNA中，CpG岛1和2的甲基化发生了变化。这些发现表明，HBV-DNA甲基化增加可能会降低病毒蛋白的表达。此外，CpG岛2的超甲基化与乙型肝炎表面抗原（HBsAg）和乙型肝炎e抗原（HBeAg）表达降低密切相关。一项研究表明，HBV cccDNA的高甲基化状态与病毒载量、RNA转录及病毒产物的产生和减少密切相关。

将甲基化的HBV-DNA转染到HepG2细胞中，可降低细胞内HBV-mRNA的表达，降低HBsAg和HBeAg的表达，并减少上清液中病毒蛋白的生成。同样，HepG2细胞的cccDNA甲基化可抑制病毒蛋白的产生。将DNMT3a和HBV-DNA转染到HepG2细胞中，可诱导细胞内HBsAg、HBeAg和致癌相关蛋白的表达。肝炎病毒还可刺激相应物质的表观遗传状态变化，从而影响细胞进展。在转染HCV基因的小鼠肝脏中，可观察到Gadd45β基因启动子增加了甲基化。这导致在细胞周期调节和DNA修复中起重要作用的Gadd45β表达减少。

2. 组蛋白甲基化与病毒性肝炎　组蛋白可以直接与HBV的cccDNA结合，也可通过蛋白之间的连接结合成微小染色体。研究表明，组蛋白H3和H4与cccDNA结合时的甲基化状态对HBV复制的调控具有重要作用。另一项研究表明，组蛋白甲基化和磷酸化也有相应的调节作用。研究表明，SIRT3这一宿主因子可通过与组蛋白甲基转移酶协同作用，从表观遗传学上限制HBV cccDNA转录。这些证据为使用SIRT3激活剂预防或治疗HBV感染提供了理论依据。进一步深入研究其调控机制对病毒性肝炎的防治具有重要意义。

3. 非编码RNA与病毒性肝炎　miRNA在肝炎病毒的表观遗传调控中具有重要作用。有研究表明，HBV感染者血液中的HBsAg可携带肝脏来源的miRNA（miRNA-27a、miRNA-30b、miRNA-122、miRNA-126、miRNA-145）和免疫调节相关的miRNA（miRNA-106b、miRNA-223）。血清miRNA-125b与血清HBV-DNA水平呈正相关。转染miRNA-125b后，HBV复制能力增强。此外，病毒的复制过程也受宿主细胞miRNA的直接或间接调控。miRNA-155通过靶向BCL-6、SHIP-1和SOCS-1调控HBeAg诱导的细胞因子的产生。miRNA-122通过间接调控其靶标cyclin G1，干扰cyclin G1与p53之间的相关功能，消除p53对HBV复制的抑制作用。miRNA-122能有效降低患者HCV-RNA水平。

（五）甲基化与肝癌

1. DNA甲基化与肝癌　DNA甲基化在肝癌的发生和发展中起重要作用。与非癌组织相比，*PCDH19*在肝癌组织和7种肝癌细胞系中的表达下调。*PCHD19*启动子在7个肝癌细胞系中的3个细胞系（SMMC7721、Hep3B和SNU387）中常有高度甲基化。与非瘤性肝组织和正常肝组织相比，肝癌中*p16*、*GSTP1*、*APC*、*RUNX3*、*SOCSI*、*WIF1*、*p73*、*DLC1*、*OPCML*和*WT1*基因启动子的甲基化频率显著升高。此外，*HOXD10*在人类肝癌中频繁甲基化，并且*HOXD10*的表达受启动子区域甲基化的调控。*HOXD10*在体外和体内均抑制肝癌细胞生长。*HOXD10*通过抑制ERK信号传导抑制人类肝癌。在肝癌细胞系中，*BCLB*经常由于启动子CpG甲基化而下调。*BCLB*是一种饥饿应激传感器，可通过一磷酸腺苷活化蛋白激酶AMPK-mTOR信号级联，同时诱导肝癌细胞凋亡和自噬。一项研究表明，DNA甲基化通过调节抑癌基因的活性发挥作用，并证明抑癌基因*NEFH*和*SMPD3*的高表达抑制癌细胞的增殖。研究发现，有8个基因在慢性丙型肝炎向肝癌转化的调节中起至关重要的作用，其活性与其DNA甲基化状态密切相关。因此，DNA甲基化在肝癌的发生和发展中有重要作用。

2. 组蛋白甲基化与肝癌　肝癌是各类肝病的终末阶段，组蛋白甲基化所导致的基因转录沉默与多数肝癌的发生发展密切相关。局灶黏附酪氨酸激酶（focal adhesion tyrosine kinase，FAK）在人类肝癌中常有过表达，抑制FAK可能会降低肝癌细胞的侵袭性。沉默FAK可降低EZH2的转录和核定位，以及其对组蛋白H3第27位赖氨酸（H3K27me3）的三甲基化活性。BORIS通过组蛋白甲基化修饰调控*OCT4*基因表达，影响人肝癌细胞的干细胞样性质。组蛋白去甲基化酶

JMJD1A 对缺氧诱导的 HepG2 和 Hep3B 的增殖和激活具有关键的调节作用。JMJD1A 的高表达降低了其靶基因 ADM 启动子区域的甲基化状态。另一组蛋白去甲基化酶（赖氨酸特异性去甲基化酶 1，LSD1）在肝癌患者的病理组织中也有高表达。LSD1 高表达的肝癌患者肿瘤分级较高，5 年生存率较低。目前，许多调节组蛋白甲基化修饰的酶抑制剂已在深入的基础和临床研究中，有望为肝癌的治疗提供更广泛的途径。

3. 非编码 RNA 与肝癌　多种 miRNA 与肝癌的发生和发展密切相关。抑制 miRNA-122 表达可重新激活在胚胎中表达但在成年人中沉默的基因，最终导致肝癌进展。在索拉非尼耐药细胞中发现 miRNA-122 降低，miRNA-122 过表达可诱导细胞凋亡，并使耐药肿瘤细胞对索拉非尼的治疗重新敏感。此外，细胞核 miRNA-122 通过下调 miRNA-21 降低肝癌细胞耐药，并抑制肝癌细胞生长。既往研究表明，SF3B4 在肝癌中表达上调。miRNA-133b 上调了 SF3B4 的表达。SF3B4 和 miRNA-133b 在肝癌中均发挥重要作用。在接受了根治性切除的肝癌患者中发现，miRNA-30a 不仅能降低小鼠肝癌肺转移，还能抑制微血管侵袭和肿瘤复发。值得注意的是，长链非编码 RNA（lncRNA）HULC 在肝癌患者中明显上调，且可抑制 miRNA-9 介导的细胞凋亡。此外，过表达 lncRNA CUDR 可增强 pStat3 在 lncRNA HULC 启动子区域的结合，从而增加肝癌中 lncRNA HULC 的表达。同样，lncRNA MALAT-1 和 lncRNA HOTAIR 在肝癌患者中显著上调。基于非编码 RNA 在肝癌发生和进展中的重要作用，通过 siRNA、药理学阻断等技术手段靶向调控 RNA 的表达和功能，有望成为肝癌的一种新治疗策略。

（刘　浩　陈　捷）

第二节　乙酰化与肝脏疾病

蛋白质的酰化修饰是指在酶或非酶的作用下，将酰基辅酶 A（CoA）类化合物共价结合于蛋白特定氨基酸位点上的过程，一般为赖氨酸（K）位点。酰化修饰对于基因表达调控、代谢调控、表观遗传、癌症都有着重要作用，是目前蛋白质翻译后修饰研究的一大热点。目前已知的酰化修饰种类包括甲酰化、乙酰化、丙酰化、丁酰化、巴豆酰化、2-羟基异丁酰化、β-羟基丁酰化、琥珀酰化、丙二酰化、戊二酰化和苯甲酰化等，其中乙酰化修饰研究起步最早，文章数量最多，了解最透彻。

蛋白质乙酰化（acetylation）是指在乙酰基转移酶（HAT/KAT）的催化下将乙酰基团共价结合于底物蛋白质的赖氨酸（K）残基上的过程，主要发生在蛋白质赖氨酸残基的 ε-NH2 位。去乙酰化酶（HDAC/KDAC）可以逆转这一过程。1964 年，乙酰化先驱 Vincent Allfrey 教授率先确定了组蛋白中的乙酰化，并提出了这种蛋白修饰在转录调控中可能有作用。随后，与染色质结合的非组蛋白高迁移率家族蛋白和微管蛋白也被证实可以发生乙酰化。20 世纪 90 年代，哺乳动物组蛋白乙酰转移酶和去乙酰化酶相继被发现，溴结构域被确定为乙酰赖氨酸阅读区域，这些发现极大地推进了蛋白质乙酰化的研究进程。值得一提的是，中国科学家顾伟教授团队率先发现 p53 的 C 端结构域可以被核心结合蛋白（CBP）乙酰化修饰，从而促进其蛋白质稳定和功能。这是学术界在蛋白质乙酰化修饰被发现之后，最早报道非组蛋白也能发生乙酰化修饰的研究之一。

2006 年，抗体富集和质谱技术被引入乙酰化相关研究，检测到的修饰蛋白数得到极大提升，乙酰化正式成为蛋白质翻译后修饰研究的重点之一。2010 年，管坤良、熊跃教授团队在《科学》杂志上连续发文，该团队通过通量化的蛋白质研究和不同物种的代谢通路研究，成功发现了大量非细胞核的乙酰化蛋白质。在他们研究之前，人类在人体肝脏细胞中仅仅发现了 76 个乙酰化蛋白质，他们的研究发现了超过 1000 个乙酰化蛋白质。该项研究开辟了生命代谢研究的新领域，为开发调控代谢的药物研究提供了新的思路，为包括肿瘤在内新的治疗手段发展提供了可能。而且，细胞蛋白、代谢酶等大量非细胞核蛋白的乙酰化修饰都在研究中首次得到确认。

乙酰化可影响生命活动的各个过程，包括基因转录调控，DNA 复制、损伤修复，RNA 稳定性，蛋白合成、折叠、聚集，细胞周期、分裂、凋亡、自噬、细胞骨架重排，新陈代谢，脂质储存和分解，线粒体裂变，信号转导，离子转运，氧化还原调节等。其在动植物的免疫应答、抗逆胁迫、生长发育、代谢和衰老过程及肿瘤发生发展、神经退行性疾病等方面都有广泛应用。

在代谢和衰老过程调控方面，乙酰化对代谢过程调控的发现是具有里程碑意义的一步。研究发现，敲除 *Sir* 基因可有效延长酵母寿命，说明 Sir 很可能是衰老相关的调节酶。而 Sir 家族的酶亦被发现是 NAD+ 依赖性的去乙酰化酶，因此靶向 KDAC 可治疗代谢和衰老相关的疾病也是近些年的研究热点。例如，抑制去乙酰化酶 HDAC11，能增加机体对能量的消耗，可能治疗肥胖和代谢性疾病。

在肿瘤发生发展方面，乙酰化修饰可以通过增强或抑制基因转录、促进 DNA 复制、抑制损伤修复、干扰细胞周期等方式促进肿瘤发生发展。例如，p53 的 C 端结构域（C-terminal domain，CTD）有 6 个赖氨酸残基的乙酰化修饰能通过与其他蛋白质的相互作用调节 p53 转录活性。这些能特异性识别蛋白质赖氨酸乙酰化修饰的蛋白质称为乙酰化修饰的"reader"。与这个概念一致的还有乙酰转移酶如 p300、CBP 等称为"writer"，去乙酰化酶如 HDAC 和 Sirtuins 则称为"eraser"。PBRM1 是 SWI/SNF 染色质重构复合物的一部分，在约 40% 的肾透明细胞癌中发生突变，PBRM1 可以识别 p53 CTD 上的赖氨酸残基乙酰化修饰，*PBRM1* 突变可以减弱 p53 转录活性从而促进肾癌发生。

此外，乙酰化还可以与其他酰化发生相互作用，不同酰化修饰之间会发生交互作用。一方面，不同酰化修饰可能竞争蛋白上相同的赖氨酸位点；另一方面，不同酰化修饰的作用酶可能是一致的。当然，乙酰化修饰与其他修饰也会发生相互作用。例如，p65 蛋白上丝氨酸位点受 MAPK 和 IKK 通路上激酶的激活，发生磷酸化，这种磷酸化促进了其被 p300 进一步乙酰化修饰，进而激活转录。

一、乙酰化与肝癌

信号传感器和转录激活因子 3（STAT3）的组成性激活与多种人类癌细胞的增殖、生存、侵袭和血管生成有关，包括肝癌。聚异戊二烯基二苯甲酮 garcinol 可以抑制肝癌细胞系和裸鼠肝癌移植瘤中 STAT3 的激活，Garcinol 能抑制组成型和白介素（IL-6）诱导的肝癌细胞 STAT3 的活化。计算模型表明，garcinol 能与 STAT3 的 SH2 结构域结合并抑制其二聚化。garcinol 作为一种乙酰转移酶抑制剂，也可抑制 STAT3 乙酰化，从而削弱其与 DNA 的结合能力。garcinol 抑制 STAT3 的激活导致增殖、存活和血管生成相关基因表达抑制。它还能抑制肝癌细胞增殖并诱导细胞凋亡，garcinol 在体内外均可通过抑制 STAT3 信号通路发挥其抗增殖和促凋亡作用。Hdac3 对于有效的 DNA 复制和 DNA 损伤调控至关重要。Hdac3 缺失破坏了 DNA 修复，并大大降低了染色质压实和异染色质含量。这些缺陷可导致组蛋白 H3K9、K14ac 增加；H4K5ac、H4K12ac 和 H4K12ac 在细胞周期 S 期晚期，静止的 Hdac3-null 细胞中保留组蛋白沉积标记。肝特异性 Hdac3 缺失在肝癌中达到顶峰。虽然 HDAC3 表达在少数人肝癌中下调，但在这些病例中，HDAC3 辅助因子 NCOR1 的 mRNA 水平降低了 1/3。靶向 NCOR1 和 SMRT（NCOR2）的 siRNA 增加了 H4K5ac，导致 DNA 损伤，表明 HDAC3-NCOR-SMRT 轴对维持染色质结构和基因组稳定性至关重要。

代谢重编程是恶性肿瘤的标志。睾丸特异性蛋白酶 50（tees-specific protease 50，*TSP50*）基因是一种新发现的癌基因，在肿瘤发生中起重要作用。然而，其在肿瘤细胞代谢中的作用机制尚不清楚。TSP50 结合蛋白和丙酮酸激酶 M2 亚型（PKM2）是已知的有氧糖酵解的关键酶，被鉴定为 TSP50 的新的结合伴侣。进一步研究表明，TSP50 通过维持 PKM2 的低丙酮酸激酶活性促进了肝癌细胞的有氧糖酵解。在机制上，TSP50 通过提高 PKM2 K433 乙酰化水平促进 Warburg 效应，PKM2 乙酰化位点（K433R）突变显著消除了 TSP50 诱导的体外需氧糖酵解、细胞增殖和体内肿瘤形成。有研究结果表明，TSP50 介导的 PKM2 丙酮酸激酶活性低是肝癌细胞 Warburg 效应的重要决定因素，并提供了 TSP50 与肿瘤代谢之间的机制联系。

Sirtuinl（SIRT1）通过去乙酰化调节脂肪生成、蛋白质合成、糖异生和胆汁酸（BA）稳态等中枢代谢功能。SIRT1 严格控制肝脏的再生反应。SIRT 小鼠的损伤表型与法尼酯 X 受体（FXR）活性受损有关，这是由于持续去乙酰化和低蛋白表达导致 FXR 靶基因表达减少及小异质二聚体伴侣（SHP）、胆盐出口泵（BSEP）、Cyp7A1 增加。去熊脱氧胆酸（NorUDCA）可以减弱 SIRT 蛋白的表达，增加 FXR 和邻近组蛋白的乙酰化，恢复 H3K4 和 H3K9 的三甲基化，增加 miRNA-34a 的表达，从而重建 BA 稳态。因此，NorUDCA 恢复了 SIRT 小鼠的肝再生，显示了生存率和肝细胞增殖的增加。此外，富含亮氨酸的饲粮恢复了哺乳动物雷帕霉素（mTOR）的激活、FXR 和组蛋白的乙酰化，通过 shp 抑制 Cyp7Al，从而降低了 BA 的总体产量，并提高了转运，从而改善了肝脏再生。SIRT1 通过持续 FXR 去乙酰化导致 BA 稳态失调，从而促进肝脏肿瘤的发生。

AT-rich 相互作用域 1a（Arid1a）是染色质重塑复合物的组成部分，已作为肿瘤抑制基因出现。它在肝细胞癌（HCC）中经常发生突变。Arid1a 缺乏发生于晚期人肝细胞癌，与血管密度增加有关。在机制上，Arid1a 缺失导致血管生成素 2（angiopoietin-2，Ang2）增强子和启动子上异常的组蛋白 H3K27ac 沉积，最终导致 Ang2 的异位表达并促进肝细胞癌发展。Ang2 阻断在 aridla 缺乏的肝细胞癌中显著降低血管密度肿瘤的进展。索拉非尼治疗可抑制 H3K27 乙酰化和 Ang2 表达，从而极大地阻止 Aridla 缺陷肝细胞癌的进展。Arid1a 缺乏可激活 Ang2 依赖的血管生成，促进肝细胞癌进展。Arid1a 是一个肿瘤抑制基因。Arid1a 缺乏促进 Ang2 依赖的血管生成，导致肝细胞癌进展。

磷酸甘油酸激酶 1（phosphoglycerate kinase 1，PGK1）是代谢糖酵解途径中的重要酶。PGK1 在肝癌组织中显著过表达，且与肝癌患者生存呈负相关。PGK1 在肝癌进展中具有致癌作用。PGKI K323 位点的乙酰化是促进其酶活性和癌细胞代谢的重要调控机制。P300/ 环磷酸腺苷反应元件结合蛋白相关因子（PCAF）和 Sirtuin 7 在肝癌细胞中可从两个方向调控 K323 乙酰化的酶。

人硫酸酯酶 1（SULF1）在体外可以使细胞表面的硫酸乙酰肝素蛋白聚糖脱硫酸化，从而抑制下游肝素结合生长因子信号激活途径。在研究 SULF1 的表观遗传调控过程中，在肝癌细胞中，组蛋白 H4 乙酰化被 SULF1 上调。组蛋白去乙酰化酶（HDAC）抑制剂通过乙酰化核小体组蛋白重编程细胞基因表达，促进细胞生长阻滞和凋亡。SULF1 可促进组蛋白 H4 的乙酰化，增强 HDAC 抑制剂的作用，抑制肝癌发生。

AMP 活化蛋白激酶（AMPK）是一种细胞能量状态的生物传感器，已被证明在已知肿瘤抑制因子的上游和下游发挥作用。AMPK 的催化亚基亚型在肝细胞癌中显著下调。在肝细胞癌细胞中，AMPK 的异位表达增强了 p53 的乙酰化和稳定性。p53 去乙酰化酶 SIRT1 在 Thr344 位点被 AMPK 磷酸化灭活，促进了 p53 的乙酰化和肝癌细胞的凋亡。总之，研究结果表明，AMPK 的低表达在肝细胞癌中经常出现，AMPK 的失活通过 SIRT1 依赖的方式破坏 p53 的稳定，从而促进肝癌的发生。

代谢重编程在支持肿瘤生长中起重要作用。酰基辅酶 A 硫酯酶 12（ACOT12）在肝细胞癌转移中起关键作用。ACOT12 在肝细胞癌组织中表达明显下调，与肝细胞癌转移和肝细胞癌患者生存期低密切相关。功能增益和功能损失研究表明，ACOT12 在体内和体外均能抑制肝细胞癌转移。ACOT12 调控肝细胞癌细胞乙酰辅酶 A 水平和组蛋白乙酰化，下调 ACOT12 通过影响表观遗传学诱导 TWIST2 表达和促进上皮 - 间充质转化来促进肝细胞癌转移。乙酰辅酶 A 的改变与肝细胞癌转移联系在一起，并暗示 ACOT12 可能是一个预后标志物和抗击肝细胞癌转移的潜在治疗靶点。

启动癌细胞的生存是由 c-Jun 控制的，而不是 p53。通过抑制 c-fos 介导的凋亡，在机制上，c-fos 诱导 SIRT6 转录，SIRT6 通过降低组蛋白 H3K9

乙酰化和 NF-κB 活化抑制存活蛋白（survivin）。重要的是，在起始阶段提高 SIRT6 水平或靶向 survivin 的抗凋亡活性会显著阻止癌症发展。此外，在人类发育不良肝结节中（而非恶性肿瘤中），发现了 c-Jun-survivin 升高和 c-Fos-SIRT6 减弱的特异性表达模式，可以靶向预防肝脏肿瘤的发生。

上皮间质转化（EMT）因子在转移中的触发机制和调控机制尚不完全清楚。生精基因 Zip 1（SPZ1）在肿瘤发生过程中作为原癌基因和 EMT 的上游调控因子。HIV-1 Tat-interacting 蛋白 60 kDa（Tip60）乙酰转移酶介导 SPZ1 的 369 位和 374 位及 TWISTI 的 73 位和 76 位赖氨酸残基乙酰化，是 SPZ1 TWIST1 复合物形成和体内外癌细胞迁移所必需的。SPZ1 和 TWIST1 的异位表达（不是 TWIST1 单独表达）通过招募含溴结构域蛋白 4（bromodomain-containing protein 4，BRD4）增强血管内皮生长因子（VEGF）的表达，从而增强 RNA-聚合酶 Ⅱ 依赖地转录并诱导转移。使用人源单克隆抗体如 Avastin 和 VEGF，可有效消除乙酰化的 SPZ1 TWIST1 复合物诱导的 EMT 和肿瘤发生。SPZ1-TWIST1-BRD4 轴乙酰化信号在介导 EMT 及其在肿瘤启动和转移过程中具有重要调控作用。

肝转移是结直肠癌患者死亡的主要原因。血小板生成素（TPO）结合受体 CD110 的结直肠癌肿瘤起始细胞（TIC）介导了肝转移。TPO 通过激活赖氨酸降解促进 CD110⁺ TIC 转移到肝脏。赖氨酸分解代谢产生乙酰辅酶 A，用于依赖 p300 的 LRP6 乙酰化。这就触发了 LRP6 的酪氨酸磷酸化，最终激活 Wnt 信号，促进 CD110⁺ TIC 的自我更新。赖氨酸分解代谢也产生谷氨酸，谷氨酸调节 CD110⁺ TIC 的氧化还原状态，促进肝脏定植和耐药。tpo 介导的 c-myc 诱导协调染色质修饰因子的招募以调节代谢基因表达。

甲胎蛋白（AFP）是一种成熟的肝细胞癌的生物标志物。甲胎蛋白乙酰化受乙酰转移酶 CBP 和去乙酰化酶 SIRT1 的调控。AFP 在赖氨酸 194、211 和 242 位点的乙酰化降低了其泛素化和蛋白酶体降解，从而提高了 AFP 的稳定性。AFP 乙酰化促进了其致癌作用，阻断了其与磷酸酶 PTEN 和促凋亡蛋白 Caspase-3 的结合，增加了增殖、迁

移和侵袭的信号蛋白，减少了凋亡。在肝癌细胞中，乙型肝炎病毒 X 蛋白（HBx）和棕榈酸（PA）通过干扰 sirt1 介导的去乙酰化而增加了乙酰化的 AFP 水平。

组蛋白乙酰化作为一种重要的表观遗传机制，调节多种基因的转录，在肝细胞癌中发挥重要作用。在肝癌中也观察到组蛋白乙酰化畸变。microrna（mirna）是非编码 RNA，调控基因表达，参与重要的表观遗传机制。miR-200a 及其启动子处组蛋白 H3 乙酰化水平在人类肝癌组织中与相邻的非癌性肝组织相比降低。组蛋白去乙酰化酶 4（HDAC4）通过 spla 依赖的途径抑制 miR-200a 表达及其启动子活性，并降低 miR-200a 启动子上组蛋白 H3 乙酰化水平。miR-200a 直接靶向 HDAC4 信使 RNA 的 3′-非翻译区域，抑制 HDAC4 的表达。因此，miR-200a 最终诱导了自身的转录，提高了自身启动子组蛋白 H3 乙酰化水平。miR-200a 通过靶向 HDAC4，诱导了总乙酰化组蛋白 H3 水平的上调，并提高了 p21 WAFCipl 启动子组蛋白 H3 乙酰化水平。miR-200a 在体内和体外均能抑制肝癌细胞的增殖和迁移。HDAC4/Sp1/miR-200a 调控网络诱导了肝癌中 miRNA-200a 的下调和 HDAC4 的上调。因此，下调 miR-200a 可促进肝癌细胞的增殖和迁移，并诱导肝癌中异常组蛋白乙酰化。这些发现突出了针对 HDAC4/Sp1/miR-200a 调控网络治疗肝癌的潜在治疗方法。

H2AZ 对肝癌细胞增殖、转移、凋亡和细胞周期有影响。H2AZ 通过肿瘤异常调节信号通路发挥作用，其相互作用蛋白为 BCL6。此外，H2AZ 的乙酰化水平在肝癌中较高，与肿瘤的形成有关。H2AZ 的乙酰化与 lncZNF337-AS1 相关并受其调控。发现 lncZNF337-AS1 在不同位点与 H2AZ 和 KAT5 结合，通过 KAT5 促进 H2AZ 的乙酰化。在肝癌中，H2AZ 是一个致癌基因，其乙酰化促进下游基因的转录，并受到 lncZNF331-AS1 的调控。

乙酰化是 p53 抑制肿瘤活性的重要机制，被 p53 诱导 lncRNA 命名为 lnc-lp53。lnc-lp53 通过与组蛋白去乙酰化酶 1（HDAC1）和 ETA 结合蛋白 p300（p300）相互作用从而阻止 p53 的乙酰化，

防止 HDAC1 降解并减弱 p300 的活性，终致 p53 活性丧失及随后的细胞增殖和凋亡抗性。lnc-lp53 在多种癌症中上调，包括肝细胞癌。在人类肝癌和小鼠移植瘤中，高水平的 lnc-lp53 与低水平的乙酰化 p53 相关，也与肝癌患者的生存率低相关。一种新的 p53/lnc-lp53 负反馈回路，表明 lnc-lp53 异常上调是抑制 p53 乙酰化 / 活性，从而促进肿瘤生长和化疗耐药的重要机制。

多倍体可导致非整倍体细胞和肿瘤发生。Hippo 途径效应体 Yap 通过 Akt-Skp2 轴促进二倍体 - 多倍体转化和多倍体细胞生长。Yap 通过 Akt 信号通路强烈诱导乙酰转移酶 p300 介导的 E3 连接酶 Skp2 乙酰化。乙酰化的 Skp2 只定位于胞质，引发周期蛋白依赖的激酶抑制剂 p27 的超积累，导致有丝分裂停止，随后细胞出现多倍体型。促凋亡因子 FoxO1/3 被乙酰化的 Skp2 过度降解，导致多倍体细胞分裂、基因组不稳定和肿瘤发生。Akt 或 Skp2 缺失或失活消除了 Hippo 信号缺乏诱导的肝脏肿瘤发生。

二、乙酰化与病毒性肝炎

组蛋白的乙酰化状态在真核生物的基因转录调节中起重要作用。乙酰化可引起特定基因的表达，而去乙酰化具有封闭基因表达的作用，乙酰化修饰是由组蛋白乙酰化酶（HAT）和去乙酰化酶（HDAC）共同调节的。近年来研究发现，组蛋白的乙酰化 / 去乙酰化修饰在炎症性疾病的发病机制中起重要作用，使用 HDAC 抑制剂（HDACI）可以改善刀豆蛋白 A 诱导的肝炎、小鼠移植物抗宿主病、系统性红斑狼疮、类风湿关节炎和结肠炎等疾病模型的临床表现。

HDACI 对 T 细胞的调控作用已被越来越多的实验证明，并以免疫抑制作用占主导地位，推测 HDAC 在免疫损伤性疾病中扮演重要角色。严重的病毒性肝炎患者多伴有内毒素血症及炎性因子失调，引起免疫功能紊乱。目前已有不少研究表明，HDAC 活性与免疫细胞的功能密切相关。有研究表明，TSA（HDAC 抑制剂）抑制 CD4$^+$ 细胞扩散，诱导氧自由基生成，诱导细胞凋亡及细胞分化停滞，降低 IL-2 的表达，并有研究显示 IL-2 表达的降低与 TSA 呈浓度依赖关系。Kim 等研究表明，TSA 能降低小鼠骨髓来源的树突状细胞的抗原提呈活性，减少了 LPS 刺激后树突状细胞 IL-2 的生成。HDACI 在各研究中均显示为对免疫细胞呈抑制作用，提示在免疫损伤性疾病中，HDAC 发挥重要作用。病毒性肝炎肝损伤发生时，表现为免疫增强。有学者在用依赖 TNF-α 的刀豆蛋白 A 诱导肝损伤的小鼠模型中，发现口服 50mg/kg 的 SAHA（HADC 抑制剂）能将异常的 ALT 降低 50%，提示 SAHA 有减轻肝损伤作用，进一步证实 HDAC 在 TNF-α 引起的肝损伤中发挥着一定的促进作用。但以上研究多为动物实验或体外实验，尚未见人体疾病状态下的相关研究。与正常人及轻度肝炎患者比较，严重肝损伤患者（重度、重型）血清中 IL-4、TNF-α、IFN-γ 的表达均升高，进一步证实这类患者存在免疫功能紊乱，且炎症因子在疾病发生发展中起重要作用。另外，PBMC 中 HDAC1 蛋白及 mRNA 表达均升高，与 TNF-α 呈较好相关性，推测 HDAC 在免疫功能紊乱中起重要作用，提示 HDAC 可能作为病毒性肝炎治疗的新靶点。

研究显示，慢性乙型肝炎患者肝组织内，cccDNA 结合的组蛋白 H3、H4 的乙酰化程度与 cccDNA 的转录活性密切相关，乙酰化程度高，则转录活性高，乙酰化程度低，则转录能力下降。GCN5 和 PCAF 是一对高同源性组蛋白乙酰转移酶（histone acetyltransferase，HAT），主要催化 H3K9 的乙酰化。P300 和 CBP 是另一对同源性极高的 HAT，主要催化 H3K18 和 H3K27 的乙酰化。去乙酰化酶中，HDAC1 可去乙酰化 H3 和 H4，而 SIRT3 主要去乙酰化 H4。HBx 蛋白作为 HBV 病毒蛋白，对 HBV 的转录和复制有重要调节作用。体外转染实验显示，HBx 的存在招募了一系列乙酰转移酶（p300/CBP，GCN5/PCAF 等）到 cccDNA 上，同时减少 cccDNA 上的 HDAC，从而提高了组蛋白的乙酰化水平，进而促进 HBV 转录和复制。而在 HBx 缺失时，cccDNA 上的乙酰转移酶数量明显减少，而去乙酰化酶（HDAC1、SIRT1 等）变多，相应导致组蛋白乙酰化水平降低，转录水平下降。此外，HBV 感染人肝嵌合小鼠实验显示，α 干扰素处理的小鼠体内 cccDNA 结合的组蛋白 H4 的乙酰化明显减少，这暗示 α 干扰素作为现有的治疗慢性乙型肝炎的重要手段，同样可以通过调节 cccDNA 组蛋白乙酰化水平达到控制乙型肝炎的目的。

三、乙酰化与脂肪性肝病

乙酰化修饰中的乙酰基主要来自乙酰辅酶 A。在较高的乙酰辅酶 A 浓度和碱性环境下，乙酰辅酶 A 可以自发地将乙酰基转移到蛋白上，不需要乙酰转移酶的参与，即非酶乙酰化修饰，该过程主要发生于线粒体。在慢性肝病的发病机制中，线粒体损伤是其中关键的环节，包括氧化磷酸化障碍、氧化应激和代谢酶的异常调控。线粒体蛋白的赖氨酸乙酰化修饰在线粒体功能异常中发挥重要的作用。该修饰主要由乙酰辅酶 A 和去乙酰化酶 SIRT3（定位在线粒体的最主要去乙酰化酶）调控。研究发现，HFD 饮食小鼠的肝脏线粒体乙酰化水平显著增加而 SIRT3 表达下调，并在 HFD 诱导下 SIRT3 敲除小鼠的肥胖、糖尿病、脂肪肝表型明显重于对照组。另外，当热量限制时，肝脏线粒体的乙酰化降低并可增强线粒体的脂肪酸氧化功能。利用核素标记棕榈酸发现与线粒体乙酰化修饰相关的乙酰辅酶 A 主要来自脂肪酸氧化。而且，乙醇摄入后也会经肝细胞代谢转化为乙酰辅酶 A，导致肝脏线粒体的高乙酰化状态。研究发现，肝脏乙酰辅酶 A 在 LPS 诱导的肝脏炎症中显著增加，并导致线粒体谷氨酸草酰乙酸氨基转移酶 2（glutamate oxaloacetate transaminase 2，GOT2）在 K159、K184、K404 赖氨酸位点和苹果酸脱氢酶 2（mydhydrogenase 2，MDH2）在 K185、K301、K307、K314 位点的高乙酰化，从而促进其酶活性，进而促进糖酵解发生。

HAT 介导的组蛋白乙酰化修饰可以影响 NAFLD 的基因表达谱。胰岛素抵抗会增加 NF-κB 的活性及 NF-κB 和 HAT 相互作用，从而诱导炎性基因表达。碳水化合物反应元件结合蛋白（carbohydrate response element-binding protein，ChREBP）是可以结合在丙酮酸激酶和脂肪酸合成酶基因的葡萄糖应答元件上的转录因子，在肝细胞脂肪变和胰岛素抵抗中发挥重要作用。高血糖诱导的 p300 的激活促进 ChREBP 的转录激活，通过组蛋白和非组蛋白的乙酰化修饰激活成脂基因的表达从而促进 NAFLD 进展。特异的 p300 抑制剂可能成为 NAFLD 治疗的潜在靶点。PCAF 介导的乳酸脱氢酶 B（lactate dehydrogenase B，LDHB）K82 位点的乙酰化修饰能显著降低 LDHB 活性，降低肝脏乳酸清除率，导致乳酸累积，从而加重在 HFD 诱导下的脂质沉积和炎症反应。反之，给予 PCAF 抑制剂或用乙酰化功能缺失的 LDHB 突变体都可以改善 NASH 表型。ATP 柠檬酸裂解酶（ATP-citrate lyase，ACLY）是重要的脂肪酸合成酶，在 NAFLD 患者中表达上调。研究发现，ACLY 的 K540、K546、K554 位点可以被乙酰化修饰，从而通过拮抗其泛素化修饰增加蛋白稳定性。而肝细胞去乙酰化酶 SIRT2 可以水解 ACLY 的乙酰化，促进其蛋白降解，从而缓解肝脏脂肪变。过量饮酒导致的酒精性肝病中整体的组蛋白乙酰化水平上调，相应的 HDAC 的表达也发生改变，其中 HDAC1、7、9、10、11 表达下调，HDAC3 表达上调。研究发现，在肝细胞 CD36 缺失可通过抑制 HDAC2 表达和促进单核趋化蛋白 1（monocyte chemotactic protein1，MCP-1）表达，促进小鼠 NASH 的发生。

去乙酰化酶 Sirtuins 家族在代谢性肝病的发生进展中也发挥重要作用。在正常饮食条件下，肝脏 SIRT1 特异性敲除小鼠 2 月龄开始出现肝脏脂肪变。在高脂饮食条件下，肝细胞 SIRT1 敲除引起细胞脂质 β 氧化损伤，出现肝脂肪变、炎症和内质网应激。就机制而言，SIRT1 参与调控肝脏糖、脂、胆固醇代谢，可以去乙酰化过氧化物增殖激活受体 γ 共激活因子 1α（peroxisome proliferator-activated receptor γ coactivator 1-α，PGC1-α），增强其转录活性，从而促进脂肪酸氧化、维持葡萄糖稳态。去乙酰化叉头框蛋白 O1（forkhead box O1，FOXO1）增强其转录活性从而促进糖异生。去乙酰化转录因子固醇调节元件结合蛋白 1（sterol regulatory element-binding protein 1，SREBP1）促进其通过泛素蛋白酶体系统降解，从而减少脂肪酸和胆固醇合成。另外，SIRT1 还可调节胆固醇稳态的关键转录因子 FXR，去乙酰化后的 FXR 活性增强可增加胆汁酸的合成，并且还可形成正反馈环路,同时调控 SIRT1 的表达。最新研究发现,SIRT2 肝脏特异性缺失会加重 HFD 诱导下小鼠的代谢综合征表型。SIRT2 通过下调肝细胞核因子 4α(hepatocyte nuclear factor 4α)K458 位点的乙酰化修饰增加其蛋白稳定性。SIRT3 主要调节许多与代谢稳态、氧化应激和细胞存活有关的线粒体蛋白,通过改善线粒体功能障碍对 NAFLD 起保护作用。在小鼠的 ALD 模型中,*SIRT6* 敲除小鼠发生严重肝损伤,表现为氧化应激和炎症反应明显增加,而 *SIRT6* 过表达则可减轻酒精对肝脏的损伤。

四、乙酰化与肝纤维化

肝纤维化定义为在肝脏损伤区域或周围区域纤维结缔组织的过度积累。肝组织内细胞外基质(extracellular matrix,ECM)过度增生和异常沉积是肝纤维化的主要原因。ECM 主要由不同来源的肌成纤维细胞分泌,包括门静脉成纤维细胞、骨髓源性纤维细胞和肝星状细胞(hepatic stellate cell,HSC)等。

HAT 不仅可乙酰化组蛋白,还可乙酰化转录因子,促进其与靶基因结合。HAT 在肝纤维化研究中比较有代表性的是乙酰转移酶 P300 和 CREB 结合蛋白(CREB binding protein,CBP),其在肝纤维化中发挥重要的转录共激活作用。研究发现,在成纤维细胞中,P300 可介导 TGFβ 诱导的胶原表达。而且,CBP 和 p300 可以和 SMAD2/3 相互作用促进其 N 端乙酰化,从而增强 SMAD2/3 对下游靶基因的转录调控。Wnt/β-catenin 通路在 HSC 激活中也发挥重要作用。β-catenin 入核后与 CBP 及 p300 形成复合物,其可以刺激下游靶基因的转录。给予 CCl4 诱导的肝纤维化小鼠抑制剂阻断 CBP/β-catenin 通路,就可阻断原代小鼠 HSC 的激活并通过上调基质金属蛋白酶(matrix metalloproteinase,MMP)的表达增加胶原的溶解。关于 HAT 在 HSC 激活中的作用还有待更深入的研究。

目前已有很多研究报道,强调 HDAC 在肝纤维化中的作用。关于各类 HDAC 在纤维化过程中的表达情况,不同研究团队的结论存在部分差异。但整体看,在 CCl4 诱导的肝纤维化小鼠模型中发现大多数的 HDAC 表达上调,包括 HDAC1、2、4、5、6、8、9、10,其中部分研究发现 HDAC2、6、8 可能在纤维化的恢复期表达下调。HDAC1 可以和 NF-κB 形成复合体,通过抑制 TGFβ 负性调控因子 *BAMBI* 基因的转录从而增强 TGFβ 信号,进而促进纤维化。HDAC2 下调另一个 TGFβ 抑制基因 SMAD7 的表达,促进 TGFβ 的表达。HDAC4 可以去乙酰化 MMP 启动子区域的组蛋白,阻碍转录因子 c-Jun 和 p65 的结合,从而下调 MMP 的表达,阻碍纤维化胶原降解。

乙酰化酶 Sirtuins 家族可能是治疗肝纤维化的潜在靶点,其中研究最为清楚的就是 SIRT1。在原代 HSC 和 LX2 细胞系发现,SIRT1 在星状细胞系激活的过程中表达下调。而且大量的动物纤维化模型,包括 CCl4、胆总管结扎、酒精诱导的肝损伤模型都证实 SIRT1 在纤维化的肝组织表达下调。HSC 特异度 *SIRT1* 敲除会加重 CCl4 诱导的肝纤维化。就分子机制而言,SIRT1 通过不同的方式抑制肝纤维化:①通过去乙酰化激活肝纤维化的拮抗剂 PPARγ;② SIRT1 介导的 SMAD3 去乙酰化抑制 TGFβ 诱导的星状细胞激活;③ SIRT1 通过去乙酰化 EZH2 促进其降解,从而减少 HSC 分化为肌成纤维细胞;④ SIRT1 参与激活肝保护因子 LKB1/AMPK 通路的激活。其他的 Sirtuins 家族在肝纤维化过程中也发挥重要作用。在 CCl4 和 TAA 诱导的小鼠纤维化模型中,敲除 *SIRT2* 可以减轻肝纤维化表型;而当重新过表达 *SIRT2* 后会促进纤维化相关基因 *α-SMA* 和 *cola1* 表达。SIRT3 已被证实发挥抗纤维化的作用。随着年龄增长,*SIRT3* 敲除小鼠会出现肺、肾和肝脏的多器官纤维化。近期也有研究报道,*SIRT6* 肝敲除小鼠和 *HSC* 敲除小鼠肝纤维化加重。机制研究发现 SIRT6 主要通过去乙酰化 SMAD3 抑制其转录活性,并且去乙酰化其靶基因 COL1A2 和 TGFβ1 启动子区域组蛋白的乙酰化修饰,抑制靶基因转录。

(高小亮 李文姣 易晓芳 陈 悦)

第三节 泛素化与肝脏疾病

一、泛素化

蛋白质翻译后修饰（post-translational modification，PTM）是机体应对内部及外部环境做出的一种极其敏感、迅速并可逆转的调节方式。小分子修饰如磷酸化、甲基化及乙酰化修饰的机制与功能在细胞生物学的多个方面都已得到广泛而深入的研究。而泛素化（ubiquitination）作为一类作用方式更加复杂且作用结果更加多样的蛋白质修饰，在细胞生物学功能中扮演同样重要的角色。

与磷酸化、甲基化及乙酰化修饰所添加的单一基团不同，泛素（ubiquitin，Ub）是一种由76个氨基酸组成的小分子蛋白质，广泛存在于所有真核细胞中，且序列高度保守，如酵母与人的泛素化序列仅相差3个氨基酸。通过对蛋白质稳定性、定位、活性及相互作用的调控，泛素化广泛参与了诸如转录调节、DNA损伤修复、细胞周期、细胞凋亡、囊泡运输等生理过程。

自20世纪70年代被发现并冠以Ubi-词缀（意为无处不在），到2004年瑞典皇家学会将该年度诺贝尔化学奖授予以色列科学家阿龙·切哈诺沃（Aaron Ciechanover）、阿夫拉姆·赫什科（Avram Hershko）和美国科学家欧文·罗斯（Irwin Rose），以表彰他们在泛素调节的蛋白质降解机制研究中的贡献。半个世纪以来，作为生物化学研究的一个重大成果，它已然成为研究、开发新药物的重要靶点。

泛素化是指泛素分子在一系列酶的作用下，将细胞内的蛋白质分类，从中选出靶蛋白分子，并对靶蛋白进行特异性修饰的过程。泛素分子全长包含7个赖氨酸位点（K6、K11、K27、K29、K33、K48和K63）和1个位于C端的甘氨酸（Gly）位点及位于N端的甲硫氨酸（Met）位点。根据现有研究结果，无论在细胞内环境还是胞外反应体系，泛素自身的每个赖氨酸位点及N端的甲硫氨酸位点都可以发生泛素化，从而延伸泛素链。其中对K48和K63位多聚泛素化的研究最为广泛，

而其他类型的泛素化链研究较少，且被认为是非典型泛素化。

泛素酶包括E1泛素激活酶（ubiquitin-activating enzyme）、E2泛素偶联酶（ubiquitin-conjugating enzymes）和E3泛素连接酶（ubiquitin-ligase enzymes）。首先，E1利用ATP提供的能量在泛素C端赖氨酸（Lys）残基上的羧基基团与自身的半胱氨酸（Cys）残基上的巯基基团间形成高能硫酯键，从而活化泛素分子。然后，激活的泛素通过硫酯键再被接合到E2的Cys残基上。最终，激活的泛素或者通过E2直接连到蛋白底物上，或在E3作用下通过泛素的羧基末端与靶蛋白Lys残基的ε-氨基之间形成氨基异肽键而将泛素转移到靶蛋白上。如果靶蛋白结合单个泛素分子，则称为单泛素化；如果靶蛋白的多个Lys残基同时被单个泛素分子标记称为多泛素化；而靶蛋白的单个Lys残基被多个泛素分子标记则称为多聚泛素化。

由于泛素化的多样性与多价性，泛素化广泛参与各种生理过程，包括细胞增殖、凋亡、自噬、内吞及DNA损伤修复及免疫应答。此外，泛素化失调在疾病中也发挥重要作用，如癌症、神经退行性病变、肌肉营养不良、免疫疾病及代谢综合征。尤其对于肿瘤及神经退行性病变，针对泛素化通路的调控已被认为是肿瘤及神经退行性病变的一种有前景的治疗策略。

由于泛素化修饰对底物的巨大影响，因此与其他PTM如磷酸化、乙酰化相似，泛素化也是一个被严格调控的可逆过程，尤其是去泛素化酶使泛素化修饰具有良好的平衡性。研究表明，细胞内广泛存在许多去泛素化酶（deubiquitinating enzyme，DUB），主要分为以泛素羧基末端水解酶家族和泛素特异性加工酶家族为主的5种类型。去泛素化酶对泛素化过程不仅起着抑制作用，而且可以通过分解泛素化抑制因子、再循环泛素分子、校对泛素化进程等方式促进泛素化过程，从而与泛素化系统共同组成一个覆盖几乎所有细胞

功能的复杂网络。

尽管许多泛素化修饰的原则得到了阐明，但泛素化修饰的生化机制与生理功能远未得到充分理解。与此同时，对于泛素化修饰的进一步理解必将推动一系列相关疾病的研究与治疗，泛素化通路（ubiquitination pathway）与炎症、肿瘤与自身免疫性疾病的相互关系取得了巨大突破，并有望为上述疾病的治疗提供新思路。因此，随着对泛素化修饰的深入研究与治疗技术的不断发展，对泛素化通路进行操作将成为一种富有前景的高度特异性的治疗方法。

二、泛素化与肝病

（一）非酒精性脂肪性肝病

NAFLD 是全球最常见的肝病之一，包括单纯性脂肪变、非酒精性脂肪性肝炎、肝纤维化、肝硬化和肝癌。NAFLD 显著的特点包括疾病特征复杂、环境因素显著、多基因易感性等。这决定了 NAFLD 的复杂性和难治性。近年来，关于泛素化在 NAFLD 中的研究越来越广泛，也更加证明了泛素化对于 NAFLD 的重要作用。

最新研究发现，线粒体泛素化能起到挽救肝脏损伤和萎缩的作用。进一步研究发现，泛素化下游的功能蛋白，自噬适配蛋白 p62/sequestosome1 促进线粒体泛素化。p62 将 cullin-RING E3 泛素连接酶复合物 Keap1 和 Rbx1 的两个亚基招募到线粒体，进而挽救肝损伤。p62 已被证明在泛素化下游发挥作用，并通过与泛素和有丝分裂中的自噬蛋白 LC3 及其他类型的自噬相结合，将泛素化蛋白连接到自噬小体。除了 Rbx1，p62 还招募 Keap1，一种 p62 结合蛋白，可以与 Rbx1 形成一个剔除环 E3 泛素连接酶复合物。p62 通过与 Keap1 的相互作用将这种连接酶复合体带到线粒体。在不同的生理和病理条件下，线粒体的大小和形状都会发生变化。这说明，线粒体泛素化导致线粒体的空间维度进入一个稳定的平衡，成为线粒体泛素化在线粒体吞噬中的新机制。

ATP 柠檬酸裂解酶（Acly）在 NAFLD 中发挥至关重要的调节作用。有关泛素 - 蛋白酶体介导的 Acly 降解：Kai Li 等通过质谱（MS/MS）检测肝细胞及小鼠肝组织，证实了 Hrd1 在 Acly 上的蛋白相互作用和泛素修饰。Hrd1 是内质网相关降解（endoplasmic reticulum-associated degradation，ERAD）复合体的亚基，其与 Acly 相互作用进而促使 Acly 发生泛素化，最终导致 Acly 降解。结果表明，Hrd1 通过促使脂肪生成的主酶 Acly 发生泛素化，调节 Acly 的表达水平，所以认为肝细胞中 Hrd1 的激活可能成为 NAFLD 治疗的一种重要策略。随着 NAFLD 的进展，会出现更严重和潜在的致命疾病，如肝衰竭和癌症。因此，迫切需要了解其致病机制并制订治疗策略。假设吞噬分裂在 NAFLD 的发病和治疗中起关键作用，由于线粒体大小的增加，线粒体吞噬功能可能被阻断，恢复吞噬功能可能维持 NAFLD 患者健康的肝脏。以前的研究表明，在 parkin 介导的有丝分裂中，E3 泛素连接酶 parkin 在解偶联剂（如羰基氰化对三氟甲氧基苯胺）诱导的线粒体膜电位丧失后泛化有丝分裂蛋白 1 和 2，这种解偶联剂将 parkin 招募到线粒体。

（二）肝纤维化

泛素结合到底物蛋白上，一般通过泛素的 C 端甘氨酸结合到底物赖氨酸上，包括 3 个主要步骤，即激活、连接和连接，分别由泛素激活酶（E1s）、泛素偶联酶（E2s）和泛素连接酶（E3s）执行。泛素化可以通过许多方式影响蛋白质，如通过泛素 - 蛋白酶体途径（UPS）、内溶酶体途径或自噬来影响蛋白质的降解。或者，它可以改变蛋白质的细胞位置，影响其活性，促进或阻止蛋白质的相互作用。近年来，泛素化酶的中间产物在肝纤维化中被证明有改变。例如，酒精性纤维化患者血清中游离泛素和多泛素链的浓度明显升高。蔡等检测到 SMAD 特异性 E3 泛素连接酶 2（SMurf-2）的 mRNA 表达降低，SMurf-2 是一种 Hect 结构域 E3Ub 连接酶，可使细胞核 Smads 泛素化，并对其在肝纤维化大鼠模型中进行蛋白酶体降解。此外，内质网相关的 E3Ub 连接酶 Gp78 的缺失会导致老年小鼠的纤维化，这是自发和随机的内质网应激的结果。另有研究表明，在静止期肝干细胞中，泛素 C 末端水解酶 L1（UCHL1）去泛素酶缺失，但在临床前期小鼠模型和临床肝纤维化模型中其表达增加，并与肝干细胞转分化呈正相关。重要的是，UCHL1 在小鼠肝纤维化模型中的药理抑制改善了肝纤维化。

在肝干细胞（主要的纤维化细胞类型）的细胞模型中，已证实 F-box 蛋白 31（FBXO31）通过促进 Smad7 的泛素化来调节其激活。另外，吲哚 -3- 甲醇（I3C）上调去泛素酶 cylindromatosis（CYLD）后者通过受体相互作用蛋白（RIP）1K63 去泛素化诱导肝干细胞凋亡。

慢性肝病（CLD）的进展常伴慢性实质损伤、炎症反应的持续激活，以及肝纤维化和伤口愈合反应的持续激活。肝纤维化是慢性肝病发展的不良结局，也是最重要的癌前病变。Maurizio Parola 等认为肝纤维化是一个动态的，高度整合分子、细胞和组织损伤修复过程。

泛素化在肝纤维化中的研究越来越受重视。Maria Mercado-Gómez 等采用多组学方法分析，发现四氯化碳（CCl_4）诱导的肝纤维化可促进肝脏代谢组学的变化。该研究发现在四氯化碳诱导的肝纤维化小鼠机体发生过量"蛋白多聚化"。进一步发现，泛素化参与了细胞死亡和生存、脂质代谢和 DNA 修复的调节。更重要的是，四氯化碳诱发肝纤维化后，增殖细胞核抗原（PCNA）发生显著泛素化，这与 DNA 损伤反应（DDR）相关。

Maurizio Parola 认为肝脏泛素分析可为临床治疗肝纤维化提供新的治疗靶点。

FBXO31 通过促进 Smad7 的泛素化来调节肝干细胞激活和肝纤维化形成。在四氯化碳诱导的肝纤维化和转化生长因子 -β（TGF-β）诱导的活化肝星状细胞中，FBXO31 表达上调。FBXO31 表达增强可促进 HSC-T6 细胞增殖，也可增加 α- 平滑肌肌动蛋白（α-SMA）和 COL-1 表达。相反，抑制 FBXO31 可抑制 HSC-T6 细胞增殖，减少 α-SMA 和 COL-1 积聚。此外，FBXO31 在 HSC-T6 细胞中的上调可减少转化生长因子 -β/Smad 信号通路的负调控因子 Smad7 的积聚，而抑制 FBXO31 则可增加 Smad7 的积聚。

（三）肝癌

在肝癌中，USP22 通过去泛素化和稳定 HIF1α 促进缺氧诱导的肝细胞癌干细胞和糖酵解。作为 HIF1α 的直接靶基因，*USP22* 和 *TP53* 可以在缺氧条件下被 HIF1α 转录上调。在 TP53 野生型肝细胞癌细胞中，HIF1α 可诱导 TP53 介导的 USP22 上调抑制。在 *TP53* 突变的肝细胞癌中，USP22 和 HIF1α 形成正反馈回路并促进肝细胞癌中肿瘤细胞干性。

（曹田宇　沃龙飞　刘宇尧）

第四节　糖基化与肝脏疾病

糖基化是所有真核细胞所共有的蛋白质翻译后修饰最为丰富和多样的形式。蛋白质的酶促糖基化涉及一个复杂的代谢网络和不同类型的糖基化途径，由此调控蛋白质组的大量扩增，从而产生多样的蛋白质形态及其生物学功能。

糖基化是蛋白质翻译中或翻译后的一个重要的加工过程，在肽链合成的同时或其后，在酶的催化下糖链被连接到肽链上的特定糖基化位点，称为蛋白质糖基化。连接到肽链上的糖链又称聚糖。蛋白质糖基化的种类主要有 N- 聚糖（N-glycan）、O- 聚糖（O-glycan）、糖基磷脂酰肌醇（GPI）等。人体 90% 的蛋白质为具有 N- 聚糖的 N- 糖蛋白。N- 聚糖在内质网中合成，新合成的核心多糖单位 $Glc_3Man_9GlcNAc_2$ 连接到新生的多肽链中氨基酸序列为 X-Ser/Thr 中 Asn 的氮原子上，随后经一系列糖蛋白加工酶最终产生 3 种 N- 聚糖，即典型的高甘露糖型、杂合型和复杂型 N- 聚糖。O- 连接聚糖主要是聚糖中的 GalNAc 糖基连接到 Ser/Thr 的氧原子上。糖基化的生物合成过程受糖基转移酶 / 糖苷酶的表达和定位及底物聚糖有效性的调节。

人类的很多癌症，如乳腺癌、前列腺癌、黑色素瘤、胰腺癌、卵巢癌等，都曾报道过异常的糖基化变化。这些变化包括 O- 聚糖截短，N- 聚糖分支程度增加，唾液酸化、硫酸化、岩藻糖基化及一系列其他可能的变异。不同的糖基化可以改变蛋白质的相互作用、稳定性、运输、免疫原性和功能。肿瘤特异性糖基化变化与肿瘤进展即转移密切相关，因为糖蛋白大量存在于细胞表面和细胞外基质，因此在细胞相互作用中起重要作用。

一、蛋白质糖基化的类型及意义

60 多年前，人们首次描述了与致癌转化相关的糖基化变化。单克隆抗体技术出现进一步证实了这些观察结果，表明肿瘤特异性抗体针对碳水化合物表位，在多数情况下，肿瘤糖蛋白和鞘糖脂上存在癌胚抗原。与未转化的对应物相比，肿瘤细胞显示出广泛的糖基化改变。蛋白质糖基化增加了分子异质性及细胞群体内的功能多样性。出现这种异质性是因为异常的聚糖修饰具有蛋白质特异性、位点特异性（特定蛋白质上的不同位点可以发生特定的糖基化修饰）和细胞特异性。糖基化的特异性取决于特定细胞或组织类型内糖基化过程的各种内在因素。研究者假设了肿瘤相关碳水化合物结构改变的两个主要机制，即所谓的不完全合成和新合成过程。不完全合成过程，通常发生于合成的早期阶段，癌症是正常上皮细胞表达复合多糖的正常合成受损的结果，导致倾向肿瘤结构的生物合成，如唾液酸 Tn（STn）表达在胃肠道肿瘤和乳腺癌。相反，新合成通常发生于晚期且发生于癌症，是与癌症相关的诱导某些基因参与碳水化合物的表达决定因素，如某些抗原如唾液酸 lewisa（SLea 和 SLex）的从头表达多见于癌症。

（一）唾液酸化

唾液酸化是细胞糖基化的一个重要修饰方式，唾液酸化的碳水化合物在细胞识别、细胞黏附和细胞信号传导中具有重要作用。唾液酸化增加，特别是在 $\alpha2,6$- 和 α 糖基转移酶表达改变导致的 $2,3$- 连锁唾液酸化与已证明癌症密切相关。乳糖胺链经常以唾液酸终止。例如，$\alpha2,6$- 唾液酸化乳糖胺（Sia6LacNAc）是 β- 半乳糖苷 $\alpha2,6$- 唾液酸转移酶 I（ST6Gal- I），一种在结肠癌、胃癌和卵巢癌等多种恶性肿瘤中表达改变的酶，据报道是结肠癌预后不良的预测标志物。与癌症相关的其他主要唾液酸化抗原为 SLea、SLex。SLea 和 SLex 已被证实在许多恶性肿瘤中高表达，且表达水平与癌症患者的低生存率相关。

（二）岩藻糖基化

岩藻糖基化也与癌症有关。岩藻糖基化聚糖由一系列岩藻糖基转移酶（Fuc-Ts）合成；Fuc-TI–Fuc-TXI 型由 *FUT1-FUT11* 编码，其中 *FUT3* 也被称为 *Lewis* 基因，岩藻糖基化作为一种不可扩展的修饰存在，通常被细分为末端岩藻糖基化（产生特定的 Lewis bloogroup 抗原，如 Lex 和 Ley 及 Lea 和 Leb）和核心岩藻糖基化。SLe 抗原生物合成的末端步骤包括 $\alpha1,3$ 或 $\alpha1,4$- 岩藻糖基化 $\alpha2,3$- 唾液酸化 1 型（SLea）或 2 型（SLex）。成人 T 细胞白血病细胞中 SLex 的表达增强依赖于 Fuc-T VII 活性。这种白血病的病因是人类嗜 T 淋巴细胞病毒 1（HTLV-1）逆转录病毒，它编码一种转录激活蛋白 TAX，该蛋白调控编码 FucT VII 的 *FUT7* 基因，FucT VII 是控制白细胞 SLex 合成的限制性酶。

核心岩藻糖基化包括添加 $\alpha1,6$- 岩藻糖通过 Fuc-T VIII（*FUT8* 编码）的作用转化为 N- 聚糖最内侧的 GlcNAc 残基。*FUT8* 和核心岩藻糖基化的过度表达是肺癌和乳腺癌等癌症的一个重要特征。这种核心岩藻糖基化增加可反映在肝癌发生过程中的血清水平。有趣的是 α- 甲胎蛋白是公认的肝细胞癌（HCC）早期检测的生物标志物，可与慢性肝炎和肝硬化相鉴别。在乳腺癌中，表皮生长因子受体（EGFR）核心岩藻糖基化增加与二聚化和磷酸化增加有关，可导致 EGFR 介导的信号转导增加与乳腺癌相关肿瘤细胞生长。

（三）N- 聚糖

在恶性转化过程中，一种常见的疾病糖基化改变是癌细胞中复合物表达增加，即 $\beta1,6$- 支链 N- 连接聚糖。GlcNAc 分支 N- 聚糖表达增加是由于 GnT- V 活性增加，GnT- V 由甘露糖苷乙酰氨基葡萄糖转移酶 5（MGAT5）基因编码。*MGAT5*

的表达受 RAS–RAF–MAPK 信号通路调节，该通路在癌症中被激活。支链 N- 聚糖通过 β1，4- 连接，用聚 N- 乙酰乳糖胺延长，并进一步用唾液酸和岩藻糖封端。这种聚 -N- 乙酰乳糖胺结构是半乳糖凝集素的配体。半乳糖凝集素是一个保守的碳水化合物结合蛋白家族，形成称为"晶格"的半乳糖凝集素 - 聚糖结构。半乳糖凝集素在肿瘤中起重要作用，可促进肿瘤转化、肿瘤细胞存活、血管生成和肿瘤转移。在永生化肺上皮细胞系中 *MGAT5* 的过度表达导致接触抑制丧失，肿瘤形成增强，且增强小鼠乳腺癌细胞的侵袭和转移。此外，在 *Her2* 转基因小鼠乳腺肿瘤模型中发现乳腺癌形成的早期事件受 GnT- Ⅴ 调控。此外，下调小鼠乳腺癌细胞系中的 GnT- Ⅴ 可显著抑制肿瘤生长和转移。在 Mgat5 缺乏的背景下，一种病毒癌基因在转基因小鼠中诱导的乳腺癌进展和转移受到明显抑制。此外，GnT- Ⅴ 介导的糖基化通过 WNT 信号调节结肠癌干细胞室和肿瘤进展。与 GnT- Ⅴ 的功能不同，GnT- Ⅲ（由 *MGAT3* 编码）催化将 GlcNAc N- 聚糖二分法添加到细胞中 β1，4- 键，抑制 N- 聚糖的额外加工和延伸，如 β1，6 分支结构。GnT- Ⅲ 抵消 GnT- Ⅴ 在癌症中的作用，参与抑制癌症转移。*MGAT3* 转染具有高转移潜能的小鼠黑色素瘤 B16 细胞后，细胞凋亡率显著降低，β1，6GlcNAc 分支（由于 GnT- Ⅲ 和 GnT- Ⅴ 酶竞争）导致小鼠肺转移的显著抑制。GnT- Ⅲ 通过调节关键糖蛋白，如 EGFR、整合素和钙黏蛋白，抑制肿瘤转移。

（四）O- 聚糖截短

肿瘤的另一个共同特征是截短的 O- 聚糖的过度表达。GalNAc 型 O- 聚糖，也称黏液型 O- 聚糖，常见于大多数跨膜和分泌型糖蛋白。在恶性肿瘤期间，糖蛋白也会出现异常糖基化，这些糖蛋白表现出短缩或截短的聚糖的异常表达，如双糖 Thomsen–Friedenreich 抗原（T 抗原，也称为 core 1）和单糖 GalNAc（也称为 Tn）及其可溶性形式 [ST 和 STn（Neu5Ac）） α2-6GalNAc]，就分别是 O- 聚糖未完全合成的结果。多肽 GalNAc 转移酶（ppGalNAcTs）是启动黏蛋白型 O- 糖基化的酶，其表达改变在癌症中十分常见。ppGalNAcTs 控制

O- 聚糖占据的位置和密度，其表达的变化可导致 O- 糖基化的改变。此外，竞争同一底物的酶也可诱导截短聚糖的表达和蛋白质表位的暴露，这些表位本来隐藏在正常的糖基化蛋白质中。C2GnT 和 C2GnT 的相对酶活性 α2，3- 唾液酸转移酶 Ⅰ（ST3Gal- Ⅰ）已被证明可确定癌细胞中的 O- 聚糖结构。其相对活性是糖蛋白（如乳腺癌和胃癌中的黏蛋白）上肿瘤相关表位异常表达的基础。STn 在正常健康组织中很少表达，但在大多数癌症中都能检测到，如胰腺癌、胃癌、结肠癌、乳腺癌、膀胱癌和卵巢癌，与癌细胞黏附力降低、肿瘤生长增加、肿瘤细胞迁移增强、侵袭和预后不良有关。ST6GalNAc- Ⅱ 的过度表达导致肿瘤中 STn 的异常合成。T- 合成酶 C1GalT1- 特异性伴侣 1（C1GALT1C1）突变也可通过 ST6GalNAc- Ⅱ 的作用导致 STn 表达，该突变可阻止 O- 聚糖的进一步延伸并改变产生 Tn 的途径。因此，STn 被认为是一个重要的预后标志物和抗癌疫苗设计的靶点。

二、糖基化与肝脏疾病

多年来发现，蛋白质糖基化的变化在各种肝脏疾病的发病机制和进展中起重要作用。通常，糖基化包括共翻译和翻译后修饰步骤，其中将各个聚糖添加到翻译成内质网（ER）的蛋白质中，形成寡糖链。体内存在两种类型的蛋白质糖基化：N- 糖基化至天冬酰胺（Asn）侧链的酰胺氮和 O- 糖基化至丝氨酸（Ser）和苏氨酸（Thr）侧链的羟基。人血清中的大多数蛋白质都包含一种或多种 N- 连接的聚糖，但白蛋白和 C 反应蛋白作为载体分子除外。慢性肝病是世界范围内的严重健康问题。当前评估结构性肝损害的金标准是通过肝活检进行，然而更需要有一种非侵入性，简单且价廉的测试方法进行肝脏病理学诊断。因此，蛋白质糖基化修饰水平的变化引起高度关注。

（一）糖基化与酒精性肝病

转铁蛋白（CDT）是慢性滥用酒精的最常用标志物。人血清转铁蛋白是一种由肝脏合成的糖蛋白，参与铁在吸收和转运位点之间的转运。

由于唾液酸含量的变化，长期摄入乙醇会改变转铁蛋白的正常模式。在慢性酒精滥用期间观察到的半乳糖苷 -2，6 唾液酸转移酶（ST6Gal- I）mRNA 和蛋白表达水平降低并肝细胞膜相关唾液酸酶升高，可以解释异常的末端唾液酸化。乙醇的氧化产物（如乙醛）通过结合所涉及的酶来干扰 N- 聚糖的生物合成和转移。除转铁蛋白外，已知许多其他蛋白质在 ALD 中会被去唾液酸化，包括类黏蛋白、α_1- 抗胰蛋白酶、铜蓝蛋白等。所以，从血清中总去唾液酸化模式的研究可以发现血清总唾液酸（TSA）和血清游离唾液酸（FSA）的数量及其比例作为酒精滥用的潜在标志物。

（二）糖基化与脂肪肝相关性疾病

在肝脏中特异性表达 N- 乙酰氨基葡萄糖氨基转移酶Ⅲ（GnT- Ⅲ）的转基因小鼠的肝细胞具有椭圆形的肿胀形态，其中含有大量脂质滴。GnT- Ⅲ将 GlcNAc 残基转移至 N- 聚糖的三甘露糖苷核心。异常载脂蛋白 B 的糖基化（水平升高）干扰了该蛋白的功能并导致脂蛋白释放减少并在肝脏中积累载脂蛋白 B。转基因小鼠表现出微泡脂肪改变，肝细胞中脂质蓄积异常。除了载脂蛋白 B，载脂蛋白 A1 在实验小鼠的肝脏组织中也明显增加。表明糖基化是脂蛋白代谢的调节异常的原因之一，N- 聚糖结构可以改变肝脏脂质代谢的某些生化参数。不仅是 GnT- Ⅲ，异位表达 1，6 岩藻糖基转移酶，也可引起肝脏和肾脏脂肪变性，组织中充满大量的脂质滴。

（三）糖基化与胆汁相关性肝病

糖蛋白上的岩藻糖基化可能是与胆汁相关肝病中最重要的改变。Nakawaga 等通过在胆汁和血清中使用高效液相色谱（2D-HPLC）和基质辅助激光解吸电离飞行时间质谱（MALDI-TOF）分析了寡糖的结构，发现胆汁糖蛋白的岩藻糖基化增加。特定的糖蛋白（α_1- 抗胰蛋白酶，α_1- 酸性糖蛋白和触珠蛋白）在胆汁中的岩藻糖基化作用更强。

（四）糖基化与病毒性肝病

在病毒性肝病中，乙型肝炎病毒（HBV）感染后糖基化修饰的变化受广泛关注。HBV 和 HCC 之间的糖基化表现出许多相似之处，长期 HBV 感染与 HCC 风险增加相关。GnT- Ⅲ 可能在病毒感染人群的糖基化改变中起重要作用。使用人类肝母细胞瘤的体外实验乙型肝炎病毒转染的细胞系（Huh6）基因组（HB611）发现，与未转染的 Huh6 细胞株相反的 GnT- Ⅲ 活性的特定降低，只 GnT- Ⅲ 以外的糖基转移酶未发生类似改变。结果表明，一些寡糖的糖蛋白结构因过表达而改变。GnT- Ⅲ 可抑制 HBV 蛋白表达，有可能可用于阻止 HBV 复制。

（五）糖基化与肝细胞癌

肝细胞癌（HCC）是人类第五大常见的癌症，在癌症死亡中为第二大死因。世界上每年有 70 多万人丧生。尽管慢性病毒感染仍是肝病和 HCC 风险的主要原因，但非病毒感染的发生率与病毒相关 HCC 的发生率仍以惊人的速度增长。在 HCC 患者血清中观察到岩藻糖基化，唾液酸化和聚糖分支增加与 HCC 发生发展密切相关。肝癌组织中也发现了类似现象，提示这些聚糖变化可能在肿瘤形成和发展中起作用。糖基化机制的改变逐渐被认为是肿瘤细胞向恶性转化的迹象，其中包括 3 种重要的糖基转移酶：N- 乙酰氨基葡萄糖氨基转移酶 V（GnT- V）、N- 乙酰氨基葡萄糖氨基转移酶Ⅲ（GnT- Ⅲ）和 α1-6 岩藻糖基转移酶（α1-6FT）。这些酶在肝脏纤维化发展中广泛存在，多个研究证明其和 HCC 相关。这些酶在肝癌组织或肝癌患者血清中高表达且活性明显改变，提示糖链结构随后可能发生变化。

1. 岩藻糖基转移酶 肝癌中最著名的标志物是血清中岩藻糖基化甲胎蛋白（AFP）。AFP 升高已经成为癌症诊断的标志物之一，但是，已知急性肝炎和肝硬化等良性肝脏疾病血清中 AFP 水平也升高。因此，需要开发一种区分肝癌和非肿瘤性肝病之间的标志物。AFP 的岩藻糖基化水平可能有助于实现这个目标。肝硬化患者在血清岩藻糖基化指数显著提高后观察到发生了 HCC。该指数有助于发现早期肝癌，尤其是评估肝硬化患者确诊后继之几年中发生 HCC 的风险。

2.N- 乙酰氨基葡萄糖氨基转移酶 N- 乙酰

氨基葡萄糖氨基转移酶Ⅲ（GnT-Ⅲ）和 N-乙酰氨基葡萄糖氨基转移酶Ⅴ（GnT-Ⅴ）在肝癌具有较高活性，但 GnT-Ⅲ的活性比 GnT-Ⅴ更高。两种糖基转移酶竞争相同的底物，GnT-Ⅲ活性增加可能会抑制 GnT-Ⅴ活性和随后的 GlcNAc β1–6 分支。在多种癌症中，已经发现 GnT-Ⅲ可以抵消肿瘤进展，而 GnT-Ⅴ可以促进肿瘤。此外，已知 GnT-Ⅲ在肝癌细胞系中活性增加对其恶性生物学行为起促进作用，GnT-Ⅴ活性在细胞周期的不同阶段经历相反的变化。这些变化可能是细胞周期调节机制变化的结果。由 GnT-Ⅴ提供的 β1-6-GlcNAc 分支与肿瘤转移直接相关，可能作为肝癌患者肿瘤侵袭性的标志物。GnT-Ⅴ编码在受 Ras 信号通路调控的 Mgat5 基因上，通常在多种肿瘤细胞上调。磷酸化是另一种翻译后修饰，众所周知，其在细胞内/细胞内信号中的重要性转导中发挥作用，糖基化可能具有类似的信号转导功能。

糖基化的改变与多种癌症有关。在 HCC 的病例中，首先确定的主要变化为 AFP 的核心岩藻糖基化，因为 AFP 是 HCC 的主要血清生物标志物。最近，随着现代蛋白质组学和糖组学方法学的出现，已经发现了一些其他的糖基化改变，最显著的是岩藻糖基化、分支增加和唾液酸化增加。这些改变对肝细胞的具体影响仍在研究中。

（田苗苗　储　屹　刘　坤　张　静）

第五节　磷酸化与肝脏疾病

细胞内的蛋白质合成，即蛋白质的生物合成（protein biosynthesis），首先要以 mRNA 为信息模板来合成多肽链。在此过程中，核苷酸序列"语言"要被解读转换为与之截然不同的氨基酸序列"语言"，因此又被形象地称为翻译（translation）。多肽链合成后，还要经过复杂的翻译后修饰才能成为成熟且有功能的蛋白质，并能正确地靶向输送至特定的亚细胞区域或分泌至细胞外，才能发挥其特定功能。

蛋白质翻译后修饰有多种形式，氨基酸残基的共价化学修饰是最常见的一种。这种翻译后的化学修饰是对蛋白质进行共价修饰过程，由专一的酶催化，特异性地在蛋白质的某个或多个氨基酸残基上以共价键方式加上相应的化学基团或分子。修饰的位置包括蛋白质的 N 端、C 端和氨基酸残基的侧链基团。这种翻译后修饰并不仅仅是一种简单而表面上的装饰，它对于调节蛋白质的溶解度、活性、稳定性、亚细胞定位及介导蛋白质之间的相互作用均具有重要作用。蛋白质翻译后化学修饰种类繁多，机制清楚的仅是其中的一小部分。常见的修饰有磷酸化、糖基化、乙酰化、甲基化、脂基化、泛素华和 SUMO 化修饰等。

一、磷酸化

（一）磷酸化的发现过程

19 世纪人类首次发现磷酸盐可与蛋白质相互结合。1930 年，克里夫妇（Carl 和 Gerty Cori）在糖代谢研究中发现两种不同的磷酸化。厄尔·维尔伯·萨瑟兰（Earl Wilbur Sutherland）因发现环磷酸腺苷（cAMP）——生命信息传递的"第二信使"于 1971 年获诺贝尔生理学或医学奖。1954 年，E Fischer 和 E Krebs 深入研究蛋白的磷酸化，并发现了蛋白的可逆磷酸化调控糖代谢，两人因其在蛋白质磷酸化调节机制方面的研究做出的巨大贡献共同获得 1992 年诺贝尔生理学或医学奖。蛋白质磷酸化指在蛋白激酶（protein kinase，PK）催化下将 ATP 或 GTP γ 位的磷酸基转移到底物蛋白质中氨基酸残基上的过程。其逆转过程由蛋白磷酸酶（protein phosphatase，PPase）催化，称为蛋白质的脱磷酸化（去磷酸化）。

（二）磷酸化与蛋白激酶

在蛋白质磷酸化反应中，由于蛋白质氨基酸侧链加入了一个带有强负电的磷酸集团，由此发生酯化作用，从而改变蛋白质的构象、活性及其与其他分子相互作用的性能。大部分细胞中至少有 30% 的蛋白质被可逆的磷酸化和去磷酸化修饰所调控。生物体内磷酸化位点主要在丝氨酸（Ser）、苏氨酸（Thr）、酪氨酸（Tyr）残基上，其中 Ser 磷酸化最多，Thr 磷酸化次之，Tyr 磷酸化最少。另外，组氨酸（His）、天冬氨酸（Asp）和赖氨酸（Lys）残基也可被磷酸化。蛋白质磷酸化要靠蛋白激酶催化，根据底物的磷酸化位点可将蛋白激酶分为三大类。

1. 蛋白质丝氨酸 / 苏氨酸激酶（protein serine /threonine kinase）　是一大类特异性催化蛋白质丝氨酸和（或）苏氨酸残基磷酸化的激酶家族。

2. 酪氨酸激酶（protein throsine kinase，PTK）　是一类特异性催化蛋白质酪氨酸残基磷酸化的激酶家族，分为受体型 PTK 和非受体型 PTK。

3. 双特异性蛋白激酶（double specific protein kinase，DSPK）　此类激酶可以使底物蛋白的酪氨酸和丝氨酸或苏氨酸残基磷酸化。

激酶都有自己的调节机制，主要的调控机制包括：①磷酸化；②与内源性肽链或外源性亚基交互作用，这些肽链或亚基本身可能就是第二信使或调节蛋白的靶点；③靶向特定的细胞内位置，如细胞核、原生质膜或细胞骨架，以增强其与特殊底物的相互作用。

（三）磷酸化与磷酸酶

蛋白质逆磷酸化的过程称去磷酸化，由蛋白质磷酸酶催化（protein phosphatase，PP），即将磷酸基从蛋白质上除去，故又称蛋白质去磷酸化（protein dephosphorylation）。蛋白磷酸酶的数量远远少于蛋白激酶，与蛋白激酶相比，其底物特异性低。根据磷酸化的氨基酸残基不同可将蛋白磷酸酶分为两类：①蛋白质丝氨酸 / 苏氨酸磷酸酶。将磷酸化的丝氨酸和（或）苏氨酸残基去磷酸化的蛋白酶有 PP1、PP2A、PP2B、PP2C、PPX 等，其亚细胞定位各有侧重，均有亚型。PP1 主要存在于细胞质（其中 PP1A 位于糖原产生的区域，PP1G 位于肌质网，PP1M 位于肌丝，PP1N 位于细胞核）；PP2A 主要存在于细胞质，少数在线粒体和细胞核；PP2C 主要存在于细胞质；PPX 存在于细胞核和中心体。②蛋白质酪氨酸磷酸酶。人

类基因组中存在 90 个以上有活性的酪氨酸磷酸酶基因，目前已发现 30 多种蛋白质酪氨酸磷酸酶，其中 1/3 是跨膜的蛋白质酪氨酸磷酸酶，类似受体分子；约 2/3 位于胞质，为非受体型蛋白质酪氨酸磷酸酶。这两类酶除高度保守的催化亚单位外，非催化区氨基酸序列有很大区别。激酶和磷酸酶之间存在协同作用，一些蛋白质磷酸酶可稳定性地和它们的底物蛋白相结合。例如，双特异性 MAP 激酶磷酸酶 -3（MKP-3）与 MAP（mitogen-activated kinase）激酶结合。

（四）磷酸化修饰的生物学作用

蛋白质的磷酸化修饰是生物体内普遍存在的一种调节方式，几乎涉及所有生命活动过程。它能直接增强或减弱被修饰蛋白的酶活性或其他活性，改变其亚细胞定位及其与其他蛋白质或生物分子的相互作用。其在细胞信号转导过程中起重要作用，是最为常见的形式，主要发生于真核细胞，是调节和控制蛋白质活力和功能的最基本、最普遍，也是最重要的机制。作为一种基础修饰类型，蛋白质磷酸化和去磷酸化几乎在每个生物的各个方面都扮演着重要角色，如基因转录、基因表达、神经活动、肌肉收缩、物质代谢调节、DNA 损伤修复及细胞增殖、分化、凋亡、信号转导、免疫调控、肿瘤发生等生理和病理过程中均起重要作用。

二、磷酸化与肝脏疾病

（一）磷酸化与肝脏代谢

1. 肝脏整合应激反应 ISR 与代谢性疾病防治新机制　2018 年，来自美国威尔康奈尔医学中心的研究人员发现肝脏中缺少 CReP（eIF2a 磷酸酶复合体中一个重要的调控亚基）会导致 eIF2a 持续磷酸化，进而导致 ATF4 转录程序激活，促进 FGF21 等分子的产生。随后他们构建了肝脏特异性敲除 CReP 小鼠，发现基因敲除小鼠表现出显著的白色脂肪组织棕色化及能量消耗增加和胰岛素敏感度增强，并且表型的出现都依赖 FGF21 的作用。更进一步的结果表明，CReP 敲除小鼠能够抵抗高脂饮食诱导的肥胖、肝脂肪变性和胰岛素抵抗，而在高脂饮食诱导的肥胖小鼠肝脏中急性

去除 *CReP* 也会削弱小鼠的肥胖表型和改善葡萄糖平衡。这些证据表明，*CReP* 是调节 eIF2a 磷酸化水平和确保肝脏中 ISR 激活的关键决定因素。该研究揭示 ISR 在肝脏中的持续激活能够诱导 FGF21 表达，对小鼠起保护作用，并可抵抗高脂饮食诱导的肥胖、胰岛素抵抗和肝脂肪变性，因而增强肝脏的 ISR 可能成为治疗代谢性疾病的新策略。

2.AMPK 与肝内脂质的合成和代谢　激活的 AMPK 可增强脂肪分解代谢产生 ATP，减弱同化作用以抑制消耗，以此调节脂质代谢相关酶的活性，调控肝内脂肪酸的合成与氧化。AMPK 可通过磷酸化增强下游线粒体的功能，提高能量代谢率；也可抑制乙酰辅酶 A 羧化酶（acetyl-CoA carboxylase，ACC）、脂肪酸合成酶（fatty acid synthase，FAS）等脂肪合成酶活性，抑制脂肪合成，减少脂质在肝脏中的沉积。荆西民等用实验表明有氧运动可以激活并提高肝组织内 AMPK 蛋白表达水平，激活的 AMPK 可有效抑制脂质合成关键酶的生成，抑制脂质合成基因固醇调控元件结合蛋白 -1c（sterol regulatory element-binding protein 1c，SREBP 1c）和 FAS 的表达，降低脂肪合成，从而防治 NAFLD。此外，Mottillo 等建立高脂饲料喂养 AMPK 敲除的小鼠模型，于第 5 周发现实验组小鼠出现肝脂肪变性、胰岛素抵抗等现象，而正常组小鼠则较迟，第 12 周才出现肝脂肪变性，实验组出现肝脂肪变性率高于对照组（$P = 0.052$），此实验证明 AMPK 的存在和其活化有阻断肝内脂质合成的作用。Fritzen 等发现食源性肥胖者在恢复体重的过程中，出现皮下脂肪组织中 AMPK 表达升高、血清甘油三酯含量降低的现象，进一步证明了 AMPK 可以降低脂质的合成。马运芹等在关于二甲双胍与 NAFLD 关系的研究中发现二甲双胍可激活 AMPK 信号通路，激活后的 AMPK 则使 G0 期 G1 期转换基因 2（G0S2）的表达下调，G0S2 蛋白能特异性与脂肪水解限速酶甘油三酯酯酶结合，抑制其活性，降低了脂解速率，故 G0S2 表达下调可加强脂质分解，使脂肪肝得到改善。

3.肝脏蛋白磷酸化与糖尿病　在肝脏疾病模型的磷酸化蛋白质组学研究方面，糖尿病受到较多关注。糖尿病与胰岛素相关的信号通路密切相关，已有研究表明在胰岛素刺激过程中，包括 Akt 和 PI3K/mTOR 在内的超过 5000 个磷酸化位点会发生修饰水平的变化。因此，磷酸化蛋白质组学的研究对于揭示糖尿病的致病机制具有重要意义。曾嵘对早期发病阶段的 2 型糖尿病肝脏线粒体进行过包括磷酸化蛋白质组在内的多个层面的蛋白质组学的研究。Pshezhetsky 发现胰岛素会引发囊泡运输、代谢及细胞运动和基因表达等众多过程中蛋白质的磷酸化。Pagliarini 通过对肥胖和 2 型糖尿病小鼠模型肝脏线粒体进行研究，发现磷酸化在酮体生成过程中起重要作用，并发现催化酮体生成的限速酶 Hmgcs2（S456）的磷酸化修饰可以提高其催化酮体生成的活性。Veličkovic 等研究显示，用高糖饮食喂养雄性 Wistar 大鼠，9 周后其肝脏内 NF-κB、氨基末端激酶通路被激活，α- AMPK/AMPK 降低，沉默信息调节因子 2 相关酶 1（silent information regulator factor 2 related enzyme 1，SIRT1）表达增加，最终胰岛素灵敏度降低。此研究发现，AMPK 的激活可以使 SIRT1 的表达受抑制，从而增加胰岛素的灵敏度。Shulman 在 2020 年提出了如下通路来解释非酒精性脂肪性肝病引发肝脏胰岛素抵抗的机制：在非酒精性脂肪性肝病的情况下，肝脏中积累的细胞膜 sn-1，2- 甘油二酯激活 PKCε 蛋白，激活的 PKCε 蛋白锚定在细胞膜上磷酸化胰岛素受体的 T1160 位点。该位点被磷酸化后，胰岛素受体的激活被抑制，从而诱发下游胰岛素信号通路降低，导致肝脏胰岛素抵抗。

4. 蛋白质磷酸化与肝脏解毒　肝脏也是重要的解毒器官。Dai 等通过对磷酸化蛋白质组学研究发现，全氟十二酸会抑制胰岛素信号通路，并推测脂质体的升高抑制了糖原合酶的激酶活性。这一研究为肝脏解毒的机制研究提供了磷酸化修饰方面的基础。

（二）磷酸化与肝癌

肝细胞肝癌（HCC）是全球恶性程度极高、预后极差的恶性肿瘤之一。我国由于肝炎和肝炎转肝硬化的患者众多，从而肝癌在我国的发病率和病死率均高于世界平均水平，全世界 50% 以上的肝癌发生在我国，我国每年约有 23 万人死于肝癌，位列我国癌症病死人数的第二位，占我国全部恶性肿瘤死亡人数的 18.8%。目前肝癌发生发展及转移复发的精确分子机制尚不完全清楚。临床主要依靠定期复查 AFP 水平和 B 超来检测肝癌和判断术后转移复发情况，但在中国 AFP 阳性的肝癌只有 70% ～ 80%，而 B 超难以发现小于 1cm 的肝癌组织，诊断均存在盲区，不能准确及时进行预测。因此，探讨肝癌发生发展及转移复发的相关因素及分子机制，揭示其发生发展及转移复发的精确分子机制，寻找早期诊断肝癌、预测转移的生物标志物和干预治疗的靶分子，对进一步提高我国肝癌的治疗水平具有重要意义。

蛋白质的磷酸化修饰是生物体内最重要的共价修饰方式之一，参与调节细胞的多种生命活动过程，包括细胞的增殖、发育和分化及细胞骨架调控、细胞凋亡、神经活动、肌肉收缩、新陈代谢、肿瘤发生等。鉴于蛋白质磷酸化修饰在生命活动中所具有的重要意义，解密蛋白质磷酸化修饰过程的奥秘及进一步理解蛋白质磷酸化介导的生物学功能已成为众多生物学家所关心的主题。并且，研究不同生理条件下生物体蛋白质磷酸化修饰的状态，能够更清晰地认识生物体信号通路的变化，继而揭示疾病产生的机制。

目前的研究发现，在肝癌转移过程中 RAF/MAPK /MEK/ERK（RAF/MEK/ERK）等与磷酸化密切相关的信号通路通常处于活化状态，说明蛋白质的磷酸化修饰与肝癌的侵袭转移密切相关。邹汉法定量比较研究了正常肝组织和肝癌组织的磷酸化差异，发现肝癌 ERK 信号通路中众多蛋白质的磷酸化水平发生了变化，如 B-Raf 的 S729 位点磷酸化水平上调了 2 倍。Lee 等通过定量比较正常和肝癌细胞磷酸化蛋白质组的差异，筛选并确定了潜在的肝癌生物标志物。Mann 通过定量比较磷酸酶抑制剂对鼠肝脏细胞系 Hepa1-6 磷酸化影响，发现只有很少磷酸化肽修饰受到了明显影响。

肝脏生理条件下蛋白质磷酸化状态及其动态变化规律是理解肝功能及其调控的基础，但至今这方面的研究比较少。Gygi 对小鼠肝脏磷酸化肽进行了基序和位点分析，发现直接与脯氨酸相邻的基序、碱性基序、酸性基序和含有碱性氨基酸和酸性氨基酸的双极性基序等，还发现磷酸化位点更容易出现在蛋白质的羧基末端（C 端）。这为预测和寻找激酶底物提供了依据，也为分析不同的磷酸化肽富集方法的偏好性提供了方法和工具。此外，Gygi 还分析了小鼠包括肝脏在内的 9 个不同器官的磷酸化修饰，发现 3% 的肝脏特异性磷酸化位点，还发现 Mek2 等在肝脏和肺等特异的磷酸化修饰。在 Gygi 之后，Olsen 也定量比较了包括肝脏在内的不同器官和组织的磷酸化蛋白质组的差异，发现糖原分解酶的酪氨酸位点在骨骼肌中被磷酸化，但是在肝脏中却并没有被磷酸化。这为理解不同组织的生物学功能及肝脏的磷酸化状态提供了依据。

（时艳婷　张家玉林）

参考文献

李伟哲，王洪岩，杜海宁，2015. 非组蛋白甲基化修饰的研究进展. 生物化学与生物物理进展，42(11): 1015-1025.

刘展，周志远，彭谨，等，2017. DNA 甲基化、代谢调控与肿瘤及慢性疾病. 实用医院临床杂志，14(005): 253-255.

沈赟，钟远，苗雅，2018. DNA 甲基化与衰老的研究进展. 老年医学与保健，(4): 473-475.

宋博研，朱卫国，2011. 组蛋白甲基化修饰效应分子的研究进展. 遗传，33(4): 285-292.

赵智婕，2018. DNA 甲基化与疾病的研究进展. 世界最新医学信息文摘，18(76): 95-96.

Belloni L, Pollicino T, De Nicola F, et al, 2009. Nuclear HBx binds the HBV minichromosome and modifies the epigenetic regulation of cccDNA function. Proc Natl Acad Sci USA, 106(47): 19975-19979.

Bhaskara S, Knutson SK, Jiang G, et al, 2010. Hdac3 is essential for the maintenance of chromatin structure and genome stability. Cancer Cell, 18(5): 436-447.

Busold S, Nagy NA, Tas SW, et al, 2020. Various tastes of sugar: the potential of glycosylation in targeting and modulating human immunity via C-type lectin receptors. Front Immunol, 11: 134.

Chen L, Huang W, Wang L, et al, 2020. The effects of epigenetic modification on the occurrence and progression of liver diseases and the involved mechanism. Expert Rev Gastroenterol Hepatol, 14(4): 259-270.

Deng WJ, Nie S, Dai J, et al, 2010. Proteome, phosphoproteome, and hydroxyproteome of liver mitochondria in diabetic rats at early pathogenic stages. Mol Cell Proteomics, 9(1): 100-116.

Feajaev M, Parmar A, Xu YQ, et al, 2012. Global analysis of protein phosphorylation networks in insulin signaling by sequential enrichment of phosphoproteins and phosphopeptides. Mol Biosyst, 8(5): 1461-1471

Flores CL, Rodríguez C, Petit T, et al, 2000. Carbohydrate and energyyielding metabolism in non-conventional yeasts. FEMS Microbiol Rev, 24(4): 507-529.

Gao F, Zhang XJ, Wang SY, et al, 2021. TSP50 promotes the Warburg effect and hepatocyte proliferation via regulating PKM2 acetylation. Cell Death Dis, 12(6): 517.

García Caballero G, Kaltner H, Kutzner TJ, et al, 2020. How galectins have become multifunctional proteins. Histol Histopathol, 35(6): 509-539.

García-Rodríguez JL, Barbier-Torres L, Fernández-Álvarez S, et al, 2014. SIRT1 controls liver regeneration by regulating bile acid metabolism through farnesoid X receptor and mammalian target of rapamycin signaling. Hepatology, 59(5): 1972-1983.

Gauthier A, Ho M, 2013. Role of sorafenib in the treatment of advanced hepatocellular carcinoma: an update. Hepatol Res, 43(2): 147-154.

Hu C, Li W, Tian F, et al, 2018. Arid1a regulates response to anti-angiogenic therapy in advanced hepatocellular carcinoma. J Hepatol, 68(3): 465-475.

Hu H, Zhu W, Qin J, et al, 2017. Acetylation of PGK1 promotes liver cancer cell proliferation and tumorigenesis. Hepatology, 65(2): 515-528.

Humphrey SJ, Yang G, Yang PY, et al, 2013. Dynamic adipocyte phosphoproteome reveals that Akt directly regulates m TORC2. Cell Metab, 17(6): 1009-1020.

Iozzo RV, Schaefer L, 2015. Proteoglycan form and function: a comprehensive nomenclature of proteoglycans. Matrix Biol, 42: 11-55.

Jin Q, Yu LR, Wang L, et al, 2011. Distinct roles of GCN5/PCAF-mediated H3K9ac and CBP/p300-mediated H3K18/27ac in nuclear receptor transactivation. EMBO J, 30(2): 249-262.

Lai JP, Yu C, Moser CD, et al, 2006. SULF1 inhibits tumor growth and potentiates the effects of histone deacetylase inhibitors in hepatocellular carcinoma. Gastroenterology, 130(7): 2130-2144.

Lee CW, Wong LLY, Tse EYT, et al, 2012. AMPK promotes p53 acetylation via phosphorylation and inactivation of SIRT1 in liver cancer cells. Cancer Res, 72(17): 4394-4404.

Lee HJ, Na K, Kwon MS, et al, 2009. Quantitative analysis of phospho-peptides in search of the disease biomarker from the hepatocellular carcinoma specimen. Proteomics, 9(12): 3395-3408.

Liu L, Cao Y, Chen C, et al, 2006. Sorafenib blocks the RAF/MEK/ERK pathway. inhibits tum or angiogenesis, and induces tumor cell apoptosis in hepatocellular carcinoma model PLC/PRF/5. Cancer Res, 66(24): 11851-11858.

Lu M, Zhu WW, Wang X, et al, 2019. ACOT12-dependent alteration of acetyl-CoA drives hepatocellular carcinoma metastasis by epigenetic induction of epithelial-mesenchymal transition. Cell Metab, 29(4): 886-900, e5.

Lucifora J, Arzberger S, Durantel D, et al, 2011. Hepatitis B virus X protein is essential to initiate and maintain virus replication after infection. J Hepatol, 55(5): 996-1003.

Min L, Ji Y, Bakiri L, et al, 2012. Liver cancer initiation is controlled by AP-1 through SIRT6-dependent inhibition of survivin. Nat Cell Biol Nov, 14(11): 1203-1211.

Mishra B, Priyadarsini KI, Kumar MS, et al, 2003. Effect of O-glycosilation on the antioxidant activity and free radical reactions of a plant flavonoid, chrysoeriol. Bioorg Med Chem, 11(13): 2677-2685.

Ren JH, Hu JL, Cheng ST, et al, 2018. SIRT3 restricts hepatitis B virus transcription and replication through epigenetic regulation of covalently closed circular DNA involving suppressor of variegation 3 − 9 homolog 1 and SET domain containing 1A histone methyltransferases. Hepatology, 68(4): 1260-1276.

Rnjak-Kovacina J, Tang FY, Whitelock JM, et al, 2018. Glycosaminoglycan and proteoglycan-based biomaterials: current trends and future perspectives. Adv Healthc Mater, 7(6): e1701042.

Robertson KD, 2005. DNA methylation and human disease. Nat Rev Genet, 6(8): 597-610.

Sánchez AB, Rodríguez D, Garzón A, et al, 2002. Visna/maedi virus Env protein expressed by a vaccinia virus recombinant induces cell-to-cell fusion in cells of different origins in the apparent absence of Env cleavage: role of glycosylation and of proteoglycans. Arch Virol, 147(12): 2377-2392.

Sethi G, Chatterjee S, Rajendran P, et al, 2014. Inhibition of STAT3 dimerization and acetylation by garcinol suppresses the growth of human hepatocellular carcinoma in vitro and in vivo. Mol Cancer, 13:66.

Spiro RG, 2002. Protein glycosylation: nature, distribution, enzymaticformation, and disease implications of glycopeptides bonds. Glycobiology, 12(4): 43R-56R.

Stirzaker C, Zotenko E, Clark SJ, 2016. Genome-wide DNA methylation profiling in triple-negative breast cancer reveals epigenetic signatures with important clinical value. Mol Cell Oncol, 3(1): e1038424.

Sumer-Bayraktar Z, Kolarich D, Campbell MP, et al, 2011. N-glycans modulate the function of human corticosteroid-binding globulin. Mol Cell Proteomics, 10(8): M111.009100.

Tamburini E, Dallatomasina A, Quartararo J, et al, 2019. Structural deciphering of the NG2/CSPG4 proteoglycan multifunctionality. FASEB J, 33(3): 3112-3128.

Vilién J, Beausoleil SA, Gerber SA, et al, 2007. Large-scale phosphorylation analysis of mouse liver. Proc Natl Acad Sci USA, 104(5): 1488-1493.

Wagner JR, Busche S, Ge B, et al, 2014. The relationship between DNA methylation, genetic and expression inter-individual variation in untransformed human fibroblasts. Genome Biol, 15(2): R37.

Wang LT, Wang SN, Chiou SS, et al, 2019. TIP60-dependent acetylation of the SPZ1-TWIST complex promotes epithelial-mesenchymal transition and metastasis in liver cancer. Oncogene, 38(4): 518-532.

Weinert BT, Narita T, Satpathy S, et al, 2018. Time-resolved analysis reveals rapid dynamics and broad scope of the CBP/p300 acetylome. Cell, 174(1): 231–244,e12.

Yuan JH, Yang F, Chen BF, et al, 2011. The histone deacetylase 4/SP1/microrna-200a regulatory network contributes to aberrant histone acetylation in hepatocellular carcinoma. Hepatology, 54(6): 2025-2035.

Zhang H, Hou J, Cui R, et al, 2013. Phosphoproteome analysis reveals an important role for glycogen synthase kinase-3 in perfluorododecanoic acid-inducedratlivertoxicity. Toxicol Lett, 218(1): 61-69.

Zhang S, Chen Q, Liu Q, et al, 2017. Hippo signaling suppresses cell Ploidy and tumorigenesis through Skp2. Cancer Cell, 31(5): 669-684, e7.

Zhao Y, Takahashi M, Gu JG, et al, 2008. Functional roles of N-glycans in cell signalingand cell adhesion in cancer. Cancer Sc, 99(7): 1304-1310.

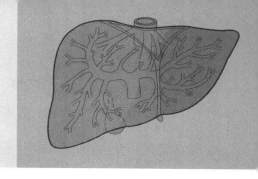

第 9 章　肝脏与其他器官的相互作用

肝脏是人体巨大的"化工厂"，其在代谢、胆汁生成、解毒、凝血、免疫、热量产生及水和电解质调节中均发挥着重要作用。每一种作用的发挥，都涉及与其他器官和系统的相互作用。

第一节　肝脏与内分泌系统

肝脏是人体最大的实质性器官，也是人体内最大的代谢器官，主要合成胆汁、蛋白质等物质，同时在免疫、糖代谢、脂代谢、凝血等方面都发挥着重要作用，其主要功能是合成功能、代谢功能、解毒功能、排泄功能。人体内多种内分泌激素都在肝脏代谢、转化、降解、清除，肝脏同时也是很多激素作用的靶器官。慢性肝脏疾病可导致多种内分泌激素代谢紊乱，如生长激素、甲状腺激素、性激素及抗利尿激素等，从而出现相应的临床表现和多种并发症。所以肝脏与内分泌系统的和谐对于维持身体健康有着至关重要的作用。

一、内分泌代谢疾病的相关基础

（一）内分泌系统的组成

内分泌系统主要由内分泌腺、内分泌组织、内分泌细胞组成，内分泌腺主要有甲状腺、肾上腺、性腺、脑垂体，内分泌细胞主要分布于胃肠道、心血管、脂肪组织与脑。这些腺体、组织细胞的主要作用是分泌相应的激素。

（二）激素的作用

人体的生理功能有赖于内分泌、神经和免疫等多个系统相互作用、相互协调来完成。激素则是内分泌系统实现协同作用的物质基础，激素

由内分泌腺或组织细胞分泌，释放入血转运至靶器官或靶组织，实现其生物活性作用。而肝脏在激素的激活与代谢中起着重要作用，如维生素 D 需要在肝脏羟化，雌激素的灭活也是在肝脏进行。

（三）内分泌疾病

内分泌疾病一般按照腺体功能分为功能亢进、功能减退两类，按照病变发生在下丘脑、脑垂体或周围靶腺而有原发性和继发性之分。激素与受体病变主要是激素作用抵抗和受体缺陷。

（四）代谢性疾病

营养素是人体维持生理功能和生命健康的物质基础，而营养素主要来自外界，以食物的形式摄入。其主要包括碳水化合物、蛋白质、脂肪、维生素及矿物质、膳食纤维和水。长期营养物质摄入不足或者比例失调就会引起营养不良、电解质紊乱，导致肝肾功能异常，而营养过剩、缺乏运动就会引起肥胖、高脂血症、脂肪肝、糖尿病等代谢性疾病。

（五）肝脏疾病与内分泌代谢疾病的相互影响

肝炎病毒慢性持续感染主要是由乙型肝炎病

毒（hepatitis B virus，HBV）和丙型肝炎病毒（hepatis C virus，HCV）所致，它们除引起肝损害外，还会引起碳水化合物、蛋白质、脂类代谢及免疫功能异常。近年来大量研究资料提示，慢性 HBV 和（或）HCV 感染与 2 型糖尿病（T2DM）、脂肪肝、甲状腺疾病、勃起功能障碍等的发生发展密切相关。

肝脏是机体糖脂代谢的中心，肝脏脂代谢紊乱会导致胰岛素抵抗、炎性因子释放增加、胰岛 β 细胞功能损伤、胰岛素敏感度降低，从而诱发糖尿病。NAFLD 患者的 T2DM 发病风险增加近 5 倍，NAFLD 被认为是 T2DM 发病的独立危险因素，其原因可能是糖尿病患者胰岛素样生长因子 -1 促进肝细胞分裂。病理学已经证实 T2DM 伴脂代谢紊乱的患者，肝脏组织病理学检查可见不同程度的肝细胞空泡、脂肪变性和间质纤维组织增生，并且存在少量微血管病变，而在胰腺可见胰岛细胞数目减少、空泡样变、β 细胞坏死凋亡、炎症和纤维化改变。所以，NAFLD 是与胰岛素抵抗及遗传易感性密切相关的代谢应激性肝损伤。

内分泌系统的工作主要靠内分泌细胞及其分泌的激素通过中枢神经系统、外周靶器官受体等不同途径完成。而很多内分泌激素的作用活化、分解代谢都是要通过肝脏来实现的，肝功能异常就会引起相关激素作用时间与效果改变，从而导致内分泌系统功能异常。同样，如果内分泌系统激素分泌与代谢异常，肝脏的合成、代谢功能也会异常，因此出现肝功能障碍或全身性疾病。所以，肝脏与内分泌代谢系统息息相关、互为因果、相互影响，这就是我们说的全局观、整体观，也是整合医学思想体系的根本。

二、肝脏与甲状腺疾病

甲状腺是人体内最大的内分泌腺体，主要分泌两种激素，第一种是甲状腺激素，其主要维持蛋白质及糖脂的合成与代谢，对于促进儿童智力及生长发育极为重要，也是成人健康的基本保障。另外一种是由甲状腺滤泡旁细胞合成分泌的降钙素，其主要维持钙磷的稳态和骨代谢的平衡。

甲状腺激素（血清总甲状腺素、血清总三碘甲状腺原氨酸）大部分与甲状腺激素结合球蛋白（TBG）结合而储存和发挥生物作用，其转化代谢均需肝脏参与，肝脏也是血清总甲状腺素脱碘转化为血清总三碘甲状腺原氨酸的重要部位，在各种脱碘酶的作用下产生具有生物活性的三碘甲状腺原氨酸。所以，肝脏在甲状腺激素分泌、储存、代谢和运输过程中起至关重要的作用。生理状态下甲状腺激素作用于肝脏的甲状腺受体与肝脏发生联系，但不产生肝损伤。肝脏与甲状腺在生理情况及病理情况下均能互相影响，当肝功能受损时 TBG 水平下降、脱碘过程产生异常，阻碍甲状腺素向三碘甲状腺原氨酸转化，从而影响甲状腺功能及甲状腺激素作用，临床上表现为低三碘甲状腺原氨酸综合征，在肝功能恢复后甲状腺功能亦恢复。

（一）甲状腺功能亢进症相关肝损伤

甲状腺功能亢进症（简称甲亢）相关的肝损伤发病率高达 37.9%，一方面是过高的甲状腺激素水平直接损害肝细胞，另一方面是抗甲状腺药物导致的肝损伤，其中单纯甲亢引起的肝损伤占 65.6%。甲亢性肝损伤的临床症状一般较轻微，仅表现为轻度消化道症状、肝大或转氨酶轻中度升高，与病程长短、并发症严重程度、治疗是否及时密切相关。其机制有以下几点：①高水平的甲状腺素对肝细胞有直接毒性；②甲亢时基础代谢明显加快，肝细胞耗氧量增加，肝细胞处于相对缺氧状态，尤其是肝小叶中心区域细胞，严重时可出现中心坏死；③甲亢时肝糖原分解增加，必需氨基酸和维生素消耗过多，肝自我保护能力下降；④甲亢属于自身免疫性疾病，自身免疫反应也会引起肝细胞损伤。

（二）甲状腺功能减退与肝损伤

甲状腺功能减退时，机体能量消耗和脂肪分解减少，导致血浆总胆固醇、低密度脂蛋白和甘油三酯水平升高，容易引起脂肪肝。血清促甲状腺激素（TSH）水平是发生脂肪肝的独立危险因素，TSH 可抑制激素敏感的脂肪分解关键酶，从而抑制脂肪组织的分解，另外，TSH 通过调节肝细胞内固醇调节元件结合蛋白 -1c（SREBP1c）的表达活性，使甘油三酯合成增加，导致高脂血症。即使是亚临床甲状腺功能减退的患者，发生非酒精性脂肪性肝病的概率也显著增加。对于甲状腺功能减退引起的脂肪肝和脂代谢紊乱，应积极纠正甲状腺功能减退，可口服左甲状腺素钠片治疗，同时辅以低脂低盐饮食，增加户外运动量，积极减重。甲状腺功能恢复正常后，脂代谢紊乱和肝脏脂肪沉积可明显改善。

（三）肝脏疾病对甲状腺的影响

肝脏发生炎症、坏死、纤维化改变时，甲状腺素的转运、储存和代谢均出现异常，可导致血液中甲状腺激素水平降低。在肝硬化引起低蛋白血症时，血清甲状腺激素结合球蛋白（TBG）降低，甲状腺激素含量也随之下降，甲状腺就会负反馈促进腺垂体分泌 TSH，故肝硬化患者 TSH 水平升高。尤其是肝硬化失代偿期，肝细胞损伤更加严重，合成 TBG 能力进一步下降，脱碘酶活性降低，甲状腺功能严重不足，其临床症状也较难改善，容易出现上消化道出血、肝性脑病、肝肾综合征等并发症。可以说肝硬化患者甲状腺激素下降是为了降低基础代谢、减少能量消耗，是机体在危重状态下的一种自我保护机制。一旦出现甲状腺功能减退，要及时发现和治疗，维持甲状腺功能正常对肝脏原发病治疗有积极作用，密切监测甲状腺功能变化，可以动态观察肝硬化的状态，预测病情的发展与转归情况。

除了肝炎病毒本身对甲状腺不利的作用外，治疗病毒性肝炎的干扰素（IFN）具有免疫调节作用，从而诱导甲状腺自身免疫抗体产生，导致甲状腺炎发生，这种干扰素诱发的甲状腺炎发病率约为 11%。约 40% 的丙型肝炎患者应用干扰素 α 治疗后发生了甲状腺疾病，这一比例高于乙型肝炎患者。但是，干扰素治疗结束时如果检测到高滴度自身免疫抗体，则提示有发生持续性甲状腺疾病的危险。约 2% 的合并甲状腺功能减退的患者需要甲状腺激素终身替代治疗。

自身免疫性甲状腺疾病（AITD）是自身免疫性肝病（AILD）最常并发的肝外自身免疫性疾病。两种疾病可能存在相似的免疫紊乱，如调节性 T 细胞减少，IL-10 表达降低，Th17 细胞表达增加等，这些免疫紊乱导致机体可能同时出现多种自身免疫性疾病。

（四）肝脏与甲状腺结节

中医学认为"肝主怒、喜郁"与人体甲状腺相关。而人体内这种与中医肝相似，具有影响双重情绪变化的器官与组织，也仅有甲状腺，从这个意义上说，中医的肝包括了甲状腺组织。甲状腺病变在中医常辨证为肝病，如瘿病是一种甲状腺组织改变，中医对此多辨证为肝气郁结。

甲状腺结节属于中医"瘿病""瘿瘤"的范畴，其病机为肝失调达，最终导致气、痰、瘀壅结颈前。其病位主要在肝。患者初起多为肝脏实病，多以肝气郁结、肝郁血瘀、肝郁化火为主，后期多以虚实夹杂多见，可见肝血虚、肝阴虚、肝肾阴虚等。"木郁达之"首见于《黄帝内经》，所谓"木郁"即是木气郁结，从而形成异常的气候变化，进而影响人体发生一系列相关疾病的过程，达之，即使之条达，可分为实则泻之和虚则补之。因此，结合《黄帝内经》及临床实践，对甲状腺结节的治疗应从"治肝"入手，根据病情不同时期的症候选择疏理肝气、疏肝化火、疏肝通络、养血柔肝、养阴敛肝、滋补肝肾等方法。

（五）中医的肝包含了甲状旁腺组织

甲状旁腺是附着于甲状腺的内分泌组织，主要生理功能是调节人体内钙和磷的水平，从而维持机体神经、肌肉组织及骨骼的正常活动。一旦甲状旁腺组织功能发生改变，临床则会出现一系列与中医肝病变相似的表现。甲状旁腺功能低下的患者临床常出现手足搐搦等症状，初期多有感觉异常、四肢刺痛、发麻、痉挛、僵直，小儿则有惊厥，状如癫证等，时常见皮肤粗糙、色素沉着、毛发脱落、指甲脆软和萎缩脱落及白内障等，因肝主风，其荣在爪、开窍于目，据此中医学认为此类病证属肝病，如肝风证，而给予平肝息风、镇肝息风、补血养肝等治法。

甲状腺激素通过调节机体各个器官，尤其是肝脏，以维持碳水化合物、脂肪、蛋白质三大基础物质的代谢。同时肝脏也是甲状腺激素储存、转化、代谢的场所,通过反馈机制调节甲状腺功能。肝脏和甲状腺相互协调以维持机体的健康状态。

目前对于同时合并甲状腺疾病和肝脏疾病的诊治缺乏相应的规范,应该加强学科间的交叉和交流,对潜在的患者早期诊断,根据患者肝功能及甲状腺功能水平制订个体化的治疗方案。

三、肝脏与性腺疾病

肝脏脂肪样变是代谢综合征的一个重要组成部分,其发生与肥胖和脂代谢紊乱密切相关。而脂肪肝的发病率与性别和年龄存在明显相关性,这表明性激素在其中起着至关重要的作用。NAFLD 可抵消雌激素对女性心血管疾病的保护作用,导致女性 NAFLD 患者代谢性疾病、心血管疾病发病率增高和发病年龄提前。

在女性,雌二醇与雌激素受体结合降低肝脏对脂肪酸摄取水平,从而抑制脂肪合成,同时增强脂肪分解和胆固醇分泌。而在男性,睾酮通过与雄激素受体结合减少肝脏脂肪生成并促进脂肪分解。这也为开发调节性激素及其受体方面的药物治疗脂肪肝提供了思路。

性激素结合球蛋白(SHBG)是肝脏合成的与性激素结合的糖蛋白,不仅是一种运载蛋白,同时还有激素活性作用,与受体结合后可参与类固醇激素的信号传导过程。研究表明,血浆 SHBG 水平与机体胰岛素抵抗(IR)程度有关,其参与了 2 型糖尿病、多囊卵巢综合征、NAFLD 的发生发展。

(一)肝脏与雌激素

绝经前女性的雌激素(主要是雌二醇)大部分来源于卵巢,其血液浓度是男性的 5 倍以上。而绝经后女性雌二醇主要是在外周组织中由睾酮通过芳香化酶转化而来,如脂肪组织、肾上腺、骨骼、血管内皮和平滑肌,此时雌二醇的浓度与男性的相近。流行病学研究发现,成年白种人中非酒精性脂肪性肝病(NAFLD)的男性、女性患病率分别为 42% 和 24%,男性明显高于女性。与绝经前女性相比,绝经后女性 NAFLD 的患病率、血浆中低密度脂蛋白胆固醇(LDL-C)水平较高

且高密度脂蛋白胆固醇(HDL-C)水平较低,这意味着低雌激素水平会导致肝脏脂肪堆积。而雌激素替代治疗可以使血浆 LDL-C 和总胆固醇的水平恢复正常。

男性体内的雌激素来源于芳香化酶对睾酮的转化,实验表明,芳香化酶基因敲除(ArKO)雄性小鼠出现的肝脂肪化可以采用雌激素治疗恢复正常。对雄性去势大鼠采取雌二醇治疗可以减少其肝脏脂肪酸合成和脂肪聚积,预防 NAFLD。雌二醇可以通过降低脂蛋白脂肪酶活性,增加激素敏感性脂肪酶和甘油三酯脂肪酶的表达,从而抑制肝脏中脂类生成和摄取,促进脂肪分解。

晚期肝病男性患者具有生物性腺功能低下及女性化。由于缺乏 11β- 羟基类固醇脱氢酶,肝病患者出现伪库欣综合征。闭经可能与肝脏疾病的持续时间或严重程度相关,并可能引起下丘脑 - 垂体功能障碍。在男性中,与肝移植后患者相比,肝硬化患者催乳素和性激素结合球蛋白水平较高。在肝移植前,男性和女性肝病患者的性功能障碍和性激素紊乱主要是由于下丘脑 - 垂体 - 性腺轴的生理异常。另有研究表明,非酒精性脂肪性肝病终末期患者下丘脑 - 垂体 - 睾丸功能障碍。多项研究显示,肝病患者血清催乳素(PRL)含量高。

(二)肝脏与雄激素

女性基础雄激素水平低于男性,若增加其体内雄激素水平会引起代谢异常,多囊卵巢综合征(PCOS)是育龄期女性常见的妇科内分泌疾病,主要临床表现包括多毛、痤疮、稀发排卵或无排卵、闭经、不孕,同时可能伴有胰岛素抵抗、糖耐量受损、高血压和血脂异常等。近年来研究显示,PCOS 女性患者面临着更高的 NAFLD 风险,其中高雄激素血症可能是一个重要的促发因素,有研究认为,雄激素通过抑制低密度脂蛋白受体(LDLR)基因的转录,增加脂类在肝脏的蓄积,促使 PCOS 女性容易患脂肪肝。

男性体内雄激素水平对 NAFLD 发生的作用,研究结果不尽一致,既有减缓疾病发生发展的报道,又有促进疾病发展的结论。在靶细胞中,睾酮通过 5α 还原酶转化为活性 5α-DHT 或通过芳香

化酶转化为雌二醇，给予 5α 还原酶基因敲除小鼠高脂饮食，发现肝脏中参与脂类存储的基因表达上调而脂肪酸氧化相关基因下调。5α 还原酶抑制剂诱导雄性肥胖鼠肝脏脂肪变性。老年男性雄激素水平降低，面临着更高的血脂异常风险，包括血清总胆固醇及 LDL-C 升高、HDL-C 降低，使用睾酮替代治疗可以纠正脂代谢紊乱。

（三）肝脏与性激素受体

人体性激素中起关键生物活性作用的物质分别是雌二醇和睾酮，其分别与雌激素受体（ER）和雄激素受体（AR）结合而发挥生理作用。雌激素受体（ER）和雄激素受体（AR）都可以在肝脏表达，肝脏 ERα 能够识别不同周期血液循环中雌二醇水平并及时调整其转录活性，以适应各个阶段的能量代谢需求。ER 作用机制：核 ERα 是肝细胞中最重要的亚型，不管在雄性还是雌性体内，能介导雌激素调节肝脏脂类代谢的平衡。AR 可被雄激素激活，而且有性别依赖性，AR 通过介导脂肪酸氧化基因、脂类合成相关基因和脂类转运相关基因的表达及其信号通路来调节肝脏脂类代谢。

（四）肝脏与卵泡刺激素

卵泡刺激素（FSH）是垂体前叶分泌的糖蛋白激素，主要功能为调节性腺合成与分泌性激素。在围绝经期，由于卵巢功能减退，血清 FSH 水平出现代偿性升高以维持相对正常的雌激素水平。高水平的 FSH 可促进肝脏胆固醇合成，从而导致血清胆固醇水平升高，动物实验发现，摘除卵巢小鼠的血清 FSH、胆固醇水平升高，而肝脏中低密度脂蛋白受体（LDLR）表达明显降低。研究发现，血清 FSH 水平升高与绝经后肥胖、脂肪肝、高胆固醇血症、骨质疏松的发生密切相关，而阻断 FSH 作用能够减少绝经后肝脏脂肪沉积并增加绝经后骨量。流行病学调查发现，高水平的血清 FSH（≥ 78.3U/L）与相对低水平 FSH（40 ~ 78.3U/L）的绝经后妇女比较，血清 TC、LDL-C 水平同样显著升高，说明 FSH 在绝经女性相关的胆固醇代谢紊乱中发挥了重要作用。

对于慢性肝脏疾病导致性腺功能减退的患者，性激素水平普遍降低，在绝经后肝硬化患者中可以发现雌二醇、黄体生成素、FSH、睾酮和性激素结合球蛋白水平显著降低。

人体性激素与肝脏关系极为密切，一方面，肝脏是性激素代谢的主要靶器官，肝脏疾病会干扰体内性激素水平，主要表现为雄激素水平下降、灭活雌激素能力降低、促进雄激素向雌激素转化等，尤其男性脂肪肝患者，其存在性激素内环境紊乱，血清雌二醇增高，雌二醇 / 睾酮比例失衡，如男性肝硬化患者出现乳房发育。另一方面，性激素也通过多种机制影响或改变肝脏生理功能，如影响肝细胞蛋白质和核酸合成、抑制胆汁合成与排泄、影响肝微粒体细胞色素 P（CYP）450 酶系、调控肝细胞增殖等。

四、肝脏与肾上腺疾病

肾上腺由皮质和髓质两部分组成，周围部分为皮质，内部组织是髓质。肾上腺皮质由外向内分为球状带、束状带和网状带 3 个层次，分别分泌盐皮质激素、糖皮质激素和性激素。球状带细胞分泌盐皮质激素，主要是醛固酮（aldosterone）；束状带细胞分泌糖皮质激素，主要是皮质醇（cortisol）；网状带细胞主要分泌性激素，如脱氢表雄酮（dehydroepiandrosterone）和雌二醇（estradiol）。肾上腺髓质分泌肾上腺素和去甲肾上腺素，主要作用是增加心率和收缩小动脉平滑肌而升高血压。

皮质醇的分泌除受下丘脑 - 垂体 - 肾上腺轴（HPA）的反馈调节外，还与胆固醇水平有关，肾上腺激素属于类固醇物质，而胆固醇是其生物合成的主要前体，其中高密度脂蛋白胆固醇（HDL-C）是肾上腺组织合成类固醇激素的主要物质。HDL-C 主要在肝脏内合成，肝硬化患者血清 HDL-C 水平明显下降，而且与其严重程度（Childs 分级）相关，低水平胆固醇（< 20mg/dl）与病死率及不良结局发生率增加明显相关。

（一）肝脏与糖皮质激素

肝 - 肾上腺综合征用来形容肝病与肾上腺功能之间的关系，认为肝病患者肾上腺功能随之变化是一个动态平衡过程。研究发现，肾上腺功能减退在重症肝病患者中是比较高发的，而且随着肝病病情进展而加重。

在肝硬化失代偿期，低胆固醇和低脂蛋白血症的机制很可能是多因素的，合成减少和分解代谢增强均存在。HDL-C 水平降低的肝病患者容易出现肾上腺功能减退症，是由于低水平胆固醇在应激状态下抑制了皮质醇合成物质的供给。在晚期肝硬化患者中，HDL-C 水平下降与肾上腺对促肾上腺皮质激素的刺激反应减弱相关，说明 HDL 水平是肾上腺功能减退的一个预测指标。也有报道指出肝硬化时下丘脑 - 垂体 - 肾上腺 - 性腺轴及催乳素分泌受损，也是造成肾上腺功能不全的一个因素。

原发性慢性肾上腺皮质功能减退症（Addison 病）患者经常会有转氨酶轻度升高，一般为正常上限的 1.5 ～ 3 倍，大多数没有肝功能不全的症状。甚至亚临床 Addison 病患者也可以出现轻中度高转氨酶血症。适当的糖皮质激素替代治疗可使肝功能恢复正常，其发病机制可能与肝脏血流动力学改变、炎症因素、肝细胞凋亡等有关。

（二）肝脏与盐皮质激素

经典的肾素 - 血管紧张素 - 醛固酮系统（RAAS）对维持机体血压、水电解质平衡极为重要，其中醛固酮是球状带细胞分泌的主要盐皮质激素。内分泌系统常见病原发性醛固酮增多症是肾上腺皮质分泌过量醛固酮导致体内潴钠、排钾、血容量增多、肾素 - 血管紧张素系统活性受抑的一种疾病。醛固酮增多增加非酒精性脂肪性肝病的发病率，而且与肝纤维化关系密切。

研究发现，器官和组织也存在局部 RAAS，并参与器官的重构和（或）纤维化过程，如心肌梗死后纤维化、心肌肥厚、肝纤维化等，肝星状细胞质中表达醛固酮合成关键酶 CYP 11B，在肝纤维化的发展过程中，肝脏中的 CYP11B mRNA 表达明显上调，从而增强了醛固酮合成能力，说明醛固酮水平增加与肝纤维化的发生有密切关系。

慢性肝病时低蛋白血症会引起水钠潴留，导致多浆膜腔积液发生，作为有效血容量不足的代偿，机体开始激活肾素 - 血管紧张素 - 醛固酮系统（RAAS）和交感神经系统（SNS），分泌抗利尿激素（ADH）和各种血管活性因子以纠正这种血流动力学的异常。肝硬化患者 RAAS 激活和醛固酮增多是肝脏对醛固酮的灭活减少引起的，而且血管紧张素 II 和醛固酮水平随着肝纤维化进展和逆转同步变化。

也有研究发现，血浆 RAAS 也并不都呈现活性增高，部分严重肝硬化患者甚至可出现血浆肾素、醛固酮的高度抑制，表现为低肾素和低醛固酮水平，原因是肾脏远端肾小管对醛固酮的敏感性增高导致水钠潴留使体循环过度充盈引起对血浆肾素、醛固酮抑制。

研究发现在排除其他肝脏疾病的情况下，原发性醛固酮增多症患者较正常人群非酒精性脂肪性肝病的患病率明显增高，并且血钾水平低的患者较血钾水平正常的患者胰岛素抵抗更加明显，非酒精性脂肪性肝病患病率更高。这可能与原发性醛固酮增多症患者糖代谢紊乱有关。

五、肝脏与生长激素

生长激素（GH）的分泌受下丘脑分泌的生长激素释放激素（GHRH）和生长抑素（SS）所调控。GH 促进蛋白质合成，增强钠、钾、钙、磷、硫等重要元素的摄取与利用，同时通过抑制碳水化合物的消耗，加速脂肪分解，使能量来源由糖代谢向脂肪代谢转移，有利于组织的生长与修复。90% 以上的 GH 在肝脏内降解，肝脏是 GH 发挥生理作用的主要靶器官，也是生长激素 - 胰岛素样生长因子轴（GH-IGF）的中枢。

GH 的作用源于激素诱导的与肝生长激素受体结合形成配体受体比为 1 ：2 的复合物，激活细胞内酪氨酸蛋白激酶 JAK2 激酶等，迅速引起蛋白磷酸化改变。GH 可诱导肝脏合成胰岛素样生长因子受体、催乳素受体及雌激素受体，并且可诱导肝脏合成许多重要的肝酶。GH 还可增加氨基酸转运，刺激肝脏合成结构蛋白及血浆蛋白。

生长激素可以诱导靶细胞产生一种具有促生长作用的肽类物质，GH 促进生长作用就是通过这一物质间接实现的，由于该物质化学结构与胰岛素相似，其被称为胰岛素样生长因子（IGF），血液中 95% 的 IGF 由肝脏产生。GH 和胰岛素样生长因子 1（IGF-1）对儿童生长发育至关重要，对成人的正常代谢也有重要作用。慢性肝病患者 IGF 的活性降低，慢性肝病患者 GH 水平升高的临床效应可能被 IGF 活性降低削弱，因此慢性肝病患者即使长期处于高 GH 状态也不会发生肢端肥大症。

成人生长激素缺乏症（AGHD）的特点是内脏脂肪堆积、肌肉减少、脂质代谢紊乱、水肿、怕冷，生活质量下降和病死率增加。AGHD 增加非酒精性脂肪性肝病（NAFLD）、非酒精性脂肪性肝炎（NASH）或者肝硬化的患病风险，提示 GH 和 IGF-1 缺乏可能导致 NAFLD 和 NASH。主要机制是肝脏脂肪变性导致线粒体功能障碍、氧化应激过强和炎症反应过度。全垂体功能减退症患者应用 GH 治疗后脂肪肝得到改善，说明此类患者脂肪肝的发生部分可归因于 GH 缺乏。

GH 在肝脏疾病中也同样发挥着重要作用，研究发现 GH 在 NASH 患者中与肝纤维化和脂肪变性有关，垂体功能减退症患者中 NAFLD 及 NASH 患病率高，且通过 GH 治疗后能显著降低此类患者血清转氨酶水平和肝纤维化标志物浓度。严重慢性肝病或肝硬化患者血清 GH 水平增加，而血清 IGF-1 水平降低，其主要机制是 GH 水平升高抑制了生长激素释放激素（GHRH）的作用，导致肝细胞生长激素受体（GHR）表达减少。

需要注意的是，一部分实验研究发现 GH 和 IGF-1 有促进细胞有丝分裂的作用。GH 能够活化巨噬细胞释放超氧阴离子，并作用于淋巴细胞和中性粒细胞，从而加强肝脏炎性细胞的反应，并可能维持肝炎存在或发展为慢性肝炎。GH 还可以扰乱正常细胞周期调控和细胞自身稳定机制，诱导肝细胞增殖和原癌基因 c-myc 表达。更大规模的研究证实药理剂量的生长激素并不影响肿瘤生长，且能逆转或预防癌症所致的恶病质。

（刘向阳　白飞虎　李　明

刘祥祥　帖　君）

第二节　肝脏与呼吸系统

肝与肺脏是人体两个重要的器官。肝脏主要参与人体的生物代谢、解毒等功能；肺脏主要参与人体的气体交换。正常状态下，肝脏与肺脏相互调节，相辅相成，共同维持体内环境的稳态，这两个器官的功能异常和障碍均可直接影响人的身体健康，严重者可危及生命。当疾病发生时，常需将肝脏与肺脏及其他器官，如心脏、肾脏等整合联系起来作为一个整体来研究分析。

一、肝脏和肺脏经循环系统而联系

肝脏有丰富的血液供应，其中门静脉和肝动脉入肝后反复分支，最终与肝血窦相连接，在此于肝脏细胞进行物质代谢，之后肝血窦中的血液经中央静脉及各级静脉逐渐汇集，最后由肝静脉出肝，汇入下腔静脉。

肺脏有两套血管系统，一套是功能性血管，包括肺动脉、肺静脉，即肺动脉从右心室发出后伴随支气管入肺，随支气管反复分支，最后形成毛细血管网包绕在肺泡周围，通过气体交换将富含氧气的血液重新逐渐汇集入肺静脉，流回左心房；另一套是营养肺脏自身的血管，即支气管动脉、静脉。

在循环代谢中，由肝静脉出肝汇入下腔静脉的血液入右心房、右心室，右心室又将血液泵入肺动脉，参与肺的气体交换，后再由肺静脉流回左心房、左心室，最后由左心室将富含氧气、代谢物质的血液泵入主动脉，分布全身组织器官。此后，机体在将全身的静脉血逐步汇集后经上腔静脉、门静脉、下腔静脉重新流回右心房，进而形成不断的循环。

二、肝脏病变对肺脏的影响

肝硬化失代偿期肝脏病变对肺脏的影响如下。

（一）低蛋白血症

无论哪种病因导致的肝硬化，在失代偿期，低蛋白血症都是其重要的并发症之一。此时机体的代谢消耗量会增加，若进食减少，营养补充不足，可逐渐引起低蛋白血症，长期可因机体低蛋白状态继而出现多种并发症，如胸腔积液、腹水、免疫力低下、贫血等，而严重的胸腔积液可导致肺脏的换气功能障碍，引起呼吸困难。此外，严重感染、肿瘤等疾病，亦可导致胸腔积液，进而影响肺功能。

（二）肝肺综合征

肝肺综合征（hepatopulmonary syndrome，HPS）是在慢性肝病、肝硬化或门静脉高压的基础上，排除原发性心肺疾病后，出现肺内血管异常扩张、气体交换障碍、动脉血氧合作用异常，导致机体出现低氧血症及一系列病理生理变化的综合征。其发病机制可能与多种血管活性物质（如内皮素、NO、心房利钠肽、P 物质、前列腺素、雌激素、肿瘤坏死因子等）未经肝脏代谢灭活而直接进入体循环造成肺弥漫性毛细血管扩张及动静脉交通支形成有关。临床上以肝功能不全、肺血管扩张、进行性呼吸困难和低氧血症为主要表现，肝硬化患者可有发绀、杵状指、严重低氧血症（$PaO_2 < 70mmHg$）、呼吸困难等症状。肝肺综合征是终末期肝病的严重肺部并发症，内科治疗多无效，吸氧只能暂时改善症状，但不能逆转病程，故一般预后较差，可考虑肝移植治疗。

（三）肝脏肿瘤

在原发性肝癌的肝外转移中，最常见的是癌细胞通过血行转移途径转移到肺脏，并可伴或不伴有胸腔恶性积液，进而影响肺脏的通气或换气功能。

三、肺脏病变对肝脏的影响

（一）感染性肺炎

细菌、病毒、支原体、衣原体等病原微生物均可引起肺部感染，而细菌性肺炎是临床上最常见的类型。轻症者病变往往仅局限于呼吸道及肺部，对其他组织器官或全身影响较小；但严重或重症肺部感染时，炎症所产生的毒素、炎症因子等可对身体的其他组织器官产生影响，如可引起肝功能异常，通常表现为转氨酶升高，伴或不伴白蛋白降低，经积极给予抗感染治疗后，随着炎症控制、好转，肝功能也可逐渐恢复正常。

（二）急性呼吸窘迫综合征

急性呼吸窘迫综合征（acute respiratory distress syndrome，ARDS）是指由各种肺内和肺外致病因素所导致的急性弥漫性肺损伤和进而发展的呼吸衰竭。主要病理生理改变是炎症反应导致的肺微血管内皮及肺泡上皮受损，肺微血管通透性增高，肺泡腔渗出富含蛋白质的液体，进而引起肺水肿及透明膜形成，导致肺容积减少、肺顺应性降低和严重通气/血流比例失调。临床表现为呼吸窘迫及难治性低氧血症，肺部影像学表现为双肺弥漫渗出性改变。ARDS 发生后的顽固性低氧血症可造成其他组织器官的供氧不足，导致肝缺氧性损伤，引起转氨酶异常，且该变化发生较早。

（三）慢性阻塞性肺疾病

慢性阻塞性肺疾病（chronic obstructive pulmonary disease，COPD）是指以小气道炎症为主要病变特征，持续存在慢性肺部炎症和气流受限的一种常见呼吸系统疾病。COPD 发病率高，常合并多器官功能不全，其中肝脏继发受累较为常见，即在肺性缺氧时，肝细胞会出现明显受损，其中丙氨酸转氨酶、天冬氨酸转氨酶水平可显著升高，故临床上在治疗患者肺部疾病时，也建议积极采取保肝、护肝治疗。

（四）呼吸衰竭

在静息状态、呼吸空气条件下，动脉血氧分压（PaO_2）< 60mmHg，伴或不伴有二氧化碳分压（$PaCO_2$）> 50mmHg 时可诊断为呼吸衰竭。当呼吸衰竭发生时，机体可出现低氧血症和高碳酸血症，其可影响全身多系统器官的代谢及功能，如呼吸衰竭的患者常合并消化道功能障碍，表现为消化不良、食欲缺乏，甚至出现胃肠黏膜糜烂、坏死、溃疡和出血等。缺氧也可直接或间接损害肝细胞，使肝功能异常，若缺氧能够得到及时纠正，肝功能可逐渐恢复正常。

（五）肺癌

近年来，肺癌的发病率有上升趋势，由于肺组织有丰富的血管和淋巴管且直接沟通体循环，故肺癌容易发生胸腔外远处转移，其可转移至腹部、骨骼、淋巴结等多种组织器官，如转移至肝脏、胃肠道可引起食欲缺乏、腹痛或肝区疼痛、黄疸、肝大、腹水等症状，治疗时建议在积极治疗原发病的同时，也需兼顾治疗转移灶引起的症状。

（刘向阳　白飞虎　李　明

刘祥祥　帖　君）

第三节　肝脏与血液系统

肝脏是人体内最大的实质性器官和最大的消化腺，参与碳水化合物、脂类等多种物质的代谢和消化，并且能合成多种蛋白质。血液系统主要由造血组织和血液组成，肝脏作为胎儿期主要的造血组织，是除骨髓之外的造血器官之一。血液系统疾病可累及肝脏，伴发肝损害，而肝脏疾病或病变也可引起血液系统改变。

合成除组织因子、钙以外的多数凝血因子及抗凝因子（抗凝血酶Ⅲ、蛋白C、蛋白S）、纤溶酶原，参与机体的止血。肝脏是人体血液运行调节的重要场所，参与化生新血的全过程。肝损害可影响铁、维生素B_{12}、叶酸的代谢而导致贫血、血小板及白细胞减少，也可影响凝血因子、抗凝因子、纤溶酶原的生成而导致凝血功能障碍、出血、血栓形成。

一、肝脏与血液系统的联系

血液系统主要由造血组织和血液组成。造血组织是指生成血细胞的组织，包括骨髓、胸腺、淋巴结、肝脏、脾脏、胚胎及胎儿的造血组织，骨髓是出生后主要的造血器官，各种血细胞与免疫细胞均起源于骨髓造血干细胞，当骨髓没有储备力量时，骨髓以外的器官（如肝、脾）可参与造血。血液是一种由血浆和血细胞组成的流体组织，在心血管系统中不断循环流动，是内环境中最活跃的部分，也是沟通各部分组织液及与外环境进行物质交换的场所，具有运输功能、缓冲功能、维持体温相对恒定及机体内环境稳态功能，此外，还参与生理性止血及机体的防御功能。

肝脏和血液系统有着密切的关系。肝脏是铁、叶酸、维生素B_{12}参与合成血红蛋白的场所，肝脏分泌的铁调素是食物铁自肠道吸收和铁从巨噬细胞释放的主要负调控因子，机体多余的铁以铁蛋白和含铁血黄素形式储存于肝、脾、骨髓等器官的单核巨噬细胞系统。人体近1/2的叶酸和$50\% \sim 90\%$的维生素B_{12}均储存于肝。肝脏能够

二、肝脏病变对血液系统的影响

（一）造血因子缺乏

肝脏是机体新陈代谢的重要器官，对血液系统正常生理功能的维持起着重要的作用。在胎儿$2 \sim 5$个月时，肝脏承担造血功能，5个月后，肝脏造血功能逐渐消失。出生后，肝脏仍参与维持血液系统正常生理功能，包括：①造血原料的储备，叶酸、维生素B_{12}、铁剂均在肝脏储存备用，许多蛋白质、脂类亦在肝脏合成；②凝血因子合成，凝血因子Ⅰ、Ⅱ、Ⅴ、Ⅶ、Ⅸ、Ⅹ均在肝内合成，凝血因子Ⅺ、凝血因子Ⅻ及凝血因子ⅩⅢ亦部分在肝脏合成；③分泌部分红细胞生成素，肝脏是肾外分泌红细胞生成素的主要场所。因此，当肝病时，上述功能发生障碍，可引起叶酸、维生素B_{12}缺乏导致巨幼细胞贫血；凝血机制障碍导致出血；产生缺铁性贫血。

（二）红细胞寿命缩短

红细胞寿命缩短可见于酒精中毒性肝病、胆汁性肝硬化、阻塞性黄疸、传染性肝炎等肝脏疾

病。甚至在上述疾病未合并贫血时即出现红细胞寿命缩短。研究表明，患者红细胞寿命缩短与以下因素有关：①脾大，肝病时充血性脾大可伴有脾功能亢进，使红细胞、白细胞及血小板在脾脏破坏过多。②红细胞代谢异常，肝病患者红细胞内磷酸戊糖旁路代谢低下，使细胞内还原型谷胱甘肽生成减少，血红蛋白易被氧化，而导致 Heinz 小体形成，红细胞易被破坏。③红细胞膜脂质异常，红细胞膜由双层脂质构成，膜的外侧以游离胆固醇和两种磷脂即卵磷脂和鞘磷脂为主，膜的内侧两种磷脂以磷脂酰丝氨酸及磷脂酰乙醇胺为主。肝炎、肝硬化、阻塞性黄疸患者红细胞膜外侧的游离胆固醇及卵磷脂比正常人增加 20% ～ 50%，导致红细胞表面积增大而形成特异性的薄型巨细胞和靶形红细胞，使其通过脾脏血窦时滞留时间过长，易被单核巨噬细胞吞噬破坏。此外，胆道阻塞患者体内神经氨酸脱苷酶活性增加，分解红细胞表面唾液酸，导致红细胞活力下降。④棘刺红细胞性溶血性贫血，患者红细胞膜上胆固醇明显增多而卵磷脂无相应增加，致使红细胞变形性降低，在通过脾脏时，红细胞膜被单核巨噬细胞一部分一部分地吞噬，使红细胞表面积不断缩小，最后变成棘刺红细胞。此外，门静脉高压、脾大亦可能为肝病溶血的部分原因。

（三）骨髓造血功能减低

大部分肝病患者的血浆铁周转率、红细胞内铁利用率、红细胞内铁周转率正常或下降，骨髓造血功能减低，但亦有报道升高者，可能与患者有无合并症有关。酒精中毒性肝病患者的造血功能明显受抑。

（四）血浆容量增加

大多数慢性肝病患者合并贫血，其血浆容量较正常人增加 15%，贫血患者中部分患者红细胞容量并不减少，因而血液稀释是肝病贫血的原因之一。

（五）出血

肝硬化合并出血者在不同报道中为 24% ～ 75%，酒精性肝硬化患者主要出血部位为胃肠道，其次为直肠、子宫出血。患者凝血机制异常更加重出血，重症肝病可并发 DIC，出现严重出血倾向及休克。此外，少数肝硬化患者可发生原发性纤维蛋白溶解亢进，引起出血。

慢性病毒性肝病、肝硬化常合并脾功能亢进、消化道大出血等而出现贫血、血小板减少、全血细胞减少、DIC 等血液系统疾病。其中肝病贫血多见，肝病贫血最常见于 Laennec 肝硬化，其他肝脏疾病，如胆汁性肝硬化、血色病、坏死后性肝硬化、急性肝炎、肝豆状核变性等亦可引起肝病贫血。肝脏疾病病因不同，贫血发病机制不同，贫血程度、临床表现亦不同。一般为轻至中度，血红蛋白多为 60 ～ 100g/L，严重贫血少见。也有关于病毒性肝炎后患者发生再生障碍性贫血（AA）的报道，患者主要表现为骨髓造血功能低下、全血细胞减少及所致的贫血、出血、感染综合征。DIC 是在许多疾病基础上，致病因素损伤微血管体系，导致凝血活化，全身微血管血栓形成，凝血因子被大量消耗并继发纤溶亢进，引起以出血及微循环衰竭为特征的临床综合征。肝病患者常并发 DIC，临床上患者多表现为出血和血栓并存，以及多器官衰竭。实验室检查：①血小板 < 100×10^9/L 或进行性下降，肝病患者血小板 < 50×10^9/L；②血浆纤维蛋白原含量 < 1.5g/L 或进行性下降，或 > 4g/L，白血病及其他恶性肿瘤 < 1.8g/L，肝病 < 1g/L；③ 3P 试验阳性或血浆 FDP > 20mg/L，肝病、白血病患者 FDP > 60mg/L，或 D- 二聚体水平升高或阳性；④ PT 缩短或延长 3 秒以上，肝病、白血病患者延长 5 秒以上，或 APTT 缩短或延长 10 秒以上。

三、血液系统疾病对肝脏的影响

（一）白血病、淋巴瘤浸润肝脏

各类白血病、淋巴瘤等造血系统恶性肿瘤发生时，肿瘤细胞可广泛无限制增生，浸润肝脏，使肝组织的正常结构破坏，肝细胞萎缩，肝功能受损。慢性粒细胞白血病、急性髓系白血病以肝血窦为主，急性淋巴细胞白血病则主要浸润门管区。血液病浸润肝脏临床上并不常出现肝功能损害，多表现为肝脏不同程度的增大，且肝脏浸润多为弥漫性，增大的肝脏表面是光滑的，如有结节感，则应考虑有无其他肝病存在。

（二）原发于肝脏的淋巴瘤

原发于肝脏的淋巴瘤是一种起源于肝脏的淋巴结或组织的恶性肿瘤，需与淋巴瘤累及肝脏鉴别，前者表现为肝脏浸润，多无其他组织、器官侵犯，无远处淋巴结肿大，无外周血白细胞浸润，骨髓象正常。后者表现为浅表淋巴结肿大并伴有肝脏受累，一般为Ⅳ期淋巴瘤。

（三）肝脾 T 细胞淋巴瘤

肝脾 T 细胞淋巴瘤是一种少见的来源于细胞毒性 T 细胞的结节、系统性、侵袭性淋巴瘤，常表现为肝脾大、骨髓侵犯和全血细胞减少，病情进展迅速，早期对治疗有反应，绝大多数易复发，总体治疗反应率较低，预后差。

（四）输血后肝炎

白血病治疗过程中，常需多次输血，因而可能并发输血后肝炎，主要包括乙型肝炎和丙型肝炎两大类，除此之外还包括庚型肝炎。输入 HBV（＋）血液是否感染取决于病毒量和受血者的免疫水平，显性的输血后乙型肝炎多呈急性，因输血感染的病毒量大，不少输血后肝炎呈暴发性经过，暴发性乙型肝炎中约 1/4 由于输血，其中 45%～60% 由 HBV 引起。急性 HCV 感染者的潜伏期为 2～26 周，40%～75% 无症状，只有发现 ALT 升高及血清学检测 HCV-RNA 才偶然发现，如果有症状，一般较轻，重型肝炎发生率和病死率均较乙型肝炎少。预防输血后肝炎主要是严格筛选献血者。

（五）血液病并感染导致肝损害

血液病患者免疫力低下，感染是血液病最常见的并发症之一，常亦引起败血症，细菌及其毒素作用可损害肝细胞，引起肝细胞变性、坏死，导致中毒性肝炎，临床则出现伴随败血症而发生的肝损害表现，如黄疸、肝大、压痛明显、转氨酶升高等，甚至出现肝脓肿。

（六）药物性肝损伤

药物性肝损伤（DILI）是指由各类处方或非处方的化学药物、生物制剂、传统中药等诱发的肝损伤，一旦发生，通常会影响原发病治疗，严重者可导致急性肝衰竭（ALF），危及生命。在血液系统疾病尤其是恶性血液肿瘤的治疗中，DILI 是最为常见的药源性疾病。DILI 根据病程时间不同分为急性和慢性，根据发病机制不同分为固有型、特异质型，根据肝损伤生化异常模式和 R 值，急性 DILI 可分为肝细胞损伤型、胆汁淤积型、混合型。某些药物可导致一些特殊的表型，如药物诱导的自身免疫性肝炎、肿瘤免疫治疗相关肝损伤、继发性硬化性胆管炎、肉芽肿性肝炎、急性脂肪肝、药物相关脂肪性肝病、肝结节性再生性增生、肝窦阻塞综合征和肝脏肿瘤等。某些单克隆抗体、免疫抑制剂、大剂量糖皮质激素、细胞因子抑制剂、抗肿瘤坏死因子、细胞毒药物和移植后的抗排异治疗用药可导致病毒性肝炎再激活。

导致 DILI 的常见血液病治疗药物：①作用于 DNA 分子结构的药物，包括烷化剂、铂类、蒽环类药物及蒽醌类药物；②影响核酸合成的药物，包括甲氨蝶呤、阿糖胞苷、吉西他滨、硫唑嘌呤/巯嘌呤；③干扰有丝分裂的药物，包括长春新碱、干扰微管蛋白合成的药物；④分子靶向药与免疫检测点抑制剂，酪氨酸激酶抑制剂、单克隆抗体、蛋白酶体抑制剂、抗 CTLA4 抗体和抗 PD1/PD-L1 抗体；⑤其他抗肿瘤药物，亚砷酸、拓扑异构酶抑制剂、左旋天冬酰胺酶及培门冬酶、达卡巴嗪、来那度胺；⑥激素和免疫抑制剂，大剂量激素、mTOR 抑制剂、硫唑嘌呤/巯嘌呤、抗胸腺/淋巴细胞球蛋白、雄激素类药物、生物制剂；⑦抗生素，碳青霉烯类、喹诺酮类、四环素类、氨基糖苷类药物；⑧非甾体抗炎药，对乙酰氨基酚、阿司匹林等。

（七）肝窦阻塞综合征

造血干细胞移植可导致肝窦阻塞综合征（SOS），其原称肝静脉闭塞病，主要因肝血管和窦状隙内皮的细胞毒损伤并在局部呈现高凝状态所致。其临床特征为不明原因的体重增加、黄疸、右上腹痛、肝大和腹水。发病率约为 10%，确诊需肝活检。高峰发病时间为移植后 2 周，一般都于 1 个月内发病。高强度预处理、移植时肝功能异常，接受了 HBV 或 HCV 阳性供体的干细胞是 SOS 的危险因素。低剂量肝素和前列腺素 E_2、熊脱氧胆酸预防 SOS 有效，治疗以支持为主，包括限制钠盐摄入，改善微循环和利尿治疗，轻中型

SOS 可自行缓解且无后遗症，重型患者预后差，多出现进行性急性肝衰竭、肝肾综合征和多器官衰竭。

（刘向阳　白飞虎　李　明
刘祥祥　帖　君）

第四节　肝脏与消化系统

　　肝脏本身是消化系统的组成部分，其余食管、胃、胰腺、脾脏等器官的关系已在其他章节详细描述。本节主要介绍肝脏与肠道的关系。从胃幽门至肛门的消化管称为肠道。肠道是人体最大的消化器官、最大的微生态系统器官、最大的免疫器官和最大的排毒器官。肝脏与肠道都是消化系统重要的组成器官，两者在维护机体健康方面发挥着重要的作用。

一、肝脏与肠道的联系

　　肝肠循环指经胆汁或部分经胆汁排入肠道的药物在肠道中又重新被吸收，经门静脉又返回肝脏的现象。此现象主要发生于经胆汁排泄的药物，有些由胆汁排入肠道的原形药物如毒毛花苷 G，极性高，很少能再从肠道吸收，而大部分从粪便排出。由于上述研究仅仅局限于胆汁循环，不能更好地解释肝脏与肠道疾病的相互关系。随着现代医学的发展，1978 年有学者首次提出肠肝轴学说，历经 40 余年的研究，肠肝轴学说已经被学术界广泛接受且取得了一系列重大进展。

　　具体来讲，肠肝轴是指肝脏将其合成的胆汁酸和其他生物活性物质通过胆道系统分泌到小肠上部，然后这些物质沿着空肠、回肠、结肠通路向下走。在这个过程中，肠道则会代谢上述物质，再通过门静脉吸收入血而重新流回到肝脏内被机体利用，从而构成一个循环往复的过程。当然，从理论上讲，此循环不仅仅包括胆汁酸、药物分子及毒物等，而且在肠肝轴通路上两个不同方向它们的成分、结构可能是有区别的。因此，在肠

肝轴上循环的任何物质都是两者双向交流的组成成分之一，这足以说明肠肝轴比肠肝循环的范畴更大，这为肠道与肝脏之间建立广泛的联系提供了新医学理论依据。肠道微生物与肝脏生理及病理学的联系的内容十分重要，已在《整合肠道病学》中详细叙述。

二、肠道疾病的肝脏表现

（一）炎症性肠病的肝脏表现

　　溃疡性结肠炎（ulcerative colitis，UC）和克罗恩病（Crohn disease，CD）都是影响胃肠道的慢性复发性疾病。然而，炎症性肠病（inflammatory bowel disease，IBD）的表现远远超出了胃肠道，并可能与肝胆系统发生显著的相互作用。研究发现，约 5% 的 IBD 患者会经历慢性肝胆疾病，而高达 30% 的 IBD 患者会出现肝脏检查异常。因此，肝胆疾病是 IBD 的常见肠外表现。其中，比较常见的有非酒精性脂肪性肝病（non-alcoholic fatty liver disease，NAFLD）、原发性硬化性胆管炎（primary sclerosing cholangitis，PSC），较少见的 IBD 相关肝胆表现有胆石症、肉芽肿性肝炎、门静脉血栓形成、IgG4 相关胆管病、化脓性肝脓肿、肝淀粉样变性和原发性胆汁性肝硬化等疾病。下文将重点介绍 NAFLD、PSC 这两种疾病。

　　1. NAFLD　是一种临床病理综合征，组织学范围广泛，从脂肪变性到非酒精性脂肪性肝炎（NASH），其中炎症和凋亡可导致毁灭性纤维化和肝硬化。在普通人群中发生 NAFLD 的危险因素包括肥胖、2 型糖尿病、血脂异常和代谢综合征。

IBD 患者 NAFLD 的发病机制尚不清楚，但可能与肠道菌群失调、药物（如糖皮质激素）的长期使用和 IBD 持续时间有关。由于大多数患者无症状，NAFLD 的诊断需要通过影像学检查或活检证实有肝脂肪变性，并排除以下因素：大量饮酒、其他肝脂肪变性原因和其他共存的慢性肝病。虽然肝活检是目前鉴别 NAFLD 和 NASH 亚型的金标准和唯一方法，但影像学方法，如超声、CT 或 MRI，可以鉴别脂肪变性，而瞬时弹性成像用于无创评估肝纤维化。任何 NAFLD 患者的治疗方案包括减肥和生活方式改变，降低心血管疾病的危险因素，甚至对部分患者进行减肥手术。

2. PSC 是一种慢性胆汁淤积性肝病，其特征是肝内或肝外狭窄，或两者兼有，并伴有胆管纤维化。胆管和肝脏的炎症和纤维化之后是胆汁形成或流动受损及进行性肝功能障碍。研究发现，2%～7% 的 UC 患者和 3% 的 CD 患者诊断为 PSC。虽然还没有确定具体的机制，但 IBD-PSC 表型的发病机制可能是多因素的，受遗传易感性、肠道菌群改变和免疫因素等因素的影响。其临床表现与单独患有 IBD 者相比，IBD 合并 PSC 患者的临床和内镜特征可能有所不同。全结肠炎、直肠不受累和倒灌性回肠炎常见于 UC-PSC 患者，而 CD-PSC 患者常表现为广泛的结肠炎。其诊断依据为胆管造影显示肝内或肝外胆管多灶性狭窄和扩张。虽然不需要肝活检，但它可以提供诊断信息，特别是小管 PSC 或重叠综合征患者。IBD 合并 PSC 患者的治疗与单纯 IBD 患者相似，应注重并发症的治疗和症状的缓解。可能的治疗药物包括熊脱氧胆酸（UDCA）和免疫抑制剂（如硫唑嘌呤和环孢素），但没有证据表明其可以改善疾病的病程。PSC 发展为肝衰竭，且药物治疗无效，则肝移植将是最终的唯一选择方案，该方案治疗的 5 年生存率为 80%～90%，复发率为 20%。

（二）肠功能衰竭相关性肝病

肠功能衰竭相关性肝病（intestinal failure-associated liver disease，IFALD）的特征是肝脂肪变性或胆汁淤积，并且可能发生于因慢性肠功能衰竭而长期接受家庭肠外营养的患者。IFALD 的发病机制是多因素的，包括胃肠道疾病相关、肠外营养相关和全身相关因素。胆汁酸肠肝循环、肠道微生物群和肠道通透性对肠肝轴影响及基于大豆的脂质配方是 IFALD 发展的主要驱动因素。但是，多学科团队管理模式改善了高危患者的预后。关注败血症的早期治疗和预防、引入非大豆类脂质制剂、外科手术（如阶梯式肠成形术）及潜在的微生物群失调是 IFLAD 管理中的考虑因素。总之，预防和治疗的基础是避免和及时处理所有的危险因素。

三、肝脏疾病的肠道表现

（一）肝硬化腹水

慢性肝衰竭最常见的并发症是腹水。肝硬化患者腹水的形成是由一系列复杂的病理生理事件引起的，包括门静脉高压和进行性血管功能障碍。腹水形成是慢性肝衰竭自然病程的一个标志，预示着预后不良，3 年内死亡率为 50%。腹水患者发生并发症的风险很高，如自发性细菌性腹膜炎、低钠血症和进行性肾功能损害。肝硬化腹水的临床表现主要为腹胀，其他常见症状有乏力、食欲缺乏等，腹水进一步增多时，患者逐渐出现心肺功能不全，查体往往发现蜘蛛痣、肝掌、脾大、腹壁静脉曲张、下肢水肿及移动性浊音阳性。尽管目前腹水有多种治疗方法，如腹腔穿刺引流、无细胞和浓缩腹水回输治疗、经颈静脉肝内门体分流术和腹腔静脉分流术。虽然这些治疗改善了预后，但肝移植仍然是最终的治疗形式。

（二）肝硬化相关的下消化道出血

下消化道出血（lower gastrointestinal hemorrhage，LGIB）是一个常见的临床问题，可能在肝硬化患者中更为普遍，特别是在门静脉高压和凝血功能障碍的情况下。有研究发现，LGIB 的最常见原因是痔疮（占 37%）、门静脉高压性肠病或结肠病（占 23%），其导致的死亡率为 17%。肝硬化相关的下消化道出血的发生机制是肝硬化导致门静脉高压而血液回流障碍，加之门静脉系统及其分支直肠静脉都无静脉瓣，血液易于淤积而使静脉扩张；另外，直肠上、下静脉丛壁薄、位浅、抵抗力低，末端直肠黏膜下组织又松弛，都有利于静脉曲张而容易发生出血。需要注意的是，急性下消化道出血（acute lower gastrointestinal hemorrhage，ALGIB）的初始评估应侧重于获取患者的病史和进行体格检查，包括评估血流动力学状态。随后的评估应基于可疑的病因。大多数患者一旦血流动力学稳定并完成了充分的肠道准备，就应接受结肠镜检查以进行诊断和治疗。早期结肠镜检查并未证明以患者为导向的结果有所改善。使用生理盐水或平衡晶体液稳定血流动力学可降低危重患者的死亡率。对于持续血流动力学不稳定的患者或不能耐受肠道准备的患者，应考虑进行腹部 CT 血管造影以定位出血源。手术干预仅应考虑用于无法控制的严重出血或多次尝试非手术治疗无效的患者。对于不适合手术的患者，应考虑经皮导管栓塞术。

（刘向阳　白飞虎　李　明
刘祥祥　帖　君）

第五节　肝脏与泌尿系统

我国中医认为肝藏血，肾藏精，精血相互滋生。肝血依赖肾精的滋养；肾精又依赖肝血的不断补充，肝血与肾精相互滋生、相互转化。肾精不足，可导致肝血亏虚；反之，肝血亏虚，又可影响肾精的生成。故肝脏与肾脏既相互联系，又相互作用。

一、肝脏与肾脏的生理结构和功能

肝脏位于人体右上腹季肋区，是体内最大的消化器官，也是机体的代谢枢纽。肝脏是碳水化合物、蛋白质、脂肪、维生素合成代谢最主要的场所，也是体内主要的解毒器官。它主要通过氧化、还原、水解、结合的形式参与许多药物和外源性毒物、多种激素、血红蛋白代谢产物、血氨等物质的分解代谢、灭活和排泄；此外，肝脏也担负胆红素的摄取、结合、转运和分泌的功能。肝脏受到各种因素损害超过其代偿功能时，将导致机体一系列的代谢障碍而表现出相应的临床症状和体征，严重者最终可导致肝衰竭而危及生命。

肾脏为成对的实质性器官，位于腹后壁的脊椎两侧，形似蚕豆。肾单位是肾脏最基本的结构和功能单位，主要由肾小体和肾小管两部分组成；而肾小体则由动脉性毛细血管丛（肾小球）和包在它外面的肾小囊（又称鲍曼囊）构成。肾小球滤过功能是肾脏最主要的生理功能，也是临床评价肾功能的重要参数。肾小管主要包括近曲小管、髓袢升降支、远曲小管及集合管，具有重吸收和分泌功能。肾小球滤出的原尿，经过肾小囊进入肾小管，肾小管可重吸收原尿中的绝大部分水分和物质，并分泌出一些物质，最后形成终尿。此外，肾脏还有重要的内分泌功能，如参与合成和分泌肾素、红细胞生成素（EPO）、1，25- 二羟维生素 D_3、前列腺素和激肽类物质，进而参与人体的血流动力学调节、红细胞生成、钙磷代谢及骨代谢等。

二、肝脏与肾脏在药物代谢中的联系

人体在受到外界细菌、病毒、寄生虫等病原微生物感染后，可出现相应的临床症状，口服或静脉输注药物是最有效的治疗手段。不同的药物（如化学药物、生物制剂、传统中药、天然药物等）通过口服进入人体后，经胃肠道黏膜吸收入门静脉系统，在到达全身血循环前先通过肝脏，而肝脏在其肝酶的作用下利用氧化、还原、水解、结合的形式将其部分代谢或由胆汁排泄，进而使进入全身血循环的有效药量减少（首过效应）。肾脏是另外一个重要的药物排泄器官，其主要通过肾小管滤过、肾小管分泌作用将药物以终尿的形式排出体外；且无论是肝脏病变，还是肾功能障碍，都会影响药物在体内的作用及代谢、排泄。故肝脏和肾脏在药物代谢方面是有一定联系的。

三、肝脏病变对肾脏的影响

病毒性肝炎是指由嗜肝病毒所引起的肝脏感染性疾病，主要分为甲、乙、丙、丁、戊 5 种类型，乙型肝炎病毒（HBV）是我国感染携带率最高的肝炎病毒，目前我国感染携带率约为 7%，而由肝炎病毒引起的肝脏病变及其并发症是我国医学临床诊疗面临的一大问题。

（一）乙型肝炎相关性肾小球肾炎

乙型肝炎相关性肾小球肾炎（hepatitis B virus associated glomerulonephritis，HBV-GN）是乙型肝炎病毒感染人体后的肝外损伤性疾病，为我国常见的继发性肾小球疾病之一。其多见于儿童及青少年，主要由乙型肝炎病毒抗原所形成的免疫复合物沉积于肾小球或病毒直接诱导肾小管细胞凋亡引起。早期一般症状较轻，预后良好，发展至晚期可引起肾间质纤维化。临床主要表现为蛋白尿或肾病综合征，可伴或不伴氨基转移酶升高。常见的病理类型为膜性肾病，其次为膜增生性肾小球肾炎等。主要诊断依据包括：①血清乙型肝炎病毒抗原阳性；②有肾小球肾炎临床表现，并除外其他继发性肾小球肾炎；③肾活检组织中找到乙型肝炎病毒抗原。我国为乙型肝炎高流行地区，对有乙型肝炎患者，儿童及青少年蛋白尿或肾病综合征患者，尤其是膜性肾病，应认真鉴别和排除。

（二）肝硬化失代偿期

肝硬化失代偿期有肝功能减退、门静脉高压及其引发的多种并发症临床表现。

1. 肝功能减退 在肝硬化时，肝脏对体内多种激素的转化、降解作用紊乱或功能障碍，进而可引起机体内分泌失调，如肝脏对雌激素的灭活作用降低，可出现男性乳腺发育、肝掌及蜘蛛痣；肝脏分泌抗利尿激素增多，可促使腹水形成；并可因合成肾上腺皮质激素的重要原料胆固醇酯减少，肾上腺皮质激素合成不足，促皮质激素释放因子受抑，肾上腺皮质功能减退，促黑色素细胞激素增加，患者面部和其他暴露部位的皮肤色素沉着、面色黑黄，形成肝病面容。

2. 门静脉高压（portal hypertension） 多属肝内型，长期门静脉高压可通过肝外分流使门体侧支循环形成，如食管 - 胃底静脉曲张、腹壁静脉曲张、直肠肛周痔静脉曲张、腹壁后吻合支曲张、脾肾分流（门静脉的属支脾静脉、胃静脉等可与左肾静脉沟通，形成脾肾分流）。而这些侧支循环开放除了可导致曲张静脉出血等致命性事件外，大量的异常分流还使肝细胞对各种物质的摄取、代谢及库普弗细胞的吞噬、降解作用不能得以发挥，进而使从肠道进入门静脉血流的毒素等直接进入体循环，引发一系列病理生理改变，如肝性脑病、肝肾综合征、自发性腹膜炎、门静脉血栓及药物半衰期延长等。

3. 肝肾综合征（hepatorenal syndrome，HRS） 是指发生在肝病状态下，尤其是肝硬化腹水时的潜在肾损伤；是肝硬化失代偿期患者常见的临床并发症，前期患者的肾脏多无实质性病变，后期可因疾病进展出现不同程度的肾脏器质性改变。发病机制可能与循环功能障碍和全身炎症反应有一定关系。主要由于严重的门静脉高压，内脏高动力循环使体循环有效血流量明显减少及肾内血流重新分布等因素诱发，大量腹水引起腹腔内压明显升高，可减少肾脏血流，尤其可使肾皮质灌注不足和肾小球滤过率持续降低，出现肾衰竭，其中多种扩血管物质如前列腺素、一氧化氮、胰高血糖素、心房利钠肽、内毒素和降钙素基因相关肽等因素参与。临床主要表现为自发性少尿、无尿及氮质血症。80% 的急进型患者约于 2 周内死亡。缓进型临床较多见，常表现为难治性腹水，肾衰竭病程缓慢，可在数月内保持稳定状态，常在各种诱因作用下转为急进型而死亡。故肝肾综合征一经诊断，应采取积极处理原发疾病及诱因、扩容、联用白蛋白和血管活性药物治疗。

四、肾脏病变对肝脏的影响

（一）肾小球疾病

肾小球疾病是一组以血尿、蛋白尿、水肿、高血压、肾功能损害等为主要临床表现，并多累及双侧肾小球的常见疾病。一般认为，多数肾小球疾病是免疫介导（包括体液免疫和细胞免疫）的炎症反应性疾病，免疫反应为始动机制，在此基础上炎症介质（如补体、细胞因子、活性氧等）参与，最后导致肾小球损伤并产生症状。体液免疫如循环免疫复合物（circulating immune complex，CIC）、原位免疫复合物（in situ immune complex）及自身抗体在肾小球疾病发病机制中的作用已得到公认；如自身抗体中的抗中性粒细胞胞质抗体（ANCA）可以通过与中性粒细胞、血管内皮细胞及补体活化的相互作用引起肾小球免疫炎症反应，导致典型的寡免疫复合物沉积性肾小球肾炎。但有学者还发现，抗中性粒细胞胞质抗体（ANCA）也参与了自身免疫性肝炎（autoimmune hepatitis，AIH）的发病过程，虽然可能缺乏特异性，但还是需要考虑肾脏、肝脏两种器官疾病的发病是否存在一些联系。

（二）肾病综合征

肾病综合征（nephrotic syndrome，NS）是一组以大量蛋白尿（> 3.5g/d）、低白蛋白血症（血清白蛋白< 30g/L）、水肿、高脂血症为主要临床表现的疾病。血栓和栓塞是该病的常见并发症，其发生机制可能是血液浓缩（有效血容量减少）及高脂血症造成血液黏稠度增加，并因大量蛋白质从尿中丢失，肝脏代偿性合成蛋白增加，引起机体凝血、抗凝和纤溶系统失衡；加之肾病综合征时体内血小板过渡激活、功能亢进，应用利尿剂和糖皮质激素等均可进一步加重高凝状态。因此肾病综合征时患者容易发生血栓、栓塞并发症，其中以肾静脉血栓常见，此外，肺血管、

下肢静脉、下腔静脉、冠状血管、脑血管也可发生血栓或栓塞，且是直接影响肾病综合征治疗效果和预后的重要因素。此外，在治疗该病时，糖皮质激素和细胞毒性药物是主要的两类药物；环磷酰胺是目前国内外最常用的细胞毒性药物，其在体内被肝细胞微粒体羟化，产生有烷化作用的代谢产物而具有较强的免疫抑制作用，主要副作用为骨髓抑制和中毒性肝损害，故对肝脏也产生一定的影响。

（三）常染色体显性遗传多囊肾病

常染色体显性遗传多囊肾病（ADPKD）是最常见的肾脏遗传病，其最主要的病理特征为双肾广泛形成囊肿并进行性扩大，最终破坏肾脏的结构和功能，导致终末期肾病。其主要是由 *PKD1* 和 *PKD2* 基因突变引起的，其除了在肾脏内形成多发囊肿外，在肾脏外，亦可累及肝脏、胰腺、脾脏、卵巢等器官，肝囊肿是最常见的肾脏外表现，一般大多数患者无症状，少数可表现为疼痛、囊肿感染和出血。

（四）常染色体隐性遗传多囊肾病

常染色体隐性遗传多囊肾病（ARPKD）一般起病较早，多于婴幼儿期发病，常可合并先天性肝纤维化，导致门静脉高压、胆道发育不全等。可通过肝脏超声、肝活检、突变基因检测等协助诊断。

（刘向阳　白飞虎　李　明

刘祥祥　帖　君）

第六节　肝脏与神经系统

肝脏是人体内最大的实质性器官和最大的消化腺，也是人体新陈代谢的枢纽。神经系统是人体内结构和功能最复杂的系统，神经系统疾病种类繁多，其中有一部分可以伴发肝损害，而有一些疾病则是肝脏病变并发引起的。

一、肝脏与神经系统的联系

神经系统主要由位于颅腔和椎管内的脑和脊髓及与之相连的周围神经组成；是机体内起主导作用的系统，它通过控制和调节其他系统的活动，使人体成为一个有机的整体。神经系统可分为包

含脑、脊髓的中枢神经系统及除上述以外的周围神经系统；依据周围神经系统在各器官、系统中的分布对象不同，又可分为躯体神经和内脏神经，其中内脏神经的运动成分又分为交感神经和副交感神经。

肝脏与神经的联系主要是通过腹腔丛和迷走神经前干的肝支及右膈神经实现的，肝脏受交感神经及副交感神经双重支配。腹腔丛位于膈内侧脚和腹主动脉的前方，左、右肾上腺之间，腹腔干和肠系膜上动脉根部的周围，其分支随着肝动脉和门静脉的走行分布。右膈神经是肝脏的传入神经，其部分感觉纤维分布于冠状韧带、镰状韧带及附近的肝包膜内；另一部分则绕过肝前缘，随肝丛分布于肝内及胆囊、肝胆管系统。因此肝脏与胆囊的疾病可引起右肩部的放射痛。

二、肝脏病变对神经系统的影响

（一）病毒性肝炎相关性脑膜脑炎及周围神经病

我国是肝炎大国，主要以乙型肝炎为主，人群感染率约为7%。在急性感染期，肝炎症状出现的数天至数个月后少数人可出现脑膜脑炎症状，多表现为头痛、发热、呕吐、精神错乱、颈项强直甚至惊厥、昏迷等，此时患者脑电图多有异常变化，化验脑脊液显示病毒性脑膜脑炎改变，亦可在患者脑脊液中查出乙型肝炎病毒；而在乙型肝炎病程晚期，可出现以脱髓鞘为主的周围神经损伤，排除其他原因后，可诊断为肝性周围神经病，主要表现为四肢肌肉萎缩和腱反射消失，同时在急性活动期也可以出现类吉兰-巴雷综合征、慢性炎性脱髓鞘性多发性神经病和神经性肌强直（又称 Isaacs 综合征）的表现。丙型肝炎最常并发的神经系统疾病包括轴索性周围神经病和中枢神经系统血管炎，而周围神经损伤较为多见，主要表现为多发性单神经病或对称性感觉运动神经病。另外，极少数丙型肝炎病毒感染者还可出现脱髓鞘性神经病变，表现为肌力减弱、腱反射降低等。戊型肝炎病毒（HEV）也可引起肝脏外的神经系统损伤，吉兰-巴雷综合征和神经痛性肌萎缩是戊型肝炎病毒感染相关的主要神经系统表现。

此外，病毒性肝炎也可引起或并发癫痫发作，但临床上少见，发病以癫痫大发作为首发或主要症状，可呈发作性，亦可呈癫痫持续状态。患者预后多良好，癫痫在肝炎恢复后停止发作，不留后遗症。故在肝炎流行期间，临床遇到原因不明的癫痫发作，需考虑肝炎的可能。

（二）肝脏占位性病变

肝脏发生占位性病变时，如良性包块或肝癌，通常可引起肝脏体积增大，肝脏表面的包膜张力增加，会刺激分布于肝包膜的右膈神经传入神经，引起右上腹肝区胀痛不适；另因肝脏内部的神经分布较少，故切割、穿刺、烧灼肝脏实质并不引起强烈的疼痛感，而肝大使肝包膜张力增大、牵拉肝脏或韧带可引起明显的肝痛。

（三）肝性脑病

肝性脑病（hepatic encephalopathy，HE）是指在肝硬化基础上由肝功能不全和（或）门体分流引起的、以代谢紊乱为基础的中枢神经系统功能失调的综合征。其常见发作诱因有消化道出血、大量排钾利尿、放腹水、高蛋白饮食、应用催眠镇静药或麻醉药、便秘、尿毒症、外科手术及感染等。

肝性脑病的发病机制主要为氨中毒学说。当肝衰竭时，肝脏对门静脉输入的 NH_3 代谢能力明显减退，体循环血 NH_3 水平升高；当有门体分流存在时，肠道的 NH_3 不经肝脏代谢而直接进入体循环，使血 NH_3 升高，而体循环 NH_3 能透过血脑屏障，可通过多方面干扰脑功能：①干扰脑细胞三羧酸循环，脑细胞能量供应不足；②增加脑对酪氨酸、苯丙氨酸、色氨酸等摄取，它们对脑功能具有抑制作用；③脑内 NH_3 升高，增加谷氨酰胺合成，神经元细胞肿胀，导致脑水肿；④ NH_3 直接干扰脑神经电活动；⑤弥散入大脑的 NH_3 可上调脑星形胶质细胞苯二氮䓬受体表达，促使氯离子内流，神经传导被抑制。其次还可能涉及的发病机制如下：假性神经递质（可使脑细胞神经传导发生障碍）、色氨酸（可代谢为抑制性神经递质）、锰离子（具有神经毒性）作用。此外，临床上约50%肝硬化患者会发生脑水肿，病程长者大脑皮质变薄，神经元及神经纤维减少。

肝性脑病的临床表现主要为高级神经中枢的功能紊乱、运动和反射异常。临床过程可分为5期：①0期（潜伏期），一般无行为、性格异常，脑电图正常；②Ⅰ期（前驱期），轻度性格改变和精神异常，脑电图多数正常；③Ⅱ期（昏迷前期），嗜睡，行为异常，脑电图有特征性异常；④Ⅲ期（昏睡期），昏睡，但可唤醒，脑电图有异常波形；⑤Ⅳ期（昏迷期），昏迷、神志丧失、不能唤醒、脑电图明显异常。

另外，也可按肝病的类型将肝性脑病分为A、B、C 3种类型。A 型肝性脑病：多发生于急性肝衰竭基础上，常在起病数日内（2周内）由轻度的意识错乱迅速陷入深昏迷甚至死亡。B 型肝性脑病：多由门-体分流所致，无明显肝功能障碍，肝活检证实肝组织学结构正常。C 型肝性脑病：多为肝硬化导致的肝性脑病，以慢性反复发作的性格、行为改变及言语不清甚至木僵、昏迷为特征，常伴有神经系统异常表现。

肝性脑病的主要诊断依据：①有严重肝病和（或）广泛门体侧支循环形成的基础及肝性脑病的诱因；②出现前述临床表现；③肝功能生化指标明显异常和（或）血氨增高；④头部 CT 或 MRI 排除脑血管意外及颅内肿瘤等疾病。少部分肝性脑病患者肝病病史不明确，以精神症状为突出表现，易被误诊。故对有精神症状患者，了解其肝病史及检测肝功能等应作为排除肝性脑病的常规。

（四）获得性肝脑变性

获得性肝脑变性（acquired hepatocerebral degeneration，AHCD）是一类少见的由慢性肝病引起不可逆性神经变性损害而导致脑功能障碍的临床综合征。其发病可能与反复发生的肝性脑病或长期多次代谢紊乱有关，多见于酒精中毒性肝硬化、亚急性和慢性肝炎及门体分流患者。发病机制可能与门体分流、锰离子在脑部过量沉积引起的毒性作用有关。临床上一般起病隐匿，多以精神异常、认知功能下降、构音障碍、帕金森病样症候群（如运动迟缓、肌强直、姿势性震颤等）、共济失调等锥体外系症状为主要表现，易与神经系统变性疾病误诊。

（五）肝性脊髓病

肝性脊髓病（hepatic myelopathy，HM）又称门-腔分流性脊髓病，是由多种急慢性肝脏疾病引起的以脊髓侧索对称性脱髓鞘为主要病理改变的一种少见的神经系统并发症。其病变由颈膨大向尾端逐渐加重，向上不超过颈髓，部位以脊髓胸腰段明显，也有报道称脊髓后索和小脑也可有轻微改变。目前病因不明，一般认为可能与肝解毒功能障碍、血氨增高造成脑组织代谢障碍有关。临床上以隐匿起病的缓慢进行性双下肢痉挛性截瘫（对称性双下肢无力，肌张力增高，腱反射亢进，病理征阳性，进而出现痉挛步态）为主，偶有感觉障碍和括约肌功能障碍。该病多发生于肝硬化失代偿期，多数患者有反复的上消化道出血、门体静脉分流术和脾肾静脉吻合术史，多与肝性脑病并存。因其与肝性脑病关系密切，可分为：①神经症状前期，慢性肝损害表现；②亚临床肝性脑病期，计算能力差，数字连接试验、视觉诱发电位检查结果阳性；③肝性脑病期，反复出现肝性脑病症状；④脊髓病期，进行性加重的脊髓病表现。

三、神经系统疾病对肝脏的影响

神经系统疾病自身引起肝脏病变的疾病较少，常见的为肝豆状核变性（hepatolenticular degeneration，HLD），除此，多为神经系统疾病在用药治疗过程中引起的肝功能异常，考虑为药物引起的肝损害。

肝豆状核变性，又称 Wilson 病，是一种遗传性铜代谢障碍所致的肝硬化和以基底节为主的脑部变性疾病，为常染色体隐性遗传性疾病，发病率约为 1/30 000。发病机制为位于第 13 号染色体的 *ATP7B* 基因突变，肝脏 P 型铜转运 ATP 酶缺陷，造成肝细胞不能将铜转运到高尔基体合成铜蓝蛋白，进而使经胆汁排泄的铜减少，过量的铜在肝细胞内聚集造成肝细胞坏死，或进入血液，沉积于脑神经、肾、角膜等肝外组织而致病。儿童患者多以肝受累为首发表现，青少年及成人以神经系统受累为首发症状的较多。

肝豆状核变性一般起病缓解，临床上表现为

进行性加重的锥体外系症状、肝硬化、精神症状、肾功能损害及角膜边缘有铜盐沉着的 K-F 环。具体如下。

（一）神经系统症状

常以细微的震颤、轻微的言语不清或动作缓慢为首发症状，典型者以锥体外系症状为主，表现为四肢肌张力强直性增高、运动缓慢、面具脸、语言低沉含糊、流涎、咀嚼和吞咽常有困难。不自主动作以震颤最多见，活动时明显，严重者除肢体外头部及躯干也可出现震颤；精神症状以情绪不稳和智力障碍较多见，严重者面无表情，口常张开、智力衰退，少数可有腱反射亢进和锥体束征，有的可出现癫痫样发作。

（二）肝脏症状

肝脏症状为肝大，氨基转移酶持续升高，肝损害逐渐加重而出现肝硬化表现，如脾大、脾功能亢进、腹水、食管静脉曲张破裂及肝性脑病等。

（三）角膜色素环（K-F 环）

双眼角膜边缘可见宽 2 ～ 3mm 的棕黄色或绿褐色色素环，应用裂隙灯检查可见细微的色素颗粒沉积，其为本病重要体征，多于 7 岁后出现。

（四）肾脏损害

因肾小管尤其是近端肾小管上皮细胞受损，患者可出现蛋白尿、糖尿、氨基酸尿、尿酸尿及肾性佝偻病等。

（五）溶血

溶血可与其他症状同时存在或单独发生，多考虑为铜向血液内释放过多损伤红细胞而引起溶血。该病治疗主要为控制饮食（低铜高蛋白饮食）、使用驱铜药物、保肝及神经系统对症治疗，并且及时地诊断和积极地治疗可以预防肝豆状核变性发病，阻止疾病进展。终身坚持治疗是防止症状复发或进展的必要条件，不坚持治疗则会导致神经精神症状复发，引起不可逆转的肝损伤，甚至需要肝移植或导致死亡。

（刘向阳　白飞虎　李　明
刘祥祥　帖　君）

第七节　肝脏与骨代谢

骨质疏松症（osteopomsis，OP）是最常见的骨骼疾病，它的特点是低骨量，骨组织和骨微结构破坏，骨强度下降，以及骨折风险增加。慢性肝脏疾病引起的继发性骨质疏松症已经成为一个事实，称其为肝性骨病（hepatic osteodystrophy，HO）。确切的发病率未知，但不同的研究表明，它可能会影响 20% ～ 50% 的患者。有报道显示 HO 的患病率为 13% ～ 60%，在慢性肝炎肝内胆汁淤积症患者中发病率约为 20%，在病毒性肝硬化患者中发病率约为 55%。

胰岛素样生长因子 -1（IGF-1）是与胰岛素有相似结构具有细胞分化和增殖功能的多肽，主要在肝脏合成，大部分存在于血液中。成骨细胞含有丰富的 IGF-1，其参与骨代谢的调节，IGF-1 对成骨细胞的分化、增殖、凋亡等有重要作用。

一、肝脏与骨骼

肝脏中存在生长激素受体，生长激素（GH）可通过其受体促进肝脏合成 IGF-1 继而促进骨骼生长。GH/IGF-1 参与了骨骼肌的蛋白质代谢及骨骼的生长和重塑。目前已知有 6 种 IGF 结合蛋白（IGFBP），骨骼中主要含有 IGFBP-3、-4、-5。其中 IGFBP-3 是骨骼中含量最多的 IGFBP，对成骨细胞的增殖有促进和抑制双重作用，并通过内分泌、旁分泌 / 自分泌的机制发挥调控作用。IGFBP-4 抑制 IGF-1 促进成骨细胞增殖的作用，IGFBP-5 则加强 IGF-1 促进成骨细胞增殖的作用。血液循环中 75% 的 IGF-1 与 IGFBP-3 和不耐酸亚单位（ALS）形成三聚体结构的大分子复合物，另外 25% 的 IGF-1 与其他类型的 IGFBP 结合形成小分子复合物。后者能穿透毛细血管将循环中的 IGF-1 运输到血管外组织。

脂肪细胞与成骨细胞都起源于骨髓多能间充质干细胞，脂肪堆积过多所致的肥胖增加脂肪细胞分化，不利于骨形成，所以认为脂肪肝对骨密度的影响可能是肥胖在起关键作用。脂肪肝和骨密度降低之间可能通过 IGF-1、炎性细胞因子、骨形成蛋白、骨保护素、骨桥蛋白、瘦素等病理改变和胰岛素抵抗、性激素下降及维生素 D 缺乏、血糖血脂异常、肥胖、运动减少等因素而发生交联作用，相互影响。其中骨形成蛋白 -9（BMP-9）是由肝脏非实质细胞合成分泌，属于转化生长因子 β 超家族的成员，在体内以类激素的形式发挥生物学作用。BMP-9 不仅具有强烈的骨诱导活性，促进成骨细胞分化，还可通过调控糖代谢过程中关键酶的表达、促进胰岛素合成及分泌、增加胰岛素敏感度等方式调节体内葡萄糖平衡。研究发现，在 NAFLD 中 IGF-1 水平下降，引起成骨细胞数量减少及活性下降，骨质流失增加，导致骨密度降低，甚至骨质疏松或骨折发生。

近年来研究发现，骨细胞和软骨细胞也可分泌 IGF-1，在骨形成和骨矿物代谢中发挥着重要的调控作用，缺乏功能性 IGF-1 基因的人可能患有严重的骨质疏松症。临床试验证实经重组人 IGF-1（rhIGF-1）治疗后骨量、骨密度和骨小梁评分均增加，IGF-1 在骨折的愈合中也发挥了相应的生物学效应。目前重组人胰岛素样生长因子 -1（rhIGF-1）已经用于骨质疏松症的治疗。

二、肝脏与骨骼肌

研究已经证实肌肉和骨骼均是重要的内分泌器官，肌肉因子（myokine）是指由骨骼肌合成、分泌的细胞因子和活性多肽。肌肉因子不仅可以作用于骨骼肌本身，还可通过血液循环到达外周，作用于肝脏、脂肪、心脏等组织器官，调节机体的代谢，如骨骼肌分泌 IL-6、FGF21 等参与能量代谢，IL-6 是一种多功能细胞因子，具有调节免疫应答、调节造血系统、诱导急性期蛋白产生、调节肿瘤生长、产生疲劳等多种生物学活性，在不同组织和器官中起不同作用。持续性运动时，骨骼肌收缩，肌小管合成并释放较高水平的 IL-6。肌源性 IL-6 不仅作用于骨骼肌本身，还能在释放进入血后作用于其他组织，调节机体的糖、脂代谢和胰岛素敏感度。纤维细胞生长因子 21（FGF21）是 FGF 家族的新成员，属于 FGF19 亚族，FGF21 主要在肝脏合成，在脂肪组织、胰腺中也有表达，且其在骨骼肌中的表达受磷脂酰肌醇 3 激酶（P13K）/Aktl 信号通路的调控。

静止的生活方式如缺乏运动、体力活动减少、久坐可导致骨骼肌减少、肝脏脂肪堆积，从而造成骨密度下降而肝脏胰岛素抵抗增加。

三、肝脏与骨代谢激素

雌激素、睾酮对维持正常骨密度与骨量有着重要作用，下丘脑 - 垂体 - 性腺轴异常时，除了出现性腺萎缩、性欲下降、性功能障碍、不孕不育外，还常导致严重骨质疏松症、肌肉萎缩等临床症状。性激素水平下降会使体内活性氧产生增多，诱导成骨细胞和骨细胞凋亡，骨形成减少，骨吸收增加。性腺功能减退患者由于睾酮和雌激素的缺乏增加破骨细胞的寿命而降低成骨细胞的寿命，从而导致渐进性骨吸收，骨重建减少。

维生素 D 缺乏是慢性肝病的一种常见的情况，是骨质疏松症的诱发因素。维生素 D 在肝组织中需要 25- 羟基化，这一过程被肝脏疾病所影响，肝脏疾病中维生素 D 缺乏和使用糖皮质激素容易引起骨质疏松。维生素 D 不仅可影响脂肪肝形成，还可调节骨代谢，维生素 D 水平下降可继发甲状旁腺功能亢进，加速骨吸收，导致骨质疏松发生。

维生素 K 缺乏症与破骨细胞分化抑制相关，通常维生素 K_2 抑制 RANKL 信号表达，如维生素 K 缺乏，则骨细胞合成骨钙素、骨基质蛋白减少。血清骨钙素（OC）是一种维生素 K 依赖性蛋白，由非增殖期的成骨细胞合成和分泌，骨钙素是骨代谢的特异性标志物之一，反映骨活性、骨转化。骨钙素不仅参与骨代谢，还以非羧化形式调节糖代谢，也可调控脂联素、瘦素表达而参与脂代谢，通过 Nrf2 通路、JNK 通路改善 NAFLD 的发生发展。骨钙素受体 G 蛋白偶联受体 6A（GPRC6A）在胰腺、肝脏、骨骼肌、脂肪等器官也均有表达。

中医学也认为，肝肾阴虚则会出现腰脊酸痛、胫膝酸软、神疲乏力、齿摇发脱等骨质疏松常见的伴随症状。《黄帝内经·素问》曰"肝者，罢极之本，魂之居也，其华在爪，其充在筋，以生血气"。肝血液充盈，才能养筋，筋得所养，才能运动灵活有力。肝虚则气血亏虚、筋骨失养，不荣则痛，发为骨质疏松症。《黄帝内经·素问》也提到"肝气衰，筋不能动"。

（刘向阳　白飞虎　李　明

　刘祥祥　帖　君）

参考文献

曹婷，张巧，时立新，等，2017. 代谢综合征及其各组分与骨质疏松性骨折的相关性研究. 中国全科医学，20(8): 903-907.

杜立娟，谈钰濛，王凡，等，2021. 从"木郁达之"论治甲状腺结节. 中华中医药杂志，36(3): 1504-1507.

葛均波，徐永健，王辰，2018. 内科学. 9 版. 北京：人民卫生出版社.

何权瀛，2021. 肝肺综合征诊治的若干问题. 临床内科杂志，38(6): 370-373.

何周桃，徐灿霞，韩向阳，等，2017. 维生素 D 受体和脂联素基因多态性和非酒精性脂肪肝易感性研究. 重庆医学，46(12): 1606-1609.

李文洲，解琪琪，史卫东，等. 2018. 骨骼内分泌功能研究进展. 生命科学研究，22(6): 483-490.

李忻，文玉敏，严美花，等，2015. 浅谈肝肾同源理论的科学内涵. 中华中医药杂志，30(11): 3853-3855.

李英刚，2012. 常见肿瘤化疗药物对肝脏的损伤. 中国卫生产业，9(22): 87.

李云庆，2002. 人体解剖学. 西安：第四军医大学出版社.

刘志国，毛丽丽，2012. 肝病并发 DIC 及其实验室诊断 // 中华医学会第七次全国中青年检验医学学术会议论文汇编. 南京：中华医学会.

王江滨，2021. 肝肾综合征的新概念. 中华消化杂志，41(5): 312-315.

王庭槐，2018. 生理学. 9 版. 北京：人民卫生出版社.

王耀光，万颖颖，2021. 乙型肝炎病毒相关性肾炎中西医结合研究述评. 天津中医药，38(1): 124-130.

王轶铭，蒙臣，王雪，等，2021. 肝损伤与肺损伤相互影响的机制研究进展. 山东医药，61 (5): 111-114.

吴燕京，丁惠国，2016. 遗传性多囊肾病：被忽略的肝硬化病因. 中华肝脏病杂志，24(10): 728-731.

谢东，2008. 肝病与贫血 //2008年贵州省医学会消化及内镜学分会学术大会论文汇编. 贵州：贵州省科学技术协会.

杨宝峰，2013. 药理学. 8 版. 北京：人民卫生出版社.

杨梦媛，李冰，丁惠国，2014. 肝脏疾病对内分泌激素的影响. 中华肝脏病杂志，22(3): 168-170.

中国临床肿瘤学会抗淋巴瘤联盟，中国临床肿瘤学会抗白血病联盟，中

华医学会血液学分会，等，2012. 恶性血液病患者药物性肝损伤的预防和规范化治疗中国专家共识 (2021 年版). 中华血液学杂志，42(3): 185-192.

中华人民共和国国家卫生健康委员会，2021.《新型冠状病毒肺炎诊疗方案（试行第八版 修订版）》修订要点.(2021-4-15)[2022-3-5]. http://www.nhc.gov.cn/xcs/fkdt/202104/f602891840954b08949fa7914b5c9a80.shtml.

邹仲之，李继承，2013. 组织学与胚胎学. 北京：人民卫生出版社.

Albillos A, de Gottardi A, Rescigno M, 2020. The gut-liver axis in liver disease: pathophysiological basis for therapy. J hepatology, 72(3): 558-577.

Bano A, Chaker L, Muka T, et al, 2020. Thyroid function and the risk of fibrosis of the liver, heart, and lung in humans: a systematic review and meta-analysis. Thyroid, 30(6): 806-820.

Chalasani N, Younossi Z, Lavine JE, et al, 2018. The diagnosis and management of nonalcoholic fatty liver disease: practice guidance from the American Association for the Study of Liver Diseases. Hepatology, 67(1): 328-357.

Chapman R, Fevery J, Kalloo A, et al, 2010. Diagnosis and management of primary sclerosing cholangitis. Hepatology, 51(2): 660-678.

Dyson JK, Beuers U, Jones DEJ, et al, 2018. Primary sclerosing cholangitis. Lancet, 391(10139): 2547-2559.

Feng HL, Li Q, Cao WK, et al, 2020. Changes in thyroid function in patients with liver failure and their clinical significance: a clinical study of non-thyroidal illness syndrome in patients with liver failure. Hepatobiliary Pancreat Dis Int, 19(6): 561-566.

Fousekis FS, Theopistos VI, Katsanos KH, et al, 2018. Hepatobiliary manifestations and complications in inflammatory bowel disease: a review. Gastroenterology Res, 11(2): 83-94.

Friedman SL, Neuschwander-Tetri BA, Rinella M, et al, 2018. Mechanisms of NAFLD development and therapeutic strategies. Nat Med, 24(7): 908-922.

Gacouin A, Locufier M, Uhel F, et al, 2016. Liver cirrhosis is independently associated with 90-day mortality in ARDS patients. Shock, 45(1): 16-21.

Hawks MK, Svarverud JE, 2020. Acute lower gastrointestinal bleeding: evaluation and management. Am Fami Physician, 101(4): 206-212.

Hoofnagle JH, Björnsson ES, 2019. Drug-induced liver injury-types and phenotypes. N Engl J Med, 381 (3): 264-273.

Jehle PM, Schulten K, Schulz W, et al, 2003. Serum levels of insulin-like growth factor (IGF)-I and IGF binding protein (IGFBP)-1 to-6 and their relationship to bone metabolism in osteoporosis patients. Eur J Intern Med, 14(1): 32-38.

Kawaratani H, Fukui H, Yoshiji H, 2017. Treatment for cirrhotic ascites. Hepatol Res, 47(2): 166-177.

Khalifa A, Rockey DC, 2020. Lower gastrointestinal bleeding in patients with cirrhosis-etiology and outcomes. Am J Med Sci, 359(4): 206-211.

Kosar K, Cornuet P, Singh S, et al, 2020. The thyromimetic Sobetirome (GC-1) alters bile acid metabolism in a mouse model of hepatic cholestasis. Am J Pathol, 190(5): 1006-1017.

Kullak-Ublick GA, Andrade RJ, Merz M, et al, 2017. Drug-induced liver injury: recent advances in diagnosis and risk assessment. Gut, 66(6): 1154-1164.

Lade A, Noon LA, Friedman SL, 2014. Contributions of metabolic dysregulation and inflammation to nonalcoholic steatohepatitis, hepatic fibrosis, and cancer. Curr Opin Oncol, 26(1): 100-107.

Patel P, Dalal S, 2021. Hepatic manifestations of inflammatory bowel disease. Clin Liver Dis, 17(4): 292-296.

Pedersen JS, Bendtsen F, Møller S, 2015. Management of cirrhotic ascites. Ther Adv Chronic Dis, 6(3): 124-137.

Pironi L, Sasdelli AS, 2019. Intestinal failure-associated liver disease. Clin Liver Dis, 23(2): 279-291.

Yu YC, Mao YM, Chen CW, et al, 2017. CSH guidelines for the diagnosis and treatment of drug-induced liver injury. Hepatol Int, 11(3): 221-241.

Zhu JZ, Yi HW, Huang W, et al, 2020. Fatty liver diseases, mechanisms, and potential therapeutic plant medicines. Chin J Nat Med, 18(3): 161-168.

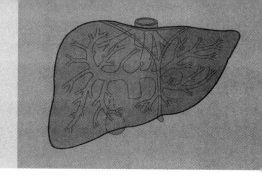

第10章　特殊人群肝结构功能特点及相关疾病

第一节　儿童肝结构功能特点及相关疾病

儿童肝病与成人肝病不同主要原因有2个。首先，胎儿可能发生宫内或出生时嗜肝病毒感染，婴儿可能出生时就发生肝病；其次，某些发育缺陷或遗传代谢性肝病在新生儿期或儿童期就可能发病，从而影响儿童的健康和生长发育。一些肝脏疾病可以影响围生期的母亲和婴儿，这些疾病包括新生儿急性肝衰竭（ALF）、妊娠同族免疫性肝病（GALD），非酒精性脂肪性肝病（NAFLD）、病毒性肝炎（VH）、妊娠期急性脂肪肝（AFLP）和妊娠肝内胆汁淤积症（ICP）。新生儿容易受到一些独特的肝脏疾病影响，早期识别和治疗这些疾病对于改善这些疾病短期和长期预后至关重要。儿童及青少年的病毒性肝炎、NAFLD、Wilson病等与成人表现及处理也存在一些差异，在临床实践中应考虑儿童患者的特殊性。

一、新生儿肝病

（一）新生儿急性肝衰竭

新生儿急性肝衰竭（ALF）比较少见，以往研究中新生儿急性肝衰竭的诊断标准不尽一致，一般根据肝生化指标异常和凝血障碍诊断新生儿急性肝衰竭。美国儿童急性肝衰竭研究小组推荐的标准如下：急性肝功能损伤；国际标准化比值（INR）≥1.5和肝性脑病，或者INR≥2不伴有肝性脑病。此标准与患者肝移植和死亡风险相关性较好。

母亲妊娠期急性脂肪肝与氨基转移酶正常或轻度升高的新生儿急性肝衰竭密切相关；单纯疱疹病毒（HSV）、肠道病毒和巨细胞病毒（CMV）感染也是新生儿急性肝衰竭的重要原因。其中HSV感染是新生儿氨基转移酶升高的ALF最常见原因。HSV播散性感染的新生儿（包括肝脏受累者）的生存率只有10%，因此对于疑似HSV感染的婴儿应立即启动抗病毒治疗，而不应等待确诊后才启动抗病毒治疗。新生儿肠道病毒感染可能是由母亲肠道或呼吸道感染所致；新生儿CMV感染多由母亲感染后与新生儿密切接触所致。先天性CMV感染是非遗传性感觉神经性耳聋的主要原因，并与其他长期神经发育障碍有关。新生儿感染CMV时可出现黄疸、肝脾大。噬血细胞性淋巴组织细胞增生症（HLH）导致的ALF相对少见，临床实践中新生儿ALF中对HLH的认识也存在不足。HLH与肿瘤、脓血症和原发性免疫缺陷临床特征存在重叠，诊断比较困难。代谢性肝病也是新生儿ALF的原因之一，包括半乳糖血症、尿素循环缺陷及线粒体病等。

新生儿ALF总体预后较差，死亡的主要原因包括出血、血流动力学障碍和多器官衰竭。新生儿肝移植在技术和供体方面也存在较大困难。因此需要及早判别ALF的危险因素，针对病因进行治疗。

（二）妊娠同族免疫性肝病

妊娠同族免疫性肝病（GALD）是由同族免疫性损伤引起的疾病。亚急性GALD最为常见，临床表现为宫内肝损伤，随之出生时出现肝硬化和肝衰竭。该病的主要表现为铁沉积，尤其以肝脏、胰腺、心脏、甲状腺、唾液腺为主，又称新生儿血色病（NH）。GALD 是引起新生儿期肝衰竭的常见病因。GALD 也可以表现为急性病程，新生儿表现为急性重型肝炎，而无 NH 的铁沉积表现。

GALD 的抗原目前尚不明确，但是研究显示这种抗原可以在胚胎发育的新生肝细胞中表达。GALD 患儿常在出生前具有宫内窘迫的表现，如羊水过少、宫内发育迟缓和早熟等。虽然肝硬化和腹水常见，但是由于血管通畅，脾大较少见。实验室检查可以发现肝酶与肝脏合成功能受损不符（氨基转移酶低但肝脏合成宫内显著下降）、铁蛋白升高、AFP 显著升高。临床常表现为出生后黄疸，但无代谢性酸中毒表现。

GALD 的诊断主要依赖于 MRI，T_1WI、T_2WI 对于发现铁在肝脏、胰腺及甲状腺沉着是有帮助的，MRI 的梯度回波图像已成为诊断新生儿铁沉积症的非侵袭性标准检查。肝活检虽然有助于确诊，但由于凝血功能障碍，肝活检风险较高。一旦怀疑 GALD，应立即给予免疫球蛋白静脉输注（1g/kg）并进行双倍体积血浆置换。GALD 预后较差，死亡率可超过 80%。肝移植和免疫球蛋白联合血浆置换可以显著延长患者生存期。新生儿血色病患儿母亲再次妊娠的再发率是很高的，故再次妊娠时，需早期积极干预，在再次妊娠后 14 周开始即予以丙种球蛋白治疗。

（三）胆道闭锁

胆道闭锁（biliary atresia，BA）是婴儿期常见的严重肝胆系统疾病之一，以肝内、肝外胆管进行性炎症和纤维化为特征；如不及时治疗，晚期会出现胆汁性肝硬化、门静脉高压、肝衰竭。目前早期诊断困难，手术治疗效果欠佳。胆道闭锁发病率具有种族和地区差异。非白种人胆道闭锁发病率是白种人的 2 倍，亚洲发病率高于欧美。按肝外胆管闭锁不同部位进行分型。Ⅰ 型：胆总管闭锁（5%），包括树枝样（tree- like）和云雾状（cloudy）；Ⅱ 型：肝总管闭锁（3%）；Ⅲ 型：肝门部闭锁（92%）。

临床表现：出生后黄疸延迟消退或消退后再次出现，并持续性加重；粪便颜色逐渐变浅至白陶土色，尿色加深至浓茶色；腹部膨隆，肝脾大，腹壁静脉曲张等；脂溶性维生素吸收障碍导致营养不良或生长发育迟缓。胆道闭锁患儿常伴有其他器官发育缺陷。超声检查可用于胆道闭锁早期筛查，胆囊形态不规则、囊壁僵硬而毛糙、厚度不均，收缩功能改变可作为筛查指标；超声检查显示肝门纤维斑块，胆囊形态改变，肝包膜下血流信号增多，肝动脉直径宽，肝弹性数值高时，应高度怀疑胆道闭锁。经皮胆红素测定，简单无创，可用于观察黄疸患儿胆红素变化趋势。肝组织病理检查应在出生 6 周后进行，组织取样方式分为术前肝活检和术中肝活检。胆道闭锁患儿肝组织切片镜下可见：胆管增生、胆栓形成、胆汁淤积、汇管区炎性细胞浸润、汇管区纤维化及桥接坏死、胆管板发育异常等。手术应当作为胆道闭锁的首选治疗方案，Kasai 手术后出现肝衰竭或肝功能失代偿者需要进行肝移植手术治疗。

婴幼儿肝移植预后很好，远期生长发育非常接近正常儿童。胆道闭锁患儿如果不进行治疗，通常在 2 岁之内死于肝硬化或者肝衰竭。胆道闭锁预后不良与以下因素有关：胆道闭锁类型、伴发畸形、手术时间晚、术后反复发作胆管炎、严重肝纤维化等。

二、儿童及青少年肝病

（一）非酒精性脂肪性肝病

儿童非酒精性脂肪性肝病是年龄在 18 周岁以下的儿童及青少年肝脏慢性脂肪变性，累及 5% 以上肝细胞，并除外饮酒及其他明确致病因素导致肝脏慢性脂肪沉积的临床病理综合征，是与胰岛素抵抗和遗传易感性密切相关的代谢应激性肝损伤。NAFLD 患儿肝病进展速度主要取决于初次肝活检的严重程度，肥胖（特别是向心性肥胖）、胰岛素抵抗、ALT > 80U/L、AST/ALT > 1、持续高水平 γ-GT 和胆汁酸是 NASH 和肝纤维化进展的危险因素。儿童 NAFLD 大多处于非酒精性单纯性脂肪肝（NAFL）阶段，可无任何临床表现，仅有少部分进展为非酒精性脂肪性肝炎（NASH），伴严重肝损害时才表现出慢性肝病相关临床症状。近年来数据显示，儿童 NASH 进展为终末期肝病的发生率与成人接近，一旦发生肝硬化，30% ～ 40% 将在 10 年内死亡。

儿童 NAFLD 治疗首要目标是控制体重、改善胰岛素抵抗、防治代谢综合征及其相关终末期器官病变；次要目标是减轻肝脂肪变性，避免 NASH 发生及肝病进展，预防或减少肝硬化、肝癌等发生。改变生活方式是儿童 NAFLD 的一线干预方案。目前没有针对儿童 NAFLD 疗效确切的药物，可根据临床需要采用相关药物治疗代谢危险因素及合并症。

（二）自身免疫性肝病

儿童自身免疫性肝炎（AIH）发病高峰年龄在 10 岁左右。儿童自身抗体的滴度比成人低，13% ～ 38% 的 AIH 儿童可检测到抗 LKM1 抗体。抗 LC1 抗体主要出现在患有严重肝病 AIH-2 型患儿中。2018 年欧洲儿科胃肠病学肝病学和营养学会（ESPGHAN）提出儿童及青少年自身免疫性肝病诊断评分标准，增加了 pANNA、抗 LC-1 抗体和胆管造影的评分项目和权重，以提高 AIH 诊断的敏感度并排除合并自身免疫性硬化性胆管炎。儿童 AIH 的治疗缓解标准较成人严格：氨基转移酶和 IgG 水平正常，AIH 相关抗体阴性或低滴度时，认为病情完全缓解。儿童 AIH 患者确诊后即应启动免疫抑制治疗，推荐泼尼松（龙）1mg/（kg·d）（最大剂量不超过 40mg/d）和硫唑嘌呤 0.5 ～ 1mg/（kg·d）（最大剂量不超过 50mg/d）联合治疗方案或泼尼松（龙）单药治疗方案。

对于儿童原发性硬化性胆管炎（PSC）患者，由于儿童骨骼生长发育过程中常出现血清 ALP 升高，故可通过检测 γ-GT 判断是否存在胆汁淤积。绝大部分的儿童 PSC 合并 IBD，尤以 UC 为主；同时，AIH 在儿童 PSC 中也较为常见。儿童 PSC 发生肝胆恶性肿瘤者非常罕见，故不常规进行胆管癌或胆囊癌监测。小胆管 PSC 或 PSC-IBD 的患者预后更佳。确诊时升高的胆红素、γ-GT、AST、血小板可提示疾病进展高风险。儿童 PSC 的治疗原则与成人 PSC 一致，目前尚无有效的药物，合并 AIH 者可考虑糖皮质激素或免疫抑制剂治疗。确诊 1 年内 γ-GT 复常或较基线下降 75% 可提示更长的 5 年无事件生存期。

（三）病毒性肝炎

1. HBV 感染　儿童 HBV 感染者如果处于免疫耐受期，可暂不考虑抗病毒治疗。对于慢性肝炎或肝硬化患儿，应及时进行抗病毒治疗。儿童 CHB 患者抗病毒治疗可明显抑制 HBV-DNA 复制，增加 ALT 复常率及 HBeAg 转换率，但需考虑长期治疗的安全性及耐药性问题。目前美国 FDA 批准用于儿童患者治疗的药物包括 IFN-α（≥ 1 岁）、恩替卡韦（≥ 2 岁）和 TDF（≥ 2 岁，且体重 ≥ 10kg）。我国已批准 TAF 用于青少年（≥ 12 岁，且体重 ≥ 35kg）。PegIFNα-2a 可应用于 ≥ 5 岁 CHB 儿童。

2. HCV 感染　儿童 HCV 感染的诊断及评价与成人一样，但一般儿童感染时间相对较短，疾病进展缓慢。感染 HCV 母亲所生的新生儿诊断依赖于 HCV-RNA 检测。12 岁以下儿童，目前尚无推荐的 DAA 治疗方案。年龄小于 12 岁的 HCV 感染者应推迟治疗，直至患者到 12 岁或直至 DAA 批准用于 < 12 岁的患者。12 岁及以上或体重超过 35kg 的青少年应当接受治疗，以干扰素为基础的方案不再推荐用于儿童及青少年患者。

（四）Wilson 病

儿童 Wilson 病可表现为无症状性肝病、肝硬化甚或急性肝衰竭，而神经和精神系统症状比较罕见。基础诊断指标包括血清铜蓝蛋白和 24 小时尿铜。诊方法包括基于症状的诊断评分系统、评估铜代谢的生化指标和 *ATP7B* 基因突变的分析。患者需终身药物治疗，旨在通过螯合剂如青霉胺、曲恩汀去除铜负荷或用锌盐抑制肠道铜吸收。急性肝衰竭常需肝移植治疗。

（郭长存）

第二节　老年人肝结构功能特点及相关疾病

老年人肝脏出现形态、血流、细胞活力和肝功能的改变。老年人肝脏体积、肝脏血流、细胞吞噬能力、免疫反应及肝脏再生能力下降。同时，细胞休眠、氧化应激、炎症反应和肝损伤的易感性增加。这些变化导致老年人肝脏疾病的发病率升高，合并其他疾病时肝病的危险性增加。老年人肝脏生化学指标异常需要详细评估。

肝病是世界范围内导致死亡的重要原因。2012～2016年美国慢性肝病住院率增加21%，其中45～64岁患者比例有所降低，65岁以上患者显著升高。2016年，美国65岁以上老年患者死亡率也显著高于25岁以下患者（10.7% vs. 2.8%）。

一、老年人肝脏结构及功能的改变

老年人肝脏结构和功能都会发生变化，肝脏的老化可以加速身体老化，并且增加肝脏疾病的风险。

（一）肝脏组织学变化

老年人肝脏形态发生变化，百岁老人的肝脏体积和肝脏血流灌注与30岁成人相比降低30%。老年人肝脏可以发生"棕色萎缩"，这是肝细胞溶酶体内脂褐素增加所致。脂褐素增加与慢性氧化应激和变性蛋白降解障碍有关。肝脏体积随着发育成熟逐渐增加，老年人肝脏体积则逐渐减小。老年人多核和染色体异常肝细胞显著增加；肝细胞线粒体体积增大，数量减少，ATP水平降低，线粒体功能障碍；肝脏滑面内质网生成和微粒体蛋白合成减少。肝细胞代谢障碍导致肝细胞休眠增加和自噬减少；肝血窦内皮细胞窗孔减少，窦周隙发生胶原沉积，吞噬脂肪细胞的肝星状细胞增多，肝血窦发生假毛细血管化。这种变化可以导致肝血窦窗孔减少，白蛋白结合药物、蛋白和脂蛋白等转运能力降低。老年人库普弗细胞（KC）数量增加，但是细胞吞噬和自噬能力下降。KC活化增加，引起细胞因子产生增多；肝星状细胞数量、细胞内脂滴大小也显著增加。

（二）肝脏生理学及功能变化

肝脏约储存450ml血液，占全身血量的10%左右。老年人发生肝衰竭或者缩窄性心包炎时，肝脏储存的血量可增加0.5～1L。肝脏也是储存铁的器官，铁在肝脏内以铁蛋白的形式储存。老年人血清铁蛋白增加原因很多，包括肿瘤、炎症、肾衰竭、肝病或者代谢性疾病等，铁过载的可能性要低于青年人。老年人肝脏胰岛素敏感度降低，肝血窦内皮细胞功能改变也会导致胰岛素清除障碍。这可能是老年人2型糖尿病和肝脂肪变的机制之一。肝脏每天合成150～250mg/kg体重白蛋白。老年人肝脏产生白蛋白的量略有下降，主要是老年人蛋白摄入不足所致，但老年人也存在其他导致白蛋白丢失的疾病风险，如慢性肾病、肠道丢失、创伤、手术等。老年人低蛋白血症与死亡风险有关。除白蛋白外，肝脏也可以合成球蛋白。老年人IgM、IgG水平显著降低，但是IgA水平基本正常。在代谢方面，老年人细胞色素P450酶活性显著降低，70岁时P450酶的活性比29～30岁降低约32%。此外，老年人肝脏体积缩小，血流灌注降低，这些都可以导致老年人药物代谢障碍。研究显示，老年人肝脏首过效应显著降低，药物清除速度下降，药物性肝损伤的易感性显著增加。虽然老年人肝脏合成、解毒等功能略有下降，但是肝功能的储备仍保持相对稳定的水平。老年供体的肝脏在肝移植后肝功能和成活时间都与青年人没有显著差异，肝移植成功率也比较高。研究显示，虽然老年人肝细胞核素摄取能力下降，但是肝脏生理功能减退并不显著。炎症在肝脏老化中具有重要作用，炎症可以加剧不良生活方式和毒素对肝脏的影响。肝脏的生物年龄与实际年龄可能并不相符。青年人长期慢性炎症的肝脏可能在生物学功能上比老年人还差。随着老龄化，肝脏再生能力下降。老年人肝脏部分切除6个月后剩余肝脏的体积变化显著低于青年人，老年人剩余肝脏体积增长23.3%。而青年人剩余肝脏体积增加45.6%。

（三）肝生化指标变化

肝功能检测是最常用的实验室检测方法，常用的肝脏生化学指标包括 ALT、AST、ALP、γ-GT、胆红素、白蛋白、凝血酶原时间、国际标准化比值等。老年人肝脏生化指标可能发生一些生理变化。60 岁以上患者 ALP 可轻度升高，尤其是女性；ALT 随着年龄增长会逐渐降低，且与年龄及代谢等因素无关；胆红素可能由于肌肉总量和血红蛋白浓度降低而轻度下降；白蛋白也可轻度降低；凝血酶原时间一般维持正常。研究显示，老年人群单个肝生化指标异常的发生率可达 16.1%，且肝生化指标异常与预后不佳和死亡率轻度增加有关。其中，AST、胆红素和 ALP 与全因死亡率升高有关。如果两项肝生化指标异常，患者死亡风险增加 17 倍。

二、老年人肝病特殊性

（一）药物性肝损伤

老年人对肝脏首过效应较强的药物（如普萘洛尔等）等清除能力下降；白蛋白水平降低也导致体内药物分布改变；水溶性药物体内分布也可能由于老年人体内脂肪和水分比值的变化而改变；老年人可能同时服用多种药物，药物之间相互作用风险也比较高。一项前瞻性研究显示老年人中，94.2% 服用一种以上药物，73.3% 服用 4 种以上药物。老年人药物诱导的肝损伤更可能为胆汁淤积型，目前不清楚这是由于患者本身生理功能变化，还是由于患者服用多种药物。75 岁以上老年 DILI 患者住院时间显著延长，但是患者死亡和肝移植的风险没有显著变化。

（二）肝硬化

老年人肝硬化发病率升高。非酒精性脂肪性肝病（NAFLD）所致肝硬化发病率显著增加，慢性病毒性肝炎所致肝硬化发病率降低。其他导致老年人肝硬化的原因还有自身免疫性肝炎、原发性胆汁性胆管炎、原发性硬化性胆管炎和特异质性肝硬化等。但是老年人的肝硬化常未被诊断。约 50% 老年肝硬化患者在诊断 1 年后死亡。一项尸检研究显示 23.7% 的老年人生前患有肝硬化但未被诊断。另一项包括 135 例 80 岁以上患者的研究显示，54.1% 的患者存在肝硬化。肝硬化会增加围术期并发症和死亡的风险，与无肝硬化患者相比，其风险增加 2～10 倍。

（三）非酒精性脂肪性肝病

老年人 NAFLD 危险因素增多，肝脏胰岛素抵抗增加。因此老年人 NAFLD 发病率也呈现升高趋势。二甲双胍和噻唑烷二酮类等胰岛素增敏剂是常用的改善 NAFLD 的药物，但有报道显示这些药物在老年患者可引起乳酸酸中毒的罕见并发症。对于超重的 NAFLD 患者，减重手术是一种治疗方法。但是老年患者手术并发症显著增加，合并心血管疾病的老年患者手术死亡率升高。老年 NAFLD 患者常合并其他系统疾病，可能由于禁忌证无法进行肝移植。

（四）急性肝衰竭

老年人急性肝衰竭的常见病因是酒精性肝病和药物毒性。酒精性肝病的首要治疗措施是戒酒。但是老年患者由于饮酒时间长，诊断较晚，因此戒酒难度大而且戒酒后肝脏疾病进展的风险增加。糖皮质激素可用于 Maddrey 评分 > 32 分的酒精性肝病患者。但是老年人使用糖皮质激素会导致血糖升高，因此在治疗病因时需要考虑老年患者的个体状态。

（五）病毒性肝炎

甲型肝炎多数是自限性疾病。老年急性甲型肝炎发生肝细胞功能障碍及出现黄疸、凝血异常等概率增加，且更容易出现甲型肝炎相关并发症，如胆汁淤积、胰腺炎和腹水等。早期研究显示，70 岁以上老年甲型肝炎患者中 42% 需要住院治疗，而 40～49 岁患者中仅 3%～20% 需要住院治疗。老年乙型肝炎患者更易发生慢性化，老年、男性、血清 HBV-DNA 水平是进展为肝硬化和发生肝癌的风险因素。老年乙型肝炎患者核苷类似物治疗效果与年轻患者相当。丙型肝炎病毒（HCV）感染患者中年龄与肝硬化的相关性高于患病时间。老年丙型肝炎患者使用干扰素和利巴韦林治疗的血清病毒反应率（SVR）低于青年人，因副作用导致患者停药的比例更大。直接抗病毒药物在老年患者的效果与青年患者相当。研究显示，补充维生素 D 和维生素 B_{12} 可以提高血清病毒反应率，因此对于老年患者，应注意补充这些维生素。

（六）手术后肝酶异常

老年患者即使没有肝脏疾病基础也可能在手术后发生肝酶升高，可表现为轻度肝酶升高，也可能发生急性肝衰竭。导致术后肝酶异常的危险因素包括溶血、血肿吸收、输液、缺氧、低血压、手术 / 麻醉的影响、感染、药物、全肠外营养、肝脏压迫、胆管损伤、胆石症等。患者肝酶异常与手术类型和时间有关。局部麻醉短期手术一般不引起肝酶异常，腹腔大手术可能会导致肝酶显著异常。大手术开始 1 小时内氨基转移酶水平就可升高，手术结束时氨基转移酶达到高峰，一般 96 小时内恢复正常。老年人腹腔镜手术更可能会导致肝损伤。这主要是腹内压力增加直接或间接导致内脏血流减少所致。腹腔镜手术时，腹腔内压力一般为 12 ～ 15mmHg，腹腔内压力增加会显著降低门静脉血流，这在老年人尤其明显。与开腹手术相比，腹腔镜胆囊切除术后胆红素、AST、ALT 升高更为显著。

（七）麻醉和肝功能

诱导麻醉后肝脏血流一般会减少 40%，吸入性麻醉药物中肝毒性从大到小依次为氟醚＞异氟醚＞地氟醚＞七氟醚。与吸入麻醉相比，局部麻醉和静脉内全身麻醉对肝脏血流的影响更小。芬太尼是一种类鸦片类麻醉药，不影响肝脏血流灌注和氧合。随机对照试验显示老年人进行结直肠切除腹腔镜手术时，局部麻醉联合全身麻醉对于肝功能保护的作用优于单纯全身麻醉。

（八）重症患者肝酶异常

肝脏在重症患者的全身反应中具有重要作用，可清除血液中的毒素和病原体，还可释放大量的细胞因子、炎症介质和凝血因子等参与全身炎症反应。重症患者中肝功能异常的发生率为 11% ～ 31%，腹腔感染患者中肝功能异常发生率可达 41%。肝功能异常与患者死亡风险相关。大样本前瞻性研究显示，肝功能异常的重症老年患者死亡风险增加 2 倍。

重症患者肝损伤的原因包括缺血性肝炎和脓毒血症胆汁淤积。缺血性肝炎 5% ～ 10% 是心力衰竭、呼吸衰竭、循环衰竭导致肝脏血流减少所致。心脏疾病的老年患者更容易发生缺血性肝炎。临床表现为血清氨基转移酶急剧升高，但无肝炎病毒感染和应用肝毒性药物等导致肝损伤的因素。心排血量减少或血压下降发生后，氨基转移酶快速升高，48 ～ 72 小时达到高峰，且常伴有胆红素升高，也可由于肝脏合成功能下降导致轻度凝血障碍。血流动力学稳定后，肝酶可恢复正常。20% 的重症患者可发生脓毒血症胆汁淤积，出现胆红素、碱性磷酸酶和 γ-GT 升高。胆汁淤积不是胆道梗阻所致。治疗措施包括控制感染、降低炎性反应、改善肝脏缺氧、防治高血糖、避免使用肠外营养和减少肝损伤药物等。

（九）肝细胞癌

肝细胞癌（HCC）发病率随着年龄增长而增加。老年 HCC 患者多为女性，病因以丙型肝炎和 NAFLD 多见。虽然 HCC 患者预后不佳，但是高危人群的早期筛查可显著提高患者生存期。研究发现，腹部超声联合 AFP 监测可以发现更多早期 HCC，显著降低老年患者 HCC 的生存期。实际上大样本研究显示，在纠正肝癌分期、治疗方法等因素后，老年 HCC 患者预后与青年患者相当，年龄并不是 HCC 死亡的独立风险因素。因此应对老年高危患者进行 HCC 筛查，并对肝功能和体能状态良好的老年 HCC 患者进行积极治疗。

老年人肝脏生理学的变化和其他高危因素的存在影响老年人肝病的疾病表现及治疗，在临床诊断过程中应充分考虑老年人的特殊性，一些药物在老年肝病患者中的治疗效果仍需要更多的数据支持。

（郭长存）

第三节　妊娠期肝结构功能特点及相关疾病

妊娠期肝病既可由妊娠特有疾病引起，也可由妊娠期间已经存在或发生的急性或慢性病症所引起。妊娠特有疾病包括妊娠剧吐（HG）、妊娠高血压疾病、妊娠肝内胆汁淤积症（ICP）和妊娠急性脂肪肝（AFLP）。妊娠高血压疾病包括子痫前期/子痫、溶血肝功能异常血小板减少（HELLP）综合征。可能受妊娠影响或因妊娠而加剧的慢性肝病包括自身免疫性肝炎（AIH）、原发性胆汁性胆管炎（PBC）、原发性硬化性胆管炎（PSC）和非酒精性脂肪性肝病（NAFLD）。约 3% 的妊娠期女性会发生妊娠期肝病。妊娠期肝病是妊娠期肝生化指标异常的最常见原因。严重的妊娠期肝病可以导致母婴发生死亡或其他不良结局。

一、妊娠期生理变化

妊娠期女性会发生很多生理及激素的变化，某些变化可能与女性肝病患者临床表现类似。妊娠期间，女性心率和心排血量增加约 40%，循环血量增加约 30%，外周血管阻力下降。这些生理变化导致机体高血流动力循环状态，与失代偿期肝硬化患者类似。妊娠期女性可以出现肝掌和蜘蛛痣。妊娠期间肝脏血流灌注维持稳定，肝脏由于胎儿生长被向胸腔方向推挤而无法触及。胆囊收缩受到抑制，导致胆结石风险增加。

妊娠期间血液学和肝脏生化学指标也会发生一些变化。妊娠 6 个月后血清 ALP 会升高，这是由于胎盘分泌 ALP 和胎儿骨骼发育所致。胎儿肝脏产生甲胎蛋白（AFP），因此 AFP 在妊娠期间升高。尿素氮、血红蛋白和凝血酶原时间可能会由于血液稀释而轻度降低。氨基转移酶、胆红素和凝血酶原时间的改变需要进一步临床评估。妊娠期血液处于促凝状态，凝血因子（凝血因子 I、II、V、VII、X 和 XII）和纤维蛋白原水平也可升高。

高达 50% 的妊娠女性会在妊娠中晚期出现轻度的食管静脉曲张。这是胎儿增大压迫下腔静脉及静脉回流降低所致。妊娠期间一般不进行肝穿刺活检，但是妊娠女性肝活检风险与普通人无差别。正常妊娠女性肝脏组织学基本上是正常的，电子显微镜显示仅发现肝细胞内质网增多。

二、妊娠特有疾病

（一）妊娠剧吐

妊娠剧吐（HG）发生较早，一般在妊娠早期出现，妊娠 20 周左右完全缓解。HG 发病率为 0.3% ～ 2%，主要表现为顽固性恶心呕吐，可引起脱水、体重减轻、电解质紊乱和营养缺乏。一般肝脏生化指标变化比较轻微，可出现 AST、ALT 轻度升高。黄疸很少发生，只有重度 HG 患者可出现。肝酶变化可能与脱水、肝细胞能量不足和胎盘炎症因子有关。一般情况下，HG 缓解后肝生化指标恢复正常，不会导致长期的不良结局。治疗取决于症状的严重程度，包括静脉输液、应用止吐药、补充维生素和矿物质。HG 患者应注意补充维生素 B_1 和叶酸；止吐药物包括甲氧氯普胺、盐酸异丙嗪和昂丹司琼等；鼓励母亲少吃多餐，以高碳水化合物和低脂饮食为主。

（二）妊娠肝内胆汁淤积症

妊娠肝内胆汁淤积症（intrahepatic cholestasis of pregnancy，ICP）是一种以瘙痒和血清胆汁酸水平升高为特征的肝脏疾病。虽然 ICP 对母亲几乎没有风险，但对胎儿有显著风险，可能导致早产、羊水胎粪污染和死产等并发症。ICP 好发于妊娠中晚期，表现为瘙痒和血清胆汁酸水平升高。据估计，ICP 在不同人群中的发生率为 0.3% ～ 15%，大多数报道为 0.3% ～ 0.5%。在非妊娠患者中，胆汁淤积通常是基础肝病的体征。而在妊娠期间，胆汁淤积通常为自限性疾病，并在分娩后消退。ICP 的药物治疗有两个潜在目标：减轻母体瘙痒症状和降低不良围生期结局的风险。

熊脱氧胆酸（UDCA）是 ICP 最常用的治疗药物。荟萃分析显示 UDCA 对改善母体症状有益，与安慰剂或替代药物（如考来烯胺或 S-腺苷甲硫氨酸）相比，UDCA 在缓解瘙痒和改善实验室检查异常方面更有效，且尚未发现其对胎儿有不良反应。因此，UDCA 是治疗 ICP 母体症状的一线药物。对于不能服用 UDCA 或在最大剂量下症状仍持续存在的患者，可考虑使用替代药物，如 S-腺苷甲硫氨酸、考来烯胺、抗组胺药、局部止痒药等，但这些替代治疗均未经过随机对照试验的评估。

（三）妊娠高血压疾病

1. 子痫前期 / 子痫　是妊娠高血压疾病的一部分，子痫前期相对比较常见，发生率为 2%～8%。子痫前期 / 子痫最常见的症状是持续和严重的头痛、视力障碍、上腹痛、呕吐和外周性水肿。其中 20%～30% 的病例发生肝脏受累，通常表现为 AST/ALT 轻中度升高。建议高危患者使用低剂量阿司匹林预防子痫前期 / 子痫。降压药物和镁剂分别用于控制高血压危象和癫痫发作。与子痫前期 / 子痫相关的肝损伤并不是进行性的，不需要特异性治疗。

2. 溶血肝功能异常血小板减少综合征（HELLP 综合征）　是妊娠高血压疾病的一部分，发生率为 0.2%～0.6%，在子痫前期 / 子痫患者中的发生率为 10%～20%。上腹部 / 右上腹疼痛是 HELLP 综合征最具特征性的症状，通常与恶心和呕吐有关，任何孕妇在妊娠后半期突然出现此类疼痛，特别是伴有恶心和呕吐时，应考虑 HELLP 综合征的存在。其他症状包括不适、头痛、重度收缩期 / 舒张期高血压和蛋白尿。

HELLP 综合征对母亲和胎儿都是一种危及生命的疾病。尽管紧急分娩是唯一的治疗方法，但氨基转移酶升高可能持续至产后 48 小时。对于肝破裂、血肿和失代偿，需要进行包括放射学或手术干预及肝移植在内的紧急治疗，尤其是产后 72 小时仍存在肝、肾和血液系统并发症时。如果胎儿不足月，药物治疗包括低剂量阿司匹林、静脉注射镁剂和降压药物。HELLP 综合征大部分在分娩后症状迅速缓解，少数可能会在分娩后继续恶化。当患者存在肝衰竭时，应转入重症监护室进行严密的监测并及时治疗。

（四）妊娠期急性脂肪肝

妊娠期急性脂肪肝（AFLP）是妊娠晚期一种特有的疾病，以肝细胞小泡性脂肪浸润为特征，发病率为 1/（10 000～15 000）。AFLP 常发生于妊娠后半期（妊娠 27～40 周）。鉴别诊断包括暴发性病毒性肝炎、药物导致的肝毒性、妊娠期特发性胆汁淤积和 HELLP 综合征。症状通常在数天至数周内发展，包括呕吐、厌食、嗜睡、腹痛、腹水和黄疸。短暂性尿崩症可能导致一过性多尿和烦渴。50% 的患者可出现急性肾衰竭，60% 的患者可发生肝性脑病。约 50% 的患者可能存在高血压、蛋白尿和水肿。

如果妊娠时间 < 34 周，可使用糖皮质激素促进胎儿肺成熟。任何可能获得妊娠期急性脂肪肝诊断的患者应立即入院治疗，因为该疾病呈渐进性和突然恶化。应立即启动持续胎儿监测，建立支持性的措施，以稳定母亲，往往包括按需输注葡萄糖和血液制品，并仔细监测患者的体液状态。AFLP 的主要的治疗措施是早期诊断、选择合适时机立即分娩。大多数孕产妇在产后 48～72 小时有所改善，血清氨基转移酶水平、胆红素水平恢复正常，但入院时存在凝血功能障碍、肝性脑病或低血糖的患者通常需要持续监测，可能产后病情进一步恶化，甚至发展为急性肝衰竭，预后很差。

三、原有肝病与妊娠

（一）乙型肝炎

妊娠一般不影响非肝硬化患者乙型肝炎的疾病过程。孕龄期女性应在妊娠前或妊娠早期筛查 HBV 表面抗原（HBsAg）。HBsAg 阳性的孕妇需检测乙肝 e 抗原（HBeAg）、乙肝 e 抗体：HBV-DNA 水平、肝功能生化指标和上腹部超声，以判断其是否出现肝炎活动及纤维化，需特别关注是否存在肝硬化。对于出现乙型肝炎活动而需要进行抗病毒治疗的孕妇，治疗药物首选替诺福韦，如果患者存在骨质疏松、肾损伤或肾损伤的危险因素，可选用富马酸丙酚替诺福韦治疗。

对于高 HBV 载量的孕妇，在妊娠晚期进行抗病毒，结合新生儿预防接种乙肝疫苗和乙肝免疫球蛋白，能够进一步降低乙型肝炎母婴传播发生率，并且未增加胎儿的不良妊娠结局。因此，妊娠期抗病毒治疗阻断乙型肝炎母婴传播已被广泛接受并应用于临床实践中，对于消除乙型肝炎母婴传播起到了积极的作用。分娩方式与乙型肝炎母婴传播风险无明显相关性，因此不建议以减少乙型肝炎母婴传播为目的进行剖宫产术。

（二）丙型肝炎

多数妊娠期丙型肝炎患者是无症状感染者。HCV 感染的妊娠期女性临床预后与一般患者相同，但是 HCV 感染与围生期新生儿的不良结局关系尚不明确。一些研究显示母亲 HCV 感染与新生儿围生期不良事件无关，但也有研究显示 HCV 感染与妊娠期糖尿病、ICP、早产、新生儿低体重、新生儿重症监护风险有关。目前丙型肝炎治疗的主要药物是直接抗病毒药（DAA 药物）。妊娠期和哺乳期女性 DAA 药物安全性数据尚不充分，因此一般不建议对妊娠和哺乳期女性使用 DAA 药物。最近的研究显示妊娠期 DAA 药物可以迅速诱导HCV 血清学反应，血清 HCV 阴性后可持续维持病毒学缓解，且 HCV 感染母亲所产婴儿未发现出生缺陷。

（三）非酒精性脂肪性肝病

孕龄期女性 NAFLD 的发病率约为 10%。NAFLD 与妊娠期先兆子痫、剖宫产、早产、胎儿低出生体重有关。NAFLD 患者可以正常妊娠和哺乳，但需避免体重明显增加。妊娠期间发现NAFLD，在排除了特殊类型的妊娠急性脂肪肝后，可建议其节制饮食和适当运动，以减少妊娠糖尿病和胆胰疾病的发生。

（四）肝硬化和门静脉高压

妊娠期肝硬化患者较少，主要是由于妊娠期女性年龄相对较轻。妊娠期门静脉压力升高，肝硬化门静脉高压的并发症风险升高。以往数据显示，妊娠期肝硬化女性食管静脉曲张出血的发生率可达 30%，妊娠前既有食管静脉曲张者出血发生率可进一步升高至 50% ～ 70%。但是最近美国

和瑞典的全国性调查显示，妊娠期肝硬化患者食管静脉曲张破裂出血的发生率为 1% ～ 5%。肝硬化与胎儿低出生体重、胎盘破裂、早产和剖宫产风险相关。妊娠期女性可在妊娠中期进行内镜筛查，食管静脉曲张的内镜治疗策略与普通患者一致。有报道显示，β 受体阻滞剂与胎儿宫内生长迟缓、新生儿心动过缓有关，但非选择性 β 受体阻滞剂仍被建议用于妊娠期女性食管静脉曲张破裂出血的预防。纳多洛尔白蛋白结合率低，清除速度慢，因此一般推荐普萘洛尔。

（五）自身免疫性肝炎

以往的数据显示，妊娠期 AIH 与母婴不良临床结局有关。最近的研究显示，AIH 母亲新生儿成活率为 71% ～ 86%，与其他自身免疫性疾病相近，但低于一般人群。临床上，妊娠 AIH 最常见的并发症是妊娠期或产后 AIH 复发，以产后复发更为常见。一般情况下，多数患者 AIH 复发可以通过免疫抑制剂治疗得到控制，但是少数情况下，AIH 复发可以导致肝功能失代偿，需肝移植治疗，或母婴死亡。最近的研究显示，妊娠前 1 年内疾病控制不佳、妊娠期停用免疫抑制剂与 AIH 复发风险密切相关。硫唑嘌呤对于哺乳期和妊娠期女性安全性良好。硫唑嘌呤与新生儿淋巴细胞减少、低免疫球蛋白血症和胸腺发育不良有关，但是这些缺陷都可以在出生后得到逆转，对儿童的产期预后无显著影响。由于硫唑嘌呤安全性好，因此建议 AIH 患者在妊娠期继续使用硫唑嘌呤维持疾病缓解。

四、妊娠偶发肝病风险

（一）急性病毒感染

急性病毒性肝炎是妊娠女性黄疸的最主要原因。妊娠期 HAV 感染临床进程与普通人群一样，暴发性肝衰竭非常少见。HAV 对母婴的影响较少，但宫内 HAV 感染与胎儿胎粪腹膜炎、新生儿胆汁淤积和早产有关。妊娠女性戊肝病毒感染死亡风险升高，早期资料显示妊娠期 HEV 感染发生急性重型肝炎的比例可达 50%。妊娠期 HEV 感染女性产前出血和宫内死胎的风险升高，胎儿早产和死

产风险也升高。

妊娠期女性也可发生单纯疱疹病毒（1型和2型）感染，临床表现为氨基转移酶急性升高、凝血障碍，黄疸少见，50%的患者可出现皮肤黏膜表现。妊娠女性出现单纯疱疹病毒感染后，应立即给予抗病毒治疗。

（二）血栓形成

妊娠期机体处于促凝状态，凝血因子和纤维蛋白原升高，蛋白C水平降低。妊娠期女性可出现新发布-加综合征，妊娠也可加重布-加综合征的血栓程度使疾病呈现慢加急性进程。布-加综合征与母婴不良结局有关，尤其是母亲出现肝衰竭和门静脉高压者。但近年来布-加综合征的5年生存率显著升高，布-加综合征妊娠女性的临床结局也有所改善。

（郭长存）

参考文献

中国肝炎防治基金，中华医学会感染病学分会，中华医学会肝病学分会，2021. 阻断乙型肝炎病毒母婴传播临床管理流程 (2021年). 中华传染病杂志, 39(3): 139-144.

中华医学会儿科学分会内分泌遗传代谢学组，中华医学会儿科学分会消化学组，中华医学会儿科学分会青春期医学专业委员会，2018. 儿童非酒精性脂肪肝病诊断与治疗专家共识. 中国实用儿科杂志, 33(7): 487-492.

中华医学会儿科学分会内分泌遗传代谢学组，中华医学会医学遗传学分会，中华医学会儿科学分会罕见病学组，等，2021. 儿童糖原累积病Ⅱ型诊断及治疗中国专家共识. 中华儿科杂志, 59(6): 439-445.

中华医学会肝病学分会，中华医学会感染病学分会，2020. 丙型肝炎防治指南 (2019版). 实用肝脏病杂志, 23(1): 后插33-后插52.

中华医学会感染病学分会，中华医学会肝病学分会，2019. 慢性乙型肝炎防治指南 (2019版). 中华临床感染病杂志, 12(6): 401-428.

中华医学会小儿外科学分会肝胆外科学组，中国医师协会器官植医师分会儿童器官移植学组，2019. 胆道闭锁诊断及治疗指南 (2018版). 中华小儿外科杂志, 40(5): 392-398.

Agarwal R, 2021. Aging Liver and Interpretation of Liver Tests//Pitchumoni CS, Dharmarajan TS. Geriatric Gastroenterology. Berlin: Springer.

Alghamdi S, Fleckenstein J, 2019. Liver disease in pregnancy and transplant. Curr Gastroenterol Rep, 21(9): 43.

Brady CW, 2020. Liver disease in pregnancy: what's new. Hepatol Commun, 4(2): 145-156.

García-Romero CS, Guzman C, Cervantes A, et al, 2019. Liver disease in pregnancy: medical aspects and their implications for mother and child. Ann Hepatol, 18(4): 553-562.

Ghavimi S, Azimi H, Patel N, et al, 2019. Geriatric hepatology:the hepatic diseases of the elderly and liver transplant. J Dig Dis Hepatol, 3(2): 167.

Hay JE, 2008, Liver disease in pregnancy. Hepatology, 47(3): 1067-1076.

Hershman M, Mei R, Kushner T, 2019, Implications of nonalcoholic fatty liver disease on pregnancy and maternal and child outcomes. Gastroenterol Hepatol (N Y), 15(4): 221-228.

Kim IH, Kisselevab T, Brenner DA, 2015. Aging and liver disease. Curr Opin Gastroenterol, 31(3): 184-191.

Kushner T, Sarkar M, Tran T, 2019. Noninvasive tests for prognosticating outcomes in patients with chronic liver disease in pregnancy: ready for prime time?. Am J Gastroenterol, 114(2): 209-211.

Mikolasevic I, Filipec-Kanizaj T, Jakopcic I, et al, 2018. Liver disease during pregnancy: a challenging clinical issue. Med Sci Monit, 24: 4080-4090.

Sarkar M, Grab J, Dodge JL, et al, 2020. Non-alcoholic fatty liver disease in pregnancy is associated with adverse maternal and perinatal outcomes. J Hepatol, 73(3): 516-522.

Sasamori Y, Tanaka A, Ayabe T, 2020. Liver disease in pregnancy. Hepatol Res, 50(9): 1015-1023.

Tajiri K, Shimizu Y, 2013. Liver physiology and liver diseases in the elderly. World J Gastroenterol, 19(46): 8459-8467.

Westbrook RH, Dusheiko G, Williamson C, 2016. Pregnancy and liver disease. J Hepatol, 64(4): 933-945.

Wyllie R, Hyams JS, Kay M, 2020. Pediatric Gastrointestinal and Liver Disease. Amsterdam: Elsevier.

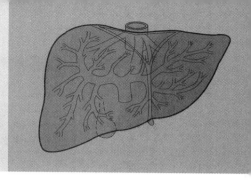

第11章　中医对肝胆病的诊治

第一节　中医肝胆学说

肝为刚脏，性喜升发，临床以实证、热证较多见。至于肝的寒证，多为寒凝厥阴之脉而致小腹冷痛及寒疝，可用暖肝煎、橘核丸加减。若属肝气虚、肝阳虚证，因阳气不足，升发无力，又须用温养法，虽属变治，但不可不知。其中肝阳虚常兼肾阳虚，肝气虚则与肺脾气虚关系密切。

肝气、肝火、肝风三者在病机变化上有密切联系。如病初为肝气郁结，继则郁而化火，发展为肝火上炎，火盛又可生风，发展为肝风内动。在转化过程中每多相互兼夹，临床应掌握主次，随症施治。

肝阳化风和阴虚阳亢的临床表现虽然大致相同，但前者偏于实，治宜平肝息风为主，后者则属本虚标实，以育阴潜阳为宜。盖肝阴虚者，肾水亦亏，肝阳旺者，相火不潜，故常用肝肾并治之法。

肝系病证，在病机发展方面有上升、下注、横窜、侵脾、侮肺等。如肝阳偏亢，可上窜清空而为头痛、眩晕，甚则卒中昏倒；肝风、肝气，可横窜经络，肢体出现麻木、震颤、抽搐；肝经湿热下注，可发生阴囊湿疹，奇痒难忍，或带下淋浊；肝木克犯脾胃，而为呕恶、腹痛、泄泻；肝火侮肺，发为呛咳、咯血。故诊治肝系病证，应注意整体情况，随症处理。

肝体阴而用阳，气郁极易化火伤阴，阳亢易于动风，故治肝应掌握"理气还防伤阴"之旨，辛燥香窜之品不宜多用久用，必要时可配合轻清疏透之品，如厚朴花、玫瑰花、月季花、佛手、香橼皮等。

胆虚注意心胆同治。胆虚每多兼有心虚，而为心胆虚怯，可见胆怯不寐、心悸不安等症，治疗宜同时补益心气。胆实每与肝同病，而为肝胆湿热。若蕴久不化，胆汁结成砂石，阻滞气机，疏泄失常，常突发胁痛、黄疸、呕吐，或伴寒热等症，治疗当用清热化湿、利胆消石、理气行瘀、通腑等法。

胆实证在饮食上须禁忌动物脂肪、油煎鸡蛋等，以免助湿生热，影响胆汁疏泄，加重胁痛与呕吐。

一、中医对肝胆形态结构的认识

肝位于膈下，右胁内，与胆相表里。肝的主要生理功能为主疏泄，主藏血；肝在体合筋，其华在爪，开窍于目，在液为泪，在志为怒，通于春之气。《素问》说："肝者，将军之官，谋虑出焉。"肝与人的情志活动关系密切，情志抑郁，所欲不遂，极易影响肝胆生理功能。外邪侵袭、饮食不节及久病累及，亦可致肝发生病理变化。肝之病证，有虚实之别。实证多见气郁、火盛，或寒邪、湿热等侵袭；虚证多以血亏及阴伤为主。胆附于肝，主贮藏排泄胆汁，以助消化。胆之病证，多为火旺之证。

二、中医对肝胆的器官功能的认识

（一）肝主疏泄

肝主疏泄，是指肝具有疏通畅达全身气血津液的作用。疏，即疏通，畅达；泄，即宣通，发散。"疏泄"一词，最早见于《黄帝内经》。《素问》曰："土疏泄，苍气达。"而肝主疏泄，则首先见于《格致余论》："主闭藏者肾也，司疏泄者肝也。"肝主疏泄，反映了肝为刚脏及肝主动、主升的特点，是维持肝本身及相关脏腑的功能协调的重要条件。肝主疏泄主要表现在以下几个方面。

1. 调畅全身气机　气机，即气的升降出入运动。机体脏腑、经络、形体、官窍的功能活动全赖于气的升降出入运动。由于肝气的生理特点是主升、主动，这对于全身气机的疏通、畅达是一个重要的因素。因此，肝的疏泄功能，对各脏腑经络之气升降出入的协调平衡起着重要的调节作用。正如清代周学海《读医随笔》所说："凡脏腑十二经之气化，皆必藉肝胆之气化以鼓舞之，始能调畅而不病。"肝的疏泄功能正常，则气机调畅，气血和调，经络通利，脏腑、形体、官窍等的功能活动协调一致。

若肝失疏泄，主要出现以下两方面的病理变化：一是疏泄不及，常因情志抑郁，肝气不舒，气机不得畅达，形成气机郁结的病理变化，临床多见心情抑郁、胸闷、善太息、胸胁少腹胀满等症，称为肝气郁结；二是疏泄太过，常因大怒暴怒，或气郁化火，导致肝气亢逆，升发太过，或气火上逆的病理变化，多见急躁易怒、头目胀痛、面红目赤、胸胁乳房胀痛等症，又称肝气上逆。

2. 促进血行津布　气无形而动，血与津液有形而静，血液的运行和津液的输布有赖于气机的调畅。人体的气血相依相随，运行不息，气为血之帅，气行则血行。肝主疏泄，调畅气机，促进血行，因此全身血液的运行有赖于肝气的条达舒畅。肝主疏泄功能正常，气机调畅，则血运通达，经脉通利，脏腑和调。若肝气郁结，则血行不畅，血液瘀滞，而为瘀血，出现胸胁刺痛，甚至瘤积肿块，或女子经行不畅、经行腹痛，甚至经闭不孕等。若肝气上逆，血随气逆，可见吐血、咯血，甚则猝倒昏厥，或见月经过多、崩漏下血等症。如《素问》所言："血之与气并走于上，则为大厥，厥则暴死，气复反则生，不反则死。"

人体的津液代谢与肝主疏泄也密切相关。津液的运行依赖于气的推动作用，气机调畅，升降出入正常，津液得以正常输布与排泄，即气能行津。肝主疏泄，可调节三焦水道，可促进津液运行，使之无聚湿生痰之患。若肝失疏泄，气机郁结，则致津行障碍，而生水湿痰饮，或出现肢体水肿或痰气交阻之症。

3. 促进脾胃运化　脾气以升为健，胃气以降为和，脾胃的运化功能，主要体现在脾胃之气的升降相因，平衡协调。肝主疏泄对脾胃运化的调节作用主要表现在两个方面：一是调节脾胃气机升降。肝气疏泄，调畅气机，有助于脾胃之气的升降，促进脾胃的运化功能。另外，调节胆汁的分泌与排泄。食物的消化吸收依赖于胆汁的促进作用，而胆汁的分泌和排泄则依赖于肝主疏泄的功能。肝的疏泄功能正常，全身气机调畅，则胆汁分泌与排泄正常。若肝失疏泄，肝气郁结，或肝气上逆，胆汁则不能正常分泌与排泄，可导致胆汁瘀滞，而见纳呆腹胀、口苦黄疸或厌食油腻等症。若肝病以影响脾土为主，可导致脾失健运、纳食不化，出现胸胁胀满、腹胀腹痛或肠鸣泄泻等症，称为"肝气乘脾"或"肝脾不调"，治宜疏肝健脾或调理肝脾；若肝病以影响胃土为主，导致胃失和降，可见脘痞纳呆、恶心呕吐或嗳气泛酸等症，称为"肝气犯胃"或"肝胃不和"，治宜疏肝和胃或平肝健胃。

4. 调畅情志活动　情志，是指七情与五志，包括人的情感、情绪、认知等，是精神活动的一部分。情志活动分属五脏，由心主宰，与肝的关系十分密切。人体情志活动以五脏功能为基础。而五脏的功能活动又有赖于气机的调畅和血液的正常运行。肝的疏泄功能正常，则气机调畅，血行畅通，气血和调，因而能使人精神愉快，心情舒畅。肝的疏泄功能失常，气血运行不畅，则见情志异常。若疏泄不及，即肝气郁结，可见心情抑郁不乐、多疑善虑、胸闷、善太息等症；若疏泄太过，肝气上逆，或肝郁化火，常见急躁易怒、心烦失眠、情绪易于激动等症。反之，情志活动异常，亦可影响肝的疏泄功能，导致肝气郁结或肝气上逆等证。由于情志异常与肝失疏泄密切相关，所以临床治疗情志病，也常用疏肝理气、调畅气机之法。

5. 调节男精女血 指男子的排精、女子的月经与肝主疏泄功能密切相关。精的闭藏在肾，排泄在肝肾两脏。疏泄与封藏，相互协调，相反相成，是精液正常藏泄的必要条件。

正如《格致余论》所说："主闭藏者肾也，司疏泄者肝也。"肝的疏泄功能正常，气机调畅，则精液排泄通畅有度；若肝失疏泄，气机郁结，则表现为排精不畅；而肝气亢逆，又可发生遗精、早泄等。

女子的月经是一个复杂的生理过程，与肝的疏泄和肾之闭藏相互协调的状态密切相关。气机调畅是女子月经通畅有度的重要条件。因此，女子月经也受肝之疏泄功能的影响。肝之疏泄功能正常，则经期正常、经行通畅；若肝失疏泄，气机不畅，则见经期异常、经行不畅，甚或痛经、闭经等。因此，临床上对于女子月经不调的病证，疏肝为常用的治疗之法。由于肝的疏泄功能对女子的月经及生殖尤为重要，故有"女子以肝为先天"之说。

肝的疏泄功能，有调畅气机、促进血行津布、调畅情志、促进脾胃运化等多方面的生理作用，但其中最主要的是调畅气机。因为气的升降出入运动是人体生命活动最基本的形式，升降出入的协调平衡是维持气血津液正常运行和脏腑功能协调的基本条件。调畅情志、促进脾胃运化等作用，都以肝的调畅气机为前提。所以调畅气机是肝主疏泄功能中最主要的生理作用。

（二）肝主藏血

肝藏血，是指肝具有贮藏血液、调节血量和防止出血的功能。《灵枢经》说："肝藏血，血舍魂。"肝藏血的功能主要体现在以下 3 个方面。

1. 贮藏血液 肝能贮藏大量的血液，一方面供养机体各脏腑组织；另一方面濡养肝脏系统，保持肝体柔和，维持肝的疏泄功能正常，又可以防止出血。如果肝的藏血功能减弱，不仅可见肝血亏虚，无以濡养脏腑组织器官的表现，还可导致出血症状。

2. 调节血量 肝贮藏充足的血液，可根据生理需要调节人体各脏腑和相关部位血量的多少。人体各脏腑和相关部位所需血量是随着机体活动量的增减、情绪的改变、气候的变化等因素而进行自我调节的。当剧烈活动或情绪激动时，血量需求相应增加，肝能把贮藏的血液通过肝气的疏泄作用，输送到相应的脏腑和相关部位，以保证机体活动。正如《素问》所说："肝受血而能视，足受血而能步，掌受血而能握，指受血而能摄。"当人体安静或情绪稳定时，机体各部，特别是肢体官窍需求相应减少，多余之血则归藏于肝。《素问》说："人卧血归于肝。"唐代医家王冰注释曰："肝藏血，心行之，人动则血运于诸经，人静则血归于肝脏。何者？肝主血海故也。"

肝调节血量，是在肝主藏血和肝主疏泄功能的共同作用下完成的。肝血充足，机体脏腑组织得养，而血的输送又依赖肝的疏泄功能。只有疏泄有度，气机调畅，血液才能正常出入，使之"归于肝脏"或"运于诸经"，以有效调节血量。

3. 防止出血 是指肝气能收摄、约束血液，防止血液溢出脉外。肝气充足，收摄有力，藏血正常，而无出血之患。若肝气亏虚，藏血失常，收摄无力，或肝火旺盛，灼伤脉络，迫血妄行，皆可导致各种出血症状。

三、中医对肝胆的生理特性的认识

（一）肝为刚脏

肝为刚脏，是指肝具有喜条达，阳气用事，其气易上亢逆乱的特性。肝在五行属木，木性曲直，冲和条达，伸展舒畅。肝气主升主动，有木的喜条达而恶抑郁之性，故《素问》称肝为"将军之官"。肝病常表现为肝气不受遏郁而升动太过的病理变化，如肝气上逆、肝火上炎、肝阳上亢等，临床多出现头眩目晕、烦躁易怒、筋脉拘挛、四肢抽搐，甚则角弓反张等症，反映了肝的刚强易亢之性。临床常用镇肝平肝之法治疗，亦可以柔克刚，以合木曰曲直之性。

肝为刚脏与肺为娇脏是相对而言的，刚脏与娇脏刚柔相济，则阴阳和调，气机升降有序。若肝气升动太过，则肺气肃降不及，临床可见咳嗽气喘、两胁灼痛等"左升太过，右降不及"的病理变化。

（二）肝主升发

肝主升发，是指肝具有升动阳气、条达舒畅、生机不息的特性。肝在五行属木，通于春气，春为四季之始，阳气始发，内孕生升之机，以推动自然万物之生长变化。肝气对气机的影响，主要表现为升举和疏通之用。肝升肺降，气之升降出入可促进运动协调平衡，脏腑经络之气始能调畅，生命活动得以正常进行。

（三）肝体阴用阳

肝体阴用阳，是指肝的本体属阴，而肝的功能属阳。"体"是指本体，"用"是指功能及特性。由于肝主藏血，以血为体，血属阴；肝主疏泄，主升主动，以气为用，气属阳，故有"肝体阴而用阳"之说。肝主疏泄功能正常，气机调畅，血运通达，藏血才有保障；肝藏血功能正常，肝体柔和，阴能制阳，肝阳不亢，才能维持全身气机疏通畅达。若肝失疏泄，则常致血运失常；肝的阴血不足，失其柔和之性，可致肝阳升发太过，则致阳亢风动之证。

四、中医对肝胆疾病病因病机的认识

肝胆的病理主要表现为调畅气机、贮藏血液、胆汁疏泄功能的异常。若肝气郁结，气滞血瘀，或血不养肝，常使肝脉阻滞，而导致胸胁苦满、胁痛等病症；湿邪壅滞，肝胆失泄，胆汁泛溢，则发生黄疸病症；气血壅结，肝体失和，腹内结块，形成积聚病症；肝脾肾失调，气血水互结，则酿生臌胀病症；肝郁气滞，痰瘀互结，颈前喉结两旁结块肿大，发为瘿病；疟邪伏于少阳，出入营卫，邪正相争，发为疟疾。

肝与其他脏腑密切相关。肝气郁结，肝木乘土，可致肝胃不和、肝脾不和；肾藏精，肝藏血，精血互生，若肾精不足，肝失滋养，可致肝肾不足、肝阳上亢；脾生血，心主血，若心脾不足，肝血亦可亏虚，可导致血不养筋、血虚生风等。肝胆与气血、经络、情志方面的病症亦多相关。如肝气失调所致郁证、厥证，肝气逆肺可致喘证，肝火内扰可致不寐，肝气郁滞影响三焦水液运行、气化功能失常，可致淋证（气淋）、癃闭等。

肝胆之为病，临证需辨虚实。实证有肝气郁结，肝火上炎，肝风内动，寒滞肝脉；虚证为肝阴不足，肝脉失养。但肝气、肝火、肝阳、肝风每多兼夹或可相互转化。阴血不足，肝失濡润，又可与实证的肝风、肝火并见。临症当灵活运用疏肝、清肝、泻肝、平肝，以及养肝、柔肝等法，并注意病症整体相关性及各个脏腑之间的关联，掌握主次，随证施治。

（邓皖利　肖海娟）

第二节　黄疸的中医诊治

中医肝胆病多以临床表现的描述来命名，包括黄疸、胁痛、胆胀、臌胀、肝癌、郁病、积聚等中医内科病名。

黄疸是指感受湿热疫毒，肝胆气机受阻，疏泄失常，致胆汁外溢所致以目黄、身黄、小便黄为主症的一种病症，其中尤以目睛黄染为主要特征。本病与西医所述黄疸意义相同，可涉及西医学中肝细胞性黄疸、阻塞性黄疸和溶血性黄疸。临床常见的急慢性病毒性肝炎、自身免疫性肝炎、药物性肝炎、肝硬化、胆囊炎、胆石症等，以及蚕豆病、钩端螺旋体病、消化系统肿瘤等以黄疸为主要表现的疾病，均可参照本节辨证论治。

一、黄疸诊断

目黄、肤黄、小便黄，其中目睛黄染为本病的重要特征。

常伴食欲减退、恶心呕吐、胁痛腹胀等症。

常有外感湿热疫毒,内伤酒食不节,或有胁痛、癥积、臌胀等病史。

相关血液生化检测及影像学检查有助于诊断。

二、鉴别诊断

萎黄的主症为肌肤萎黄不泽,目睛及小便均不黄,常伴头晕倦怠、眩晕耳鸣、心悸少寐、纳少便溏等症状。

三、辨证要点

在黄疸的治疗过程中,应区别急黄、阳黄与阴黄,以及病症虚实、湿热偏重等,及时掌握其病机转化,以进行相应的处理。

(一)辨急黄、阳黄、阴黄

急黄为湿热疫毒而致,起病急骤,变化迅速,身黄如金,伴热毒炽盛,或神志异常,或动血,或正虚邪实、错综复杂等危重症,需紧急救治。阳黄乃湿热为患,起病速,病程短,黄色鲜明如橘色,常伴口干、发热、小便短赤、大便秘结、舌苔黄腻、脉弦数等热证、实证的表现,若治疗及时,一般预后良好。阴黄多以寒湿为主,起病缓,病程长,黄色晦暗或黧黑,常伴纳少、脘腹胀满、大便不实、神疲形寒、口淡不渴、舌淡苔白腻、脉濡滑或沉迟等虚证、寒证及血瘀证的表现,病情多缠绵,不易速愈。

(二)辨阳黄湿热偏胜

由于感受湿邪与热邪的程度、素体阴阳偏胜之不同,临床中阳黄有湿与热孰轻孰重之分:阳黄热重于湿者,见身目俱黄,黄色鲜明,伴发热口渴,小便短少黄赤,便秘,苔黄腻,脉滑数等象;湿重于热者,黄色不及前者鲜明,常伴身热不扬,头身困重,胸脘痞闷,恶心呕吐,口黏,便溏,苔白腻,脉滑偏缓之象。

(三)辨阴黄虚实不同

阴黄寒湿阻遏、肝郁血瘀多为实证,或虚实夹杂;脾虚血亏为虚证。具体而言:黄色晦暗,

伴脘腹痞闷、畏寒神疲、苔白腻多属阴黄寒湿证;色黄晦暗,面色黧黑,舌质紫暗有瘀斑,多属阴黄血瘀证;目黄、身黄而色淡,伴心悸气短,纳呆便溏,舌淡苔薄等为阴黄虚证。

四、治疗方法

黄疸的治疗方法主要为化湿邪,利小便,再根据疫毒、湿热、寒湿及气血的具体情况灵活施治。应进行分证论治。

(一)急黄

急黄为疫毒炽盛。

临床表现:发病急骤,黄疸迅速加深,其色如金,皮肤瘙痒,高热口渴,胁痛腹满,神昏谵语,烦躁抽搐,或见衄血、便血,或肌肤瘀斑;舌质红绛,苔黄而燥,脉弦滑或数。

治法:清热解毒,凉血开窍。

代表方:犀角散。本方由犀角(用水牛角代)、黄连、升麻、栀子、茵陈组成。若神昏谵语,可配服安宫牛黄丸、至宝丹;动风抽搐者,加用钩藤、石决明,另服羚羊角粉或紫雪丹;衄血、便血、肌肤瘀斑重者,可加地榆炭、侧柏叶炭、紫草、茜根炭;若腹大有水,小便短少不利,可加马鞭草、木通、白茅根、车前草、大腹皮、猪苓、泽泻;大便不通、腹满烦痛者,乃热毒炽盛所致,可加大黄、芒硝、枳实、木香、槟榔。

(二)阳黄

1. 热重于湿者

临床表现:身目俱黄,黄色鲜明,发热口渴,或见心中懊侬,腹部胀闷,口干而苦,恶心呕吐,小便短少黄赤,大便秘结;舌苔黄腻,脉象弦数。

治法:清热通腑,利湿退黄。

代表方:茵陈蒿汤。本方由茵陈、栀子、大黄组成。其中,茵陈为清热利湿退黄之要药,用量宜偏重。若胁痛较甚,可加柴胡、郁金、川楝子、延胡索;若热毒内盛,心烦懊侬,可加黄连、龙胆草;若恶心呕吐,可加橘皮、竹茹、半夏。

2. 湿重于热者

临床表现:身目俱黄,黄色不及前者鲜明,

头重身困，胸脘痞满，食欲减退，恶心呕吐，腹胀或大便溏垢；舌苔厚腻微黄，脉象濡数或濡缓。

治法：利湿化浊运脾，佐以清热。

代表方：茵陈五苓散合甘露消毒丹。茵陈五苓散由茵陈、桂枝、茯苓、白术、泽泻、猪苓组成；甘露消毒丹由滑石、茵陈、黄芩、石菖蒲、川贝母、木通、藿香、射干、连翘、薄荷、白蔻仁组成。前方作用在于利湿退黄；后方作用在于利湿化浊，清热解毒。若湿阻气机，胸腹痞胀，呕恶纳差等症较显著，可加苍术、厚朴、半夏；纳呆或食欲明显较差者，可加炒谷芽、炒麦芽、鸡内金。

3. 阳黄初起　见邪郁肌表，寒热头痛之表证者，宜疏表清热，宣散外邪，利湿退黄，方用麻黄连翘赤小豆汤。如热留未退，乃湿热未得透泄，宜增强泄热利湿之功，可加栀子柏皮汤。病程中若见阳明热盛，灼伤津液，积滞成实，大便不通者，宜泻热去实，急下存阴，方用大黄硝石汤。本证迁延日久或过用苦寒，可转为阴黄，按照阴黄进行辨治。

4. 胆腑郁热

临床表现：身目发黄，黄色鲜明，上腹、右胁胀闷疼痛，牵引肩背，身热不退，或寒热往来，口苦咽干，呕吐呃逆，尿黄赤，大便秘；苔黄舌红，脉弦滑数。

治法：疏肝泄热，利胆退黄。

代表方：大柴胡汤。本方由柴胡、黄芩、半夏、枳实、白芍、大黄、生姜、大枣组成。若砂石阻滞，可加金钱草、海金沙、鸡内金、郁金、玄明粉；蛔虫阻滞胆道而见黄疸者，可选用乌梅丸，加茵陈、栀子等；恶心呕逆明显者，可加厚朴、竹茹、陈皮；发热甚者，可加金银花、黄芩。

（三）阴黄

1. 寒湿阻遏

临床表现：身目俱黄，黄色晦暗，或如烟熏，脘腹痞胀，纳谷减少，大便不实，神疲畏寒，口淡不渴；舌淡苔腻，脉濡缓或沉迟。

治法：温中化湿，健脾和胃。

代表方：茵陈术附汤。本方由茵陈、白术、附子、干姜、炙甘草、肉桂组成。湿邪较重而便溏明显者，可加车前子、茯苓、泽泻、猪苓；脘腹胀满，

胸闷、呕恶明显者，可加苍术、厚朴、半夏、陈皮；胁腹疼痛作胀，肝脾同病者，当酌加柴胡、香附、川楝子、延胡索；脾虚湿滞，见面目及肌肤淡黄，甚则晦暗不泽，肢软乏力，心悸气短，大便溏薄者，治宜健脾养血、利湿退黄，可用黄芪建中汤。

2. 瘀血阻滞

临床表现：黄疸日久，肤色暗黄、苍黄，甚则黧黑，胁下癥结刺痛、拒按，面颈部见有赤丝红纹；舌有紫斑或紫点，脉涩。

治法：活血化瘀消癥。

代表方：鳖甲煎丸。本方由鳖甲、射干、黄芩、柴胡、鼠妇、干姜、大黄、芍药、桂枝、葶苈子、石韦、厚朴、牡丹皮、瞿麦、凌霄花、半夏、人参、䗪虫、阿胶、蜂房、赤硝、蜣螂、桃仁组成。胁下癥积胀痛，腹部胀满，属浊邪瘀阻者，可服硝石矾石散。

五、黄疸消退后的调治

黄疸消退，并不代表病已痊愈。若湿邪不清，肝脾气血未复，可导致病情迁延。故黄疸消退后，仍须根据病情继续调治。

（一）湿热留恋者

临床表现：脘痞腹胀，胁肋隐痛，饮食减少，口中干苦，小便黄赤；苔腻，脉濡数。

治法：清热利湿。

代表方：茵陈四苓散。本方由茵陈、茯苓、白术、泽泻、猪苓、栀子组成。若热较盛，可加黄芩、黄柏；若湿邪较重，可加萆薢、车前草。

（二）肝脾不调者

临床表现：脘腹痞闷，肢倦乏力，胁肋隐痛不适，饮食欠香，大便不调；舌苔薄白，脉来细弦。

治法：调和肝脾，理气助运。

代表方：柴胡疏肝散或归芍六君子汤。柴胡疏肝散由陈皮、柴胡、枳壳、芍药、炙甘草、香附、川芎组成；归芍六君子汤由当归、白芍、人参、白术、茯苓、炙甘草、陈皮、半夏组成。前方偏重于疏肝理气；后方偏重于调养肝脾。此外，逍遥散亦可用于黄疸消退后之肝脾不调者。脾虚胃弱

明显者，可配服香砂六君子汤以健脾和胃。

六、预防调护

针对黄疸的不同病因予以预防。避免不洁饮食，注意饮食节制，勿过嗜辛热甘肥食物，戒酒，起居有常，不妄作劳，以免正气损伤。对于具有传染性的患者，要注意防止传染。

关于本病的调护，发病初期应卧床，恢复期或慢性久病患者可适当参加体育活动，如散步、打太极拳等。本病易迁延、反复，多虑善怒等可致肝失疏泄，故应保持心情舒畅，以助于病情康复。黄疸后常见食欲减退、恶心欲吐、腹胀等症，饮食宜清淡，不可饮食过多或过食生冷、膏粱厚味以加重脾胃负担，甚则损伤脾胃导致食复。应密切观察脉症变化，若黄疸加深或见斑疹吐衄、神昏痉厥，属病情恶化之兆；若脉象微弱欲绝或散乱无根，神志恍惚，烦躁不安，为正气欲脱之象，均须及时救治。

（邓皖利　肖海娟）

第三节　胁痛的中医诊治

胁痛是指以一侧或两侧胁肋部疼痛为主要表现的病症，属临床较常见的自觉症状。急慢性肝炎、胆囊炎、胆系结石、胆道蛔虫、肋间神经痛等多种现代医学疾病以胁痛为主要表现者，均可参考本节内容进行辨证论治。

一、胁痛诊断

以一侧或两侧胁肋部疼痛为主要表现者，可以诊断为胁痛。胁痛可以表现为刺痛、胀痛、灼痛、隐痛、钝痛等不同特点。部分患者可伴胸闷、腹胀、嗳气、呃逆、急躁易怒、口苦纳呆、厌食恶心等症。患者常有饮食不节、情志内伤、感受外湿、跌扑闪挫或劳欲久病等病史。相关血液生化检测及影像学检查有助于本病的诊断。

二、辨证要点

（一）辨气血

大抵胀痛多属气郁，且疼痛游走不定，时轻时重，症状轻重与情绪变化有关；刺痛多属血瘀，且痛处固定不移，疼痛持续不已，局部拒按，入夜尤甚。《景岳全书》云："但察其有形无形可知之矣。盖血积有形而不移，或坚硬而拒按，气痛流行而无迹，或倏聚而倏散。"从痛的不同情况来分辨胀痛是属气，还是属血。

（二）辨虚实

胁痛实证之中以气滞、血瘀、湿热为主，多病程短，来势急，症见疼痛较重而拒按，脉实有力。虚证多为阴血不足，脉络失养，症见其痛隐隐，绵绵不休，且病程长，来势缓，并伴见全身阴血亏耗之证。

三、辨证论治

胁痛之治疗原则根据"通则不痛""荣则不痛"的理论，以疏肝和络止痛为基本治则，结合肝胆的生理特点，灵活运用。

（一）肝郁气滞

临床表现：胁肋胀痛，走窜不定，甚则引及胸背肩臂，疼痛每因情志变化而增减，胸闷腹胀，嗳气频作，得嗳气而胀痛稍舒，纳少口苦；舌苔薄白，脉弦。

治法：疏肝理气。

代表方：逍遥散或柴胡疏肝散。逍遥散由柴胡、白术、白芍、当归、茯苓、炙甘草、薄荷、煨姜组成；柴胡疏肝散由陈皮、柴胡、枳壳、芍药、炙甘草、香附、川芎组成。若胁痛甚，可加青皮、郁金、木香、延胡索、川楝子；若气郁化火，症见胁肋掣痛，口干口苦，烦躁易怒，溲黄便秘，舌红苔黄，脉弦数，可加金铃子散，或选用加味逍遥散、龙胆泻肝汤；若兼见胃失和降，恶心呕吐，可加半夏、陈皮、旋覆花等；若气滞兼见血瘀，可加郁金、牡丹皮、赤芍、当归尾、延胡索、青皮等。

（二）邪郁少阳

临床表现：胸胁苦满疼痛，兼寒热往来，口苦咽干，头痛目眩，心烦喜呕；舌苔薄白或微黄，脉弦。

治法：和解少阳。

代表方：小柴胡汤。本方由柴胡、黄芩、半夏、人参、炙甘草、生姜、大枣组成。若见肝郁气滞，可去人参，加郁金、枳壳、香附；若心烦明显，可加栀子、淡豆豉；若呕吐甚，可加陈皮、竹茹。若见右胁肋部绞痛难忍，伴往来寒热、身目发黄、恶心呕吐、口苦纳呆、便秘溲赤、苔黄腻、脉弦数，治以和解少阳、内泻热结，可选用大柴胡汤，酌加通腑泻下之芒硝等。

（三）肝胆湿热

临床表现：胁肋胀痛或灼热疼痛、剧痛，口苦口黏，胸闷纳呆，恶心呕吐，小便黄赤，大便不爽，或兼有身热恶寒，身目发黄；舌红苔黄腻，脉弦滑数。

治法：清热利湿。

代表方：龙胆泻肝汤。本方由龙胆草、黄芩、栀子、泽泻、木通、车前子、当归、生地黄、柴胡、生甘草组成，可加川楝子、青皮、郁金等品。若兼见发热、黄疸，加茵陈、黄柏；若热重于湿，大便不通，腹胀腹满，加大黄、芒硝；若湿重于热，脘腹痞胀，纳呆乏力，可加白术、茯苓、薏苡仁；若湿热煎熬，结成砂石，阻滞胆道，症见胁肋剧痛，连及肩背，可加金钱草、海金沙、鸡内金、郁金、川楝子等，或选用硝石矾石散；若胁肋剧痛，呕吐蛔虫，先以乌梅丸安蛔，再予以驱蛔。

（四）瘀血阻络

临床表现：胁肋刺痛，痛有定处，痛处拒按，入夜痛甚，胁肋下或见有癥块；舌质紫暗，脉象沉涩。

治法：祛瘀通络。

代表方：膈下逐瘀汤。本方由桃仁、红花、当归、赤芍、川芎、枳壳、甘草、五灵脂、牡丹皮、乌药、延胡索、香附组成。若瘀血较轻，亦可选用旋覆花汤。若瘀血较重，或有明显外伤史，以逐瘀为主，选用复元活血汤，亦可加三七粉或云南白药另服。若胁肋下有癥块，而正气未衰，可加三棱、莪术、土鳖虫，或配合服用鳖甲煎丸。

（五）肝络失养

临床表现：胁肋隐痛，悠悠不休，遇劳加重，口干咽燥，心中烦热，头晕目眩；舌红少苔，脉细弦而数。

治法：养阴柔肝。

代表方：一贯煎。本方由北沙参、麦冬、当归、生地黄、枸杞子、川楝子组成。若阴亏过甚，舌红而干，口渴多饮，可加石斛、玉竹、天花粉、玄参、天冬；若心神不宁、心烦不寐，可加酸枣仁、五味子、炒栀子、合欢皮；若肝肾阴虚，头目失养，见头晕目眩、视物昏花，可加女贞子、墨旱莲、黄精、熟地黄、桑椹、菊花等；若阴虚火旺，可加黄柏、知母、地骨皮；若神疲乏力明显，可加太子参。

四、预防调摄

应针对胁痛的不同病因予以预防。在情绪方面，注意保持情绪稳定及心情愉快，减少不良的精神刺激，如过怒、过悲及过度紧张等；在饮食方面，注意饮食清淡，切忌过度饮酒或嗜食辛辣肥甘，以防止湿热内生、脾失健运，从而影响肝胆疏泄功能。

关于本病的调护，精神调护亦是非常重要的部分。通过安慰、鼓励等方式，振奋患者精神、稳定情绪，有助于缓解和消除躯体疼痛感，减少因疼痛所带来的情绪波动，并注意劳逸结合，起居有常，顺应四时变化。注意饮食卫生，忌食肥甘辛辣、生冷不洁的食物，勿嗜酒过度，脾虚湿热内蕴的胁痛患者，饮食调护更为关键。可适当参加体育活动，如散步、打太极拳等，有利于气血运行，恢复正气。

（邓皖利　肖海娟）

第四节　胆胀的中医诊治

胆胀是指胆腑气机通降失常所引起的以右胁胀痛为主要临床表现的一种病症。本病的证候特征是右上腹胀满疼痛，反复发作，同时伴发恶心、嗳气、腹胀、善太息。证有虚实，实则胀痛、刺痛、灼热剧痛，或为气滞，或为瘀血，或为郁热，或为湿热；虚则隐隐作痛，或时作时止，又有阴虚、阳虚之别。

一、胆胀诊断

胆胀以右胁胀痛，脘腹胀满，善太息，口苦恶心，嗳气为主症；起病缓慢，多反复发作，病发多有诱因，如饱餐油腻、恼怒、劳累等。好发年龄多在 40 岁以上。实验室检查、B 超检查、腹部 X 线片、CT 等有助于诊断。

二、辨证要点

胆胀以右胁痛为主症，临床以辨虚实为要点，尤以辨气滞、瘀血、结石、气血不足、阴亏火灼为关键。持续性胀痛，遇怒加重，痛连肩背，兼有胸闷脘胀者，多为气滞胆腑；右胁下疼痛较重，如刺如割，痛处固定而拒按者，多为瘀血痹阻；右胁部绞痛，阵发加剧，且窜至肩背者，多为结石已成，胆腑不通；痛隐隐或绵绵不休者，多为气血不足，邪气潜伏；胁下灼痛，时休时止，厌食油腻，伴心烦意乱者，多为阴亏火灼。

胆胀病程较长，所以要善辨邪气轻重，正气盛衰，以及虚中夹实，虚实互见。一般根据胁痛的情况结合症状、舌、脉情况来辨别。

三、分证论治

胆胀的治疗原则为疏肝利胆、和降通腑。临床当辨虚实，虚者宜补中宣通，实者宜泻中通降。由于肝胆相表里，利胆要兼疏肝，肝气条达则胆腑通畅。所以疏肝又为治疗胆胀的基本原则。

（一）肝胆气郁

临床表现：右胁胀满疼痛，连及右肩，遇怒加重，胸闷、善太息，吸气频作，吞酸嗳腐，脉弦大。

治法：疏肝利胆，理气通降。

方药：柴胡疏肝散。方中柴胡、白芍、川芎疏肝利胆，枳壳、香附、陈皮理气通降止痛。加紫苏梗、青皮、郁金行气止痛。大便干燥者加大黄、槟榔；腹部胀满者加川厚朴、草豆蔻；口苦、心烦者加黄芩、栀子；嗳气、呕吐者加代赭石、炒莱菔子；伴胆石者加鸡内金、金钱草、海金沙。

（二）气滞血瘀

临床表现：右胁部刺痛较剧，痛有定处而拒按，面色晦暗，口干口苦，舌质紫暗或舌边有瘀斑，脉弦细涩。

治法：利胆通络，活血化瘀。

代表方：四逆散合失笑散。方中柴胡、枳实、白芍、甘草疏肝利胆，炒五灵脂、生蒲黄活血化瘀。酌加郁金、延胡索、川楝子、大黄以增强行气化瘀止痛之效。口苦心烦者加龙胆草、黄芩；脘腹胀甚者加枳壳、木香；恶心呕吐者加半夏、竹茹。

（三）胆腑郁热

临床表现：右胁部灼热疼痛，口苦咽干，面红目赤，大便秘结，小溲短赤，心烦失眠易怒，舌红苔黄厚而干，脉弦数。

治法：清泻肝胆之火，解郁止痛。

代表方：清胆汤。方中大黄、栀子、黄连、柴胡、白芍、蒲公英、金钱草、瓜蒌清泻郁火，郁金、延胡索、枳壳、木香、川楝子解郁止痛。心烦失眠者加丹参、炒酸枣仁；黄疸者加茵陈、枳壳；口渴喜饮者加天花粉、麦冬；恶心欲吐者加半夏、竹茹。方中金钱草用量宜大，可用 30 ～ 60g。

（四）肝胆湿热

临床表现：右胁胀满疼痛，胸闷纳呆，恶心

呕吐,口苦心烦,大便黏滞,或见黄疸,舌红苔黄腻,脉弦滑。

治法:清热利湿,疏肝利胆。

代表方:茵陈蒿汤。方中茵陈、栀子、大黄利湿泻热。加柴胡、黄芩、半夏、郁金疏肝利胆而止痛。胆石者,加鸡内金、穿山甲、海金沙、金钱草;小便黄赤者,加飞滑石、车前子、白通草;苔白腻而湿重者,去大黄、栀子,加茯苓、白蔻仁、砂仁。

（五）阴虚郁滞

临床表现:右胁隐隐作痛,或略有灼热感,口燥咽干,急躁易怒,胸中烦热,头晕目眩,午后低热,舌红少苔,脉细数。

治法:滋阴清热,疏肝利胆。

代表方:一贯煎。方中生地黄、北沙参、麦冬、当归、枸杞子、川楝子滋阴疏肝;心烦失眠者加酸枣仁、柏子仁、夜交藤;灼痛者加白芍、甘草;急躁易怒者加栀子、青皮、珍珠母。

（六）阳虚郁滞

临床表现:右胁隐隐胀痛,时作时止,脘腹胀满,呕吐清涎,畏寒肢凉,神疲气短,乏力倦怠,舌淡苔白腻,脉弦弱无力。

治法:温阳益气,调肝利胆。

代表方:理中汤加味。方中党参、白术、茯苓、干姜、炮附子温阳益气;柴胡、白芍、木香、砂仁、半夏、陈皮调肝利胆。脘腹冷痛者加吴茱萸、乌药;结石者加金钱草、鸡内金;气血两亏者可选用八珍汤。

四、预防调摄

积极治疗胁痛、黄疸、气郁等病症。坚持足够疗程,病症治愈后应注重调理,这是预防胆胀发生的重要措施。

调摄包括调养心神,保持恬静愉快的心理状态;调节劳逸,做到动静适宜,以使气血流通;调节饮食,宜清淡为主,多食蔬菜、水果,如萝卜、苦瓜、佛手、苹果等,有利于利胆祛湿,切忌暴饮暴食及食用膏粱厚味,勿酗酒、贪凉、饮冷,注意保暖。

（邓皖利　肖海娟）

第五节　臌胀的中医诊治

臌胀是指以腹部胀大如鼓,皮色苍黄,脉络暴露为特征的一类病症,又称"单腹胀""臌""蜘蛛蛊"。根据本病的临床特点,与西医学所指的各种疾病导致的腹水密切相关,常见的有肝硬化腹水,此外还有结核性腹膜炎、腹腔内恶性肿瘤、肾病综合征、丝虫病、慢性缩窄性心包炎等疾病导致的腹水,可参照本节病症进行辨证论治。

一、臌胀诊断

初期脘腹作胀,食后尤甚,叩之如鼓。继而腹部胀大如鼓,重者腹壁青筋显露,脐孔突起。常伴有乏力、纳差、尿少,以及齿衄、鼻衄、皮肤紫斑等出血征象,可见面色萎黄、皮肤或巩膜黄染、手掌殷红、面颈胸部红丝赤缕、血痣及蟹爪纹。本病常有情志内伤、酒食不节、虫毒感染或黄疸、积聚久病不愈等病史。常用检查有B超、CT,发现腹水有助于本病诊断。

二、辨证要点

臌胀为本虚标实之证,初期以实为主,其标实又有气滞、血瘀、水停的侧重,同时又有肝、脾、肾脏腑之不同;晚期以虚为主,同时可兼见出血、昏迷等危重证候。

三、分证论治

临床辨证时,根据虚实偏盛不同采用不同治

疗方法，偏实者以疏肝运脾为原则，根据气、血、水三者的偏盛，采用理气、活血、行水等法；偏虚者以补虚为要，根据阳虚水停与阴虚水停的不同，采用温阳利水和养阴利水之法。

（一）常证

1. 气滞湿阻

临床表现：腹胀按之不坚，胁下胀满或疼痛，饮食减少，食后胀甚，得嗳气、矢气稍减，小便短少；舌苔薄白腻，脉弦。

治法：疏肝理气，运脾利湿。

代表方：胃苓汤合用柴胡疏肝散。胃苓汤由茯苓、苍术、陈皮、白术、桂枝、泽泻、猪苓、厚朴、甘草、生姜、大枣组成；柴胡疏肝散由陈皮、柴胡、枳壳、芍药、炙甘草、香附、川芎组成。前方以运脾利湿消胀为主；后方以疏肝理气为主。若胸脘痞闷，腹胀，嗳气为快，气滞偏甚，可酌加佛手、木香、沉香；若尿少，腹胀，苔腻，可加砂仁、大腹皮、泽泻、车前子；若神倦，便溏，舌质淡，宜加党参、黄芪、附片、干姜、川椒；若兼胁下刺痛，舌紫，脉涩，可加延胡索、莪术、丹参、鳖甲等。

2. 水湿困脾

临床表现：腹大胀满，按之如囊裹水，甚则颜面微浮，下肢浮肿，脘腹痞胀，得热则舒，精神困倦，怯寒懒动，小便少，大便溏；舌苔白腻，脉缓。

治法：温中健脾，行气利水。

代表方：实脾饮。本方由附子、干姜、木瓜、厚朴、木香、槟榔、草果、甘草、白术、茯苓、生姜、大枣组成。若浮肿较甚，小便短少，可加肉桂、猪苓、车前子；若兼胸闷咳喘，可加葶苈子、苏子、半夏；若胁腹胀痛，可加郁金、香附、青皮、砂仁；若脘闷纳呆，神疲，便溏，下肢浮肿，可加党参、黄芪、山药、泽泻、白术、茯苓等。

3. 湿热蕴结

临床表现：腹大坚满，脘腹胀急，烦热口苦，渴不欲饮，小便赤涩，大便秘结或溏垢；舌边尖红，苔黄腻或兼灰黑，脉象弦数。

治法：清热利湿，攻下逐水。

代表方：中满分消丸。本方由厚朴、枳实、黄连、黄芩、知母、半夏、陈皮、茯苓、猪苓、泽泻、砂仁、干姜、姜黄、人参、白术、炙甘草组成。若热势较重，加连翘、龙胆草、半边莲、半枝莲；若小便赤涩不利，加陈葫芦、蟋蟀粉；若胁痛明显，可加柴胡、川楝子；若见面、目、皮肤发黄，可合用茵陈蒿汤。

4. 肝脾血瘀

临床表现：脘腹坚满，青筋显露，胁下癥结痛如针刺，面色晦暗黧黑，或见赤丝血缕，面、颈、胸、臂出现血痣或蟹爪纹，口干不欲饮水，或见大便色黑；舌质紫暗或有紫斑，脉细涩。

治法：活血化瘀，行气利水。

代表方：调营饮。本方由莪术、川芎、当归、延胡索、赤芍药、瞿麦、大黄、槟榔、陈皮、大腹皮、葶苈子、赤茯苓、桑白皮、细辛、肉桂、炙甘草、生姜、大枣、白芷组成。若胁下癥积肿大明显，可加穿山甲、土鳖虫、牡蛎；如病久体虚，气血不足，或攻逐之后，正气受损，可加当归、黄芪、党参；如大便色黑，可加三七、茜草、侧柏叶；如病势恶化，大量吐血、下血，或出现神志昏迷等危象，当辨阴阳之衰脱予以生脉注射液或参附注射液滴注。

5. 脾肾阳虚

临床表现：腹大胀满，形似蛙腹，朝宽暮急，面色苍黄，或呈苍白，脘闷纳呆，神倦怯寒，肢冷浮肿，小便短少不利；舌体胖，质紫，苔淡白，脉沉细无力。

治法：温补脾肾，化气利水。

代表方：附子理苓汤。本方由附子、干姜、人参、白术、茯苓、泽泻、猪苓、桂枝、甘草组成。若神疲乏力，少气懒言，纳少，便溏，可加黄芪、山药、薏苡仁、扁豆；若面色苍白，怯寒肢冷，腰膝酸冷疼痛，酌加肉桂、仙茅、淫羊藿。

6. 肝肾阴虚

临床表现：腹大胀满，或见青筋暴露，面色晦滞，唇紫，口干而燥，心烦失眠，时或鼻衄，牙龈出血，小便短少；舌质红绛少津，苔少或光剥，脉弦细数。

治法：滋肾柔肝，养阴利水。

代表方：一贯煎合六味地黄丸。一贯煎由北沙参、麦冬、当归、生地黄、枸杞子、川楝子组成；六味地黄丸由熟地黄、山药、山茱萸、茯苓、牡丹皮、泽泻组成。前方养阴柔肝；后方重在滋养肾阴。若津伤口干明显，可加石斛、玄参、芦根；如青筋显露，唇舌紫暗，小便短少，可加丹参、益母草、泽兰、马鞭草；如腹胀甚，加枳壳、大腹皮、槟榔；兼有潮热、烦躁，酌加地骨皮、白薇、栀子；齿鼻衄血，加鲜白茅根、藕节、仙鹤草；如阴虚阳浮，症见耳鸣、面赤、颧红，宜加龟甲、鳖甲、牡蛎；湿热留恋不清，溲赤涩少，酌加知母、黄柏、金钱草、茵陈。若兼腹内积聚痞块，痛不移处，卧则腹坠，肾虚久泻，可加用膈下逐瘀汤。

（二）变证

1. 黄疸

临床表现：身目黄染如金，倦怠乏力，烦躁不宁，纳食欠佳或不欲食，恶心厌油，肝区胀痛，腹部膨隆，双下肢浮肿，尿少如浓茶，大便溏；舌暗红，苔黄腻，脉弦滑。

治法：清热解毒，利湿退黄。

代表方：甘露消毒丹。本方由滑石、茵陈、黄芩、石菖蒲、川贝母、木通、藿香、射干、连翘、薄荷、白蔻仁组成。若兼有神志不清，目不识人，可加犀角（用水牛角代）、石菖蒲、郁金；若气虚乏力，少气懒言，可加黄芪、党参、山药、白术；腹部胀大、小便不出者，可酌情加车前子、通草、猪苓、泽泻。临证可参见黄疸病症进行辨治。

2. 出血

临床表现：轻者可见牙龈出血、鼻衄或肤下瘀斑，重者病势突变，大量呕吐鲜血或大便下血；舌红苔黄，脉弦数。

治法：泻火解毒，凉血止血。

代表方：犀角地黄汤。本方由犀角（用水牛角代）、生地黄、芍药、牡丹皮组成。实热较甚者，可加黄连、黄芩、黄柏、栀子；出血不止，血色鲜红者，可加白茅根、侧柏叶、茜草；疾病后期，

气阴两虚者，可加沙参、西洋参、太子参、山药。临证可参见血证病症进行辨治。

3. 神昏

临床表现：神昏谵语，昏不识人，发热，黄疸，烦躁不宁，口臭便秘，溲赤尿少；舌质红绛，苔黄燥，脉细数。

治法：清热解毒，醒脑开窍。

代表方：清营汤合安宫牛黄丸。清营汤由犀角（用水牛角代）、生地黄、玄参、竹叶心、麦冬、丹参、黄连、金银花、连翘组成，合用安宫牛黄丸。神志昏迷较甚者，可加郁金、石菖蒲；出血严重者，加大蓟、栀子炭、血余炭；痰涎壅盛者，可加竹沥、瓜蒌、胆南星。邪热偏盛而身热较重者，选用安宫牛黄丸；热动肝风而痉厥抽搐者，可改用紫雪丹；痰浊偏盛而昏迷较重者，可改用至宝丹。

四、预防调摄

平时应增强体质，使机体足以抵抗邪气入侵，同时避免与血吸虫疫水接触，免受邪毒侵袭。注重保护胃气，避免饮酒、食用生冷寒凉伤胃之品。舒缓情志，保持身心愉悦，免受精神刺激，使气机调畅，百脉和调。此外，起居上，做到起居有常，不妄劳作，顺应四时，以养身心。

饮食上，宜进清淡、低盐、富含营养且易于消化的食物。生冷寒凉不洁食物损伤脾阳，辛辣油腻食物助生湿热，粗硬食物易损络动血，故应少食甚至禁食。此外，要低盐饮食，食盐有凝涩水湿之弊，使水液潴留，胀满更甚。在情志上，保持心情舒畅、情志和调，避免抑郁忿怒。忧思抑郁损伤肝脾，致肝气郁结、脾失健运。忿怒易使肝阳上亢，气火伤络，甚则引起呕血、便血等危候。臌胀后期兼见发热、大出血，甚至昏迷者，应采取相应护理措施。

第六节　肝癌的中医诊治

肝癌以脏腑气血亏虚为本，气、血、湿、热、瘀、毒互结为标，主病在肝，渐为瘤积而成。临

床以右胁肿硬疼痛，消瘦，食欲不振，乏力，或黄疸或昏迷等为主要表现，是目前临床常见的恶

性肿瘤之一。

一、肝癌诊断

以右胁疼痛，上腹部肿块呈进行性增大，质地坚硬而拒按，形体消瘦，纳呆乏力为症。具有较长时间食欲减退、乏力、胁痛病史或黄疸病史，且病情进展迅速。结合 B 超、CT、MRI、肝穿刺、血生化及免疫检查等，有助于诊断。

二、辨证要点

肝癌发病后，病情进展迅速，病情重，因此要全面掌握辨证要点。

（一）辨虚实

患者本虚标实极为明显，本虚表现为乏力倦怠，形体急骤消瘦，甚至面萎、懒言等；而右上腹有坚硬肿物而拒按，甚至伴黄疸、腹水、水肿、脘腹胀满而闷等属实证的表现。

（二）辨危候

晚期可见昏迷、吐血、便血、胸腔积液、腹水等危候。

三、分证论治

肝癌患者虚实错杂，急则治其标，当以祛邪为主，常用活血化瘀、消积散结、逐水破气等法。一般则宜攻补兼施，扶正祛邪，常用健脾益气、养血柔肝、滋补阴液、活血化瘀、理气破气、逐水消肿等法。

对于放疗、化疗后的肝癌患者，其治疗多以健脾理气、补养肝肾、活血化瘀、清热解毒、生津润燥、温补气血为主，此有减毒增效的作用。

（一）肝气郁结

临床表现：右胁部胀痛，胸闷不舒，善太息，纳呆食少，时有腹泻，右胁下肿块，舌苔薄腻，脉弦。

治法：疏肝健脾，活血化瘀。

代表方：柴胡疏肝散。方中柴胡、陈皮、枳壳、香附疏肝理气，川芎化瘀。可酌加广郁金、生薏苡仁、白术、黄芪健脾。尚可配用香砂六君子丸。

（二）气滞血瘀

临床表现：胁下痞块巨大，胁痛引背，拒按，入夜更甚，脘腹胀满，食欲不振，大便溏结不调，倦怠乏力，舌质紫暗有瘀点、瘀斑，脉沉细或弦涩。

治法：行气活血，化瘀消积。

代表方：复元活血汤。方中当归、桃仁、红花、山甲、瓜蒌活血化瘀，柴胡行气疏肝。酌加三棱、莪术、延胡索、广郁金、水蛭、䗪虫等。尚可配用大黄䗪虫丸、人参鳖甲汤等。

（三）湿热聚毒

临床表现：心烦易怒，身黄目黄，口干口苦，食少，腹胀满，胁肋刺痛，溲赤便干，舌质紫暗，苔黄腻，脉弦滑或滑数。

治法：清热利胆，泻火解毒。

代表方：茵陈蒿汤。方中茵陈、栀子、大黄清热利湿。酌加厚朴、水红花子、黄杨、半枝莲等解毒调气，尚可配用犀黄丸。

（四）肝阴亏虚

临床表现：胁肋疼痛，五心烦热，头晕目眩，食少腹胀大，青筋暴露，甚则呕血、便血、皮下出血，舌红少苔，脉细而数。

治法：养血柔肝，凉血解毒。

代表方：一贯煎。方中以生地黄、沙参、麦冬、当归、枸杞子养血生津，更加以川楝子调肝。可酌加生鳖甲、生龟甲、牡丹皮、水红花子、女贞子、墨旱莲、半边莲凉血解毒，龟甲胶、鹿角胶补益精血。尚可配用六味地黄丸或杞菊地黄丸。

本病早期患者可无任何症状和体征，中晚期患者可出现进行性肝大、胁痛、黄疸、腹水、发热，以及极度消瘦、出血、昏迷等。

本病病程短，病势凶险，预后极差，为消化道恶性肿瘤中死亡率较高的一种。近年来开展中西医结合疗法，对提高疗效，改善患者预后有一定意义。

四、预防调摄

预防调摄的目的在于提高生存率，延长生存期，改善生活质量。其重点在于注意患者全身状态的变化，如体重、皮肤改变、精神状态等。为加强并发症的预防，嘱食用富于营养易消化的软食，忌食生冷油腻及硬性食物，忌用损害肝肾功能及对胃肠道有刺激性的食物和药物，以防止出血。加强心理调摄，在做好患者思想工作的前提下，可以采取公开性治疗，这样既可以减少患者不必要的猜疑，还有助于患者积极配合治疗。

（邓皖利　肖海娟）

第七节　郁证的中医诊治

郁证是以心情抑郁、情绪不宁、胸部满闷、胁肋胀痛，或易怒易哭，或咽中如有异物梗阻等症为主要临床表现的一类病症。郁有广义和狭义之分。广义的郁，包括外邪、情志等因素所致之郁。狭义的郁，单指情志不舒之郁。本节所论之郁主要为狭义之郁。西医学中的抑郁症、焦虑症、癔症等均属于本病范畴，可参考本病辨证论治。

一、郁证诊断

郁证以心情抑郁、情绪不宁、善太息、胁肋胀满疼痛为主要临床表现，或有易怒易哭，或有咽中如有异物感、吞之不下、咯之不出的特殊症状，有愤怒、忧愁、焦虑、恐惧、悲哀等情志内伤的病史。其发于中青年女性。无其他病的症状及体征。

抑郁量表、焦虑量表测定有助于郁证的诊断及鉴别诊断；有吞之不下、咯之不出等以咽部症状为主要表现时，食管X线及内镜检查有助于排除咽喉部或食管疾病。

二、辨证要点

（一）辨受病脏腑

郁证的发生主要为肝失疏泄，但病变影响的脏腑有所侧重，应依据临床症状，结合六郁，辨明受病脏腑。一般来说，气郁、血郁、火郁主要关系于肝；食郁、湿郁、痰郁主要关系于脾；而虚证则与心的关系最为密切。

（二）辨证候虚实

实证病程较短，表现为精神抑郁、胸胁胀痛、咽中梗阻、时欲太息、脉弦或滑。虚证则病已久延，症见精神不振、心神不宁、虚烦不寐、悲忧善哭。病程较长的患者，亦有虚实互见的情况。正气不足，或表现为气血不足，或表现为阴精亏虚，同时又伴有气滞、血瘀、痰结、火郁等病变，则成为虚实夹杂之证。

三、分证论治

治疗以疏肝理气解郁为主。气郁化火者，配合清肝泻火；气郁夹痰，痰气交阻者，配合化痰散结；气病及血，气郁血瘀者，配合活血化瘀；兼有湿滞者，配合健脾燥湿或芳香化湿；夹食积者，配合消食和胃。虚证宜补，针对病情分别采用补益心脾、养心安神、滋阴益肾等法。

（一）肝气郁结

临床表现：精神抑郁，情绪不宁，善太息，胸部满闷，胁肋胀痛，痛无定处，脘闷嗳气，不思饮食，大便不调，女子月事不行；舌质淡红，苔薄腻，脉弦。

治法：疏肝解郁，理气和中。

代表方：柴胡疏肝散。本方由柴胡、香附、川芎、陈皮、枳壳、芍药、炙甘草组成。兼有食滞腹胀者，可加神曲、山楂、麦芽、鸡内金；脘闷不舒者，可加旋覆花、代赭石、法半夏；腹胀、腹痛、腹泻者，可加苍术、厚朴、茯苓、乌药；兼有血瘀而见胸胁刺痛、舌质有瘀点瘀斑，可加当归、丹参、桃仁、红花、郁金。

（二）气郁化火

临床表现：急躁易怒，胸闷胁胀，口干苦，或头痛、目赤、耳鸣，或嘈杂吞酸，大便秘结；舌质红，苔黄，脉弦数。

治法：疏肝解郁，清肝泻火。

代表方：加味逍遥散。本方由牡丹皮、栀子、柴胡、白芍、当归、茯苓、白术、薄荷、甘草、生姜组成。口苦、便秘者，可加龙胆草、大黄；胁肋疼痛、嘈杂吞酸、嗳气、呕吐者，可加黄连、吴茱萸；头痛、目赤、耳鸣者，可加菊花、钩藤。

（三）痰气郁结

临床表现：精神抑郁，胸部满闷，胁肋胀满，咽中如有异物梗阻，吞之不下，咯之不出；苔白腻，脉弦滑。

治法：行气开郁，化痰散结。

代表方：半夏厚朴汤。本方由半夏、厚朴、生姜、紫苏叶、茯苓组成。痰郁化热而见烦躁、口苦、呕恶、舌红苔黄腻者，可去生姜，加竹茹、瓜蒌仁、黄连；湿郁气滞而兼胸脘痞闷、嗳气、苔腻者，可加香附、佛手、苍术；兼有瘀血，而见胸胁刺痛、舌质紫暗或有瘀点瘀斑、脉涩者，可加丹参、郁金、降香、片姜黄。

（四）心神失养

临床表现：精神恍惚，心神不宁，多疑易惊，悲忧善哭，喜怒无常，时时欠伸，或手舞足蹈，喊叫骂詈；舌质淡，脉弦。

治法：甘润缓急，养心安神。

代表方：甘麦大枣汤。本方由小麦、甘草、大枣组成。躁扰失眠者，可加酸枣仁、柏子仁、茯神、远志；血虚生风，而见手足蠕动或抽搐者，可加当归、生地黄、珍珠母、钩藤。

（五）心脾两虚

临床表现：多思善虑，心悸胆怯，失眠健忘，头晕神疲，面色无华，纳差；舌质淡，苔薄白，脉细弱。

治法：健脾养心，益气补血。

代表方：归脾汤。本方由人参、龙眼肉、黄芪、白术、当归、酸枣仁、茯神、远志、木香、甘草、生姜、大枣组成。心胸郁闷、情志不舒者，可加郁金、香附、佛手；头晕头痛者，可加川芎、白芷、天麻。

（六）心肾阴虚

临床表现：虚烦少寐，惊悸，健忘，多梦，头晕耳鸣，五心烦热，腰膝酸软，盗汗，口干咽燥，男子遗精，女子月经不调；舌红，少苔或无苔，脉细数。

治法：滋养心肾。

代表方：天王补心丹合六味地黄丸。天王补心丹由生地黄、天冬、麦冬、玄参、五味子、酸枣仁、柏子仁、远志、茯苓、朱砂、当归、人参、丹参、桔梗组成；六味地黄丸由熟地黄、山药、山萸肉、泽泻、茯苓、牡丹皮组成。心肾不交而见心烦失眠、多梦遗精者，可合交泰丸；烦渴者，可加天花粉、知母；遗精较频者，可加芡实、莲须、金樱子。

四、预防调摄

患者应树立正确的人生观，积极对待各种事物，避免忧思郁怒，防止情志内伤是预防郁证的重要措施。医务人员应深入了解患者病史、发病诱因，针对诱因进行有效的预防措施，做到"未病先防"。既病者要及早治疗，防止病情进一步蔓延，做到"既病防变"。医务人员应以诚恳、耐心的态度对待患者，取得患者的充分信任，帮助患者克服精神方面的不良因素，使患者能充分配合医务人员的治疗工作，树立战胜疾病的信心。已治愈者要定期复查，以防复发。

郁证患者饮食宜清淡，应以蔬菜和营养丰富的鱼、水果、瘦肉、乳类为宜，忌生冷、辛辣、油腻、烟酒等，建立良好的生活作息习惯。运动宜适量，练习太极拳、八段锦、气功等有助于调动患者的注意力，增强治疗效果。

（邓皖利　肖海娟）

第八节　积聚的中医诊治

积证是以腹内结块，或胀或痛，结块固定不移，痛有定处为主要临床特征的一类病症。积证在历代医籍中亦称"癥积""痃癖""癖块""伏梁""肥气"等。西医学中其为多种原因引起的腹腔肿瘤、肝脾大、增生型肠结核等，多属"积"之范畴。

聚证是以腹中结块，或痛或胀，聚散无常，痛无定处为主要临床特征的一类病症。聚证在历代医籍中又称"瘕""痃气""癖块""痞块"等。西医学中其为多种原因引起的胃肠功能紊乱、不完全性肠梗阻等所致的腹部包块。

一、积聚诊断

腹内结块，或胀或痛为本病的主要症状。积证以腹内积块，触之有形，固定不移，以痛为主，痛有定处为临床特征。聚证以胀为主，痛无定处，时作时止为临床特征。积证常有情志抑郁，饮食不节，外邪侵袭，或黄疸、胁痛、虫毒、久疟、久泻、久痢、虚劳等病史。积证多为肝脾大、腹腔肿瘤、增生型肠结核等，必须结合 B 超、CT、MRI、X 线检查、结肠镜、病理组织活检及有关血液学检查以明确诊断。聚证多属胃肠道的炎症、痉挛、梗阻等病变，可结合 X 线检查、B 超及钡剂造影等检查明确诊断。

二、辨证要点

1. 辨部位　积块的部位不同，标志着所病的脏腑不同，临床症状、治疗方药也不尽相同，故有必要加以鉴别。从大量的临床观察来看，在内科范围的脘腹部积块主要见于胃和肝的病变。右胁腹内积块，伴胁肋刺痛、黄疸、纳差、腹胀等症状者，病在肝；左胁腹内积块，伴胁肋胀痛、疲乏无力、出血，病在肝脾；胃脘部积块伴反胃、呕吐、呕血、便血等症状者，病在胃；右腹积块伴腹泻或便秘、消瘦乏力，以及左腹积块伴大便次数增多、便下脓血者，病在肠。

2. 辨积证　积证可于临床上分为初、中、末三期。初期正气尚盛，邪气虽实而不盛，表现为积块形小，按之不坚；中期正气已虚，邪气渐甚，表现为积块增大，按之较硬；末期正气大伤，邪盛已极，表现为积块明显，按之坚硬。辨积证初、中、末三期，以知正邪之盛衰，从而选择攻补之法。

3. 辨标本缓急　在积证的病程中，由于病情进展，可出现一些危急重症，如出现血热妄行、气不摄血或瘀血内积而吐血、便血；因胃失和降，胃气上逆而出现剧烈呕吐；因肝胆郁滞，胆汁外溢而出现黄疸等。这些证候对积证而言，属于标，应按照急则治其标或标本兼顾的原则及时处理。

4. 辨气、食、痰、粪　聚证的形成多以气滞、食积、痰阻、燥屎等内结所致，若症状以腹部胀痛为主，嗳气得舒，症状随情绪变化而起伏，则以气滞为主证；若症状以脘腹胀痛，伴有嗳腐吞酸、厌食呕吐等症状，则以食积为主证；若症状以脘腹痞闷，呕恶苔腻等为主，则以痰湿为主证；若出现大便秘结，或排便困难，腹痛拒按等症，则以燥屎内结为主证。

三、分证论治

在积证治疗过程中要注重气血、虚实、邪正的关系。若气滞血瘀，气滞症状明显者，则以行气为主，佐以活血；若以血瘀症状为主，则以活血为主，佐以行气理血之品。积证日久，可转为虚实夹杂之证，临证处方当兼顾其病机之演变。

积证除按气血虚实辨证外，尚需根据结块部位、性质、脏腑所属综合考虑，结合西医学检查手段明确积证的性质，对治疗和评估预后有重要意义。例如积证系病毒性肝炎所致肝脾大，在辨证论治的基础上可选加具有抗病毒、护肝降酶、调节免疫、抗纤维化等作用的药物；如恶性肿瘤，宜加入扶正固本、调节免疫系统，以及实验筛选和临床证实有一定抗肿瘤作用的药物。

聚证病在气分，以疏肝理气、行气消聚为基

本原则。聚证的治疗，重在处理好攻补的关系，对攻伐药物应用应当权衡，不宜过用，应当注意顾护卫气。

（一）积证

1. 气滞血阻

临床表现：积块软而不坚，固定不移，胁肋疼痛，脘腹痞满；舌暗，苔薄白，脉弦。

治法：理气活血，通络消积。

代表方：大七气汤。本方由青皮、陈皮、桔梗、藿香、桂枝、甘草、三棱、莪术、香附、益智仁、生姜、大枣组成。若兼烦热口干，舌红，脉细弦，加牡丹皮、栀子、赤芍、黄芩；如腹中冷痛，畏寒喜温，舌苔白，加肉桂、吴茱萸、当归。

2. 瘀血内结

临床表现：腹部积块明显，硬痛不移，时有寒热，面色晦暗黧黑，面颈胸臂或有血痣赤缕，女子可见月事不下；舌质紫暗或有瘀点，脉细涩。

治法：祛瘀软坚。代表方：膈下逐瘀汤。本方由桃仁、红花、当归、赤芍、川芎、枳壳、甘草、五灵脂、牡丹皮、乌药、延胡索、香附组成。其可与六君子汤间服，共同组成攻补兼施之法，或配合服用鳖甲煎丸增强化瘀软坚、兼顾正气之效。积块疼痛甚者，加五灵脂、延胡索、佛手；痰瘀互结，舌紫苔白腻者，可加白芥子、半夏、苍术。

3. 正虚瘀阻

临床表现：积块坚硬，疼痛逐渐加剧，面色萎黄或黧黑，形脱骨立，饮食大减，神疲乏力，或呕血、便血、衄血；舌质淡紫，舌光无苔，脉细数或弦细。

治法：补益气血，活血化瘀。

代表方：八珍汤合化积丸。八珍汤由人参、白术、白茯苓、当归、白芍药、川芎、熟地黄、炙甘草组成；化积丸由三棱、莪术、阿魏、海浮石、香附、雄黄、槟榔、苏木、瓦楞子、五灵脂组成。前方益气补血；后方活血化瘀，软坚消积。若伤阴较甚，头晕目眩，舌光无苔，脉细数，加生地黄、玄参、枸杞子、石斛；若牙龈出血，鼻衄，加牡丹皮、白茅根、茜草、三七；畏寒肢肿，舌淡苔白，脉沉细者，加黄芪、附子、肉桂、泽泻。

（二）聚证

1. 肝郁气滞

临床表现：腹中气聚，攻窜胀痛，时聚时散，脘胁之间时或不适，常随情绪波动而起伏；舌淡红，苔薄，脉弦。

治法：疏肝解郁，行气散结。

代表方：逍遥散。本方由柴胡、白术、白芍、当归、茯苓、炙甘草、薄荷、煨姜组成。若兼瘀象者，加延胡索、莪术；若兼热象者，加左金丸；若寒湿中阻，腹胀、舌苔白腻者，可加木香顺气散。

2. 食滞痰阻

临床表现：腹胀或痛，腹部时有条索状物聚起，重按则胀痛更甚，便秘，纳呆；舌苔腻，脉弦滑。

治法：导滞通便，理气化痰。

代表方：六磨汤。本方由沉香、木香、槟榔、乌药、枳实、大黄组成。可加山楂、莱菔子予以增强健胃消食之功效。痰浊中阻，呕恶苔腻者，加半夏、陈皮、生姜。若伴有脘腹胀痛、下痢泄泻，或大便秘结，小便短赤等表现，可予以枳实导滞丸；若脘腹痞满胀痛加剧，赤白痢疾，里急后重，则可予以木香槟榔丸。

四、预防调摄

饮食有节，起居有时，调畅情志，保持正气充足，气血流畅，是预防积证的重要措施。以期早期发现，早期治疗。积证患者饮食上要忌食肥甘厚味及辛辣刺激之品。注意保暖，以免寒湿损伤脾胃，凝滞气血。有湿热、郁热、阴伤、出血者，要忌食辛辣酒热，防止进一步积热伤阴动血。保持情志舒畅，有助于气血流通，积聚消散。

聚证的发生与情志因素有关，调畅情志，保持心情舒畅，保持正气充足，气血流畅，有利于预防聚证的发生。对于黄疸、胁痛、疟疾等病应及时治疗，病情缓解后，要继续清理余邪，舒畅气血，调肝运脾，防止邪气残留，气血瘀结。

对于聚证患者，心理调护尤为重要，应当经常进行心理疏导，嘱患者心胸开阔，避免精神刺激，消除顾虑，保持心情舒畅，有益于聚证的康复。在饮食上，要避免饮食不节，忌食酒和辛冷油腻之品。

在起居上，要注意保暖，以免寒湿损伤脾胃，凝滞气血。劳逸适度，注意休息，避免劳累，可经常进行适当的体育活动，以增强体质，配合治疗。

（邓皖利　肖海娟）

参考文献

陈丕昱，张彪，2021. 论治郁证经验. 中国民间疗法，29(11): 23-25.

丁琳，祁双林，孙克伟，2021. 孙克伟辨治胁痛经验. 湖南中医杂志，37(5): 40-42.

符佳美，于金洋，谢晶日，2021. 谢晶日辨治"胆胀"经验拾遗. 辽宁中医杂志，48(4): 37-39.

惠登城，孙明瑜，2021. 刘嘉湘运用疏利少阳法治疗肝癌经验. 国医论坛，36(2): 56-58.

蒋沈华，白莉，李利清，等，2019. 虞坚尔教授辨治小儿重度胆汁淤积性黄疸经验. 云南中医学院学报，42(6): 39-44.

吴玉洁，李润东，2019. 李润东老师治疗湿热型黄疸的经验总结. 中医临床研究，11(35): 103-104.

杨小军，张国梁，2020. 张国梁运用行气祛瘀法治疗鼓胀经验浅谈. 中医药临床杂志，32(12): 2240-2243.

于鲲，郭淑云，2016. 国医大师李振华教授辨治积聚经验. 中医研究，29(7): 25-27.

张颖，李崇慧，2018. 国医大师徐经世运用中医药治疗肝癌经验拾萃. 陕西中医药大学学报，41(5): 22-24.

张宇欣，陈波，刘昱秀，2020. 李延辨治胁痛经验撷要. 医学传薪，52(6): 20-22.

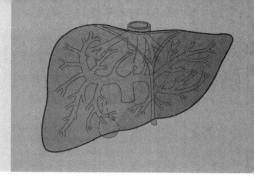

第12章　现代影像技术在肝病诊疗中的应用

第一节　超声技术

一、超声成像模式

（一）灰阶超声（B模式）

灰阶超声即B型超声，是利用组织对超声波的反射，以灰度成像反应组织内部结构的技术。其可以通过选择和调节适宜的声波输出功率、频率、增益、深度、扫描范围、扫描密度、动态范围、时间增益补偿、侧向增益补偿、斑点噪声控制、空间复合成像、焦点数量、焦点位置、缩放、伪彩等参数，获得高分辨率、高清晰度的肝脏灰阶声像图。

（二）彩色多普勒成像模式（C模式）

彩色多普勒成像模式是采用多普勒和自相关技术对血流成像，并将彩色编码信息叠加在B模式灰阶图像上予以实时显示的方法，常被称为彩色多普勒。它能快速直观地显示血流的性质、流速及血流血管内的分布。

（三）频谱多普勒成像模式（PW模式）

频谱多普勒成像利用超声多普勒原理提取血流的方向、速度等信息，经处理后以频谱-时间或流速-时间方式予以显示的技术。频谱多普勒又分脉冲波多普勒和连续波多普勒。

（四）超声造影

超声造影（contrast-enhanced ultrasound，CEUS）是在常规超声基础上，通过静脉注射含有气泡的超声对比剂，借助超声对比剂气体微泡在声场中产生的强烈散射来获得对比增强图像，是一种可以明显提高超声诊断分辨率、敏感度和特异度的技术。它能实时动态观察、定量评估器官、组织及病灶局部的血流灌注信息。

（五）超声弹性成像

超声弹性成像是利用超声波对组织进行激发，提取组织震动、变性等与组织弹性有关的参数，并通过图像反映出来的成像方法。临床上用于肝脏检测的弹性成像主要包括瞬时弹性成像（transient elastography，TE）、声辐射力脉冲（acoustic radiation force impulse，ARFI）弹性成像和应变弹性成像（strain elastography，SE）；其中ARFI技术包括点剪切波弹性成像（point shear wave elastography，p-SWE）和二维剪切波弹性成像（two-dimensional shear wave elastography，2D-SWE）。

二、常规超声技术在肝脏疾病中的应用

常规超声包括灰度超声、彩色多普勒超声和频谱多普勒超声。常规超声是肝脏疾病筛查最常用的方法。

（一）肝脏弥漫性病变

1.肝脏炎症　轻度慢性肝炎时肝脏超声检查通常无特异性。中、重度急性肝炎时肝脏可增大、增厚，形态饱满，包膜光滑，边缘较锐利；肝实

质回声密集、减低，肝内门静脉分支管壁回声增强，肝内许多小血管断面异常清晰，称为"满天星"征。若进一步发展，肝脏实质内回声逐渐增高、增粗，高低回声分布不均匀。门静脉管道回声增高、边界不清。

药物性肝病早期肝实质回声如同病毒性肝炎早期，肝脏体积无明显变化，由于肝细胞变性，出现小片低回声，若肝细胞内脂肪增多，则肝内回声细密、增多、增强，类似脂肪肝声像图；如损害长期存在，肝脏损害进一步加重，肝细胞脂肪变性、坏死，并可出现淤胆及毛细胆栓形成，肝血窦扩张等改变，声像图可见肝大，肝回声增粗、增强，回声分布均匀或欠均匀，深部回声减低。

酒精性肝炎时，肝内脂肪明显增多，超声表现为肝脏增大，实质回声增粗、增强，分布不均匀，管道结构和彩色血流无明显改变。

2. 肝纤维化　肝脏形态改变不明显或无改变。传统二维超声通常通过肝脏表面和边缘形态、肝包膜厚度、肝实质回声、肝右叶最大斜径、门静脉主干内径、脾长径和厚度、脾静脉内径和门静脉血流速度、胆囊壁厚度等指标参数评估肝纤维化程度。部分微细结构的量化测量可提高肝纤维化及肝硬化的诊断能力，其中改良肝尾状叶/右叶横径比值和肝静脉直径可能是2个较为准确的指标：以门静脉主干为分界，计算肝尾状叶/右叶横径比值量化肝右叶萎缩和左叶肥大，发现其对肝硬化的检测有较高的价值，灵敏度、特异度和准确度分别为84%、100%和94%。肝纤维化时肝实质弥漫性增粗、增强，分布不均匀，可见增粗、增亮的线状结构，即"条索样"。

肝纤维化时，肝静脉血流频谱呈三相型。门静脉远端走行显示清晰，主干内径＜1.3cm，血流频谱呈连续性低速频谱且随呼吸动度而起伏，门静脉右支血流速度＞14cm/s。肝动脉血流频谱呈低阻低速型，阻力指数（RI）＜0.6。

3. 肝硬化　早期肝脏可正常或轻度增大。典型的肝硬化由于纤维组织增生，肝脏形态发生改变，多为左右叶比例失调。肝表面呈凹凸不平或锯齿状改变，边缘角变钝或不规则。肝实质弥漫性增粗、增强，分布不均匀，可见增粗、增亮的线状结构，典型肝硬化的肝实质可呈颗粒状、结节状改变，表现为低回声或高回声结节，为肝再生结节，直径多为0.5～2.0cm，形态规则，呈圆形或椭圆形。

早期肝硬化肝内管道结构无明显变化。后期可出现以下情况：肝静脉管径变细，管腔粗细不一，走向不清晰，甚至部分肝静脉分支闭塞，小的分支回声可消失；肝内门静脉1～2级分支管径扩张，严重时发生血管扭曲和走向失常；门静脉主干内径＞1.2cm，部分病例发生门静脉海绵样变，在门静脉周围出现许多扭曲的管道回声，形成"蜂窝"状结构；与门静脉主干、左支和右支伴行的肝动脉增宽。

门静脉高压征象：脾大，脾门部脾静脉扩张、走行纡曲。脾实质回声无明显变化；门静脉侧支循环建立，胃左静脉增宽，结合门静脉内径＞1.2cm，脾静脉内径＞0.8cm，提示有门静脉高压，并合并食管静脉曲张可能；脐静脉重新开放可作为诊断门静脉高压的重要依据；自发性脾肾静脉分流；脐周及腹壁静脉曲张；常规超声可清晰显示腹水，如腹水合并感染，腹水无回声区内可出现细小低弱回声或分隔。

肝静脉血流多明显变细、扭曲，灰阶超声甚至不易显示，彩色多普勒超声能显示肝静脉血流信号及走行。脉冲多普勒超声显示肝静脉频谱呈连续频谱或反向波消失的门静脉样频谱。门静脉内血流颜色变暗或呈反向血流。脉冲多普勒超声显示血流速度降低，部分呈双向甚至反向的离肝血流，频谱受呼吸因素影响减弱或消失，有侧支循环者门静脉流速降低更为明显。当门静脉海绵样变形成时，彩色多普勒超声可在阻塞的门静脉周围见细小的彩色血流扭曲绕行。门静脉主干、右支和左支伴行的肝动脉内径增宽，流速增高，阻力指数亦增高。发生侧支循环时，彩色多普勒超声可显示侧支血管内血流信号和血流方向。

4. 脂肪性肝病　肝脏脂肪变时肝实质回声细密增强，呈云雾状，后方回声衰减；肝内管道结构显示欠清；肝肾对比增强，正常情况下肝脏回声略高于肾实质回声，脂肪肝时肝脏回声明显增强；肝脏可增大，形态饱满，边缘变钝。轻度脂肪肝时彩色多普勒血流图显示肝内血流信号基本正常；中度脂肪肝时彩色多普勒血流图显示肝内血流信号减少或变细；重度脂肪肝时彩色多普勒血流图显示肝内血流信号明显减少、变细或不易显示，但肝内血管走向正常。

（二）肝脏局灶性病变

常规超声技术在肝脏局灶性病变中有良好的诊断价值，尤其是对于肝血管瘤、肝腺瘤、肝脏局灶性结节增生、肝囊肿、肝脓肿、肝结核、肝棘球蚴病及肝脏肿瘤等具有良好的诊断效能。

1. 肝血管瘤 可发生于肝脏的任何部位，但常见于血管邻近部位和包膜附近。超声表现：多为圆形或椭圆形、边界清晰的高回声结节，呈低回声者多有网状结构；< 2cm 的血管瘤大多内部回声均匀，较大的内部混有低回声，但周边可见高回声环；血管腔的多重反射可引起后方回声增强；随着时间、体位、压迫等改变，内部回声发生变化；周边无晕环；彩色多普勒超声检查常显示周边型血流信号，较大血管瘤内部以低速静脉血流为主，低阻力指数动脉频谱少。

2. 肝脏局灶性结节增生（FNH） 为良性非肿瘤性病变，发病率仅次于海绵状血管瘤。常规超声下多为单发，偶多发，形态多呈圆形、类圆形或不规则形，边界清晰；无明显包膜回声；周边无声晕；内部回声可稍低或稍高于周围组织，回声分布不均匀；有时病变中央可见多条粗线状高回声呈放射状分布，伸向病变边缘；彩色多普勒超声显示血流较丰富，病变中央有时可见放射状或星芒状血流信号向边缘延伸。

3. 肝腺瘤 较为少见，发生于中年女性，与长期口服避孕药有关。多数为单发，少数为多结节型；病变多呈圆形或椭圆形，肿瘤边界清楚、光滑整齐；多无明显完整的包膜回声；小的腺瘤多呈低回声，较大腺瘤可呈较高回声，间以不规则低回声区，与肝癌难鉴别；腺瘤多无后方回声增强效应；彩色多普勒超声显示病变周边血流信号较丰富，内部散在点状血流信号。

4. 肝细胞癌 多合并慢性肝炎病史，组织学上分为结节型、巨块型和弥漫型。超声表现：多伴有肝硬化、脾大、门静脉高压等；可单发，呈局灶性，也可多发，散在分布于肝左右叶；肿瘤回声多种多样，可呈低回声，也可为混合回声或高回声，结节较小时多数呈低回声，边界清晰，可见周边低回声晕，随结节增大，内部坏死和纤维化呈不均匀混合回声，边缘不规则，典型者呈"结中结"表现；弥漫型肝细胞癌肝实质回声弥漫增粗、紊乱，呈结节样和不规则斑块状，与肝硬化较难鉴别，门静脉癌栓形成有助于诊断；彩色多普勒血流成像（CDFI）可探及瘤周血管绕行，肿瘤内血流信号杂乱，呈斑点状或短条状，频谱呈高速动脉血流。

5. 肝内胆管细胞癌 可分为肿块型、管周浸润型和管内生长型。其中肿块型与肝细胞癌超声表现类似，表现为肝内较大的不均质实性肿块，多数边界不清，呈低回声或等回声，也可呈高回声，胆管细胞癌合并肝内胆管扩张的更常见。

6. 肝转移癌 多数有明确的原发肿瘤病史，常不伴有肝硬化。超声表现：典型表现为多发结节，大小相近，呈散在分布；回声多种多样，与原发肿瘤的类型有关，胃肠等消化道来源肿瘤多呈高回声，乳腺、肺、胰腺等来源肿瘤及淋巴瘤多呈低回声；典型者表现为肿瘤周边呈较宽低回声，中心呈高回声，即"牛眼"征；肿瘤内不易探及血流信号，少数肿瘤内可见点状或细条状血流信号。

7. 肝囊肿 典型的声像图表现为圆形或卵圆形的无回声区，壁薄光滑，后方回声增强。其可单发，也可多发，囊肿以单房多见，多房性囊肿的声像图表现为腔内有纤细的分隔。囊肿合并感染或出血时腔内可见弥漫性点状回声漂浮。较大囊肿壁上可检测到少量点状、细条状血流信号。

8. 肝脓肿 根据病因分为细菌性、阿米巴性和真菌性。细菌性肝脓肿多见，患者多伴有寒战、高热、肝区疼痛、外周血白细胞计数升高等。超声表现随脓肿各个阶段的病理变化特征不同复杂多样。肝脓肿早期酷似肝癌超声表现，为边界欠清均匀低回声区，需结合病史和超声连续随访鉴别诊断；病灶内和边缘可测及点状或条状血流信号。脓肿形成期边界较清晰，囊性病灶，可有不规则间隔，壁厚粗糙，内缘不平整，呈"虫蚀"状，脓液回声表现为无回声至低回声。脓肿周壁、间隔及邻近组织探及较丰富低阻血流信号。脓肿吸收期脓肿壁和残留物呈杂乱高回声病灶区。此期血流信号明显较前减少，或无血流信号。慢性肝脓肿：杂乱高回声团块，可伴有钙化。病灶内可检测到血流信号。

9. 肝棘球蚴病　主要有 2 种类型，即囊型棘球蚴病和泡型棘球蚴病。前者多见，后者较少见。超声是诊断和随访肝棘球蚴病的首选方法，患者多有牧区生活史，牛、羊、犬接触史。囊型病灶：无特异性超声表现，与单纯性肝囊肿无法鉴别。单囊型包虫囊后壁呈明显增强效应，囊腔可见"囊沙"。多子囊型有"囊中囊"影像特征，呈花瓣形分隔的"车轮"征或者"蜂房"征。内囊塌陷型内囊易脱落、塌陷、收缩内卷，出现"飘带"征或"水中百合花"。实变型典型表现为"脑回"征。钙化型：有典型"蛋壳样"或不规则钙化，伴宽大声影。泡型肝棘球蚴病超声表现为不规则混合回声肿块，与周围界线不清，可伴有液化坏死区和多发各种类型钙化。病灶内部基本无血流信号，周边可探及条状或短棒状血流信号，进入病灶边缘处呈"截断状"。

10. 肝结核　肝脏形态正常或轻度增大，超声表现多样，与其不同时期病理特点有关。病灶呈椭圆形或不规则形，早期呈强弱相间混合回声结节。继发干酪样坏死，液化时内部出现低回声区或无回声区。纤维期呈强回声。病灶内沙粒状或斑片状钙化为肝结核特征表现。病灶内和周边有少量血流信号或无血流信号。

三、超声造影在肝脏疾病中的应用

2020 年世界超声医学与生物学联合会（WFUMB）颁布了《国际肝脏超声造影指南》。大量研究证实超声对比剂对成人和儿童都具有良好的安全性。CEUS 对 CT、MRI 等影像学检查手段不能确定的肝脏病变具有良好的诊断价值。肾功能不全者可首选 CEUS，以避免辐射及肾功能损害的风险。

CEUS 主要适用于肝脏的局灶性病变（focal liver lesion，FLL）。

（一）非肝硬化患者的局灶性病变

对于非肝硬化患者，CEUS 的适应证包括：常规超声发现 FLL 后，CEUS 是首选影像学检查方法；CT、MRI 等影像学检查或肝穿刺不能确诊的 FLL；CT 或 MRI 存在禁忌证的 FLL 患者。

1. 良性 FLL

（1）肝血管瘤：典型的 CEUS 表现为动脉期周边结节状或环状强化，随时间延长，增强范围逐渐向中心扩展，病灶在门静脉期及延迟期仍处于增强状态，回声高于邻近正常肝组织，呈"快进慢出"增强特征。部分非典型肝血管瘤超声造影动脉期表现为低增强模式。

（2）肝腺瘤：典型的 CEUS 表现为动脉期快速向心性增强，呈高增强模式，门静脉期表现为等增强或略高于肝实质的增强，延迟期为低增强。

（3）肝脏局灶性结节增生（FNH）：典型的 CEUS 表现为病变中央血流伸向周边。动脉期、门静脉期和延迟期以"高 - 高 - 高"或"高 - 等 - 等"增强模式为主，部分 FNH 动脉期存在低增强模式。

（4）肝局灶性脂肪样变：CEUS 的增强模式与周围肝组织相同，动脉期、门静脉期和延迟期都与周围组织保持一致。

（5）肝脓肿：CEUS 表现为早期病灶区域动脉期呈边界模糊高增强，实质期无异常退出；脓肿液化后则病灶呈周边环状增强，内部蜂窝样高增强和无增强，可伴有门静脉期和延迟期退出。

2. 恶性 FLL　典型 CEUS 表现为动脉期高增强、门静脉期及延迟期低增强特征，部分分化较好者延迟期可呈等增强。肝细胞癌和胆管癌 CEUS 表现相似，难以鉴别，有研究显示胆管细胞癌对比剂退出更快（60 秒以内），退出更显著。肝转移癌 CEUS 下病灶动脉期常呈环状高增强，富血供肿瘤也可呈整体增强，门静脉期及延迟期退出，呈典型的"黑洞"征，门静脉期以后更容易检出。

（二）肝硬化患者局灶性病变

对于肝硬化患者，FLL 的 CEUS 主要用于鉴别良恶性病变，以指导临床诊疗。肝细胞癌（HCC）的主要 CEUS 特点是动脉期高增强，随后缓慢退出，97% 的 HCC 表现为此模式。HCC 在动脉期增强明显，且相对均匀；较大的 HCC 病灶伴坏死时增强可不均匀；边缘强化是 HCC 的典型特征。快速退出常见于低分化 HCC，在延迟期表现为增强，而高分化 HCC 退出相对缓慢，在延迟期常表现为等增强。荟萃分析显示 CEUS 诊断 HCC 的准确率约为 83%。

（三）门静脉栓子

与多普勒超声相比，CEUS 鉴别诊断门静脉栓子的效能更高。急性门静脉血栓表现为肝实质门静脉内无血管性缺损，在各个期都无明显变化，在门静脉后期尤其明显。门静脉内的肿瘤（癌栓）与肿瘤的 CEUS 模式相同，可表现为动脉期强化和快速退出。肝动脉显影时门静脉内栓子同时显影一般提示肿瘤性病变。CEUS 对门静脉癌栓和血栓的鉴别具有重要价值。

（四）超声造影引导肝活检

除了根据 FLL 的 CEUS 特点对 FLL 进行鉴别之外。CEUS 还可以用于指导肝活检。一般建议在血流灌注的区域对 FLL 进行肝活检，以避免坏死物质影响诊断准确率；CEUS 可明确诊断良性 FLL 或 HCC 时，不需要再对病变进行活检；CEUS 可以发现常规超声无法显影的肝脏病变，可确定活检的部位。

四、超声弹性成像在肝脏疾病中的应用

临床上用于肝脏检测的弹性成像方法中，瞬时弹性成像（TE）操作简单、使用方便，是目前应用最广泛的技术。其不足之处在于缺少超声图像参照，难以有效避开血管和肿块，且不适用于肥胖者和腹水患者；基于声辐射力脉冲（ARFI）的弹性成像技术，由于 ARFI 的衰减，弹性测量组织深度超过 6cm 时准确性降低；应变弹性成像（SE）在肝脏检测中应用相对较少。

（一）振动控制瞬时弹性成像

振动控制瞬时弹性成像（vibration-controlled transient elastography，VCTE）是目前评估肝纤维化最常用的方法，且已在大量肝病患者中得到证实。VCTE 检查通常将 M 型探头（25 ～ 65mm）或 XL 型探头（35 ～ 75mm）置于右侧第 9 ～ 11

肋间隙的皮肤上，获取不少于 10 次的有效肝硬度测量值（10 次测量值的四分位数间距与中位数的比值≤ 30% 是最重要的有效性评价），设备根据所得的测量值分析得出肝硬度值。但是，VCTE 检查仍存在一定的局限性，如技术性能上的限制（肋间隙的宽度、肥胖等）；在有明显肝纤维化、晚期肝纤维化或肝硬化患者的肝脏不同切面会得出不同的测量值；在急性肝炎、酗酒、进食后 2 ～ 3 小时、充血性心力衰竭和肝外胆汁淤积者中会出现测量值不精确的情况。

美国胃肠病学会（AGA）指南建议诊断慢性乙型肝炎、慢性丙型肝炎患者肝硬化，应用 VCTE 检查优于其他非特异性、非侵入性检查方法，如血清学检验（APRI 指数、FIB-4 指数）等；慢性丙型肝炎患者行 VCTE 检查，肝硬度值达到 12.5kPa 可诊断肝硬化；慢性乙型肝炎患者行 VCTE 检查，肝硬度值达到 11.0kPa 可诊断肝硬化。经抗病毒治疗后达到病毒学应答的非肝硬化慢性丙型肝炎患者，经治疗后完善 VCTE 检查，肝硬度值＜ 9.5kPa 可排除肝硬化进展。成年人慢性酒精性肝病患者行 VCTE 检查时，肝硬度值达到 12.5kPa 可诊断肝硬化。

VCTE 还可以用于肝硬化患者的风险评估。AGA 建议肝硬化代偿期患者行 VCTE 检查，肝硬度值达到 19.5kPa 则需行电子胃肠镜检查以评估食管静脉曲张的风险性。对于怀疑慢性肝病并经历非肝脏手术治疗的成年患者，VCTE 检查肝硬度达 17.0kPa 能够临床诊断门静脉高压，同时需要外科进一步处理。

除肝纤维化和肝硬化的监测之外，TE 技术也可以用于肝脂肪变的诊断和监测。受控衰减指数（CAP）可应用于定量无创评估肝脂肪变的分级。CAP 值的观察者间一致性较好，具有良好的重复性。多篇研究报道 CAP 值与病理组织学肝脂肪变分级相关，但是相邻分级间 CAP 值重叠较多。不同研究得出的界值不同，但评估显著肝脂肪变（脂肪变范围＞ 33%）的临界值均在 250dB/m 左右。CAP 对于肝脂肪变的诊断和分级优于常规超声，但是也更容易高估肝脂肪变程度。CAP 与肝脂肪变分级较相关：诊断显著肝脂肪变，曲线下面积（AUC）为 0.94；诊断严重肝脂肪变，AUC 为 0.95。

对于显著肝纤维化人群，CAP 评估肝脂肪变的诊断效能也优于常规超声。对于超重或肥胖的儿童，CAP 也具有良好的诊断价值。

（二）声辐射力弹性成像技术

声辐射力脉冲（ARFI）弹性成像技术主要包括点剪切波弹性成像（p-SWE）和二维剪切波弹性成像（2D-SWE）。

1. 病毒性肝炎方面　慢性乙型肝炎患者 2D-SWE 和 p-SWE 的操作失败率较低，尤其对于肥胖者。在未接受抗病毒治疗的乙型肝炎患者中，SWE 有助于排除显著肝纤维化和诊断肝硬化。对于未接受治疗的丙型肝炎患者，SWE 是诊断肝纤维化严重程度的一线检查手段，有助于筛查病情严重程度。

2. 脂肪性肝病方面　SWE 的应用相对较少。p-SWE 用于测量 NAFLD/NASH 患者肝硬度的研究较少，有 Meta 分析指出 p-SWE 的诊断准确度高。2D-SWE 诊断 NAFLD 患者显著肝纤维化的临界值为 7.1kPa（AUC 为 0.85）。对于评估 NAFLD 患者的肝硬度，诊断显著肝纤维化，2D-SWE 优于 p-SWE；诊断严重肝纤维化和肝硬化，不同成像技术的准确度相似；2D-SWE 评估 NAFLD 患者肝纤维化分级的准确度优于 TE 和实验室检查。

SWE 与肝硬化门静脉高压并发症风险的研究较少，但均提示 p-SWE 与 2D-SWE 诊断肝硬化门静脉高压具有可行性，两者相关性好，准确度较高。总体而言，SWE 诊断肝硬化准确度高，与 TE 相当。SWE 排除肝硬化的有效性（阴性预测值＞90%）优于诊断肝硬化。

超声技术在肝病中应用很广，尤其是新的超声技术在肝病领域的应用减少了肝活检、内镜检查等侵入性操作。TE 等技术已经被多项指南推荐用于肝脏疾病的诊断和监测。

（郭长存）

第二节　计算机断层扫描

计算机断层扫描（CT）是肝脏疾病诊断和评估中最重要的影像学检查方法。对于弥漫性或局灶性肝脏病变，CT 具有良好的诊断价值和效能。近年来，新的 CT 技术在肝病诊疗中逐渐被应用。这些技术包括双能量 CT（DECT）、图像重建及后期图像处理、CT 灌注成像（pCT）和光子计数 CT（PCD-CT）等。

一、CT 影像技术

（一）常规 CT 技术

多排 CT（multidetector CT，MDCT）是目前最常用的 CT 影像仪器。64 排 CT 可以在 1～4 秒完成肝脏的扫描。利用 2.5～3mm 层厚的 CT 影像可以完成器官三维重建。使用对比剂的多时相 CT 是肝脏的主流影像学检查手段。多期肝脏 CT 增强的质量受多种因素的影响。门静脉期实质增强主要与对比剂体积和碘浓度确定的碘剂量有关，动脉晚期图像的质量取决于快速对比剂注射和准确的扫描时间。在多时相 CT 中，CT 平扫仍然具有重要的临床诊断价值。一些肝脏局部病变，如出血、脂肪变、钙化等在平扫时更易被识别。对于肝硬化患者，CT 平扫有助于鉴别良恶性局灶性病变。肝动脉栓塞治疗后 CT 平扫对于栓塞剂的分布和聚集评估非常重要。肝动脉期一般发生在对比剂注射后 30～40 秒，包括肝动脉早期和肝动脉晚期。肝动脉早期显示肝动脉增强，而门静脉或肝静脉无明显对比，通常不显示高血管病变。肝动脉晚期扫描对于检测高血管性肝脏病变（如肝癌）至关重要。晚期动脉期显示肝实质轻度强化的高血管病变，其特征是肝动脉强化良好，门静脉强化良好，但肝静脉无前向强化。CT 肝脏成像的门静脉期通常发生在静脉注射对比剂后 60～90 秒，其特征是门静脉和肝动脉完全增强，肝静脉前向增强，肝实质明显增强。此对比期最能显示低血管转移和胆道异常，并且在检测动脉栓塞治疗肝癌后残余病变增强方面可能优于动脉期。延迟期也称平衡期，在对比剂注射后 3～5 分钟获得。在这个阶段，对比度在肝脏的血管内和间质之间达到平衡。延迟期是检测肝癌结构的最佳期，尤其是小于 2cm 的病变。多项研究表明，延迟期的使用增加了肝癌的检出率和诊断信心，并提高了低血管肿瘤和胆管癌的检出率。

（二）双能量 CT

常规单能量 CT 是通过多色谱 X 射线源采集图像，X 射线的最大能量由管电压表示，病变的检测和定性是基于组织密度值或者病变与背景对比度的差异。双能量 CT 也称能谱 CT，是在两种不同能量谱下采集图像，因为不同物质的能量依赖性不同，双能量 CT 可基于光子吸收的差异对不同组织进行鉴别和分类。双能量 CT 影像还可改善对比度噪声比，减少噪声及伪影，有助于检测和定性病变。单能量 CT 上，不同元素组成的物质（如钙和碘）会有相同或非常相似的 CT 值，因而难以鉴别不同的组织成分。双能量 CT 可利用高原子序数物质（如碘）的衰减差异来定性其他物质。标准的肝脏 CT 扫描方案通常包括平扫及双期增强扫描，双能量 CT 增强扫描可直接获得虚拟平扫影像，无须进行真正的 CT 平扫，有助于减少辐射剂量。

（三）CT 灌注成像

肝脏 CT 灌注成像是指经静脉注入对比剂时和注射后，对肝脏进行重复动态扫描，根据对比剂浓度和组织密度的线性关系获得该层面内每一像素的时间密度曲线（time-density curve，TDC），根据 TDC 利用不同的数学模型计算出每一像素的各种灌注参数，按参数大小予以色阶赋值形成参数伪彩图。通过观察图上的异常灌注区并对其进行参数测定可判断出该区的性质。常规 CT 只能提供某个时间的定性数据，而肝脏 CT 灌注成像可以提供肝脏血流灌注的动态定量数据。

（四）图像重建及后期处理

在采集 CT 图像后，采集的数据可以通过不同的算法进行图像重建。目前常用的 CT 重建方法

分为解析重建和迭代重建。滤波反投影法（filtered back projection，FBP）是 CT 解析重建最常用的算法。代数重建法（algebraic reconstruction technique，aRT）是 CT 迭代重建的常用算法。重建后可以对影像数据进行进一步处理，以提供更多的信息。后期处理的方法很多，常用的有多层面重建（MPR）、最大密度投影（MIP）、最小密度投影（MinIP）、表面阴影遮盖（SSD）、容积渲染技术（VRT）、曲面重建（CPR）等。

MPR 可以更清晰地显示困难部位和背景下（如肝包膜下和肝硬化时）的组织结构，也可以用于分析病变增强模式和评价肿瘤血供，对于术前制订肝脏手术计划具有重要意义。MIP 可以使不同层面的影像叠加在一起，可显示肿瘤供血动脉和引流静脉，对于肝癌术前或介入治疗前评估和治疗方案制订具有指导价值，也可以用于术后血管并发症的评估。MinIP 可以更清晰地显示胆管和肝管结构。VRT 与血管造影相比，动静脉解剖结构和解剖变异显示更清晰，也可提供肝脏整体结构和病变的方向、位置及特点，可用于肝移植手术方案制订和肝脏切除术中残肝体积的评估。

（五）光子计数 CT

光子计数 CT（PCD-CT）是一种新技术。传统的 CT 采用能量集成探测器，无法区分低能量和高能量光子。而光子计数探测器（PCD）会对每个光子进行计数，从而提高图像的对比度噪声比。它还允许对探测到的光子进行能量分级，用于产生彩色图像，从而可以精确地确定任何化学元素的原子序数，并区分体内存在的多种对比剂。PCD-CT 是目前公认的下一代 CT 技术。美国 FDA 于 2021 年 9 月批准了世界上第一台 PCD-CT 扫描仪，这是新 CT 扫描仪技术革命的开始，也是 CT 影像模式多年来最大的技术转变。目前，PCD-CT 在肝病领域的应用数据还较少，但可以预计未来 PCD-CT 技术会对肝病影像学产生重大影响。

二、CT 在肝脏弥漫性病变中的应用

（一）肝脏脂肪变性和铁沉积

肝脏脂肪变性与代谢综合征和非酒精性脂肪

性肝病相关，可能发展为脂肪性肝炎和肝硬化。肝脏铁过载可能是原发性（特发性）或继发性的，如果未经治疗，可导致肝硬化和多器官衰竭。CT评估脂肪和铁沉积的一个问题是，这两种材料对CT衰减有相反的影响，因此其中一种材料的存在可能会干扰另一种材料的评估：脂肪减少，铁增加肝衰减。常规CT对检测轻度脂肪变性不敏感，但对检测中度至重度脂肪变性（组织学上脂肪含量为30%）有一定价值。CT平扫铁过载具有提示意义，但缺乏特异性。

DECT通过材料分解可对脂肪或铁进行更具体的量化。DECT定量肝脏沉积疾病的临床研究结果不尽一致，尤其是低水平脂肪变性和铁沉积。在中度至重度铁过载患者中，DECT对肝脏铁的定量结果更好。新的多物质分解算法可能允许将铁与其他物质（包括脂肪）区分开，DECT验证的大型队列临床研究是有必要的。

（二）肝纤维化

肝纤维化是肝脏反复损伤的结果。纤维化分期具有重要的预后意义。在成像技术中，MRI和超声弹性成像是临床实践中最常用的方法。目前正在研究几种分期纤维化的CT方法。纤维化的形态学测量包括肝段容积比和肝表面结节评分，这是简单的方法。CT增强方法包括CT灌注成像，可以显示对比剂平均通过时间和肝动脉血流量与纤维化阶段的相关性。由于CT的广泛使用，在常规成像中利用CT影像重建和后期处理可以对肝硬化进行预测并对纤维化分期进行评估。DECT与常规CT相比可以提供更多的诊断信息，尤其是提供碘对比剂在肝实质分布的定性和定量信息。根据fECV（%）= 肝增强/主动脉增强计算的平衡期和平扫期肝细胞外体积分数（fECV）的简单测量，在常规成像中显示出良好的肝硬化预测和适度的纤维化分期预测。DECT进一步简化了平衡（延迟）期扫描的fECV计算，无须额外的非增强扫描。越来越多的研究显示DECT可以通过一次扫描对肝脏疾病进行诊断和对肝纤维化进行评估。目前仍需要进一步研究来验证DECT在量化肝纤维化中的作用。

三、CT在肝脏局灶性病变中的应用

（一）良性局灶性病变

肝海绵状血管瘤：CT增强扫描动脉期边缘结节样强化、门静脉期和（或）延迟期对比剂向病变中心填充可作为确诊征象；肝血管平滑肌脂肪瘤：MDCT显示肿瘤呈混杂密度或信号，增强扫描显示为明显不均匀持续性强化。肿瘤内存在成熟脂肪成分为确诊的重要依据，MDCT显示为显著低密度。肝腺瘤CT表现与肝腺瘤的病理学及基因表型密切相关。HNF1α突变型肝腺瘤可能存在细胞内脂肪，且多无瘤内出血，增强扫描动脉期中等强化，门静脉期及延迟期呈等密度或低密度。炎症型肝腺瘤易自发瘤内出血并于增强扫描动脉期明显强化，门静脉期及延迟期呈持续性强化。FNH的CT增强扫描检查显示动脉期呈显著强化，门静脉期及延迟期密度及信号显著减低，与周围肝实质相似；部分FNH可能存在中央瘢痕，增强扫描延迟期呈持续强化。先天性肝囊肿CT诊断率高，单纯性肝囊肿表现为单个或多个散在囊性病变，无囊壁及分隔，MDCT值为 0～10HU，全程无强化。肝脏胆管囊腺肿瘤CT表现为单发或多发囊实性包块，囊腔内可见实性突起新生物，增强扫描可见病变呈持续性强化，可合并肝内胆管扩张。

（二）恶性局灶性病变

1. 肝癌　CT可以有效地实现肝癌的诊断和随访，CT对肝癌诊断的总体灵敏度和特异度分别为7%～81%和79%～94%；原发性肝癌分为肝细胞癌、胆管细胞癌和混合型肝癌，大体分型包括巨块型（瘤体直径≥5cm）、结节型（＜5cm）和弥漫型（小癌结节弥漫分布于全肝）；各自有其不同的影像学表现。HCC典型CT特点：平扫均匀或不均匀低密度灶，增强扫描大多表现为动脉期明显强化，门静脉期呈等或低密度，延迟期呈低密度，肿瘤整体强化过程呈"快进快出"；可见假包膜征，肿瘤较大可伴出血、坏死、动-静脉瘘、门静脉癌栓，胆管受侵等间接征象。CT灌注成像（PCT）能够反映活体组织中肿瘤相关新生血管生成，对评估治疗反应有潜在的重要意义，特别是在肝癌早期治疗期间。其对评估抗血管生成药物（如索拉非尼）治疗的早期反应的有效性已经被证明。PCT 的早期评估为预测接受索拉非尼治疗的肝癌患者的总存活率提供了成像生物标志物。利用三维仿真软件进行肝切除术前评估、虚拟肝切除、门静脉血流区肝体积测量已被证明是安全有效的。有研究表明，三维可视化技术在原发性肝癌诊断和治疗中的应用，在术中出血量、术后并发症、术后肝功能恢复、手术时间、住院时间、近期随访肿瘤复发等方面与对照组有显著或极显著差异。三维重建模型或三维打印模型可以可视化、直观地显示肝内血管的变化，为肝脏体积计算、虚拟仿真手术和手术导航提供了方便、准确的方法。

2. 肝内胆管细胞癌（ICC）　CT 增强扫描对胆管肿瘤的检测和鉴别非常重要，由于胆管癌中央区域富含纤维基质，故在注射对比剂后 3 ～ 30 分钟进行延迟期扫描可以观察到肿瘤延迟强化，有利于与其他类型占位病变鉴别。CT 快速薄层扫描可显示肝动脉及门静脉系统受累的情况，结合后期图像处理技术可全面、立体地显示肿瘤与周围组织结构的解剖关系，同时对预测手术切缘阴性的准确率达到 94.4%。

四、光子计数 CT 在腹部影像的探索

PCD-CT 是一种最新的 CT 系统，理论上 PCD-CT 可以提供比传统能量集成探测器 CT 更高的空间分辨率，并且辐射量降低。早期在无症状志愿者应用 PCD-CT 原型机的研究显示 PCD-CT 与传统 CT 相比影像质量无明显差异。而另外一项研究显示在使用多色图像时，增强 PCD-CT 比传统增强 CT 的图像噪点更低，信噪比更高。对不同大小腹部模型的研究也显示在 50keV 时，PCD-CT 的虚拟单能图像比传统能量集成探测 CT 的多色图像信噪比显著升高。最近的一项研究在 39 例患者验证了对比剂增强 PCD-CT 和传统增强 CT 的图像质量，结果显示在低发射剂量时 PCD-CT 的图像质量显著高于传统 CT，且 PCD-CT 的流程可能更简单。虽然 PCD-CT 目前才刚刚进入临床，但是初步研究已经显示了其强大的综合图像分析能力。随着扫描模式的优化和新的对比剂的研发，PCD-CT 将为肝脏疾病的影像诊断带来革命性的改变。

（帖　君　郭长存）

第三节　磁共振成像

一、常用肝脏磁共振成像技术

磁共振成像（MRI）可对局灶性和弥漫性肝脏病变进行全面的检查，对于肝脏疾病具有重要的诊断价值。快速扫描采集和新型磁共振成像等技术进展进一步提高了 MRI 在肝局灶性病变中的价值，避免了肝活检等有创检查。MRI 软组织对比度高，非特异性对比剂与肝脏特异性对比剂的应用可进一步提高 MRI 对肝脏疾病的诊断准确率。

（一）弥散加权成像 MRI

弥散加权成像 MRI（DWI-MRI）技术与传统的 MRI 技术不同，它主要依赖于水分子的运动而非组织的自旋质子密度，为组织成像对比提供了一种新的技术。它利用检测组织的水分子扩散运动状态，使细胞外、细胞内和血管内水分子的布朗运动可视化，反映组织的功能状态。使用呼吸门控、心脏门控、单次激发平面回波成像等技术可以减少呼吸、心跳对影像的影响。DWI-MRI 具有良好的检测肝脏病变能力，并且可以在无对比剂的情况下实现定量评价。除了提高软组织的分辨率外，其还可提供与肝功能相关的信息。

（二）动态加权成像 MRI

动态加权成像 MRI（DCE-MRI）是利用非特异性对比剂与肝脏特异性对比剂反映肝脏微循环

血流灌注状况的功能成像方法。肝脏MRI对比剂包括以下几种：常规非特异性细胞外液（ECF）对比剂、肝胆对比剂（可由肝细胞特异性吸收并通过胆道系统排出）、超顺磁性氧化铁颗粒和靶向特定分子过程的生物化学的分子对比剂等。DCE-MRI不仅能够反映组织的血流量，同时能够反映局部渗透率，是评价组织真实灌注情况的理想指标。DCE-MRI具有较高的软组织分辨率，可以鉴别肝脏疾病，可以准确定量评估病变的血流动力学特点，肝脏特异性对比剂可以提供肝功能的数据。

（三）MRI灌注加权成像

MRI灌注加权成像（MRI-PWI）是根据组织微循环血流动力学评估组织活力及功能的一种无创性检查方法，是通过动态测量对比剂在组织和血管内的分布和浓度实现的成像。与CT灌注成像相比，PWI具有更高的时间分辨率，敏感度更强，仅需少剂量的对比剂，且无X线辐射，具有更高的临床实用价值。根据原理其可以分为3种成像方法：对比剂首过通过、动脉血质子自旋标记技术及血氧水平依赖磁共振功能成像。灌注成像在肝脏方面的应用主要包括肝硬化和肝良恶性肿瘤的鉴别诊断、隐匿性转移性肝肿瘤的诊断、肝移植后血流灌注监测及肝癌动脉栓塞化疗治疗的血流灌注情况评价等。

（四）磁共振波谱

磁共振波谱（magnetic resonance spectroscopy，MRS）是在MRI基础上的新型功能成像。MRS以波谱曲线的形式反映活体组织某一特定区域的化学成分及代谢状况，是目前相对理想的无损伤测量方法。肝脏具有高代谢活性，可进行静态和动态代谢功能监测。肝脏MRS中，应用最多的为^{31}P-MRS、^{1}H-MRS和^{13}C-MRS。^{31}P-MRS主要用于研究细胞内能量代谢、磷脂代谢和糖异生。肝脏^{31}P-MRS提供了肝脏代谢的磷酸化化合物的信息，对各种类型的弥漫性肝脏疾病具有诊断价值。

（五）磁共振弹性成像

磁共振弹性成像（magnetic resonance elasto-graphy，MRE）的原理是组织、器官在外力作用下发生质点位移，从而获得磁共振相位图，利用弹性力学原理直观地显示组织的弹性，并进行量化、定量分析。MRE所提供的弹性数值可以鉴别肝纤维化及肝硬化，并具有很好的灵敏度和特异度。

二、MRI在肝脏弥漫性病变中的应用

（一）肝脏脂肪变性和铁过载检测

多参数MRI可评估脂肪变性和铁过载的程度。MRS目前被认为是MR定量评估组织脂肪含量的重要标准。在肝脂肪定量应用中最常用的是^{1}H-MRS，通过计算特定化学位移点上水峰和脂质峰下面积的相对比值来进行脂质含量的量化。大量研究显示，^{1}H-MRS与脂肪肝组织学分级、肝脏甘油三酯含量和组织病理学检查具有高度相关性。

MRI定量技术也可以用于评估人体肝铁过载。可以通过早期信号强度比、同反相位信号强度差异等评估铁含量。组织含铁量决定T_2自旋回波序列呈现出的具体横向弛豫时间，故能判定肝组织铁浓度。MRI测定铁含量的MRI序列、参数、图像处理及后期计算等方面尚无统一标准，需要更多研究进一步确定。

（二）肝纤维化监测

MRE是目前对肝纤维化分期诊断效能较高的无创性评估方法，其总体诊断效能优于TE。目前已有研究结果表明，MRE评估肝纤维化具有很高的可信度，且诊断准确性不受患者年龄、性别、肥胖和肝脏炎症活动程度的影响。与TE技术相比，MRE有其独特的优点，具体如下。

1. MRE不受采集声窗和检查路径的限制，可扫描整个肝脏，对其进行全面评估，避免了抽样误差。

2. 实施MRE时还可添加其他MRI技术对腹部器官进行全方位、一站式检查。

3. MRE相对不受患者腹水和肥胖等因素的影响，对操作者依赖性也较低。但MRE的实施需要配备额外的硬件，检查相对耗时，费用比超声高。目前尚无统一的不同病因肝纤维化MRE

的肝弹性值。

（三）肝脏血管疾病

增强 MR 检查对肝血管疾病的诊断很精确。钆贝葡胺（Gd-BOPTA）对肝血管的增强程度高于钆塞酸二钠（Gd-EOB-DTPA）。肝特异性对比剂对肝移植术后的血管和胆道并发症的检测很敏感。患有血管疾病（布 - 加综合征与其他）的患者的肝再生结节在使用肝胆对比剂后可得到精确的诊断，因为肝特异性对比剂能在肝胆相上被肝脏摄取，因此可以被清晰显示。肝特异性对比剂还可在肝胆相上鉴别肝窦阻塞综合征。MR 胆管造影和 MR 门静脉造影可共同用于门静脉性胆道病的分期。

三、MRI 在局灶性病变中的应用

（一）良性局灶性病变

由于磁共振具有无辐射、内在对比度高、对比剂用量低和多参数采集等特点，因此 MRI 是为可疑局灶性病灶定性的首选影像学检查方法。重 T_2 加权序列和 DWI 在内的平扫 MR（非增强）是对典型囊性、囊样病变和（或）典型血管瘤进行检测和定性的明确检查方式。对非典型"囊样"病变和（或）血管病变的定性需要进行使用血管内、细胞外对比剂的增强 MRI 检查。平扫 MRI 和使用肝特异性对比剂的对比增强 MRI 被建议用于实性病变的检测和定性。非肝硬化的肝脏结节在肝胆相成像上呈等信号、高信号强烈提示肝细胞良性非腺瘤性病变。在注射 Gd-EOB 后的血管晚期，血管瘤可呈低信号，与单独使用细胞外对比剂所获得的影像表现相反。

（二）非肝硬化患者局灶性病变

DWI 与肝胆期成像的结合可提高肝脏局灶性病变的检出率，特别是对小的转移瘤而言。当鉴别诊断主要集中于小血管瘤和转移性病变之间时，推荐使用非特异性（细胞外）对比剂 MRI 进行鉴别。

鉴别肝实性良性病变与转移性病变推荐使用肝特异性对比剂，因其对肝脏局灶性结节增生具有很强的诊断能力。依据肿瘤反应评估标准，无论是使用肝特异性对比剂的 MRI 检查或是使用细胞外非特异性对比剂的 MRI 检查均适用于肝转移癌的连续监测。肝特异性对比剂可对包括肝内的或肿块型的胆管癌在内的原发性肝肿瘤明确勾画轮廓，并可用于肿瘤的术前分期。与使用细胞外对比剂所得的延迟期增强图像相比，肝内胆管癌在注射 Gd-EOB 后的血管晚期呈相对低信号。

（三）肝硬化患者局灶性病变

MRI 适用于肝硬化患者肝癌诊断和分期，也可用于评估肝硬化患者的治疗反应。对肝硬化患者中的 10mm 大小或更大的肝脏局灶性病变应行 MRI 检查进行定性。必须利用含有增强前序列和多期相动态序列的最新的 MRI 参数评估肝硬化患者的肝癌。肝动脉晚期（肝动脉和门静脉同时强化，肝静脉不增强）对肝癌的诊断优于动脉早期。可以进行连续多动脉期成像以提高对肝癌结节中的富血供的检测，减影图像（后处理）可能会准确地检测到 T_1 加权像上高信号肝结节的动脉增强情况。肝硬化患者中 > 10mm 的肝脏局灶性病变呈现"快进""快出"的征象（肝细胞癌诊断的主要标准）时，应做出肝细胞癌的确切诊断，且无须病理学证实。如果主要诊断标准为肝胆期没有表现低信号（无论是"快进"或是"快出"）加上 DWI 弥散受限或 T_2 高信号，该病灶应被高度怀疑为肝细胞癌。

如果肝硬化患者的肝脏局灶性病变不呈"快进"征象且在肝胆期上呈高信号，该病灶有可能是良性的。大多数再生结节在血管期的增强程度与邻近肝组织相同，且在肝胆期表现为等信号。肝特异性对比剂可用于鉴别肝细胞癌与动脉期增强的假性病变。

（郭长存）

第四节　人工智能与肝脏影像学

人工智能（AI）作为计算机科学的一个分支出现于 20 世纪 50 年代。它的两个主要目标：通过在计算机上建模和模拟来研究人类智能；通过像人类一样解决复杂问题来使计算机更有用。人工智能一般通过机器学习来实现。随着机器学习算法的进步，近年来，人工智能在医学影像领域的应用越来越广泛。其应用主要包括两个方面：一是使用人工智能增强图像质量或成像效果；二是使用人工智能对图像进行识别分析，从而完成诊断。目前在肝脏影像学中，后者应用更多。

一、机器学习技术

机器学习的技术分为两种，即监督式学习和无监督式学习。监督式学习数据被人工标注，机器根据已知的输入和输出训练模型，让模型能够预测未来输出；无监督式学习从未标注输入数据中找出隐藏模式或内在结构。机器学习常用的算法包括决策树、随机森林、逻辑回归、支持向量机（SVM）、朴素贝叶斯、K 最近邻算法、K 均值算法、Adaboost 算法、神经网络、马尔科夫等。

深度学习是基于神经网络算法的一种机器学习。它建立模拟人脑进行分析学习的神经网络，并模仿人脑的机制来解释数据。它的基本特点是，试图模仿大脑的神经元之间传递、处理信息的模式。人工神经网络可以捕捉数据之间的非线性关系，进行复杂的监督式或无监督式学习。它区别于其他机器学习的最大特点是可以自主学习训练数据中哪些数据是重要的，而不需要专家人工界定。深度学习又分为卷积神经网络（convolutional neural network，CNN）和深度置信网（deep belief net，DBN）。

二、人工智能在肝脏影像学中的应用

人工智能在消化内镜学的应用已经非常广泛和成熟。人工智能在肝病中主要被用于结构化健康数据和多组学数据对疾病病程及治疗反应预测和肝脏影像识别。人工智能在肝脏影像学中的应用还处于起步阶段，主要集中于以下几个方面。

（一）超声影像

在超声影像中，机器学习算法主要用于肝纤维化、肝脂肪变和肝局灶性病变的评估。基于乙型肝炎患者实时弹性成像数据的随机森林、支持向量机、朴素贝叶斯、K 最近邻算法等都可以准确预测患者的肝纤维化分期。机器学习算法建立的多参数超声组学预测肝纤维化的效能超过传统放射组学方法。肝脏 SWE 图像颜色定量 SVM 模型鉴别肝病患者与对照的准确度为 87.3%，敏感度为 93.5%，特异度为 81.2%；标记高、低硬度区域后进一步构建的 CNN 模型准确度则进一步提高。最近的一项研究显示肝脏 2D-SWE 数据深度学习模型比标准 2D-SWE 和其他生物标志物预测肝纤维化分级更准确可靠。除纤维化外，机器学习也已被用于肝脂肪变的评估和肝脏局灶性病变的超声影像评估。

（二）CT 和 MRI 影像

CT 和 MRI 是肝病患者常用的影像学检查方法，并且可以产生大量的结构化数字影像信息。一项研究通过 7000 多例患者的 CT 图像建立了 CNN 模型。该模型预测肝纤维化的效能超过了影像学和常用的标志物［天冬氨酸氨基转移酶与血小板比值 APRI 和纤维化指数 -4（FIB-4）等］。基于 MRI 数据的 SVM 模型也可以有效预测肝纤维化和肝硬度。在 FLL 方面，基于 400 多例患者 CT 影像建立的 SCNN 模型可以对 5 种肝脏 FLL 进行鉴别。肝脏和肝癌的三维分段深度学习模型对 HCC 影像学诊断的准确率超过 80%。最近的一项研究基于 400 多例患者 MRI 影像建立的 CNN 模型在数秒内诊断 HCC 的敏感度达 90%，特异度达 98%，曲线下面积达 0.992。

除诊断外，机器学习也被用于治疗预测。基于 HCC 患者 CT 数据的 CNN 模型预测患者肝动脉栓塞化疗（TACE）治疗反应的准确率超过 BCLC 分期。另外一项基于 HCC MRI 影像的逻辑回归和随机森林模型预测 TACE 治疗效果的准确率达 78%。基于 125 例体部立体定向放射治疗（SBRT）患者三维 CT 数据的 CNN 模型预测放射治疗后肝毒性的 AUC 达 0.85，且发现近端门静脉接受放射治疗是肝毒性的风险因素。一项研究利用 CT 血管成像数据建立了基于流体动力的深度学习模型称为虚拟肝静脉压力梯度（virtual HVPG），该模型与实际测到 HVPG 密切相关。此外，还有利用功能性 MRI（fMRI）预测肝性脑病模型的研究报道。

虽然在肝病领域人工智能的应用尚处于起步阶段，但是人工智能在其他医学领域应用的成功已经显示出人工智能在影像学诊治中的巨大价值。随着肝脏影像学的发展，计算机运算能力的增强及算法的提高，有理由相信人工智能会成为一种有力的肝脏影像学辅助手段。

（郭长存）

参考文献

付甜甜，丁红，2019.《肝脏超声弹性成像：2018 年世界超声医学和生物学联合会指南更新》摘译. 临床肝胆病杂志，35(1): 59-63.

林晓玲，邓超文，2017.《2017 年美国胃肠病学会指南：弹性成像检查在评估肝纤维化中的作用》摘译. 临床肝胆病杂志，33(10): 1895-1897.

刘晓城，李程博，闫林林，等，2016. 不同影像学检查方法在胆管癌诊治中的价值及局限性. 中华全科医师杂志，15（1）: 74-78.

路宇，刘鹏飞，2020. 多模态磁共振功能成像在肝脏疾病及功能评价中的应用进展. 医学综述，26(15): 3039-3044.

王秋静，柴超，沈文，2016. ESGAR 共识声明：肝脏磁共振成像和肝脏特异性造影剂的临床应用. 实用器官移植电子杂志，4(4): 194-201.

中国医师协会外科医师分会肝脏外科医师委员会，中国研究型医院学会肝胆胰外科专业委员会，2017. 肝脏良性占位性病变的诊断与治疗专家共识 (201 6 版). 中华消化外科杂志，16(1): 1-5.

中华医学会超声医学分会，中国研究型医院学会肿瘤介入专业委员会，国家卫生健康委员会能力建设和继续教育中心超声医学专家委员会，2021. 肝病超声诊断指南. 临床肝胆病杂志，37(8): 1770-1785.

中华医学会肝病学分会，中华医学会消化病学分会，中华医学会感染病学分会，2019. 肝纤维化诊断及治疗共识 (2019 年). 临床肝胆病杂志，35(10): 2163-2172.

Ahn JC, Connell A, Simonetto DA, et al, 2021. Application of artificial intelligence for the diagnosis and treatment of liver diseases. Hepatology, 73(6): 2546-2563.

Dietrich CF, Nolsøe CP, Barr RG, et al, 2020. Guidelines and good clinical practice recommendations for contrast-enhanced ultrasound (CEUS) in the liver-update 2020 WFUMB in cooperation with EFSUMB, AFSUMB, AIUM, and FLAUS. Ultrasound Med Biol, 46(10): 2579-2604.

Elbanna KY, Mansoori B, Mileto A, et al, 2020. Dual-energy CT in diffuse liver disease: is there a role? Abdom Radiol (NY), 45(11): 3413-3424.

Fang C, An J, Bruno A, et al, 2020. Consensus recommendations of three-dimensional visualization for diagnosis and management of liver diseases. Hepatol Int, 14(4): 437-453.

Lell MM, Kachelrieß M, 2020. Recent and upcoming technological developments in computed tomography: high speed, low dose, deep learning, multienergy. Invest Radiol, 55(1): 8-19.

Quaia E, 2021. Imaging of the Liver and Intra-hepatic Biliary Tract. Berlin: Springer.

Vernuccio F, Cannella R, Bartolotta TV, et al, 2021. Advances in liver US, CT, and MRI: moving toward the future. Eur Radiol Exp, 5(1): 52.

Zhou LQ, Wang JY, Yu SY, et al, 2019. Artificial intelligence in medical imaging of the liver. World J Gastroenterol, 25(6): 672-682.

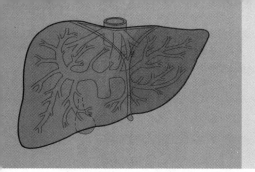

第13章　感染性肝病

第一节　甲型肝炎和戊型肝炎

病毒性肝炎是影响全球数亿人的主要公共卫生问题，并与显著的发病率和死亡率有关。病毒性肝炎由多种病毒引起，这些病毒具有在人类肝细胞中感染和复制的共同倾向，故称为嗜肝病毒，在妊娠和非妊娠人群中引起大多数肝炎。该组病毒主要包括甲型、乙型、丙型和戊型肝炎病毒。其他少见的还包括丁型肝炎病毒（HDV）和G型肝炎病毒（HGV）。甲型肝炎病毒及戊型肝炎病毒主要经粪-口途径传播及感染，通常引起急性感染，极少会引起慢性肝炎；而乙型肝炎病毒主要经血液传播，丙型肝炎病毒主要经输血途径传播，丁型肝炎病毒为缺陷病毒，本身不能致病；G型肝炎极少见。乙型肝炎和丙型肝炎通常与慢性感染有关。大多数病毒性肝炎死亡由乙型肝炎和丙型肝炎引起。估计全球有2.57亿人感染乙型肝炎病毒，7100万人感染丙型肝炎病毒。在我国，病毒性肝炎是一个严重的公共卫生问题，国家卫健委发布的全国法定传染病病情报告中，病毒性肝炎的发病率常居首位。

一、流行病学及自然病史

（一）甲型肝炎

甲型肝炎病毒（HAV）呈二十面体形状，是一种无包膜正链RNA病毒。它的直径为27～28nm，感染遍及全球，发展中国家和低收入地区的流行率更高，HAV在密切接触的人之间通过粪-口传播，暴发通常与卫生条件差、食物和水污染有关。儿童感染通常无症状，但成年人会出现黄疸、腹痛、肝炎和高胆红素血症。

2010年全球甲型肝炎病例数约为140万，其中27 731人死亡。随着社会经济的发展和公共卫生的改善，全球HAV感染率一直在下降。然而，越来越多的人在年龄较大时被感染，导致更严重的临床表现和更大的疾病负担。在HAV感染15～50天（平均30天）的潜伏期后，患者出现急性肝炎症状，血清天冬氨酸氨基转移酶/丙氨酸氨基转移酶（AST/ALT）水平升高。在出现症状之前，会出现一波病毒血症和大量粪便病毒脱落。此时，粪便是HAV传播的主要来源。相比之下，血清HAV浓度比粪便中的浓度低很多；抗HAV免疫球蛋白（Ig）M和随后的抗HAV IgG出现在血清和唾液中，伴随着粪便病毒脱落和病毒血症显著减少。尽管抗HAV IgM可长达6个月被检测到，但抗HAV IgG持续存在，赋予终身免疫力。

（二）戊型肝炎

戊型肝炎病毒（HEV）是一种小型无包膜病毒，直径为27～34nm，具有单链正链核糖核酸（RNA）基因组，在发展中国家普遍存在，是流行性和地方性急性肝炎的重要原因。大多数HEV感染是无症状的，会导致病毒自发清除。

在Orthohepevirus A中鉴定出的8种不同HEV基因型中，HEV1、HEV2、HEV3和HEV4能够感染人类。人类是HEV1和HEV2的主要宿主。HEV1和HEV2在部分亚洲、非洲、墨西哥和中东地区呈周期性流行。在这些地区，特别是在暴雨和洪水之后可能会出现大规模水传播疾病暴发，1955～1956 年，第一次确定的 HEV 暴发在印度感染了 29 300 人。除流行性感染外，HEV 流行地区也发生了散发性感染。HEV1 和 HEV2 通常会导致自限性急性病毒性肝炎。在 30 个欧洲国家进行的一项调查中，HEV 感染病例数从 2005 年的每年 514 例增加到 2015 年的每年 5617 例。

二、发病机制

（一）甲型肝炎

在 HAV 感染的宿主血清和血浆中检测到了一种准包膜形式的 HAV（eHAV），而无包膜、裸露形式的 HAV 通过粪便排出。eHAV 从肝细胞中释放出来，随后在胆管中暴露于高浓度的胆汁酸盐后失去其脂质包膜。HAV 可以利用 eHAV 和无包膜 HAV 的特定特征分别获得免疫逃避和有效的病毒传播。在受感染的宿主内，eHAV 的准包膜将衣壳隐藏起来，使其与针对衣壳蛋白的中和抗体隔离。无包膜的裸 HAV 非常稳定，可通过肠道随粪便排出，同时保持其传染性。此外，在环境中，无包膜的裸 HAV 由于其高物理化学稳定性而极易传播给其他宿主。

（二）戊型肝炎

对戊型肝炎的发病机制知之甚少。目前尚不清楚病毒颗粒是如何及以何种形式到达肝脏的，它是通过粪 - 口途径传播的。最近数据表明，肠道细胞的原代培养物支持 HEV1 和 HEV3 复制，并且已在慢性感染患者的肠隐窝中检测到 HEV RNA 和 ORF2 抗原。这些表明 HEV 首先在肠道中复制，然后以准包膜形式通过血液到达肝脏。HEV 可以在肝细胞的细胞质中复制，并作为脂质相关颗粒释放到血液和胆汁中。大多数 HEV 颗粒在顶膜处释放，即胆汁侧。多种固有免疫传感器已被证明可主动诱导 IFN 和针对 HEV 的炎症反应，由于 HEV 不是细胞病变，由 HEV 感染引起的肝损伤可能是由细胞毒性 T 细胞和自然杀伤细胞免疫介导的。

三、临床表现

（一）甲型肝炎

HAV 感染导致肝脏炎症，通常是自限性的。然而，在临床上，感染后有多种可能的结果，HAV 感染的临床表现从无症状感染到急性肝衰竭（ALF）不等，但不会发展为慢性肝炎。症状性肝炎的发展与患者年龄有关。相对较少的 6 岁以下儿童（< 30%）出现肝炎症状，而大多数成年人（> 70%）出现持续 2～8 周的症状。病情通常相对轻微，非常年幼的儿童通常没有症状。肝损伤在可能出现黄疸的成年人中更为严重。急性重型肝炎发生于约 0.5% 的感染者，病死率约为 0.2%。甲型肝炎通常突然发病，伴有发热（18%～75%）、不适（52%～91%）、恶心或呕吐（26%～87%）等，然后出现深色尿（28%～94%）和黄疸。少数患者可出现瘙痒、腹泻、关节痛或皮疹。患者就医时，发热通常已经消失。在体格检查中，经常发现肝大（78%）和黄疸（40%～80%）。同时，HAV 感染除了有肝损伤表现外，还有其他如急性肾损伤、非结石性胆囊炎、胰腺炎、胸腔或心包积液、血液系统疾病、急性反应性关节炎、皮疹和神经系统表现等。

（二）戊型肝炎

一般情况下，急性 HEV 感染相对无症状或有轻微症状。5%～30% 的 HEV 感染患者会出现急性黄疸性肝炎。不适、发热、身体疼痛、恶心和呕吐是急性黄疸性肝炎前驱期（约持续 1 周）观察到的特征性症状，随后是持续约 1 周的黄疸期，标志是深色尿液和黄疸。恢复期黄疸症状消退。HEV1 和 HEV2 比 HEV3 和 HEV4 引起的急性肝炎表现更严重。但是，HEV3 和 HEV4 可导致老年男性的严重急性 HEV 感染和慢性肝病患者的慢加急性肝衰竭（ACLF）。ACLF 的典型表现包括肝功能急性恶化并伴有腹水发作或恶化、肝性脑病和凝血障碍等临床并发症。有报道显示，ACLF 与死亡率升高相关。虽然戊型肝炎一般是急性发作的自限性疾病，但对于免疫力低下人群来说，戊型肝炎也可能会迁延不愈而呈慢性病程。疲劳是慢性 HEV 感染最常见的症状，但大多数患者没有症状，只有肝酶轻度升高。慢性 HEV 感染可能导致肝硬化。20% ～ 50% 接触过 HEV3 的移植受者会发展为慢性感染。在慢性 HEV 感染的 2 ～ 5 年，约 10% 的患者会发展为肝硬化。与甲型肝炎一样，HEV 感染不仅会导致肝损伤，还可能影响其他器官系统，如神经精神系统、血液系统、肾脏、胰腺等。

四、病理学

（一）甲型肝炎

甲型肝炎在人类具有典型的组织学表现。HAV 在体外似乎并不引起细胞病变，因为它通常存在于细胞培养物中。体内感染的最早阶段几乎没有组织学反应。典型的组织学特征为肝细胞气球样变，肝细胞肿胀达正常直径的 2 倍，细胞质变透明，细胞核和细胞质的大小和形状发生变化。肝细胞肿胀、肝细胞凋亡和肝细胞坏死导致肝板排列紊乱，称为小叶排列紊乱。与其他病毒相比，门静脉周围区域也有更大的炎症参与趋势。门静脉炎症可能会超出门静脉束边缘进入邻近的实质，导致肝细胞损伤。这通常涉及小于 25% 的门脉管周长，零星坏死的存在可能提示其他形式的肝炎。

（二）戊型肝炎

与其他类型的病毒性肝炎相比，关于人类 HEV 感染的组织病理学的可用信息较少。急性戊型肝炎肝损伤的经典模式包括在其他形式的急性肝炎中发现的典型病变类型，包括肝细胞膨胀、散在的凋亡（嗜酸）小体和淋巴细胞浸润门静脉。中性粒细胞在实质和门静脉中相对常见，这一特征在其他类型的病毒性肝炎中不常见，但淋巴细胞是主要的浸润细胞类型。HEV 相关的破坏性胆管炎也有报道。在更严重的情况下，可能会出现广泛的肝细胞坏死和实质塌陷，并伴有明显的小管反应。存活的肝细胞可能膨胀，有泡沫细胞质，色素巨噬细胞散布在整个实质中。门静脉束周围有明显的小管反应。也可能存在血管壁炎症和库普弗细胞增生。

五、诊断

（一）甲型肝炎

甲型肝炎病毒（HAV）可以采用抗原检测、抗体检测、核酸检测等方法检出。①抗体检测：体液免疫反应在 HAV 感染的诊断和甲型肝炎与其他类型病毒性肝炎的鉴别中举足轻重。IgM、IgA 和 IgG 抗 HAV 通常出现在症状出现时。由于 HAV 感染引起的肝炎在临床上与其他肝炎病毒引起的肝炎无法区分，因此需要进行血清学检测做出诊断。在诊断上，IgM 抗 HAV 已被用作急性感染的主要标志物；尽管 IgM 抗体可能存在很长时间，但在感染开始后 4 ～ 6 个月发现的较低浓度不会产生阳性检测结果。②抗原检测：已使用放射免疫测定法和酶免疫测定法在粪便、细胞培养物和环境样本中检测到 HAV 抗原。然而，检测血液中的抗原一直很困难，因为纤连蛋白可以与 HAV 结合并掩盖免疫检测所需的抗原决定簇。③核酸检测：核酸检测技术比病毒抗原的免疫测定更灵敏，可检测不同来源样品中的 HAV。实时 PCR 因其高速、灵敏、重现性和污染最小化而彻底改变了核酸检测，已应用于 HAV 的检测和定量。对 PCR 产物进行核酸测序以确认其特异性并提供鉴定和表征生物体的最终手段。

（二）戊型肝炎

HEV 感染可以通过检测血清抗 HEV 抗体间接诊断，或直接通过检测血液或其他体液中的 HEV 基因组来诊断。抗 HEV IgM 抗体的存在是急性感染的标志。单独存在抗 HEV IgG 抗体是既往感染的标志。抗体在症状出现后约 4 周达到峰值，并保持高水平超过 1 年。抗 HEV IgG 抗体反应的确切持续时间仍不确定。14 年前一项研究表明患有戊型肝炎的近 50% 患者中可检测到抗 HEV IgG 抗体。使用经验证的 PCR 检测作为参考，免疫功能正常患者的灵敏度为 97.7%，免疫功能低下患者的灵敏度为 85% ～ 87%；急性感染期间收集的样本抗 HEV IgM 阳性和抗 HEV IgG 阴性，两种免疫球蛋白检测均具有高特异度（＞ 99.5%）。

六、治疗和预防

对于甲型肝炎和急性戊型肝炎，大多数病例不需要特殊治疗。少数发生暴发性肝衰竭的患者应接受积极的支持治疗并考虑肝移植。少数重症急性戊型肝炎患者已接受利巴韦林治疗，其可快速纠正肝酶紊乱和清除病毒。

在免疫抑制移植受者的慢性感染中，一线治疗是减少免疫抑制药物剂量，尤其是靶向 T 细胞的药物。约 33% 的患者无须任何其他干预即可清除病毒。对于其余患者，利巴韦林可能有用。欧洲肝脏研究学会指南建议最佳治疗持续时间初始为 3 个月，对于在第 1 个疗程后未能清除病毒的患者，再继续 6 个月的疗程。有研究表明，约 81% 的患者在 1 个疗程后获得持续的病毒学应答，第 2 个疗程后上升至近 90%。聚乙二醇化 IFN-α 可用于不能耐受利巴韦林或无反应的肝移植受者，但通常禁用于接受其他器官移植的患者，因为排斥风险增加。在其他免疫抑制队列中，已经描述了应用利巴韦林、IFN-α 或两者的联合成功治疗。

与其他传染病的预防一样，甲型肝炎及戊型肝炎的预防主要包括 3 个方面：控制传染源、切断传播途径及保护易感人群。预防 HAV 传播的主要方法是保持良好的卫生习惯、主动和被动免疫预防。这包括接种疫苗或肌内注射免疫球蛋白。美国疾病控制与预防中心建议为 12 个月至 40 岁的健康人群接种疫苗；40 岁以上的人需要注射免疫球蛋白，但可以接受疫苗接种；12 个月以下儿童、免疫功能低下者、慢性肝病患者和任何有疫苗接种禁忌证者注射免疫球蛋白。应向高危人群提供 HAV 筛查，尤其是对男男性行为者、静脉吸毒者及艾滋病、乙型肝炎或丙型肝炎疾病患者。检测阴性的患者应接种疫苗。

在 HEV1 和 HEV2 流行的地区，关键的预防策略主要是改善卫生设施和饮水卫生。在资源丰富的环境中，人畜共患传播是主要的感染途径，食品卫生则是主要的预防措施。肉类产品，尤其是猪肉，应彻底煮熟。任何有发展为更严重疾病的风险因素的人，都应特别注意避免食用生肉。因工作而接触猪、野猪或鹿的人应注意尽量减少直接接触并使用适当的防护设备。一种有效的

HEV 疫苗，命名为 HEV-239，已在我国上市多年。该疫苗旨在提供针对所有基因型 HEV 的长期保护。

七、妊娠期甲型肝炎及戊型肝炎的诊治

（一）妊娠期甲型肝炎

急性 HAV 感染通常是自限性的，不会导致慢性疾病。HAV 的围生期传播非常罕见，因此妊娠期间对于甲型肝炎的诊治主要考虑母亲，急性 HAV 感染的症状通常持续不超过 2 个月，包括不适、疲劳、恶心、呕吐和厌食。这些可能与妊娠的轻微疾病重叠，因此应特别注意是否出现发热、腹痛、黄疸、瘙痒和尿色深。HAV 感染的非典型表现包括复发性肝炎和相隔 4 ～ 7 周血清氨基转移酶的双相升高，以及长达 6 个月的胆汁淤积和急性肾损伤。妊娠对 HAV 感染的过程没有已知的负面影响。然而，妊娠期 HAV 感染可能与更高的母体并发症风险有关，在某些妊娠晚期严重肝功能障碍的情况下，可能需要提早分娩。超过 60% 的患者（61.5%，中位妊娠 34 周）发生早产，并且更常见于发热和低血清白蛋白（＜ 30g/L）的女性。其他可能的妊娠并发症包括胎膜早破、胎盘早剥和产前出血。HAV 感染的垂直传播非常罕见，但也有报道。HAV 的宫内传播可能导致新生儿胎粪性腹膜炎，应向感染 HAV 的妇女提供产前扫描以筛查羊水过多和胎儿腹水。妊娠期甲型肝炎的治疗主要是以对症支持治疗为主，包括充足的营养、适当使用止吐药和解热药。HAV 感染的好转通常发生在感染后的 2 个月内，但很少会发展为伴有肝衰竭和肝性脑病可能需要肝移植的暴发性肝炎。目前尚无抗病毒药物用于妊娠期甲型肝炎。

预防妊娠期 HAV 感染同样需要注意卫生，如饮用干净的水和定期洗手，以避免病毒通过粪 - 口途径传播。目前有一种有效的且安全的产前丙型肝炎疫苗。对于丙型肝炎高度或中度流行国家的高危人群及前往这些地区的旅行者，可以将此疫苗分两次给孕妇接种，间隔 6 个月。感染 HAV 的女性进行母乳喂养相对安全。尽管在母乳中可

检测到 HAV-RNA、抗 HAV IgG 抗体和抗 HAV IgM 抗体。但母乳喂养与新生儿感染无关，应该鼓励。

（二）妊娠期戊型肝炎

妊娠期间戊型肝炎的表现差异很大，可以从轻度亚临床疾病、自限性急性感染在 1 ～ 4 周自行消退，到具有高死亡率的暴发性肝衰竭。潜伏期为 2 ～ 10 周，诊断基于检测血液或粪便样本中的 HEV-RNA。病毒 RNA 存在于潜伏期，并在症状出现后持续 18 ～ 21 天。抗 HEV IgM 抗体在临床疾病早期出现，但会在几个月后消失，而抗 HEV IgG 抗体会持续数年。与 HAV 一样，HEV 通常只引起急性肝炎，但 HEV 在妊娠期可能具有特别强的毒性，与非妊娠人群相比，母婴发病率和死亡率较高。超过 50% 的急性 HEV 感染发生于妊娠晚期，其中 5% ～ 10% 发生于妊娠早期，其余 1/3 发生于妊娠中期。有研究表明，妊娠母亲急性 HEV 感染的合并病死风险可高达 26%。其他妊娠并发症包括早产（50%）和产前胎膜破裂（10%），而产后出血的发生率为 13.6% ～ 30%。妊娠期在流行地区发生急性重型肝炎的人群中，高达 75% 与戊型肝炎有关。妊娠期间戊型肝炎严重程度增加的真正原因尚不清楚。营养不良是另一个可能导致妊娠期 HEV 感染易感的因素，并且似乎也与疾病严重程度增加有关，如发展为急性肝衰竭的急性重型肝炎。在 HEV IgM 阳性母亲中高达 46% 可发生垂直传播。受累的新生儿可出现黄疸、肝脾大、呼吸窘迫综合征或败血症。对于 HEV 感染的妊娠期患者，治疗仍然是以对症支持治疗为主，因为没有针对妊娠期 HEV 感染的既定抗病毒治疗。由于戊型肝炎无抗病毒药物且要考虑用药的致畸问题，目前尚无指南推荐妊娠期 HEV 感染治疗。预防 HEV 感染同样要注意卫生，以避免病毒通过粪 - 口途径传播。与甲型肝炎一样，母乳喂养被认为对 HEV 感染是安全的，但有研究从急性感染女性的母乳中分离出与血清中水平相似的 HEV-RNA。因此，对于患有急性 HEV 感染的女性，有建议考虑中断母乳喂养。

（潘仕达　何婷婷　孟繁平）

第二节　乙型肝炎和丙型肝炎

乙型肝炎是我国主要的肝炎类型，主要传播途径是血液传播、母婴传播及性传播。在我国乙型肝炎疫苗注射是小儿计划免疫中重要的一项，几乎所有的新生儿出生后都会注射乙型肝炎疫苗。丙型肝炎的发病率在我国仅次于乙型肝炎。目前丙型肝炎已经可以治愈。乙型肝炎及丙型肝炎导致的肝损伤主要是病毒在肝内复制导致慢性炎症。

一、病原学

（一）乙型肝炎病毒

乙型肝炎病毒（HBV）属于一组嗜肝 DNA 病毒，HBV 是一种小病毒，直径约为 42nm，由含有乙型肝炎表面抗原（HBsAg）的脂质双层包膜和核衣壳结构（核心）组成。核衣壳由核心蛋白和病毒 DNA 基因组及相关的 DNA 聚合酶 / 反转录酶组成，其长度约为 3200 个碱基对（约 2100kDa）。病毒基因组是部分双链的环状 DNA 分子，由一条完整的负链和一条不完整的正链组成，它们的 5' 区域具有内聚重叠。在黏性区域，有两个同向重复序列（DR1 和 DR2），它们在病毒复制中很重要。基因组有 4 个开放阅读框，其中 3 个编码病毒蛋白。乙型肝炎核心抗原（HBcAg）及其抗原性不同的加工产物乙型肝炎包膜抗原（HBeAg）由前核心 / 核心（pre-C/C）基因编码。核心（C）基因被转录成核心蛋白，该蛋白包装前基因 RNA 以产生"核心颗粒"。pre-C/C 基因被转录成 pre-C/C 融合蛋白。核心抗原为核衣壳的主要结构成分。在其氨基和羧基末端被截断后，该蛋白在血清中可检测为 HBeAg，通常表明肝脏中病毒复制水平较高。嗜肝 DNA 病毒基因组具有相似的大小和结构，并且通过 RNA 中间体的反转录进行不对称复制。HBV 的复制策略已经在生化和遗传方面进行了非常详细的分析。虽然肝炎病毒与反转录病毒相似，但它们的复制方式是独特的。

（二）丙型肝炎病毒

HCV 的一个显著和独特生物学特征是它与脂蛋白结合，使得脂蛋白表现出异常低的浮力密度。HCV 颗粒的直径为 50 ~ 80nm，并包含单链 RNA 基因组、核心及包膜糖蛋白 E1 和 E2。HCV 基因组与核心蛋白相互作用形成核衣壳，该核衣壳被称为病毒包膜的脂质膜包围，包膜糖蛋白固定在其中。重要的是，由于病毒颗粒与脂蛋白结合，载脂蛋白如 Apo E、Apo B、Apo A1、Apo C1、Apo C2 和 Apo C3 也可以与 HCV 颗粒结合。此外，细胞培养产生的颗粒的特征表明，它们的脂质组成类似于极低密度脂蛋白（VLDL）和低密度脂蛋白（LDL），胆固醇酯几乎占 HCV 总脂质的 50%。经研究分析得出，HCV 具有广泛的遗传异质性，系统发育分析将其分为 7 个主要基因型和 67 个亚型。基因型 1 和 3 最为普遍，分别占所有感染的 46% 和 30%。基因型 2、4、5 和 6 分别占感染的 9%、8%、1% 和 6%。对 HCV 进行基因分型对于后续丙型肝炎的治疗具有重要的意义。

二、流行病学

（一）乙型肝炎

乙型肝炎病毒（HBV）感染是一个全球性的公共卫生问题。在普遍实施乙型肝炎疫苗接种之前，全球乙型肝炎表面抗原（HBsAg）的流行率为 2% ~ 20%。全球估计表明，超过 20 亿人感染了 HBV，其中 2.48 亿人乙型肝炎表面抗原阳性。15% ~ 25% 的慢性 HBV 感染者死于肝硬化或肝癌。全球疾病负担研究估计，2013 年有 686 000 人死于乙型肝炎，全球年龄标准化死亡率为 5.9/100 000，其中 300 000 人死于肝癌，317 400 人死于乙型肝炎继发性肝硬化。这一比例代表了巨大的全球负担，具有广泛的全球地理差异。乙型肝炎流行率（HBsAg）在撒哈拉以南非洲和西太平洋地区最高，被认为是中高流行地区（流行率为 5% ~ 8% 或 8% 以上），并且在一些国家中流行

率估计超过 15%。中低流行地区（2% ~ 4.99%）包括地中海东部和欧洲地区。美洲和西欧地区被认为是低流行区，HBsAg 流行率一般低于 2%。随着时间的推移，大多数国家的 HBsAg 流行率总体下降，但非洲和东欧国家显著增加。

（二）丙型肝炎

据计算，全球共有 1.30 亿 ~ 1.7 亿人感染了 HCV，全球感染率估计为 2% ~ 3%。HCV 感染率最高的是非洲和中东国家，主要集中于埃及、喀麦隆、沙特阿拉伯、伊拉克和叙利亚等国家，感染率为 2% ~ 15%。北美、澳大利亚、日本及北欧和西欧报道 HCV 感染率较低，没有一个地区的感染率 > 2%。中国、印度、埃及、巴基斯坦和印度尼西亚约占全球 HCV 感染者的 50%，最新研究表示，过去 15 年中血清丙型肝炎抗体阳性率增加至 2.8%，相当于全球感染人数超过 1.85 亿。持续性 HCV 感染与肝硬化、肝细胞癌、肝衰竭和死亡有关。

三、发病机制

（一）乙型肝炎

HBV 本身并不直接引起细胞病变，肝细胞损伤被认为是 HBV、宿主肝细胞和免疫细胞之间相互作用的结果。对肝功能进行监测，在 ALT 突然升高之前，血清 HBV-DNA 会升高。血清 HBsAg 水平也随着血清 HBV-DNA 升高而平行升高。有研究表明，在肝炎暴发前几周，血清 HBeAg 和 HBV-DNA 水平及细胞内病毒蛋白的积累显著平行增加。此外，随后抗 -HBe 的产生和 HBeAg/抗 -HBe 免疫复合物的形成增加，从而引起 HBV 的免疫反应在引发急性重型肝炎中起重要作用。对肝炎发作期间的免疫组织学进行研究后显示，单核细胞浸润中存在 $CD8^+$ T 细胞、人类白细胞抗原 I（HLA-Ⅰ）的强烈膜表达，以及细胞质或膜 / 亚膜乙型肝炎核心抗原（HBcAg）的表达。早期的免疫学研究表明，HBcAg/HBeAg 特异性前体 T 细胞比率升高了 2 ~ 4 倍，并且特异性 T 细胞在肝炎发作之前和发作期间 HBcAg/HBeAg 增殖增加。肝炎发作时干扰素 γ（IFN-γ）产生增加

及 Th1 表型细胞因子（IL-2 和 IFN-γ）在高 ALT 水平期间上调。研究结果表明，循环和肝内产生 IL-17 的 CD4$^+$ T 细胞增加与 ALT 水平和肝损伤密切相关。纵向免疫学研究显示 HBcAg 特异性调节性 T（Treg）细胞比率下降，这与肝炎发作高峰前 HBcAg 特异性细胞毒性 T 淋巴细胞（CTL）比率增加有关。产生 IL-10 的调节性 B 细胞比率和血清 IL-10 水平随着病毒载量增加而达到峰值，并同时或在 ALT 达到峰值后不久下降。血清 IFN-α 和 IL-8 浓度大幅波动，峰值水平与肝炎暴发前病毒载量的急剧增加一致，血清 IFN-α 和 IL-8 增加促进了自然杀伤(NK)细胞介导的肝损伤。还表明，肝炎发作与高血清 INF-γ 诱导的趋化因子 CXCL-9 和 CXCL-10 暂时相关。并且程序性死亡蛋白 1（PD-1）及其配体（PD-L1）水平上升、峰值和下降与 HBV 特异性 T 细胞和血清 ALT 水平上升、峰值和下降平行。综合起来，这些发现表明乙型肝炎是固有免疫反应和适应性免疫反应动态变化的结果，HLA- Ⅰ受限，CTL 介导的表达 HBV 抗原的肝细胞的免疫细胞溶解及其下游凋亡机制共同导致乙型肝炎的产生。因此，较高的 ALT 水平代表针对 HBV 的更强烈的内源性免疫反应。

（二）丙型肝炎

HCV 核心通过外在和内在途径诱导细胞凋亡与疾病进展相关。信号通路汇聚成一个共同的凋亡通路，在该通路中触发了半胱天冬酶级联反应。结果，细胞内成分和 DNA 被降解导致细胞死亡并最终导致肝损伤。肝细胞凋亡在终末期肝病的发病机制中起重要作用。有趣的是，HCV 核心同时诱导促凋亡和抗凋亡作用。HCV 核心在调节细胞凋亡中的这种双重行为对于发展为 HCC 至关重要。HCV 核心区不同氨基酸残基与疾病进展之间的关联已有报道。特别是，HCV 核心中的氨基酸 70 突变与进展为 HCC 密切相关。因此，HCV 核心中发生的遗传变异可能会影响其与宿主蛋白质的相互作用，从而影响疾病进展。此外，脂肪变性常见于 HCV 感染病例，并导致进行性肝损伤。在 HCV 基因型 3 感染的病例中更常观察到肝细胞脂肪变性的发展。有研究表明，至少 4 种主要细胞因子的协同作用对 HCV 进入是必不可少的。它

们包括 SRB1、四次跨膜蛋白 CD81、紧密连接蛋白 Claudin-1（CLDN1）和 Occludin（OCLN）。SRB1 在初始细胞附着后与病毒颗粒相互作用。SRB1 在 HCV 进入细胞中的作用首先通过其介导 E2 结合的能力得到提示。然而，SRB1 似乎也通过与病毒相关脂蛋白的相互作用促进病毒附着。SRB1 与 HVR1 的相互作用也可以揭示 E2 的 CD81 结合位点，正如 HVR1 缺失的突变病毒对 SRB1 的依赖性降低所暗示的。无论涉及何种机制，四次跨膜蛋白 CD81 无疑是 HCV 生命周期中的关键参与者，在与 SRB1 结合后，HCV 病毒颗粒已准备好与 CD81 发生相互作用。CD81 在细胞表面高度表达，富含形成稳定平台的膜区域，与膜的其余部分永久交换，细胞膜中这些动态交换的平衡对 HCV 进入过程至关重要。CD81 也被证明与 CLDN1 相互作用。CD81-CLDN1 关联似乎受多种信号通路的调控。这种相互作用似乎是由表皮生长因子受体（EGFR）促进的，也可能是由蛋白激酶 A 促进的。EGFR 的激活还刺激 HRas，后者又与 CD81 相关联，而这种相互作用是 CD81 横向扩散所必需的，从而允许 CD81-CLDN1 相关联。因此，EGFR 通过 HRas 激活诱导 CD81 扩散以促进 CD81-CLDN1 复合物形成，并促进 CD81-CLDN1 与 HCV 病毒颗粒的共内化。与 CD81-CLDN1 复合物相互作用后，HCV 病毒颗粒还会瞬时激活 PI3K-AKT 通路以促进其进入。最后，还表明 E2 与 CD81 结合会诱导 Rho TPases 信号传导，进而导致肌动蛋白细胞骨架重排。在患者的肝脏中，受感染的细胞成簇出现，表明细胞间传播是 HCV 传播的主要方式。有趣的是，在细胞培养中也观察到直接的细胞间传播。虽然它似乎涉及迄今为止确定的大多数 HCV 进入因子，但控制该过程的机制仍然未知，但可能涉及外泌体。

四、诊断

（一）乙型肝炎

抗原、抗体和病毒核酸检测通常用于诊断和监测 HBV 感染。无论感染持续数月还是终身，血清学标志物、丙氨酸氨基转移酶（ALT）水平和 HBV-DNA 的连续评估都可以指导管理。

1. 血清学标志物 HBsAg 水平和 HBsAg 产生的来源在慢性乙型肝炎（CHB）的不同阶段发生变化。在免疫耐受阶段，HBsAg 浓度高，而在非活动阶段，浓度低。较高的 HBsAg 水平可能意味着自发清除的可能性较低。因此，HBsAg 水平最近已被纳入 HCC 风险评分。HBeA 一直被视为提示病毒复制并具有强传染性的指标，慢性 HBV 感染史中患者所处阶段的定义目前是通过 HBeAg 水平来衡量的。聚乙二醇干扰素治疗可对 HBeAg 血清学转换产生影响，HBeAg 水平迅速下降。另外，高水平 HBeAg 可用于预测无反应并在适当时机尽早终止治疗。乙型肝炎病毒核心抗体（anti-HBc）可通过总抗 -HBc 免疫测定法检测，抗 -HBc IgM 是急性乙型肝炎的决定因素，并且通常是在 HBsAg 检测不到的急性乙型肝炎期间可能检测到的唯一标志物。当慢性乙型肝炎进展和急性发作时，患者的抗 HBc 也呈阳性。此外，乙型肝炎核心相关抗原（HBcrAg）是一种新指标，可测量 HBeAg 和乙型肝炎核心抗原（HBcAg）共有的氨基酸序列，以及推定的 22kDa 前核心蛋白。由于 HBcrAg 阳性与接受核苷类似物（NA）治疗的患者的肝内 HBV-DNA 和前基因 RNA（pgRNA）水平相关，因此 HBcrAg 可能是肝脏 cccDNA 转录活性的良好血清标志物。

2. HBV-DNA 是病毒复制的标志物，并且是抗病毒治疗的重要监测指标，因此指南建议 ALT 水平升高且 HBV-DNA 水平为 2000 ～ 20 000U/ml 的非肝硬化患者及无论 HBV-DNA 处于任何可检测水平的肝硬化患者都要进行抗病毒治疗。

3. 血清 HBV-RNA 的测定 HBV-RNA 和 RNA 剪接体由病毒体释放到肝细胞细胞质中，并可在血清中检测到 HBV-RNA。HBV-RNA 是从 cccDNA 转录的，因此血清 HBV-RNA 的水平可以反映 cccDNA 病毒转录活性。HBV-RNA 水平与 HBV-DNA 水平相关，并与血清 HBsAg 和 ALT 水平、HBV 基因型及未治疗患者中基础核心启动子突变的存在相关。HBV-RNA 水平因感染阶段而异——它们在免疫耐受阶段最高，在非活动性 HBV 感染患者中最低。

4. 其他 血清 ALT 浓度通常与乙型肝炎患者的肝脏坏死性炎症相关，ALT 的临界值应降至男性 30U/L 和女性 19U/L，因为 40 ～ 70U/L 的正常高水平 ALT 与肝硬化和肝脏相关死亡有关。然而，美国肝病研究学会（AASLD）2018 年指南更新建议男性的 ALT 临界值应为 35U/L，女性为 25U/L。

（二）丙型肝炎

丙型肝炎的诊断评估主要依靠血清抗体检测。阴性结果意味着没有暴露于 HCV，但出现抗体阳性无法区分当前和过去感染。15% ～ 25% 暴露于 HCV 的人在没有治疗的情况下会自发地从体内清除病毒，并且不会发展为慢性感染；之前接受过治疗并治愈的患者也会显示抗体检测呈阳性。对于抗体检测呈阳性或可疑阳性的患者，应进行定性或定量 HCV-RNA 检测，这是针对活动性感染的特异性检测。如果检测到 HCV-RNA 阳性，则可确诊为 HCV 感染。未能检测到 HCV-RNA 表明曾经感染 HCV 随后被清除，或假阳性结果。抗体检测呈阳性且 HCV-RNA 病毒载量大于检测水平的患者为活动性 HCV 感染，符合治疗条件。感染后主要以慢性肝炎为主要表现，但仍有部分患者表现为急性肝炎。尽管大多数急性 HCV 感染者无症状，但高达 30% 的急性 HCV 感染者有症状。这些症状可能包括虚弱、厌食、右上腹痛、深色尿、蜘蛛痣、下肢水肿和黄疸，ALT 和 AST 水平高于正常范围的 10 倍提示肝组织明显受损。然而，30% 的急性 HCV 感染者会在感染后 6 个月内自发清除病毒。HCV 感染发作后 6 个月以上血液中仍然存在 HCV-RNA，则称为慢性 HCV 感染。慢性 HCV 感染引起的肝功能异常相关的不适与急性 HCV 感染一样，但慢性 HCV 感染还有肝外表现，包括混合性冷球蛋白血症、膜增生性肾小球肾炎、扁平苔藓、白斑病、干燥性角结膜炎和淋巴瘤。

五、治疗

（一）乙型肝炎

中华医学会感染病学分会和肝病学分会、美国肝病学会、欧洲肝病学会发布的慢性乙型肝炎防治指南均指出乙型肝炎的治疗目标是最大限度地长期抑制 HBV 复制，减轻肝细胞炎症坏死及肝脏纤维组织增生，延缓和减少肝衰竭、肝硬化失代偿、肝细胞癌和其他并发症的发生，改善患者生活质量，延长其生存时间。

1. 抗病毒治疗　国际及我国指南均指出乙型肝炎e抗原阳性或阴性的乙型肝炎患者，是否启动抗病毒治疗主要考虑以下3个因素，即血清HBV-DNA水平、血清ALT水平、肝脏疾病的严重程度，并且动态评估比单次检测更有临床意义。同时，还应该考虑患者的年龄、健康状况、HBV传染风险、肝细胞癌或肝硬化的家族史和肝外表现。其中，HBV-DNA定量检测主要用于评估HBV感染者病毒复制水平，其是决定抗病毒治疗及判断治疗效果的重要指标。抗病毒药物包括核苷（酸）类似物（nucleoside/nucleotide analogue，NA）和干扰素α（interferon-α，IFN-α）。因恩替卡韦(entecavir, ETV)、富马酸替诺福韦酯(tenofovir disoproxil fumarate，TDF)、富马酸丙酚替诺福韦（tenofovir alafenamide fumarate，TAF）为强效、耐药发生率低的抗病毒药物，具有良好的安全性，故推荐作为初治患者的首选口服药物；对于IFN-α，推荐首选聚乙二醇IFN-α。目前尚无指南推荐以上药物联合应用，且目前尚无证据表明联合用药对患者的治疗及预后有明显的优势。现今，最现实的目标是达到或者维持病毒学缓解，即通过PCR检测不到HBV-DNA。各指南推荐聚乙二醇-IFN-α的疗程基本都是48周，我国指南推荐，部分患者可延长至96周。停药标准有所差异，影响停药的最重要的预测因子是HBsAg定量。核苷（酸）类似物治疗乙型肝炎患者的疗程是不确定的，其影响因素包括HBeAg状态、HBV-DNA持续抑制的时间、是否合并肝硬化。此外，长期治疗可能会降低但不能消除肝癌的风险。乙型肝炎疫苗和免疫球蛋白的联合使用极大降低了围生期的母婴传播率，但母婴传播仍会发生，主要危险因素是孕妇高病毒载量。我国指南指出，对于妊娠中后期HBV-DNA $> 2 \times 10^5$U/ml的孕妇，在充分沟通并知情同意的基础上，可于妊娠24～28周开始应用TDF或LdT抗病毒治疗。免疫耐受期孕妇可于产后即刻或1～3个月停药。应用TDF治疗并不是母乳喂养的禁忌证。

2. 新型抗病毒药物的应用　目前医学界针对抗HBV新药的研究主要集中于强化机体免疫力促进病毒清除和干扰HBV复制两个方面。因此出现的新药包括入胞抑制剂、cccDNA靶向药物、Toll样受体激动剂、RNA干扰药物等。此外还有治疗性疫苗，其作用主要是通过强化患者机体免疫力，达到对感染HBV的细胞灭活效果，从而阻断HBV持续复制。

3. 嵌合抗原受体T细胞（CAR-T细胞）疗法　是指在体外产生功能性HBV特异性T细胞，将其重新注入慢性HBV阳性患者体内。基本原理是应用HBV感染患者的骨髓移植导致乙型肝炎患者的HBsAg消失。目前，HBV特异性CAR-T细胞疗法或TCR-T细胞疗法在乙型肝炎治疗中具有巨大潜力。

此外，乙型肝炎的治疗除抗病毒治疗外，还有抗炎、抗氧化、保肝、抗纤维化和免疫调节等对症治疗及补蛋白、利尿、治疗肝性脑病等一般支持治疗。

（二）丙型肝炎

抗病毒治疗的目标是清除HCV，获得治愈，清除或减轻HCV相关肝损伤和肝外表现，逆转肝纤维化，阻止进展为肝硬化、失代偿期肝硬化、肝衰竭或HCC，提高患者的长期生存率，改善患者的生活质量，预防HCV传播。与其他病毒性肝炎一样，除了抗病毒治疗，丙型肝炎的治疗还包括抗炎、保肝、抗纤维化等支持治疗。但抗病毒治疗仍然处于HCV感染治疗的核心地位。

抗病毒治疗：基因1型和4型一共有6种治疗方案，其中方案1是最有效的和以干扰素为基础的治疗方案，无病毒耐药导致治疗失败的风险。方案5和6是无干扰素的治疗。

1. 基因1型　①达拉他韦片60mg（1次/天）和阿舒瑞韦软胶囊100mg（2次/天），治疗基因1b型无肝硬化或代偿期肝硬化患者，疗程24周。②奥比他韦（12.5mg）/帕立瑞韦（75mg）/利托那韦（50mg）复合单片药（奥比帕利2片，1次/天，与食物同服），以及达塞布韦250mg，1片，2次/天，基因1b型无肝硬化或代偿期肝硬化患者疗程12周；轻度至中度肝纤维化的基因1b型患者可以考虑初治治疗8周。基因1a型无肝硬化患者，联合利巴韦林（RBV）疗程 12 周；基因 1a 型肝硬化患者，联合 RBV 疗程 24 周。③艾尔巴韦 50mg 和格拉瑞韦 100mg，1 片，1 次 / 天，治疗基因 1 型初治及聚乙二醇干扰素 α 联合利巴韦林（pegylated IFN-α and ribavirin，PR）经治患者，疗程 12 周。但是针对基因 1a 型，在既往抗病毒治疗过程中失败的患者，需要联合 RBV，并且疗程延长至 16 周。④索磷布韦 400mg 和来迪派韦 90mg，1 片，1 次 / 天，可用于成年人及大于 12 岁的青少年患者。

2. 基因 2 型　索磷布韦（400mg，1 次 / 天）和 RBV（＜ 75kg 者 1000mg，1 次 / 天；≥ 75kg 者 1200mg，1 次 / 天），疗程 12 周。肝硬化患者，特别是肝硬化经治患者，疗程应延长至 16 ～ 20 周。该方案的总 SVR12 率为 95%，无肝硬化患者可达 97%，而肝硬化患者为 83%。

3. 基因 3 型　索磷布韦（400mg，1 次 / 天）和 RBV（＜ 75kg 者 1000mg，1 次 / 天；≥ 75kg 者 1200mg，1 次 / 天），疗程 24 周。非肝硬化初治患者采用此方案 SVR 率为 94%，非肝硬化经治患者为 87%，而肝硬化经治患者 SVR 率仅为 60%，因此，肝硬化经治患者不建议选择此方案。

4. 基因 4 型　我国丙型肝炎患者中基因 4 型流行率非常低。治疗方案：艾尔巴韦 / 格拉瑞韦 1 片，1 次 / 天；来迪派韦 / 索磷布韦 1 片，1 次 / 天；

奥比他韦（12.5mg）/ 帕立瑞韦（75mg）/ 利托那韦（50mg）复合单片药（奥比帕利，2 片，1 次 / 天，与食物同服），联合 RBV；来迪派韦 / 索磷布韦 1 片，1 次 / 天。

5. 基因 5/6 型　①达诺瑞韦（danoprevir，DNV）100mg，1 片，2 次 / 天，加上利托那韦 100mg，1 片，2 次 / 天，联合聚乙二醇干扰素 α 180μg，皮下注射，1 次 / 周，以及 RBV，每天总量 1000mg（体重＜ 75kg）或者 1200mg（体重≥ 75kg），分 2 ～ 3 次口服，治疗基因 1b 型非肝硬化患者，疗程 12 周。②聚乙二醇干扰素 α（1 次 / 周）、RBV（＜ 75kg 者 1000mg 1 次 / 天；≥ 75kg 者 1200mg 1 次 / 天）和索磷布韦 400mg 1 次 / 天三联治疗，治疗基因 1 ～ 6 型，疗程 12 周。

乙型肝炎及丙型肝炎主要表现为慢性病程，间断出现急性加重，表现为肝细胞损伤引起的一系列临床症状及体征，对于乙型肝炎及丙型肝炎引起的以慢性感染相关的肝脏疾病，主要治疗目的是抗病毒，防治肝纤维化，主要治疗核心为抗病毒治疗，辅以抗炎、抗纤维化、免疫治疗等对症支持治疗。此外，还有部分患者合并两种及两种以上的肝炎病毒感染，对于多种肝炎病毒混合感染的患者多以抗病毒治疗为主。

（马雪梅　苏　楠）

第三节　肝脏寄生虫感染

寄生虫感染可大致分为影响肝实质的感染（棘球蚴病、血吸虫病和蛔虫病）和胆道系统的感染（华支睾吸虫病、蛔虫病和毛虫病）。肝片吸虫可感染肝实质和胆道系统。非流行地区的患者通常因流行地区旅行史而得病。患者的表现将是非特异性的，常见症状有发热、体重减轻、不适和疲劳。

肝脏与各种寄生虫感染密切相关，因为肝脏是寄生虫直接或通过门静脉血流穿透黏膜后遇到的第一个实体器官，如经口传播的寄生虫，如棘球绦虫、肝吸虫、蛔虫和溶组织内阿米巴，均可造成肝脏寄生虫疾病。其他寄生虫可在幼虫穿透

皮肤后到达肝脏（血吸虫病）。多数研究认为肝脏为寄生虫提供了有利的免疫环境，因为其对外源微生物的首选免疫反应是耐受而不是免疫。此外，寄生虫已经进化出复杂的机制来改变宿主的免疫反应以克服防御机制。这也为寄生虫在肝组织中成熟（吸虫）或增殖（棘球绦虫属、阿米巴病）提供条件。尽管肝寄生虫造成了重大的全球疾病负担，但由于复杂的免疫学背景和社会背景，治疗选择有限，预计疫苗不会很快面世。此外，患者临床表现通常是非特异性的，或无症状，这也为诊断带来了困难。

一、肝脏绦虫

棘球蚴病（又称包虫病）是一种由棘球绦虫引起的人畜共患寄生虫病。细粒棘球绦虫和多房棘球绦虫是主要的病原体。细粒棘球蚴是人类棘球蚴病的最常见原因，已知有四种棘球绦虫可引起人类感染。棘球绦虫的生命周期包括终宿主（通常是犬）和中间宿主（如绵羊、山羊或猪）。人类在摄入被寄生虫卵污染的食物后可能会受到影响。

（一）流行病学

棘球蚴病的流行病学因物种而异，人类囊型棘球蚴病在牧区高度流行。尽管细粒棘球蚴几乎在世界范围内流行，但在南美洲、中东和地中海东部、少数撒哈拉以南非洲国家和中国西部的发病率较高。尤其是犬可以食用受感染动物器官的地区，如农村和放牧地区，感染率更高。由于对无症状感染者的漏报和漏诊，很难估计囊型棘球蚴病的真实患病率。棘球蚴病的患病率随着年龄的增长而增加。老年人和免疫功能低下者更容易受到此类病原体感染。棘球蚴病对全球公共卫生具有重大影响。

（二）致病途径及病理生理

成年绦虫居住在终宿主的小肠中并产卵。这些通过粪便排出的卵被中间或附带宿主摄入。幼虫从摄入的卵中释放出来，然后通过肠黏膜迁移到肠系膜血管，从那里它们可以进入肝脏。约75%的棘球蚴感染会影响肝脏。约15%的病例，绕过肝脏过滤的幼虫会影响肺部。约10%的病例可能会发生幼虫从肺部到身体任何部位的血行传播。在幼虫逃脱宿主防御的情况下，它们可能会持续存在并与周围的纤维囊形成小包囊。棘球蚴囊肿有3层：外周囊，由宿主细胞组成，在寄生虫周围形成纤维组织；中间层状角质细胞膜，允许营养物质通过；内生发层，在那里产生头节（寄生虫的幼虫阶段）。其中内生发层是棘球蚴囊肿的唯一活体成分。它可能会形成内部突起，最终在较大的母囊肿内成为子囊肿。如果不及时治疗，囊肿可能会导致持续性疾病。在最初的6

个月内，这些囊肿长到1cm；随后的生长取决于宿主组织的抵抗力。在最初的早期生长阶段，当囊肿的静水压力超过包囊周围的阻力时，棘球蚴囊肿会自发破裂。在最初的棘球蚴生长阶段之后，包虫囊肿进入衰老和逐渐退化的阶段，棘球蚴的囊液将被螺旋体和膜取代。宿主反应可能导致进行性壁钙化。

（三）临床特点

60%～75%的棘球蚴病是偶然发现的，尤其是在感染的早期阶段。主要影响的器官为肝脏（70%）。临床表现从无症状到与右上腹疼痛、恶心、呕吐、胆绞痛、阻塞性黄疸和胰腺炎（当囊肿破裂进入胆管系统时）相关的肝大。症状主要由健康组织受压或移位引起，组织受压可导致肝静脉、门静脉和下腔静脉阻塞，从而导致静脉阻塞、门静脉高压和布-加综合征。如果囊肿破裂进入腹膜，患者也可能发生腹膜炎。肺部受累可引起咳嗽、胸痛、呼吸困难、咯血，以及较少出现的恶心、呕吐和不适。其他涉及的器官包括心脏（心脏压塞）、大脑[癫痫发作和颅内压（ICP）升高的迹象]、脊髓（脊髓压迫）、肾脏（腰痛和血尿）和骨骼（病理性骨折）。进一步的并发症包括重复感染、囊肿破裂、发热、荨麻疹、嗜酸性粒细胞增多和过敏反应。据报道，高达90%的病例有胆道感染。肝棘球蚴囊肿的并发症通常与囊肿生长和对周围结构的占位效应、囊肿破裂或继发感染有关。总体来说，破裂是棘球蚴囊肿最常见的并发症。虽然破裂可能没有症状，但囊液的抗原特性可能会导致危及生命的过敏反应。囊型棘球蚴病的病死率为2%～4%。

（四）诊断

棘球蚴病的诊断主要基于影像学检查。在不明病例中，血清学可用于确认诊断，检验结果可能显示白细胞减少症、血小板减少症、轻度嗜酸性粒细胞增多症和肝功能检查异常，但这些都是非特异性的。血清学诊断敏感度各不相同：在早期、非活动性或肝外囊肿的情况下，假阴性结果很常见；血清学阳性与生存能力无关，因为即使在治愈性手术后它也可以持续数年，因此不适合随访。超声是诊断肝囊型棘球蚴病的标准检查方法。超声检查对细粒棘球蚴的灵敏度为 90% ~ 95%。根据超声图像，WHO 对棘球蚴囊肿进行了分类，以帮助指导正确的治疗。这种分类如下：CE1，双线征，单房无回声囊性病变（活动期）；CE2，多分隔、"玫瑰花结样""蜂窝"囊肿（活动期）；CE3a，囊肿脱膜（"睡莲"征）（过渡期）；CE3b，在实体基质中有子囊的囊肿（过渡期）；CE4，具有异质性低回声/高回声内容的囊肿，无子囊肿（非活动期）；CE5，实心加钙化壁（非活动期）。其他用于肝棘球蚴病变的影像学检查包括 MRI 和 CT，CT 和 MRI 在灵敏度及确定囊肿的大小、部位和位置（以及肝外）方面优于超声检查。其主要用于术前评估或发现并发症；它们在肝棘球蚴病患者的诊断和随访中起次要作用。如果诊断仍不清楚，可以通过对育卵囊进行细胞学检查或通过分子分析来获得寄生虫学确认。疑似肝棘球蚴病的囊肿穿刺前需要进行苯并咪唑（BMZ）预处理，并始终在超声的指导下进行穿刺。如果疾病涉及胆管系统，则内镜逆行胰胆管造影术（ERCP）可用于诊断和治疗目的。同时，应采取预防措施以避免可能的过敏反应。在获取病史时，应评估棘球蚴病的危险因素，尤其是与犬、牛接触史。

（五）治疗

其治疗旨在完全消除存活的寄生细胞和预防复发，最终目标是将死亡率和发病率降至最低。临床治疗必须基于疾病特征（囊肿分期、数量、大小、部位和并发症）和患者的临床情况。棘球蚴病有 4 种治疗方式，包括手术、经皮穿刺、药物治疗和观察。WHO 分类对选择治疗棘球蚴囊肿的首选治疗方式具有指导意义。对于 WHO 1 期和 3a 期，小于 5cm 的囊肿，采用阿苯达唑或 PAIR 技术（穿刺、抽吸、注入和再抽吸）治疗。相反，大于 5cm 的囊肿采用 PAIR 技术和阿苯达唑辅助联合治疗。对于 WHO 2 期和 3b 期，可以通过改良的导管插入技术（非 PAIR 技术）或阿苯达唑联合手术进行治疗。WHO 4 期和 5 期仅需要观察，因为它们处于非活动状态。

手术选择包括肝切除术、囊肿局部切除及清除内容物。在手术过程中，手术部位被活动性子囊肿污染是一个主要问题，这可以通过阿苯达唑的辅助治疗和围术期添加吡喹酮来避免。此外，腹膜应填充 20% 高渗盐水袋，并在打开前将相同的混合物滴入囊肿中。

经皮治疗包括 PAIR 技术和改良的导管技术。在前一种技术中，给予阿苯达唑初始治疗，然后在影像学引导下穿刺囊肿，抽吸其内容物，向囊腔内注入高渗盐水，然后再次抽吸。在存在与胆道相通的情况下，不应尝试应用 PAIR 技术治疗。在后者中，将大口径导管引入囊腔以清除其所有内容物。

药物治疗：在根治性治疗中，应给予阿苯达唑［15mg/（kg·d），分为 2 次服用，或 400mg 每天 2 次，成人随餐服用］或甲苯达唑连续给药 1 ~ 3 个月甚至 6 个月。对于大于 5cm 的囊肿或有子囊肿的情况，药物治疗是无效的。在手术和经皮治疗的辅助治疗中，术前应给予 4 ~ 30 天阿苯达唑或甲苯达唑，术后阿苯达唑应给予 1 个月或甲苯达唑给予 3 个月。

二、肝脏吸虫

（一）肝血吸虫病

1. 流行病学　血吸虫病是一种传染病，会影响到有非洲、亚洲、南美洲、中东和加勒比等热带地区旅居史的人群。血吸虫感染是非肝硬化门静脉高压的最重要原因之一，已知曼氏血吸虫和日本血吸虫会感染肝脏，导致门静脉纤维化、门静脉高压，最终导致肝硬化。这些寄生虫寄生于肠腔内，在肠系膜血管中产卵，肠系膜血管通过门静脉运送到肝脏。在肝脏中，它们会导致强烈的门静脉周围肉芽肿反应，从而导致门静脉周围纤维化和门静脉高压。血吸虫慢性感染会导致肝硬化，从而增加患肝细胞癌的风险。

不同类型的血吸虫具有相似的生命周期并通过一系列阶段发展：卵、毛蚴、第一阶段孢子囊、第二阶段孢子囊、尾蚴、血吸虫。他们都以相同的方式感染：人类直接接触含有血吸虫尾蚴的地表水，尾蚴血吸虫由尾巴（用于在水中运动）、头部区域（用于附着宿主皮肤）和含有蛋白水解酶的腺体组成，以促进尾蚴对皮肤的渗透。尾蚴的尾部在穿透皮肤的过程中脱落，产生一种称为血吸虫的新形式。在穿透附近静脉壁后，血吸虫被携带至宿主血流中，最终到达门静脉系统。它们在这里生长并达到性成熟，成熟的雄性和雌性蠕虫配对，迁移到肠道血管中产卵。许多虫卵穿过肠壁并随粪便排出体外。血吸虫卵孵化时，血吸虫生命周期结束，释放自由游动的毛蚴，又可以重新感染淡水生物。

然而，引起血吸虫病病理生理的是虫卵，而不是成虫，一些虫卵仍滞留在宿主的组织中。肝脏中的虫卵可能导致门静脉纤维化，导致门静脉高压、脾大及食管 - 胃底静脉曲张。食管静脉曲张出血引起的失血是血吸虫致死的主要原因。

2. 病理生理及发病机制　肝脾血吸虫病是由肝脏窦前汇管区的炎症和纤维化所致。对实验鼠模型的研究明确表明，寄生虫虫卵是造成这些病理变化的原因。在发育成血吸虫后不久，寄生虫会脱落表面抗原，并从宿主获得血型糖脂和主要组织相容性复合体（MHC）抗原。由于它们在其外皮上表达宿主抗原，血吸虫类似于宿主组织，因此可以避免免疫系统的攻击。尽管成虫对宿主的直接伤害很小，但虫卵会引起强烈的肉芽肿性炎症反应。虫卵肉芽肿是由嗜酸性粒细胞、淋巴细胞、巨噬细胞和中性粒细胞组成的炎性细胞的边界清楚的聚集体，它们嵌入胶原化的细胞外基质中。曼氏血吸虫感染中的肝肉芽肿形成由 MHC Ⅱ类限制性 CD4+ Th 细胞介导。在肉芽肿形成的早期阶段，免疫系统启动对血吸虫虫卵抗原的 Th-1 型反应。活化的抗原提呈细胞（APC）产生的促炎细胞因子刺激 Th-1 淋巴细胞分泌干扰素 γ 和白细胞介素（IL）-2，进而进一步刺激 APC。随后，在 B7（主要是 B7-2）共刺激信号和细胞因子 IL-4 和 IL-10 的帮助下，Th-1 反应转变为 Th-2 反应。Th-2 反应的特征是抗炎细胞因子 IL-4、IL-5、IL-10 和 IL-13 水平升高，B 细胞产生抗体，以及募集嗜酸性粒细胞。嗜酸性粒细胞产生 IL-4，其用于保护 Th-2 免疫反应并诱导具有替代激活和分泌特征的 APC。在 Th-2 免疫反应期间形成的肝虫卵肉芽肿限制了虫卵分泌物的扩散，并

且很少引起肝脏实质炎症。相比之下，在 Th-1 环境中形成的肉芽肿效率较低，可伴有严重的肝细胞微泡改变、炎症和坏死。慢性感染导致门静脉周围间隙中的胶原沉积，这是血吸虫相关肝纤维化病理学特征的基础。此外，纤维化伴随着血管生成。血管障碍包括门静脉系统的严重减少和扭曲及动脉系统的增生和肥大。门静脉闭塞与以脾大、门静脉分流和胃肠静脉曲张为特征的门静脉高压有关。超声检查可能显示患者门静脉周围纤维化、肝实质异质性、脾大、门静脉直径增大和侧支血管存在。随着纤维化的进展，无论有无活动性感染，反复发作的静脉曲张出血可能伴有肝功能恶化，这可能导致致命的结果。血吸虫相关的合并感染或其他合并症也可能引起肝功能恶化。病毒性肝炎、疟疾、人类免疫缺陷病毒感染、合并酒精中毒或非酒精性脂肪性肝炎均可增强组织损伤和（或）炎症/纤维化反应，从而促进疾病进展。

3. 临床特征　血吸虫除了幼虫侵入可能导致皮炎外，最初的症状通常在感染第一次脱落的卵后 4 ~ 6 周出现。这会引起强烈的免疫反应，导致类似片山热患者的流感样综合征，其特征为发热、肌痛、疲劳、腹痛、腹泻、嗜酸性粒细胞增多和肺炎。慢性血吸虫病的症状和特点与所涉及器官有关，可能会导致多种症状，如腹痛、血尿或不孕症。在肝脏中，炎症会在早期引起肝大，然后是门静脉系统纤维化和后期肉芽肿性血栓性静脉炎。最终，肝血吸虫病导致门静脉高压并伴有相应的并发症。食管静脉曲张的患病率为 12% ~ 80%，静脉曲张出血是主要的死亡原因。血吸虫与人类免疫缺陷病毒、疟原虫或肝炎病毒合并感染会增加 HCC 的风险及受影响患者的总体死亡率。目前尚不清楚肝血吸虫病本身是否可以被视为癌前病变。

在肝血吸虫病代偿期，患者主要表现为左肝叶增大和中度脾大。实验室检查结果包括氨基转移酶正常、碱性磷酸酶轻度升高、IgG 升高、白细胞减少、轻度溶血性贫血和血小板减少。失代偿期的特征是肝萎缩、脾大、食管静脉曲张、肝性脑病、大量腹水、低白蛋白血症和肌肉萎缩。而慢性肝病的其他特征不常见，如黄疸、蜘蛛痣、手掌红斑、睾丸萎缩和男性乳腺发育等。患者通

常不会发展为肝硬化，除非同时感染了另一种嗜肝微生物。任何没有肝硬化病灶、来自流行地区及表现为脾大、门静脉高压和静脉曲张出血的患者都应考虑肝血吸虫病。

4. 诊断　急性感染的影像学特征是肝脾大、门静脉周围淋巴结肿大和肝脏局灶性病变。血吸虫感染的明确诊断基于流行病学、临床表现、嗜酸性粒细胞增多（＞ 500×10^6/L）及粪便、尿液、活检标本中的寄生虫卵和血吸虫阳性血清学。经典的影像学变化在初次感染后数年才能看到。粪便显微镜检查的灵敏度可能较低。粪抗原或基于血液的 PCR 可能更敏感，是首选诊断方法。血吸虫病的晚期可以血清阴性并且没有可检测的虫卵或抗原。根据门静脉周围纤维化的模式，通常通过超声诊断肝血吸虫病。典型的超声特征包括肝脏表面不规则，肝左叶肥大，低回声肉芽肿，以及特征性的"马赛克"或"鱼鳞"征，这是由于沿着多边形区域的边缘延伸的回声隔膜将明显正常的肝实质分隔开。其他发现包括沿门静脉及其分支延伸的肝门回声增加、门静脉扩张、脾大和脾脏中的铁质结节。可以看到特征性的"牛眼"征，中央无回声门静脉分支被低回声门静脉周围纤维组织包围。

5. 治疗

（1）吡喹酮：目前最有效和最广泛使用的药物是吡喹酮，这是一种酰化喹啉 - 吡嗪衍生物。随机对照试验表明，口服吡喹酮对所有血吸虫成虫是安全有效的，并且它是目前治疗血吸虫病的首选药物。WHO 推荐使用单剂量吡喹酮，但该方案受到质疑，且最近的药效学和药代动力学数据支持更高剂量。与吡喹酮治疗相关的不良事件通常被认为是最少见的，包括头晕、头痛、腹痛、短暂的恶心、瘙痒（痒）和皮疹，并且可能是死亡或垂死的成虫释放抗原的后果，而不是药物本身。对吡喹酮的过敏反应很少见。在患有血吸虫病和并发囊尾蚴病（猪绦虫感染，导致中枢神经系统、皮肤、眼和肌肉出现囊肿）的个体中，吡喹酮可诱发癫痫或脑梗死和永久性眼损伤，这是成虫死亡引起的严重炎症反应的结果。

（2）青蒿素及其衍生物：尽管吡喹酮对成人血吸虫病有效，但其半衰期较短（1 ～ 1.5 小时），

并且血吸虫可对该药物产生耐药性。来自药用植物青蒿的活性成分青蒿素的强效抗疟药青蒿琥酯和蒿甲醚，在人类和动物感染的前 21 天内对血吸虫有效，如果每 2 周给药 1 次，则能够杀死所有未成熟的血吸虫。在中国血吸虫病流行区，蒿甲醚已被有效用于高危人群的化学预防。不良反应：发热、头晕、出汗和腹部不适等不良事件是轻微和暂时的。血吸虫病化学预防所需的剂量低于治疗疟疾所需的剂量。尽管如此，在疟疾流行地区不推荐使用青蒿素预防血吸虫病。有学者建议，在发生血吸虫病持续传播的地区，可将蒿甲醚和其他青蒿素与吡喹酮联合使用，以提高缓解率。动物对照实验表明，吡喹酮加蒿甲醚的组合是安全的，比单独使用吡喹酮治疗的缓解率更高，并且一项 Meta 分析表明，联合治疗在人类中的缓解率比使用吡喹酮单一疗法高 2 倍。然而，相比之下，在中国的一项随机、安慰剂对照双盲试验中，蒿甲醚和吡喹酮联合用于治疗急性日本血吸虫病与吡喹酮单药治疗相比没有导致疗效的提高。因此，总体而言，基于蒿甲醚的联合疗法在治疗血吸虫病中的作用仍不清楚。

6. 预后　5% ～ 10% 的肠道血吸虫病患者会发展为最严重的肝脾血吸虫病。这种形式与门静脉高压和脾大有关，可导致食管静脉曲张形成，并伴有胃肠道出血。静脉曲张出血的治疗包括束带结扎、内镜硬化疗法、脾切除术、门静脉系统分流术和胃食管断流术等。吡喹酮应始终用于晚期疾病患者，以预防心肺血吸虫病（血吸虫卵长期和广泛阻塞肺小动脉导致肺动脉高压和肺源性心脏病时发生的严重临床表现）并阻止纤维化。肝血吸虫病的预后相对较好，肝功能相对较好（除非发生静脉曲张出血）。尽管有门静脉高压和严重肺动脉高压终末期并发症的患者需要接受治疗，但这些患者不太可能从中受益。事实上，肺源性心脏病通常不会随着治疗而显著改善。3 种手术已用于成功治疗血吸虫病导致的门静脉高压：脾切除术（EGDS）、远端脾肾分流术（DSRS）和经典脾肾分流术（SRS）。与 EGDS 和 DSRS 相比，SRS 与更高的死亡率和肝性脑病相关。然而，据报道 EGDS 后静脉曲张再出血率高（27%），DSRS 后脑病发生率高（19%）。

（二）肝华支睾吸虫病

1. 流行病学及感染途径　肝吸虫病由华支睾吸虫引起，在俄罗斯东部、韩国、中国和越南北部流行。虫卵通过犬、猫、鸟类、爬行动物或其他终宿主的粪便排泄到淡水中。幼虫孵化感染水蜗牛并繁殖，最终离开蜗牛并穿透第二中间宿主（主要是鱼）的皮肤，并包裹在肌肉组织中。人类因摄入生淡水鱼中的囊蚴而感染。囊蚴穿过肠道，通过 Vater 壶腹移动，经胆管迁移到肝脏。在肝脏可能导致胆道梗阻和随后的梗阻性黄疸。寄生虫对胆管树的慢性感染会导致胆管发生炎症和纤维化变化，引起狭窄形成、胆汁淤滞、细菌双重感染和肝内结石，可能会出现复发性化脓性胆管炎、胆道狭窄和胆管癌等并发症。

2. 临床特点　在急性期，临床特征取决于感染的强度和持续时间。大多数感染者很少有症状，5%～10% 的受感染人类可能携带较多肝吸虫。这些患者可能会出现症状，如右上腹痛、恶心、呕吐、厌食、不适和发热等。症状可持续 2～4 周，3～4 周后可在粪便中检测到虫卵。一些患者可能存在外周嗜酸性粒细胞增多症。慢性症状包括不明显的腹痛、厌食、胆汁酸增加、体重减轻、消化不良和腹泻。通常，可能存在升高的碱性磷酸酶。在疾病的慢性期吸虫成熟后，腹部症状可以缓解或持续存在，并伴有潜在的严重并发症，如胆石症、胆管炎和胰腺炎。据推测，华支睾吸虫病与复发性化脓性胆管炎有关。最重要的长期后果，尤其在反复感染后，是肝硬化和胆管癌。机械刺激和持续炎症可能导致胆管细胞发育不良。在一项 Meta 分析中报道，肝吸虫病患者比一般人群患胆管炎的概率高 16 倍，患胆管癌的概率高 5 倍。

3. 诊断　通常根据粪便样本中发现的虫卵和寄生虫、十二指肠抽吸物或胆汁分泌物中发现吸虫进行诊断。标准诊断测试包括直接粪便涂片，金标准诊断是福尔马林乙酸乙酯浓缩技术（FECT）。通过内镜逆行胰胆管造影术（ERCP）也可能发现吸虫。

在超声检查中，华支睾吸虫病的影像学表现为肝内小胆管、胆管内结石或淤泥的弥漫性扩张，而大胆管明显没有扩张或扩张很小。虫卵可显示为胆管内的非阴影回声病灶或管型。CT 和 MRI

检查结果与超声相似，显示肝内结石和外周肝内胆管扩张，肝外胆管扩张不太明显。不存在阻塞性肿块。如果纤维化已经发展，则可以检测到导管周围对比增强。鉴别诊断包括非寄生虫性肝内胆管结石、硬化性胆管炎和胆管癌。

4. 治疗　华支睾吸虫病最有效的治疗方法是吡喹酮 75mg/kg，每天 3 次，共 1～2 天。该方案可治愈约 99% 的感染者。如果第一次治疗没有完全治愈，接近 100% 的患者可以通过第二次治疗治愈。患有这种疾病的严重或晚期后遗症者，如上行性胆管炎患者，可能需要胆汁引流或手术。如有胆囊炎症状，可能需要胆囊切除术。患者的家人和密切接触者也应接受感染检测，因为他们很可能食用了相同的受污染食物。虽然很少见，但出现肝脓肿时应谨慎处理。脓肿不应该经皮抽吸，因为有破裂进入腹腔的风险。除吡喹酮外，在某些情况下也可使用其他药物，如青蒿琥酯、甲苯达唑和三苯脒。

（三）片形吸虫病

片形吸虫病是由片形吸虫科包括肝片吸虫和巨大片形吸虫引起的一种人畜共患寄生虫病。目前，它也被 WHO 列为食源性吸虫病的重点。

1. 流行病学及感染途径　整体上人片形吸虫病病例数少，且呈散发性。由于诊断检测的敏感度差、流行病学数据有限及对亚临床疾病的影响了解不足，中国的片形吸虫病患病率可能被低估。

人类片形吸虫病主要发生于以牧羊为主的农村地区。动物的排泄物含有卵，如果释放到淡水中，会孵化并感染中间宿主水蜗牛，成熟和繁殖后，幼虫被释放到水中并发育成囊蚴，形成包囊并附着在水生植物上。随着摄入幼虫到达小肠，其穿透肠壁并通过腹膜和肝组织迁移到胆管，在那里它们成熟并产卵，从而结束感染循环。人类感染可能以不同的方式发生：摄入淡水野生植物；摄取淡水栽培植物；摄食从干燥栖息地采集但数周或数月前浸入水中的陆生野生植物；饮用受污染的水；摄入用受污染的水制成的菜肴和汤等。

2. 临床特点及诊断　最常见的症状是腹痛和消化不良，其次是发热，影像学检查可显示肝大、肝脓肿。此外，个别病例有腹水、黄疸、胸腔积液、咳嗽、腹泻、贫血、头痛等症状。大多数患者有混合症状。片形吸虫病可分为 2 个阶段：在急性期（感染的前 2 ～ 4 个月），幼虫通过腹腔迁移并穿透肝包膜引起局部炎症。在某些情况下，症状包括上腹痛、发热、恶心、皮疹或关节痛。第二阶段的标志是成虫寄生于肝外胆管和胆囊中，可能无症状或引起腹部不适或胆道梗阻。在急性期，常见的发现是肝酶升高和嗜酸性粒细胞增多。影像学技术通常缺乏明显的病理结果，可能会发现肝大或肝脏局灶性病变。血清抗体检测可在感染后 2 周进行。在慢性感染中，可能会在胆囊或主要胆管中通过超声检查检测到可能运动的寄生虫。在 10 ～ 16 周后，可以在胆汁或粪便中检测到虫卵，但灵敏度各不相同。

3. 治疗　片形吸虫病是可以治愈的，如果得到治疗，通常不会引起长期并发症。选择的治疗方案是三氯苯达唑 10mg/kg，口服 1 次 / 天，或硝唑尼特 500mg，2 次 / 天，治疗 1 周。严重感染可能需要 2 剂三氯苯达唑。在胆管阻塞的情况下，可以考虑内镜逆行胰胆管造影术（ERCP）提取吸虫。

三、肝脏线虫：蛔虫

目前，全世界有 8 亿人感染蛔虫。蛔虫病的地理分布与社会经济发展水平低有关，住房和卫生条件差，卫生习惯不良，为寄生虫生命周期完成提供了条件。摄入被人类粪便中的成熟卵子污染的食物或材料是主要的感染途径。幼虫在十二指肠孵化，迁移到肝脏和肺部，随后被咳出或吞咽，再次到达消化道。成虫在小肠中发育并产卵，这些虫卵被释放到环境中，随后被人体摄入。临床特征取决于感染的阶段。在幼虫迁移期间，经常观察到嗜酸性粒细胞增多。一旦幼虫或成虫到达小肠，患者可能会保持无症状或出现腹痛、恶心和吸收不良。粪便显微镜检查可以发现虫卵，并且可以进行血清抗体检测。对于胆道、肠或胰管阻塞和阑尾炎等并发症，超声是检测成虫的首选诊断方法。与华支睾吸虫病相似，蛔虫病被认为是导致化脓性胆管炎复发的原因。阿苯达唑、甲苯达唑和伊维菌素对治疗蛔虫病有效。在肠梗阻或阑尾炎的情况下，并发症可能需要 ERCP 或手术干预。

四、原生动物寄生虫：溶组织内阿米巴

阿米巴病是由原生动物溶组织内阿米巴引起的，发生于人类和灵长类动物。每年有 5000 万人感染和 55 000 人死亡。在全球范围内，卫生设施不足的贫困地区受到的影响最大，因为阿米巴病主要通过粪 - 口途径传播。在欧洲，阿米巴病主要见于有流行地区旅居史者。阿米巴病可能无症状 （90%）或有胃肠道症状，可有腹部不适或严重的痢疾甚至巨结肠和肠穿孔。大多数感染仍然是肠道；然而，特别是在免疫功能低下的患者中，溶解组织随后血行传播可使溶组织内阿米巴感染其他器官，最主要的是肝脏（2% ～ 5%）。在肝脏中，肝细胞炎症和坏死导致阿米巴肝脓肿（ALA）。大多数病例在暴露后 2 ～ 4 周出现症状，但潜伏期可达数年。症状包括高热、上腹痛、白细胞增多（通常没有嗜酸性粒细胞增多）和氨基转移酶升高。只有 10% ～ 35% 的病例会出现胃肠道症状。

超声具有高灵敏度，但由于与化脓性肝脓肿（PLA）相似，因此特异性有限。在 ALA 中，粪便 （< 10%）和肝吸出物 （< 25%）的显微镜检查灵敏度较低，而新鲜粪便中的抗原检测通常为阴性。在 85% ～ 95% 的侵袭性感染中可检测到血清抗体，但可能由既往感染引起，尤其是在流行地区。为了证明活动性感染，在治疗开始前，可应用高灵敏度的血清抗原检测及对抽吸物（以及尿液、唾液或血液）进行 PCR 检测确认。

ALA 的一线治疗是甲硝唑或替硝唑，其次是巴龙霉素，因为它具有清除顽固寄生虫的作用，治愈率约为 85%。可能的并发症是脓肿破裂，以及罕见的腔静脉、门静脉或肝静脉血栓形成。如果脓肿 > 5cm、位于肝左叶、细菌重复感染或保守方法失败，则应考虑使用经皮导管引流进行治疗性抽吸。

（马雪梅　左焱玫）

第四节　肝脏细菌感染（肝脓肿）

阑尾炎曾经是肝脓肿的主要原因，但自从该病有了更好的诊断和管理后，这一比例已降至不到 10%。目前，胆道疾病（胆结石、胆管狭窄、恶性肿瘤和先天性异常）是肝脓肿的主要原因。50% 的细菌性病例是由胆管炎引起的。肝动脉菌血症、门静脉菌血症、憩室炎、胆囊炎或穿透性创伤是较少见的原因，有些可能是隐源性的。最常见的微生物包括大肠埃希菌、克雷伯菌、链球菌、葡萄球菌和厌氧微生物等。如果仅分离链球菌或葡萄球菌，肺炎克雷伯菌在东南亚是一种重要的病因，并被认为与结直肠癌相关。如果来源是厌氧菌，它常发生在糖尿病的背景下，而且比其他形式的细菌性脓肿更严重，这可能是因为细菌的毒性因子更强。最常见的原生生物病因是溶组织内阿米巴，它首先引起阿米巴结肠炎，然后播散到门静脉系统并迁移到肝脏，造成阿米巴肝脓肿。虽然在美国很罕见，但在有其他国家移民或旅居史人群中仍然可以发现。另一种罕见但重要的寄生虫是细粒棘球绦虫，它会导致肝脏包虫囊肿。感染是由细粒棘球绦虫的稳态阶段引起的，患者的典型症状包括腹痛、腹泻和肝大。这种疾病的大多数病例都是在晚期偶然发现的。

一、流行病学

肝脓肿年发病率约为 2.3/100 000。男性比女性更易受影响，且脓肿的类型与年龄有关，年龄在 40 ~ 60 岁的人更容易发生非外伤性肝脓肿。在中东地区收治的 67 例肝脓肿患者中，56 例是由于化脓性原因，大多数病例是由肺炎克雷伯菌肺炎引起的，其中 61 例患者为男性。肝脓肿约占内脏脓肿的 50%，占腹腔内脓肿的 13%。近几十年来肝脓肿的致死率已显著下降，目前的文献显示其致死率为 2% ~ 12%。肝脓肿患者的平均年龄有所增加，因为胆道疾病是目前最常见的原因。有关肝脓肿的文献中可获得的临床、微生物学和流行病学数据主要基于回顾性病例系列，其中一些病例覆盖了几十年，并研究了不同数量的患者。

一些被研究的队列在频率和病原体分布上有很大的不同。

细菌性肝脓肿的发病率非常低，其发病率因地区而异。在美国，细菌性肝脓肿占所有肝脓肿的 80% 以上。美国对细菌性肝脓肿的发病率进行了多项研究，估计 1973 ~ 1993 年的发病率高达 20/100 000。美国最近的一项研究估计发病率为 4.1/100 000。其他欧美国家也报道了类似的低发病率。在基于人群的研究中，加拿大、英国和丹麦的发病率为（1.1 ~ 2.3）/100 000。东南亚是细菌性肝脓肿的高发地区；细菌性肝脓肿在大陆的发病率为 5.6/100 000，在中国台湾地区的发病率估计为 17.6/100 000。合并糖尿病、营养不良和免疫抑制的患者中细菌性肝脓肿的发病率增加。细菌性肝脓肿在男性中比女性更常见，优势比为 1.857，男性与女性的患病比例为（1.5 ~ 2.5）∶ 1。发病率也随着年龄的增长而增加。

二、病理生理学

人类的胃肠道是由中胚层、外胚层和内胚层形成的。内胚层形成管的内衬。内脏后腹膜融合形成背肠系膜。内脏前腹膜融合形成腹侧肠系膜。肝在横膈发育，横膈被腹肠系膜包围。肝脏与前腹壁保持着连接。

由于肝脏接受肝动脉和门静脉双重血液供应，它更容易受到血液循环内细菌的感染，脓肿接近胆囊是肝脓肿的另一个危险因素。另外，由于肝脏周围的库普弗细胞对肝实质起到保护作用，感染或脓肿的形成可能不会像预期的那样频繁或迅速。细菌性肝脓肿的常见病理生理表现为肠内容物漏出和腹膜炎。细菌通过门静脉进入肝脏并驻留。感染也可起源于胆道系统。血行播散也是一个潜在的病因。

另外，主要由大肠埃希菌和其他菌株组成的多菌感染和多重耐药菌株引起的细菌感染是胆道疾病两个独立危险因素。产超广谱 β- 内酰胺酶肠杆菌科分离株引起聚乳酸的产生与胆道疾病（包括肝外和肝内胆管结石）及胆道和肠道之间异常的胆肠交互作用显著相关。但胆道病理常与继发性胆道细菌定植有关。肝管空肠吻合术作为切除或旁路 Oddi 括约肌的肝胆外科手术的一部分，通常被认为有很好的效果；然而，6%～15% 的肝管空肠吻合术患者发生胆管炎。到目前为止，与肝管空肠吻合术后急性胆管炎相关的重要因素尚不确定。但另一种提出的病因包括 Roux-en-Y 术后近端和远端小肠的异常运动，这可以延迟近端小肠的排空，导致肠道内容物反流进入胆道树，并促进空肠的细菌过度生长。临床和动物研究表明，从肝内胆汁培养中分离到的细菌与肝肠吻合后空肠肢体中的含量非常相似，即使是主要因为严重黄疸或伴有黄疸的瘙痒而决定接受手术的患者。内镜括约肌切开和人工假体置入消除了 Oddi 括约肌的抗菌屏障及胆总管低压力可能导致十二指肠内容物的反流、细菌定植、生物膜形成和支架闭塞。支架闭塞可能导致胆汁淤积、细菌过度生长和增加。术中取自良性和恶性梗阻性黄疸患者的胆汁标本中细菌的发生率为 6%～55%，多菌感染的发生率为 6%～45%。在引入 ERCP 以建立术前胆道引流后，术中从胆道支架患者获得的胆汁的微生物学数据表明，更有可能存在细菌感染和多菌感染，其比率为 51%～98% 和 21%～96%。在胆总管结石所致的急性胆管炎患者中，细菌培养阳性的发生率为 87%～100%，多菌感染的发生率为 37%～100%。此外，几乎所有接受手术干预的肝内胆管结石（IBDS）患者都存在多菌感染。与（IBDS）和肝外胆管结石（EBDS）相关的胆管炎患者的主要分离株是大肠埃希菌、克雷伯菌、阴沟肠杆菌、肠球菌等。

三、临床表现

最常见的症状是发热（90%）、腹痛（50%～75%）和寒战（69%）。较少见的症状是恶心、呕吐、体重减轻、食欲缺乏、头痛、肌痛和腹泻。腹痛多见于右上腹部，约 50% 的患者会出现黄疸。体格检查可发现发热、心动过速、低血压和黄疸。腹部检查可发现肝大或可触摸到的肿块。克雷伯菌肝脓肿也可有肝外表现。这些器官系统的症状，

如视力受损或精神状态改变，在最初的评估中可能会出现。

实验室检查常见白细胞增多伴左移、低蛋白血症、ALP 升高（＞90%）和炎症指标升高。患者通常会出现贫血、氨基转移酶和胆红素升高。与急性病毒性肝炎相比，大多数数值只是轻度升高。胆源性肝脓肿除了有发热、寒战、右上腹疼痛、白细胞增多、肝功能异常等临床表现外，还常有特征性病史。胆源性肝脓肿可能有急性胆管炎的前期发作或治疗史，其中相关疾病包括 IBDS 和 EBDS，采用乳头切开、胆道摘除等手术方式进行治疗的肝胰胆管良性疾病或恶性肿瘤。胆源性细菌性肝脓肿多发生于中年至老年男性。老年肝脓肿患者更有可能有胆道异常或既往胆汁治疗史。严重程度可从轻微的腹部不适到脓毒症或感染性休克，甚至可能危及生命；当肝脓肿开始液化时，它将表现为囊实性或典型的囊性病变，边缘清楚，间隔强化。值得注意的是，肝脓肿的这些常见临床症状和体征可能出现在其他几种疾病中，一些患者，特别是老年患者，并不都有这些症状和体征。当患者有发热和肝胆胰疾病的治疗史时，必须高度怀疑肝脓肿。因此，明确诊断通常选择肝脏影像学检查，即超声、CT 或 MRI，必要时结合经皮导管引流（PCD）/经皮穿刺针吸（PNA）和活检。

四、诊断

（一）影像学检查

对于 90% 以上的病例，超声检查和 CT 扫描都能做出诊断，而且常能准确定位病因。CT 增强扫描的灵敏度优于超声。肝脓肿的影像学表现及其随时间的演变是多种多样的，但可以概括性地分为两个阶段：化脓前期和化脓期。在化脓前期，图像不均匀、低密度、轮廓不规则、边界模糊，可似肿瘤，特别是肝脓肿多发且小时。在化脓期，图像呈低回声或无回声，有时为多房，轮廓呈圆形，由或多或少厚的包膜清楚地勾勒出来。在这一阶段，超声图像可能具有典型的"目标"外观。注射对比剂后，周边强化形成高密度边界，即所谓的"环形"征，没有中心性强化。有时，这个

边界被另一个低密度环勾勒出来，从而产生了"目标"的图像。在动脉期，肝脏周围一过性增强，有时呈节段性增强。唯一类似于脓肿的征象是内部气体的存在。影像学检查应用于发现胆道疾病（局限性或弥漫性）、脓肿或其他腹腔内感染的体征，如是否合并感染性肠系膜血栓（静脉炎）。如果有胆道疾病或肝静脉受累的证据，MRI 可以明确胆道梗阻的原因。结肠镜检查有助于发现非胆源性脓肿的胃肠道脓毒症来源。

（二）实验室检查

细菌性肝脓肿的实验室检查无特异性，但血常规、C 反应蛋白、红细胞沉降率和血培养等常可用于判断肝脏是否受累。最常见的实验室异常是低蛋白血症（70%）和白细胞增多症（68%）。约 50% 的病例中 ALT、AST 和 ALP 水平非特异性升高。当胆道疾病导致细菌性肝脓肿时，67%～90% 的患者 ALP 水平升高，53% 的患者总胆红素水平升高。血培养在 50% 的病例中呈阳性；脓肿的原因是血行播散时，血培养更常呈阳性。脓肿抽吸液的细菌培养有助于指导诊断和治疗，但应留取初次抽吸液送检。

五、治疗

脓肿引流和抗生素治疗是治疗的基础。引流可以在超声或 CT 引导下进行。对于小于 5cm 的脓肿，可能只需要抽针，但如果直径大于 5cm，则需要放置导管。对于大于 5cm 的脓肿，经皮置管引流可能是最成功的方法，有时也采用腹腔镜引流术。对于腹膜炎、厚壁脓肿、脓肿破裂、多发性大脓肿和引流失败的患者，应进行手术治疗。手术采用经腹膜入路或经后胸膜入路。前者引流脓肿，可以探查未发现的溃疡，而后者更适合后侧脓肿。如果以前做过胆道手术，可以利用 ERCP 引流，未引流肝脓肿可引起败血症、腹膜炎和脓胸。

当病原菌未知时，经验性抗生素覆盖是必要的。抗感染药物应覆盖肠杆菌科、厌氧菌、链球菌、肠球菌和溶组织内阿米巴。抗生素方案包括头孢菌素加甲硝唑，内酰胺酶抑制剂加甲硝唑，或合成青霉素加氨基糖苷和甲硝唑。在过敏或不可用的情况下，氟喹诺酮类或碳青霉烯类可替代头孢菌素类或青霉素类。甲硝唑应覆盖溶组织内阿米巴。治疗的持续时间各不相同，但通常是 2～6 周。在最初的静脉治疗后，口服在大多数情况下可以安全地使用以完成疗程。培养结果有助于缩小微生物范围，不再需要经验性治疗，因为经验性治疗可能导致抗生素耐药性。厌氧菌很难培养，所以有时在整个过程中都要进行经验性治疗。对于病情稳定的患者，引流后可给予抗生素治疗。经验性抗真菌治疗对于有慢性播散性真菌病风险的免疫抑制患者至关重要。如果来源是棘球蚴，治疗包括苯并咪唑类药物，如阿苯达唑。这种疗法可能持续数年。虽然大多数病例不复杂，可以用抗寄生虫药物治疗，但复杂的病例必须小心处理。在大多数复杂的病例中，引流是必要的。外科医师在引流前必须谨慎注意棘球蚴囊肿，因为有时破裂会导致患者迅速休克。在一项研究中，细菌性肝脓肿患者的平均住院时间为 13.6 天。抗生素治疗时间约为 34.7 天。另外，阿米巴肝脓肿患者的平均住院时间约为 7.7 天，平均治疗时间为 11.8 天，所有患者均治愈。

（马雪梅　左焱玫）

参考文献

王贵强，王福生，庄辉，等，2019. 慢性乙型肝炎防治指南 (2019 年版). 中华实验和临床感染病杂志 (电子版), 11(12):51.

Abbas MT, Khan FY, Muhsin SA, et al, 2014. Epidemiology, clinical features and outcome of liver abscess: a single reference center experience in Qatar. Oman Med J, 29(4):260-263.

Cai YL, Xiong XZ, Lu J, et al, 2015. Percutaneous needle aspiration versus catheter drainage in the management of liver abscess: a systematic review and meta-analysis. HPB, 17(3): 195-201.

Ch Yu S, Hg Lo R, Kan PS, et al, 1997. Pyogenic liver abscess: treatment with needle aspiration. Clin Radiol, 52(12):912-916.

European Association for the Study of the Liver,2017. EASL 2017 clinical practice guidelines on the management of hepatitis B virus infection. J Hepatol, 67(2): 370-398.

Franco E, Bagnato B, Marino MG, et al, 2012. Hepatitis B. Epidemiology and prevention in developing countries. World J Hepatol, 4(3).74-80.

Gérolami R, Moal V, Colson P, 2008. Chronic hepatitis E with cirrhosis in a kidney-transplant recipient. N Engl J Med, 358(8).859-860.

Huang CJ, Pitt HA, Lipsett PA, et al, 1996. Pyogenic hepatic abscess. Changing trends over 42 years. Ann Surg, 223(5): 600-607.

Jepsen P, Vilstrup H, Schønheyder HC, et al, 2005. A nationwide study of the incidence and 30-day mortality rate of pyogenic liver abscess in Denmark, 1977-2002. Aliment Pharmacol Ther, 21(10):1185-1188.

Jung YM, Park SJ, Kim JS, et al, 2010. Atypical manifestations of hepatitis A infection. a prospective, multicenter study in Korea. J Med Virol, 82(8): 1318-1326.

Kamar N, Garrouste C, Haagsma EB, et al, 2011. Factors associated with chronic hepatitis in patients with hepatitis E virus infection who have received solid organ transplants. Gastroenterology, 140(5):1481-1489.

Kamar N, Mansuy JM, Cointault O, et al, 2008. Hepatitis E virus-related cirrhosis in kidney- and kidney-pancreas-transplant recipients. Am J Transplant, 8(8):1744-1748.

Kaplan GG, Gregson DB, Laupland KB, 2004. Population-based study of the epidemiology of and the risk factors for pyogenic liver abscess. Clin Gastroenterol Hepatol, 2(11):1032-1038.

Kurland JE, Brann OS, 2004. Pyogenic and amebic liver abscesses. Curr Gastroenterol Rep, 6(4):273-279.

Lai HC, Lin CC, Cheng KS, et al, 2014. Increased incidence of gastrointestinal cancers among patients with pyogenic liver abscess: a population-based cohort study. Gastroenterology, 146(1):129-137.e1.

Lanini S, Ustianowski A, Pisapia R, et al, 2019. Viral hepatitis. etiology, epidemiology, transmission, diagnostics, treatment, and prevention. Infect Dis Clini North Am, 33(4):1045-1062.

Lavanchy D, 2009. The global burden of hepatitis C. Liver Int, 29(Suppl 1):74-81.

Lavanchy D, 2011. Evolving epidemiology of hepatitis C virus. Clin Microbiol Infect, 17(2): 107-115.

Lee MH, Yang HI, Liu J, et al, 2013. Prediction models of long-term cirrhosis and hepatocellular carcinoma risk in chronic hepatitis B patients. risk scores integrating host and virus profiles. Hepatology (Baltimore, Md), 58(2):546-554.

Lhomme S, Marion O, Abravanel F, et al, 2020. Clinical manifestations, pathogenesis and treatment of hepatitis E virus infections. J Clin Medi,

9(2):331.

Lübbert C, Wiegand J, Karlas T, 2014. Therapy of liver abscesses. Viszeralmedizin, 30(5): 334-341.

Mohsen AH, Green ST, Read RC, et al, 2002. Liver abscess in adults: ten years experience in a UK centre. QJM, 95(12):797-802.

Perrillo RP, 2001. Acute flares in chronic hepatitis B. the natural and unnatural history of an immunologically mediated liver disease. Gastroenterology, 120(4): 1009-1022.

Pischke S, Wedemeyer H, 2013. Hepatitis E virus infection. multiple faces of an underestimated problem. J Hepatol, 58(5):1045-1046.

Péron JM, Bureau C, Poirson H, et al, 2007. Fulminant liver failure from acute autochthonous hepatitis E in France. description of seven patients with acute hepatitis E and encephalopathy. J Viral Hepat, 14(5): 298-303.

Qu K, Liu C, Wang ZX, et al, 2012. Pyogenic liver abscesses associated with nonmetastatic colorectal cancers. an increasing problem in Eastern Asia. World J Gastroenterol, 18(23): 2948-2955.

Rahimian J, Wilson T, Oram V, et al, 2004. Pyogenic liver abscess. recent trends in etiology and mortality. Clin Infect Dis, 39(11):1654-1659.

Sarin SK, Kumar M, Lau GK, et al, 2016. Asian-Pacific clinical practice guidelines on the management of hepatitis B. a 2015 update. Hepatol Int, 10(1): 1-98.

Sersté T, Bourgeois N, Vanden Eynden F, et al, 2007. Endoscopic drainage of pyogenic liver abscesses with suspected biliary origin. Am J Gastroenterol, 102(6): 1209-1215.

Terrault NA, Bzowej NH, Chang KM, et al, 2016. AASLD guidelines for treatment of chronic hepatitis B. Hepatology, 63(1): 261-283.

Tian LT, Yao K, Zhang XY, et al, 2012. Liver abscesses in adult patients with and without diabetes mellitus. an analysis of the clinical characteristics, features of the causative pathogens, outcomes and predictors of fatality. a report based on a large population, retrospective study in China. Clin Microbiol Infect, 18(9): E314-E330.

Tsai FC, Huang YT, Chang LY, et al, 2008. Pyogenic liver abscess as endemic disease, Taiwan. Emerg Infect Dis, 14(10): 1592-1600.

Zerem E, Hadzic A, 2007. Sonographically guided percutaneous catheter drainage versus needle aspiration in the management of pyogenic liver abscess. AJR Am J Roentgenol, 189(3):W138-W142.

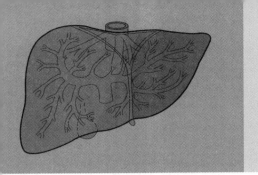

第14章　免疫性肝病

第一节　原发性胆汁性胆管炎

原发性胆汁性胆管炎（PBC）是一种慢性、胆汁淤积性自身免疫性疾病，其病程可能持续数十年。PBC 被认为是由遗传易感性和环境触发因素共同引起的，最常见于 50 ~ 60 岁的女性。PBC 的血清学标志是抗线粒体抗体（AMA），这是一种高度疾病特异性的自身抗体，90% ~ 95% 的 PBC 患者和不足 1% 的未患病对照者可检测到 AMA。然而，其发病机制尚不清楚。研究表明，PBC 可能与胆汁碳酸氢根伞的缺陷有关，后者通常保护胆管细胞防止胆汁酸损害。PBC 的表现可以从无症状（早期疾病）和缓慢进展到有症状和快速发展。PBC 的临床特征包括疲劳、瘙痒、并发自身免疫性疾病、骨质减少或骨质疏松、高胆固醇血症和黄瘤。PBC 是一种慢性疾病，经常导致肝硬化、肝衰竭，是肝移植的常见指征。近年来，PBC 取得了重要进展。例如"原发性胆汁性肝硬化"这一名称被认为不再准确，因为通过早期诊断和治疗，许多患者不会发展为肝硬化。因此，为了充分描述受损小叶内胆管周围致密炎症浸润的组织学特征，"胆管炎"取代了"肝硬化"，同时保留了首字母缩略词"PBC"。此外，诊断和治疗指南正在发生变化，许多指南已经更新。

一、流行病学

PBC 呈全球性分布，可发生于所有种族。最近的荟萃分析显示 PBC 发病率和患病率在全球均呈上升趋势，年发病率为（0.23 ~ 5.31）/10

万，患病率为（1.91 ~ 40.2）/10 万，以北美和北欧国家最高。我国尚缺乏基于人群的 PBC 流行病学数据。最近一项荟萃分析估算出中国 PBC 的患病率为 20.5/10 万，在亚太地区位居第二，仅次于日本。

二、病理生理学

PBC 的病因尚不清楚，病理生理以免疫介导的胆管损伤为特征，并伴有慢性胆汁淤积的后果。PBC 与丧失对线粒体抗原的免疫耐受性及随后出现包括体液免疫和细胞免疫的关节免疫反应密切相关。环境因素和遗传变异都增加了 PBC 的易感性，胆管上皮细胞通常被认为是 PBC 免疫攻击的被动靶点，然而，胆管细胞去分化、衰老、应激和脱氧核糖核酸损伤在 PBC 的发病机制中起着积极的作用。PBC 的病理生理学特征与对线粒体丙酮酸脱氢酶复合体（PDC-E2）的 E2 亚基的耐受性丧失有关。对于 PBC 来说，遗传、表观遗传和环境是疾病的发病因素，遗传易感患者接触了自身免疫触发事件。这种触发事件可能是环境因素、病毒、变应原、化学品或药物。PBC 患者同卵双胞胎患病风险显著升高。潜在的环境因素，尤其是在遗传易感个体中，包括反复尿路感染（可能与接触细菌成分或使用抗生素有关）、接触有毒化学物质和吸烟。其结果是对胆道损伤的细胞、免疫和生理的综合反应。PBC 患者胆道上皮细胞上 PDC-E2 或与某些抗 PDC-E2 抗体交叉反应的分子表达增加。随后发生的自身免疫性 T 细胞反应的特征是对排列在肝内胆管内的胆管上皮细胞造成损害，导致炎症、瘢痕形成及小叶间胆管和间隔胆管的破坏。这导致胆汁通过胆管泄漏到肝实质中。肝细胞被胆汁盐损伤，随后坏死、凋亡，并导致肝纤维化和肝硬化。目前研究发现在 X 染色体上发现的 MicroRNA-506 （miR-506）在 PBC 患者的胆管上皮中过表达，这种过表达通过阻止翻译导致 Cl^-/HCO_3^- 阴离子交换剂 2 的下调。由此导致胆管上皮细胞碳酸氢盐排泄减少，细胞内碳酸氢盐增多，碳酸氢盐反应的可溶性腺苷酸环化酶活性增加，这与凋亡过程有关。此外，阴离子交换器 2 的表达减少导致胆汁碳酸氢伞受损，这种胆汁保护伞可以使胆管上皮细胞暴露于质子化胆汁酸，如甘氨酸脱氧胆酸，从而诱导自噬。

三、自然病史

在应用 UDCA 治疗之前，PBC 的自然史大致分为 4 个阶段：①临床前期，AMA 阳性，但生物化学指标无明显异常；②无症状期，有生物化学指标异常，但没有明显临床症状；③症状期，出现乏力、皮肤瘙痒等症状；④失代偿期，出现消化道出血、腹水、肝性脑病等临床表现。

本病的早期诊断及 UDCA 的应用极大地改变了 PBC 的疾病进程。对 UDCA 生化应答较好的早期 PBC 患者，其生存期与年龄、性别相匹配的健康人群相似；对 UDCA 应答欠佳患者的无肝移植生存率显著低于健康对照人群，但仍高于未经 UDCA 治疗的 PBC 患者。

四、风险分层

PBC 的移植率随着时间的推移而下降。然而，进行性胆道疾病的发展与门静脉高压、肝衰竭和肝细胞癌风险有关。PBC 的存活率与可识别的基线和治疗中的风险因素相关。PBC 患者应进行风险评估，以在诊断时及在治疗期间每年评估疾病的严重程度和活动度。即使是接受 UDCA 一线治疗的 PBC 患者，也可能会出现疾病进展并仍处于肝脏相关并发症的风险中。用于 PBC 风险分层

的因素包括对治疗的反应、人口统计学因素、胆汁淤积症状、肝功能检查、自身抗体检测、血清纤维化标志物、肝脏硬度测量 （LSM）、肝静脉压力梯度 （HVPG）测量和组织学特征。为了对 PBC 进行分期，要注意疾病严重程度的标志物：胆红素值、血小板计数或者影像学表现（包括肝硬化形态或超声显示脾大的证据，或两者兼而有之，以及连续瞬时弹性成像或磁共振弹性成像），也可以使用血清纤维化标志物，如增强肝纤维化评分。分期很重要，因为晚期肝病患者未来疾病进展的风险更高，需要适当的监测策略；此外，在疾病发展到晚期之前提供有效的干预措施是最有益的。

五、临床表现

PBC 早期多无明显临床症状。约 1/3 的患者可长期无任何临床症状，部分患者可逐渐出现乏力和皮肤瘙痒等。随着疾病进展，患者可出现胆汁淤积及肝硬化相关的并发症和临床表现；合并其他自身免疫性疾病者，可有相应的临床症状。

（一）瘙痒

瘙痒发生于 20% ～ 70% 的 PBC 患者，并且与实验室检查异常程度、疾病持续时间或组织学严重程度无关。经典的胆汁淤积表现是手掌和足底明显瘙痒，并在夜间加重。胆汁盐和内源性阿片类药物可能在瘙痒的发生中起作用。溶血磷脂酸（LPA）是一种强效的神经元瘙痒激活剂，主要由溶血磷脂酶自分泌运动因子 （ATX）形成。在 PBC 中，未知的胆汁因素可能会增加 ATX，从而增加 LPA。数据表明，在 PBC 患者中，血清 ATX 活性与瘙痒强度和对止痒治疗的反应相关。疑似瘙痒的 PBC 患者需要评估皮肤病变，如有必要，转诊至皮肤科以排除其他情况。瘙痒分级量表、皮肤瘙痒评分、原发性胆汁性胆管炎患者健康相关生活质量指标评分和 5-D 瘙痒症量表等可用于对瘙痒严重程度进行分级。对于不符合经典胆汁淤积模式的瘙痒患者，血清胆汁酸检测可能有助于确定瘙痒是否可能由肝脏疾病引起。

（二）疲劳

对于疲劳症状，最重要的是排除或识别和管理疲劳的潜在原因，如贫血、抑郁、睡眠障碍、甲状腺功能减退和可能导致疲劳的药物。应鼓励患者保持规律的身体活动。

六、诊断与鉴别诊断

（一）实验室检查

1. 生物化学检查　以 ALP 和（或）γ-GT 明显升高为主要特征，可同时伴有丙氨酸氨基转移酶（alanine aminotransferase，ALT）和天冬氨酸氨基转移酶（aspartate aminotransferase，AST）轻度至中度升高。随疾病进展，血清胆红素（主要是直接胆红素）逐步升高，血清白蛋白逐渐降低。

2. 免疫学检查

（1）抗线粒体抗体（AMA）：血清 AMA 是诊断 PBC 的特异性标志物，尤其是 AMA-M2 亚型，诊断本病的灵敏度和特异度高达 90%～95%。但是，AMA 阳性也可见于各种肝内及肝外疾病，如自身免疫性肝炎（autoimmune hepatitis，AIH）、慢性丙型肝炎、各种原因所致急性肝衰竭、系统性红斑狼疮、干燥综合征、慢性细菌感染等，甚至是健康人。

（2）抗核抗体（antinuclear antibody，ANA）：约 50% 的 PBC 患者 ANA 阳性，在 AMA 阴性时期是诊断 PBC 的另一重要标志物。核膜型（主要以 gp210 和 p62 为靶点）和核点型（以包括 sp100 在内的多个蛋白为靶点）对 PBC 具有高度特异性。荟萃分析表明，对于 AMA 阴性者，抗 gp210 抗体和抗 sp100 抗体诊断 PBC 的灵敏度分别为 23% 和 25%，但特异度很高（分别为 99% 和 97%）。在一项大型研究中，抗 gp210 抗体和抗 sp100 抗体

同时阳性对于诊断 PBC 的阳性预测值为 100%。

（二）影像学检查

PBC 患者肝胆道影像学检查通常无明显异常。影像学检查的目的主要是除外肝内外胆管梗阻及肝占位等病变，一般首选超声检查。对于 AMA 阴性、短期内血清胆红素明显升高，以及超声检查发现可疑胆管狭窄或扩张者，需要进行磁共振胆胰管成像（magnetic resonance cholangiopancreatography，MRCP）甚至 ERCP。

瞬时弹性成像（transient elastography，TE）或磁共振弹性成像（magnetic resonance elastography，MRE）可判断肝脏硬度，可用于评估 PBC 患者的分期。

（三）病理特征和组织学分期

PBC 的病理学特点是累及小叶间胆管的慢性非化脓性破坏性胆管炎。有胆管周围淋巴细胞浸润且形成肉芽肿者，称为旺炽性胆管病变，是 PBC 的特征性病变。当 > 50% 的汇管区看不到小胆管时，即被定义为胆管减少或消失。Ludwig 等将 PBC 分为 4 期（表 14-1）。

（四）诊断标准

PBC 诊断需依据生物化学、免疫学、影像学及组织学检查进行综合评估。满足以下 3 条标准中的 2 条即可诊断：①存在胆汁淤积的生物化学证据（主要是 ALP 和 γ-GT 升高），且影像学检查排除了肝外胆汁淤积；② AMA/AMA-M2 阳性，或其他 PBC 特异性自身抗体（如抗 sp100 抗体、抗 gp210 抗体）阳性；③组织学上有非化脓性破坏性胆管炎和小叶间胆管破坏的证据。

表 14-1　PBC 的 Ludwig 分期

Ludwig 分期	组织学特点
Ⅰ期：胆管炎期	炎症局限于汇管区，受损的小胆管周围以淋巴细胞、单核细胞浸润为主，亦可见浆细胞、嗜酸性粒细胞及少量中性粒细胞，有的胆管周围可见上皮样细胞团或非干酪性肉芽肿，即特征性的旺炽性胆管病变（florid duct lesion）
Ⅱ期：汇管区周围炎期	汇管区炎症可突破界板深入小叶内，同时汇管区周边带可见细胆管增生，形成胆管性界面炎
Ⅲ：进行性纤维化期	部分纤维化扩大的汇管区之间以纤维间隔相连
Ⅳ：肝硬化期	汇管区之间的纤维间隔分隔肝实质呈"七巧板"图样

（五）鉴别诊断

PBC 的鉴别诊断应包括其他各种病因所致的肝外或肝内胆汁淤积。结石、炎性狭窄或肿瘤等引起的肝外或肝内大胆管梗阻，一般经超声、CT、MRI 等影像学检查即可发现。

肝内胆汁淤积的病因繁多，需依靠病史、体检、生化、免疫、影像及病理等手段综合判断。PBC 需要与主要累及肝细胞的疾病（如酒精性肝病、药物性肝损伤等）、主要累及胆管的疾病（如小胆管型原发性硬化性胆管炎、IgG4 相关性胆管炎、成人特发性胆管减少症等）、主要累及血管的疾病（如肝窦阻塞综合征、布 - 加综合征等），以及结节病、朗格汉斯细胞组织细胞增生症及肝淀粉样变性等疾病相鉴别。

七、治疗

（一）一线治疗

UDCA 是治疗 PBC 的一线药物，多项随机对照试验和荟萃分析证明 UDCA［13 ～ 15mg/（kg·d）］可以改善 PBC 患者生化指标、延缓疾病进程，并延长无肝移植生存期。有研究发现，UDCA 剂量过小时［≤ 10mg/（kg·d）］，疗效较差。因此，长期治疗中，需动态评估患者体重并及时调整 UDCA 剂量。过高剂量 UDCA［28 ～ 32mg/（kg·d）］并未增加对标准剂量应答不佳 PBC 患者的临床受益。此外，针对 PSC 患者的研究显示，大剂量 UDCA［28 ～ 30mg/（kg·d）］反而会增加患者发生严重不良反应的风险。因此，国内外指南均推荐 UDCA 13 ～ 15mg/（kg·d）用于 PBC 的治疗，可分次或一次顿服，需长期服药。如同时应用考来烯胺，两者应间隔至少 4 ～ 6 小时。

UDCA 安全性良好。其不良反应较少，主要包括腹泻、腹胀、体重增加及瘙痒加重等，通常不需要停药。极少数患者会出现过敏，以及不能耐受药物不良反应。

（二）二线治疗

对 UDCA 生化应答不佳的患者，长期预后差、生存率低，需考虑二线治疗。国际上有多种评价 UDCA 治疗后生化应答的标准（表 14-2）。其中，巴黎 I 标准和巴黎 II 标准应用较多，分别用于评估晚期 PBC（III ～ IV 期）和早期 PBC（I ～ II 期）患者生化应答。此外，在新药临床试验中，多采用 ALP ≥ 1.67× 正常值（ULN）作为生化应答不佳的重要标准。绝大多数模型都以 UDCA 治疗 1 年作为评估生化应答的时间点，但有研究显示治疗 6 个月时的生化应答具有与 12 个月相似的预测效能。

表 14-2　PBC 的生化应答标准

应答标准	时间	定义
巴塞罗那标准	12 个月	ALP 下降 40% 或恢复正常
梅奥医学中心标准	6 个月	ALP < 2×ULN
巴黎 I 标准	12 个月	ALP < 3×ULN，AST < 2×ULN 和胆红素 < 1mg/dl
巴黎 II 标准	12 个月	ALP < 1.5×ULN，AST < 1.5×ULN 和胆红素 < 1mg/dl
多伦多标准	24 个月	ALP < 1.67×ULN
罗特丹标准	12 个月	胆红素、白蛋白正常
UK-PBC 评分	12 个月	基线白蛋白、血小板；UDCA 治疗 1 年后的胆红素、ALP、ALT 或 AST；预测 5 年、10 年、15 年生存率及对 UDCA 的应答
PBC Globe 评分	12 个月	基线年龄，UDCA 治疗 1 年后的胆红素、ALP、白蛋白、血小板；预测 3 年、5 年、10 年生存率及对 UDCA 的应答

ALP. 碱性磷酸酶；ULN. 正常值上限；AST. 天冬氨酸氨基转移酶；ALT. 丙氨酸氨基转移酶；UDCA. 熊脱氧胆酸。

目前，PBC 的二线治疗药物主要包括奥贝胆酸、贝特类药物及布地奈德等。

1. 奥贝胆酸（OCA）　是目前唯一被欧美国家批准治疗 PBC 的二线药物。OCA 是一种半合成疏水性胆汁酸类似物,作为选择性法尼醇X受体(FXR)激动剂,可抑制胆酸合成限速酶基因的表达,从而抑制胆汁酸合成,并促进其代谢和转化。此外,FXR信号还可影响炎症、代谢调节和肝纤维化。

OCA可以改善对UDCA生化应答欠佳的PBC患者的生化指标及组织学进展。Ⅱ期、Ⅲ期随机、双盲、安慰剂对照临床试验显示,对UDCA生化应答欠佳及不耐受的患者,加用或改用OCA(10mg或者5~10mg剂量滴定)治疗能显著改善肝脏生化指标。Ⅲ期后续开放研究及另一项随机、双盲Ⅲ期临床试验也证实OCA可以显著降低对UDCA不耐受或应答欠佳PBC患者的ALP、总胆红素、直接胆红素,以及GLOBE评分和UK-PBC评分。Ⅲ期临床试验的后续亚组分析显示,OCA治疗3年后,17例PBC患者的肝纤维化分期、细胆管反应、胆管缺失等病理改变获得改善或保持稳定。

OCA的主要不良反应为瘙痒和乏力,其发生率分别为77%和33%。其中瘙痒的发生呈剂量依赖性。此外,OCA治疗还可导致高密度胆固醇降低,但是否会增加心血管事件风险尚有争议。

需要注意的是,病例报道显示OCA可导致严重的肝脏失代偿事件,美国FDA对OCA发出新的警告,限制其在晚期肝硬化患者(出现肝性脑病、腹水、食管-胃底静脉曲张等失代偿事件或持续性血小板减少)中使用。故不建议将OCA用于失代偿期肝硬化患者,在用于早期肝硬化患者时也需严密监测相关不良反应。

2. 贝特类药物 贝特类药物(非诺贝特、苯扎贝特)可通过过氧化物酶体增殖物激活受体(PPAR)途径抑制胆汁酸生成。最近一项荟萃分析显示,与UDCA单药治疗相比,UDCA联合非诺贝特能更好地改善ALP、γ-GT、IgM及甘油三酯水平,但对皮肤瘙痒及ALT水平的改善差异无统计学意义。非诺贝特是否能改善PBC患者的长期预后尚不清楚。

苯扎贝特同样可以改善对UDCA生化应答欠佳患者的生化指标。最近一项多中心、随机、安慰剂对照Ⅲ期试验证实,UDCA联合苯扎贝特可改善对UDCA生化应答欠佳患者的生化指标。苯扎贝特还可改善PBC患者瘙痒症状。此外,日本的一项大型回顾性队列研究发现,苯扎贝特可显著降低对UDCA生化应答欠佳PBC患者(ALP≥1.67×ULN)的全因和肝脏相关病死率或肝移植需求。

贝特类药物最常见的不良事件包括血清氨基转移酶和血肌酐升高。此外,在贝特类药物应用过程中,还需警惕肌肉及潜在肾毒性等。

现有单中心、小样本研究结果提示,非诺贝特和苯扎贝特在PBC患者的生化缓解率方面相当;非诺贝特降低低密度脂蛋白和尿酸水平的能力优于苯扎贝特,但非诺贝特不良反应及停药事件的发生率显著高于苯扎贝特。

3. 布地奈德 是第二代糖皮质激素,在肝脏内具有较高的首过效应,因此全身不良反应相对较少。本药可通过糖皮质激素受体/孕烷X受体(PXR)途径参与调控胆汁酸的合成、转运及代谢。

两项多中心前瞻性随机对照研究显示,与UDCA单药治疗相比,布地奈德(6~9mg/d)联合UDCA[15mg/(kg·d)]能更好地改善PBC患者的生化指标和组织学进展。另一项小规模随机对照临床试验发现布地奈德(9mg/d)联合UDCA[12~16mg/(kg·d)]可以改善患者的生化指标,但组织学改善并不明显。布地奈德能否改善PBC患者病死率及肝移植率尚需进一步研究。

在晚期PBC患者中布地奈德血药浓度显著升高,可出现门静脉血栓形成等严重不良反应。因此,不推荐布地奈德用于肝硬化或门静脉高压患者。

(三)肝移植

PBC进展至肝硬化失代偿期(腹水、食管-胃底静脉曲张破裂出血或肝性脑病),且终末期肝病模型(model for end-stage liver disease,MELD)评分>15分,或梅奥医学中心风险评分>7.8分,可考虑行肝移植。另外,严重的顽固性瘙痒也是肝移植的特殊指征。

PBC患者肝移植后长期生存率高,但是存在一定复发风险。肝移植后5年、10年和15年的PBC复发风险分别为22%、21%~37%和40%。肝移植术后AMA仍可持续阳性,因此PBC复发的诊断主要依赖组织学特征 [肉芽肿性胆管炎和（或）旺炽性胆管病变] 和生化指标异常。肝移植后复发的危险因素包括肝移植时年龄较小、术后应用他克莫司及出现胆汁淤积等。有研究提示，与他克莫司相比，肝移植术后应用环孢素 A 可以减少术后复发；但另一项研究提出，两种免疫抑制剂的选择对于移植术后复发没有显著影响，且他克莫司较环孢素 A 的不良反应更少。肝移植术后 PBC 复发可降低移植物和患者的生存率，常规预防性使用 UDCA 可有效减少 PBC 复发。

（四）针对症状和合并症的治疗

1. 乏力　对于乏力的患者，需鉴别是否存在其他引起乏力的病因，如贫血、肝外自身免疫性疾病、睡眠障碍和抑郁症等，并进行针对性治疗。目前尚无针对乏力本身的有效方法。荟萃分析发现，UDCA、奥贝胆酸、氟西汀、秋水仙碱、甲氨蝶呤、环孢素等药物均无法改善乏力症状，而肝移植可显著降低 PBC 患者疲劳评分。关于莫达非尼是否可以改善 PBC 患者疲劳症状尚无一致结论。

2. 瘙痒　约 70% 的 PBC 患者会出现瘙痒，并对生活质量产生显著影响。目前治疗瘙痒的药物主要包括考来烯胺、利福平、阿片类受体拮抗剂等，顽固性瘙痒也是肝移植的特殊适应证。有研究提示，苯扎贝特可能有助于缓解 PBC 患者的瘙痒。

胆汁酸螯合剂考来烯胺是治疗瘙痒的一线药物，推荐剂量为 4 ～ 16g/d；然而，其耐受性较差，可出现恶心、腹胀、便秘等不良反应。为避免干扰其他药物吸收，考来烯胺应和其他药物间隔 4 ～ 6 小时服用。

如果患者不能耐受考来烯胺，可试用二线药物利福平。荟萃分析表明，利福平能有效缓解胆汁淤积引起的瘙痒。其推荐剂量为 150mg，每天 2 次。对于无应答者，剂量可增加至 600mg/d。但是本药可导致严重肝损伤、溶血性贫血及肾损伤，并与其他药物有相互作用。我国学者的经验是小剂量应用（100 ～ 300mg/d），并严密监测其不良反应。

有研究发现，阿片类受体拮抗剂有助于改善瘙痒，但可能会出现戒断症状。两项随机临床试验和后续研究表明，静脉注射或口服纳洛酮对顽固性瘙痒有效，需从低剂量开始，缓慢增加到合适剂量，以减少不良反应发生。盐酸钠呋喃芬是一种选择性阿片受体 κ 型激动剂，目前在日本已被批准用于治疗 PBC 患者的顽固性瘙痒。

能够拮抗 5- 羟色胺作用的药物如昂丹司琼和舍曲林也被用于治疗瘙痒。有研究提示，舍曲林和利福平在改善瘙痒方面并无明显差异，但舍曲林对肝酶影响较小，因而安全性更好。另外，许多针对回肠胆汁酸转运体、减少肠肝循环的新型药物，如利奈昔布，在临床试验中显示出对胆源性瘙痒具有一定疗效。

3. 眼干、口干　合并干眼症的患者首选人工泪液。环孢素 A 眼膏或利福舒特眼膏适用于单用人工泪液无效者，在眼科中广泛使用。有口干和吞咽困难者，可尝试非处方性唾液替代品，如保湿漱口水、口腔喷雾剂等。仍有症状者，可使用胆碱能药物如匹罗卡品或西维美林等，以增加液体分泌。随机对照临床试验证实胆碱能药物可缓解口干、眼干症状，但可能会导致恶心、出汗、潮红、尿频、头晕或腹泻等不良反应。

4. 骨质疏松　代谢性骨病是 PBC 患者常见的并发症，主要包括骨量减少和骨质疏松。PBC 患者骨质疏松的患病率为 20% ～ 45%，在肝移植、绝经后患者中其发生率更高。双膦酸盐、维生素 D 和钙剂可用于 PBC 患者骨质疏松的治疗。

双膦酸盐在 PBC 患者中的疗效仍存在争议。一项荟萃分析显示第一代双膦酸盐并未降低 PBC 患者骨折风险。但是，最近的一项随机对照研究显示，第三代双膦酸盐阿仑膦酸盐每周 70mg 或伊班膦酸盐每月 150mg 可显著增加 PBC 患者的腰椎骨密度，且安全性良好。由于双膦酸盐可能导致静脉曲张出血、胃食管反应和心房颤动等不良反应，在食管静脉曲张患者中须谨慎使用，并应监测其出血风险。

PBC 患者普遍存在维生素 D 缺乏。对于维生素 D 缺乏者，建议补充维生素 D，使其血清活性维生素 D 水平达到 30ng/ml 以上。对于 50 岁以上人群，建议从饮食中摄入足够的钙（800 ～ 1000mg/d）；对于接受骨质疏松治疗的患者，建议每天补充 500 ～ 1200mg 钙和 400 ～ 800U 维生素 D。

另外，维生素 D 用于预防骨质疏松时，推荐 800～1200U/d。一项为期 3 年的研究发现，与未接受治疗的对照组相比，接受维生素 D、钙剂和降钙素治疗的 PBC 患者，骨密度损失显著减少。

八、预后

目前，经 UDCA 规范治疗的 PBC 患者整体预后已经有明显改善。国内报道经 UDCA 治疗后的 PBC 患者 5 年、10 年无肝移植生存率分别为 78.0%～86.7%、71.1%～74.3%；5 年 HCC 发生率约为 1.62%；5 年失代偿发生率为 3.81%～4.31%。已出现肝硬化者的预后较差，代偿期和失代偿期肝硬化 PBC 患者 5 年无肝移植生存率分别为 77.1% 和 35.9%。

近年文献报道了基于多中心、大样本量的 GLOBE 评分模型和 UK-PBC 评分模型，它们增加了与肝硬化分期相关的指标，可以准确预测 PBC 患者 5 年、10 年及 15 年无肝移植生存率。这两个模型已包括中国在内的多个国家人群中被验证，总体认为其预测效能优于其他模型。GLOBE 评分和 UK-PBC 评分计算较复杂，需要在相关网页上进行在线计算。

（潘仕达　何婷婷　孟繁平
刘利敏　王嗣予　郭长存）

第二节　原发性硬化性胆管炎

原发性硬化性胆管炎（primary sclerosing cholangitis，PSC）是一种罕见的慢性胆汁淤积性肝病，其特征是胆道系统进行性特发性狭窄，持续迁延，最终可导致肝硬化、终末期肝病和结肠或肝胆恶性肿瘤。PSC 的病因尚不清楚，但有几个基因与其发展和临床过程有关。目前确定的 PSC 亚型主要有：①经典型，影响大小胆管；②小导管型，仅影响小胆管；③与自身免疫性肝炎相关，影响大小胆管。结肠炎症性肠病（IBD）与 PSC 之间存在很强的关联。自身免疫性肝炎和 PSC 的重叠综合征在年轻患者中更为多见。PSC 的诊断在很大程度上依赖于胆汁淤积性肝酶异常情况下的特征性胆管造影。如果前者不确定，则可以通过磁共振胆管造影（MRCP）或内镜逆行胆管造影术诊断。临床病程的特点是进行性肝病导致肝硬化，伴有门静脉高压的并发症，通常包括反复发作的胆管炎。它的表现通常为无症状的碱性磷酸酶更大升高。出现症状时，通常包括疲劳、瘙痒或黄疸。碱性磷酸酶更大升高或肝脏硬度更大增加与更差的临床结果相关。目前仍没有确切的药物可用，但在过去的几十年中，内镜逆行胰胆管造影术的使用使人们对这种疾病有了更多的认识。最终，肝移植可能是晚期 PSC 患者的唯一选择。而 PSC 患者患癌症的风险也显著增加，特别是胆管癌、胆囊癌和结直肠癌（尤其是结肠炎患者）。一旦患者最终接受肝移植，随后他们必须监测免疫抑制状态及预防其相关并发症发生。

一、流行病学

PSC 患病率和发病率存在区域性差异。最早 PSC 的流行病学资料来源于北美（1976～2000 年），发病率为（0.9～1.3）/10 万，其中女性为 0.54/10 万，男性为 1.25/10 万。2019 年英国胃肠病学会（BSG）报道北欧的 PSC 发病率与北美比较接近，为（0.91～1.3）/10 万，小胆管型 PSC 发病率约为 0.15/10 万。近年来的数据显示，北欧和北美的 PSC 患病率达（3.85～16.2）/10 万，有逐年增高趋势。亚洲的流行病学资料来源于新加坡和日本，分别报道 PSC 患病率为 1.3/10 万、0.95/10 万。PSC 好发于男性，约占 2/3，PSC 平均确诊年龄为 20～57 岁，发病年龄呈双峰性，两个发病高峰分别为 15 岁和 35 岁左右。我国尚缺乏 PSC 的流行病学资料。

二、病理生理学

PSC 是一种以特发性肝内外胆管炎症及胆管

纤维化改变导致多灶性胆管狭窄为特征，慢性胆汁淤积病变为主要临床表现的自身免疫性疾病，发病机制尚不明确。目前认为，PSC 是遗传、环境、免疫、胆汁酸代谢及肠道菌群等多种因素共同参与所致。其具有遗传易感性，目前已经确定有 20 多个 PSC 遗传易感位点，但遗传因素对 PSC 发病的影响仅不足 10%，环境因素的影响高达 50% 以上；肠 - 肝轴的交互作用在 PSC 发病中也发挥一定作用，其中肠黏膜屏障障碍、菌群失调、免疫交互作用等参与了 PSC 发病，胆汁酸稳态失衡、胆管黏膜屏障受损、反应性胆管细胞激活等是胆管损伤的病理生理基础；PSC 患者胆管周围存在反应性 T 淋巴细胞、巨噬细胞和中性粒细胞，以 T 淋巴细胞为主，免疫紊乱也是 PSC 的发病机制之一。以上多种因素导致胆管慢性炎症、纤维化、肝星状细胞、肌成纤维细胞激活，并与胆管细胞交互作用进一步加重胆管损伤和肝纤维化，胆管长期慢性炎症可导致胆道狭窄、肝内胆汁淤积、肝纤维化、肝硬化甚至胆管癌。

依据胆管受损的部位可将 PSC 分为以下几型：①大胆管型，损伤肝外较大胆管，约占 PSC 患者的 90%；②小胆管型，损伤较小胆管，胆管影像学无异常发现，少数患者可发展为大胆管型 PSC；③全胆管型，肝内外大小胆管均受累。

三、自然病史

PSC 的自然病史多变，性别、发病年龄、是否合并 IBD、胆管累及部位等都可能影响患者疾病进程。与成人 PSC 相比，儿童 PSC 患者进展更慢，10 年生存率也高于成人。10% ～ 60% 的 PSC 患者初诊时并无明显的临床症状，这些患者临床预后相对较好，但也可能是疾病诊断阶段早晚导致的差异。PSC 患者的临床进程异质性很高，一些患者很快进展至肝硬化等终末期肝病，而有些患者的疾病状态则长期保持稳定。PSC 患者可最终发展为肝硬化，出现门静脉高压、腹水、食管 - 胃底静脉曲张和肝衰竭。PSC 患者从诊断到死亡或肝移植的平均时间为 10 ～ 22 年。荷兰一项包括 422 例患者的回顾性分析显示 PSC 患者从诊断到死亡或肝移植的平均时间为 21.3 年。最近一项大样本 PSC 患者的多中心观察研究显示 PSC 患者 5 年、10 年、20 年肝移植或死亡率分别为 37.0%、52.3% 和 63.6%，平均无肝移植生存期为 14.5 年。PSC 患者的主要死亡原因为胆管癌、肝衰竭、静脉曲张出血、肝移植并发症和结肠癌。

四、风险分层

PSC 患者病情进展速度差异很大，准确预测患者的临床进程对于临床实践具有重要意义。以往研究根据患者年龄、血液生化指标、肝脏组织学指标、胆管影像学特征、病史及并发症等建立了一些 PSC 预后评估模型。肝脏组织学在 PSC 中应用有限，且存在取样误差，因此包含肝脏组织学指标的预后模型（如最初的梅奥医学中心 PSC 评分系统）逐渐被弃用。同样，基于胆管 ERCP 影像学特征的预后评估方法也在 PSC 风险评估中应用受限。修订的梅奥医学中心 PSC 评分系统（MRS）去除了肝脏病理学指标，是目前应用最广泛的非侵入性评估方法，可以在疾病早期阶段预测 PSC 的临床结局，但是在初次应用 4 ～ 5 年后预测准确性显著降低。随着 PSC 进展，患者的临床生化指标会不断变化，时间依赖的预后评估模型能更好地进行预后评估。近年来，多中心研究建立一些新的时间依赖的非侵入性 PSC 预后模型，如 UK-PSC 风险评分模型、Amsterdam-Oxford 模型（AOM 模型）、PREsTo 模型等。其中 UK-PSC 风险评分模型可以用来预测 PSC 患者短期及长期肝移植和全因死亡率，其预测效能优于 MRS 和 APRI 评分。AOM 模型可预测 PSC 相关死亡和肝移植结局，已被多中心大样本研究验证，该模型预测效能随着时间延长而提高，但是在疾病早期，其预测效能一般。PREsTo 模型是基于机器学习建立的 PSC 风险评估模型。此模型调整了血清 ALP 的权重，可以准确预测肝硬化失代偿风险，且优于 MELD 评分和 MRS。

需要指出的是，PSC 的临床分期缓慢进展。各种临床指标和评分模型在不同阶段有不同的预测价值，应对患者进行长期随访，在疾病不同临床阶段选择不同的预后评估模型，以更好地对患者预后及风险进行预测。

五、临床表现

PSC 临床表现多样，早期多无症状，部分患者体检或因 IBD 进行肝功能筛查时诊断 PSC。约50% 的患者表现为右上腹间断性疼痛、黄疸、瘙痒、乏力、发热和体重减轻。黄疸呈波动性、反复发作，可伴有中低热或高热及寒战。

PSC 临床表现多样，常见以下表现。①无症状，仅体检时偶然发现 ALP/γ-GT 升高。② IBD 患者行肝功能筛查时发现 ALP 升高。③胆汁淤积引起的黄疸、瘙痒等。④进展期肝病、肝硬化所致症状，可出现门静脉高压引起静脉曲张出血、腹水等。⑤反复发作的胆管炎，表现为发热、寒战、右上腹痛、黄疸等。⑥肝衰竭，表现为进行性黄疸加重及凝血功能障碍。⑦癌变，PSC 患者易患胆管癌，PSC 确诊后 5 年、10 年、终身患胆管癌的风险分别为 7%、8% ～ 11%、10% ～ 20%。发生胆管癌的 PSC 患者肝功能迅速恶化、黄疸加重，可伴有体重减轻。PSC 合并溃疡性结肠炎（UC）的患者结直肠肿瘤风险增加，以右半结肠癌多见，可出现体重减轻、不全肠梗阻等症状。

PSC 可并发脂溶性维生素缺乏症、代谢性骨病等，还可伴有与免疫相关的疾病，如甲状腺炎、红斑狼疮、风湿性关节炎等。

六、诊断

PSC 是一种持续进展性疾病，从肝内外胆管炎症、胆管纤维化、肝硬化、肝衰竭直至死亡。诊断主要依据影像学检查，胆道系统呈多灶性狭窄、阶段性扩张、串珠状及枯树枝样改变，ALP和 γ-GT 等相关肝酶指标升高和（或）胆汁淤积症状等表现。对于经典 PSC 患者，肝脏组织学检查并非必需。诊断小胆管型 PSC 需要肝脏组织学检查，病理表现包括小胆管周围纤维组织增生，呈同心圆性洋葱皮样改变。

（一）实验室检查

1. 血清生化　PSC 的血清生化指标异常主要表现为胆汁淤积性改变，通常伴有 ALP、γ-GT 升高，目前尚无明确诊断标准的临界值。ALP 升高是诊断的敏感指标，但无特异性。对于骨生长中的青少年患者，需血清 γ-GT 辅助诊断。出现血清胆红素升高，提示疾病进展或预后不良。血清氨基转移酶通常正常，部分患者也可升高 2 ～ 3 倍。氨基转移酶显著升高者需鉴别是否重叠自身免疫性肝炎（AIH）、并发急性胆道梗阻或药物性肝炎等。疾病晚期可出现低蛋白血症及凝血功能异常。

2. 免疫学检查　PSC 缺乏特异性的自身抗体。部分患者血清中可检测出多种自身抗体，包括抗核抗体（ANA）、抗中性粒细胞胞质抗体（pANCA）、抗平滑肌抗体（SMA）、抗内皮细胞抗体、抗磷脂抗体等。但上述抗体一般为低滴度阳性，对PSC 诊断无特异性。部分患者可出现高 γ- 球蛋白血症，约 50% 伴免疫球蛋白 IgG 或 IgM 水平轻至中度升高。欧洲及美洲报道约 50% 的 PSC 出现 IgM 升高，而亚洲日本报道 24% 的患者出现高IgM，且多出现于年轻患者。

（二）影像学检查

PSC 典型的影像学表现为肝内外胆管多灶性、短阶段性、环状狭窄，胆管壁僵硬缺乏弹性，似铅管样，狭窄上端的胆管可扩张呈串珠样，进展期患者可显示长段狭窄和胆管囊状或憩室样扩张，肝内胆管广泛受累时可表现为枯树枝样改变。

1. 腹部超声　是用于对 PSC 疾病初步筛查的常规手段。其可显示肝内散在片状强回声及胆总管壁增厚、胆管局部不规则狭窄等变化，并可显示胆囊壁增厚程度、胆汁淤积及胆管扩张情况。结合病史可协助进行肝内外胆管结石、胆管癌、继发性胆管炎及术后胆道狭窄等疾病的鉴别。

2. 腹部 CT　不是用于 PSC 诊断的常规手段。PSC 患者腹部 CT 可出现胆管扩张、胆道内占位、脾大、门静脉增宽、静脉曲张等门静脉高压表现及腹腔淋巴结肿大等。CT 主要用于疑似胆管癌患者的鉴别诊断和胆管癌分期。

3. 磁共振胰胆管成像（MRCP）　在临床及生化诊断证据存在时，MRCP 对 PSC 的诊断具有非常高的特异度。已成为 PSC 诊断的首选非侵入性影像学检查方法，准确性与 ERCP 相当，灵敏度和特异度分别为 80% ～ 100%、89% ～ 100%。MRCP 还可提供肝实质、静脉曲张、肝癌和淋巴结等信息，但其对小胆管型 PSC 或早期疾病的诊断灵敏度较低。

（三）内镜逆行胰胆管造影术及其他内镜检查

ERCP 既往被认为是诊断 PSC 的"金标准"，但由于可能导致严重并发症，如胰腺炎、胆管炎、穿孔、出血等，除非有治疗需要或需胆管取样，一般不行诊断性 ERCP。存在以下情况可考虑行 ERCP：①MRCP 和肝脏组织学检查仍疑诊 PSC 或 MRCP 存在禁忌时；②在 MRCP 检查后可疑存在显性狭窄且其临床症状可能在内镜治疗后好转，需行 ERCP 治疗和胆管活检（细胞刷检、胆道组织学检查）；③在疑似胆管癌的 PSC 患者，应考虑 ERCP 和胆管活检（细胞刷检、胆道组织检查）。ERCP 应由经验丰富的内镜医师进行，建议行 ERCP 前常规给予预防性抗生素治疗，既可降低菌血症的发生率，也可预防胆管炎和菌血症的发生。可在 ERCP 期间行胆汁取样进行细菌培养，以指导胆管炎发生后抗生素的选择。在无禁忌情况下，ERCP 前后应立即直接给予 100mg 的双氯芬酸钠栓或吲哚美辛栓直肠给药。此外，在行 ERCP 后胰腺炎风险较高的情况下，应考虑置入胰管支架预防术后胰腺炎。

其他内镜检查：疑似肝外疾病和 MRCP 检查发现不能确定的病例，超声内镜和弹性成像可能会帮助对胆总管狭窄、管壁增厚和肝纤维化情况进行判断。导管内超声检查和激光共聚焦内镜也有助于胆道病变的评估和鉴别诊断。

（四）肝脏病理

大体病理上可见肝外胆管管壁增厚、管腔狭窄。组织学上 PSC 表现为胆道系统的纤维化改变，可累及整个肝内外胆道系统，少数仅累及肝内或肝外胆道系统，后期肝实质细胞可受损。肝内胆管周围纤维组织围绕小胆管呈同心圆样排列的"洋葱皮样"改变是 PSC 的典型病理学改变。但由于肝脏活检较难获取较大的胆管，当 PSC 无肝内小胆管受累时，PSC 患者的肝脏组织学可表现为正常或者非特异性的肝内胆汁淤积改变。仅有不足 20% 的 PSC 患者肝组织学检查发现这种典型改变。一项对 138 例 PSC 患者的回顾性分析显示，对于具有典型影像学表现的 PSC 患者，肝脏组织学检查并不能获取更多的诊断信息。因此，具有典型临床和影像学特征的 PSC 患者，诊断无须肝脏组织学检查。

PSC 在病理组织学上可分为 4 期，分别为 I 期（即门静脉期）、II 期（即门静脉周围期）、III 期（即纤维间隔形成期）及 IV 期（即肝硬化期）。利用肝脏组织学检查可以对 PSC 患者进行分期，也可以进行肝脏炎症和纤维化评分。两项分别包括 64 例和 119 例 PSC 患者的回顾分析，显示肝脏组织学评分系统对 PSC 具有良好的预后评估价值。

感染、缺血、中毒、肿瘤、遗传、手术等导致的继发性硬化性胆管炎影像学和肝脏生化检查与 PSC 类似。对于不能确诊的患者，肝脏组织学检查有助于鉴别。

极少数 PSC 患者病变只累及肝内小胆管，胆道成像无异常发现，此类患者被称为小胆管型 PSC。PSC 患者可同时合并自身免疫性肝炎（AIH），也有少数 PSC 合并原发性胆汁性胆管炎的报道，但非常少见。一项包括 7931 例 PSC 患者的多中心长期随访研究显示，约 3.6% 的 PSC 患者为小胆管型 PSC，6.6% 为 PSC-AIH 重叠综合征。对于胆道影像正常的小胆管型 PSC 和重叠其他肝脏疾病的患者，肝组织学检查对于诊断是必需的。

（五）诊断标准

目前尚无公认的 PSC 诊断标准。2016 年日本非感染性肝胆疾病小组制定了日本的 PSC 诊断标准，诊断标准中未纳入小胆管型 PSC。2021 年国际 PSC 研究小组的 PSC 共识意见，分别制定了大胆管型 PSC 和小胆管型 PSC 的诊断标准。

1. 推荐的大胆管型 PSC 诊断标准

（1）胆道成像具备 PSC 典型特征。

（2）以下标准至少满足一条：①胆汁淤积的临床表现及生物化学改变（成人 ALP 升高、儿童 γ-GT 升高）；②IBD 临床或组织学证据；③典型 PSC 肝脏组织学改变。

（3）除外其他因素引起继发性硬化性胆管炎。对于胆道成像无 PSC 典型表现者，如果满足以上标准"（2）"中 2 条以上或仅有 PSC 典型胆道影像学特征可疑诊 PSC。

2. 推荐的小胆管型 PSC 诊断标准

（1）近期胆道影像学无明显异常改变。

（2）典型 PSC 肝脏组织病理学改变。

（3）除外其他因素所致胆汁淤积。

如果患者胆道影像学无异常，但肝脏组织学具有 PSC 特点但不典型，若患者同时存在 IBD 临床或组织学证据及胆汁淤积的生物化学证据，也可诊断小胆管型 PSC。

（六）鉴别诊断

PSC 需要与继发性硬化性胆管炎进行鉴别，见表 14-3。IgG4 与 IgG4 相关性硬化性胆管炎（IgG4-SC）胆道影像学表现相似，鉴别困难。由于 IgG4-SC 对糖皮质激素治疗应答良好，且具有更好的临床预后。所以，临床上要特别注意 PSC 和 IgG4-SC 的鉴别。IgG4-SC 的诊断主要根据典型胆道影像学改变、血清 IgG4 升高，同时存在胆管外 IgG4 相关疾病表现和典型的组织学改变。虽然血清 IgG4 升高是 IgG4-SC 的特征性血清学改变，但约 10% 的患者血清 IgG4 处于正常水平。此外，9%～27% 的 PSC 患者也可以出现血清 IgG4 升高，血清 IgG4 升高的 PSC 患者比血清 IgG4 正常的 PSC 患者临床预后更差。因此，PSC 患者检测血清 IgG4 水平不仅有助于鉴别诊断，也有助于预后判断。

表 14-3　继发性胆管炎的病因分类

病因分类	常见病因
慢性梗阻	胆道结石 胆管狭窄（手术或慢性胰腺炎继发） 肝移植后吻合口狭窄 良恶性肿瘤
感染性疾病	寄生虫感染 病毒感染（HIV 感染、巨细胞病毒感染等）
药物、毒物	意外在胆管内注入酒精或福尔马林 药物性损伤（氯胺酮、塞来昔布、七氟烷、阿莫西林克拉维酸、阿托伐他汀、英夫利昔单抗等）
免疫性	IgG4 相关性自身胰腺炎或 IgG4 相关性硬化性胆管炎 嗜酸性粒细胞性胆管炎 肥大细胞性胆管疾病 淀粉样变性 Bechet 病
缺血性胆管疾病	肝移植后肝动脉血栓 肝移植排斥反应 肝动脉内插管化疗 肝动脉栓塞化疗 系统性血管炎 放射损伤
缺血样胆管病	危重症患者继发性硬化性胆管炎（创伤、烧伤、心胸手术、呼吸系统疾病、HELLP 综合征、胰腺炎、急性心肌梗死、蛛网膜下腔出血、脑出血等）

七、治疗

（一）药物治疗

1. 熊脱氧胆酸（ursodeoxycholic acid，UDCA）　早期非对照临床研究显示，UDCA 可以改善 PSC 患者的临床和生化指标。随后的一些随机对照临床研究（RCT）进一步评估了 UDCA 治疗 PSC 的效果。这些临床研究评估了不同剂量 UDCA 的治疗作用，小剂量 UDCA［10～15mg/（kg·d）］可以改善患者的肝脏生化指标，但无法改善患者的肝移植、死亡等长期临床终点；大剂量 UDCA 不仅无获益，反而增加死亡、肝移植风险，严重不良事件发生率明显增加。两项中等剂量 UDCA［17～23mg/（kg·d）］治疗 PSC 的随机对照试验（RCT）研究显示，中等剂量 UDCA 可以改善患者肝脏组织学，并有降低肝移植率、死亡率及胆管癌发生率的趋势。但随后的研究则显示中等剂量 UDCA 不能提高患者的 5 年生存率。UDCA 治疗 PSC 荟萃分析也显示 UDCA 虽然可以改善患者的肝脏生化指标，但不能改善患者长期预后。在预防结直肠癌（CRC）和胆管癌（CCA）方面，RCT 研究和荟萃分析显示 UDCA 不能降低 PSC 患者的 CCA 和 CRC 的发病风险，高剂量的 UDCA 甚至会增加 CRC 发病率。最近一项包括 161 例 PSC 患者的多中心 RCT 研究显示去甲熊脱氧胆酸（norUDCA）可以剂量依赖方式降低 PSC 患者的 ALP，且安全性好，其长期临床获益还有待进一步研究确定。虽然 UDCA 不能改善 PSC 的长期预后，但一项前瞻性临床研究则显示已经使用 UDCA 治疗的 PSC 患者 UDCA 停用 3 个月后，患者肝脏生化指标显著恶化，部分患者瘙痒加重。目前尚无法确定 UDCA 停用后患者的肝功能及临床症状变化是否是停药反弹效应，其长期影响也不能确定。

2. 糖皮质激素和免疫抑制剂　糖皮质激素治疗 PSC 的研究较少。单臂前瞻性临床研究显示布地奈德可以改善 PSC 患者的肝脏生化指标，而泼尼松和布地奈德的随机对照的临床研究则发现只有泼尼松可改善 PSC 肝脏生化指标。荟萃分析结果无法对糖皮质激素在 PSC 的治疗中做出推荐或反对。一项回顾性研究和一项前瞻性研究显示部分合并 AIH 或者具有 AIH 特征的患者使用糖皮质激素治疗可能会获益。

免疫抑制剂如他克莫司、吗替麦考酚酯、甲氨蝶呤、英夫利昔单抗等在 PSC 治疗中的研究多为小样本研究。有研究显示，他克莫司可以改善 PSC 患者肝脏生化指标。总之，荟萃分析显示免疫抑制剂不能降低 PSC 患者死亡或肝移植风险。

3. 其他药物　除上述提到的药物之外，也有一些抗生素治疗 PSC 的临床研究，包括万古霉素、甲硝唑、利福昔明等。万古霉素可以显著降低 PSC 患者的 ALP、ALT 等生化指标，并且可降低 PSC 患者 MRS 评分，荟萃分析结果显示万古霉素可能对 PSC 患者有益；甲硝唑的临床研究结论存在差异；利福昔明则疗效不明显。近年来，一些

新的药物如 FGF19 类似物、FXR 激动剂等也被用于 PSC 治疗，但目前临床证据尚不充分。

（二）瘙痒的治疗

瘙痒是 PSC 患者最常见的临床症状之一，20%～60% 的 PSC 患者可以出现瘙痒症状。瘙痒可以严重影响患者的生活质量。英国胃肠病学会 PSC 指南推荐的治疗 PSC 瘙痒的药物为考来烯胺，二线药物为利福平和纳曲酮，但是其推荐级别和证据等级都相对比较低。一项包括 14 例 PBC 和 14 例 PSC 患者的随机对照研究显示考来维伦与安慰剂相比不能有效改善胆汁淤积患者的瘙痒症状，而考来维伦吸附胆汁的作用要比考来烯胺强 7 倍。另外，两项小样本包括 PSC 患者的 RCT 研究显示舍曲林可以有效改善 PSC 患者瘙痒，与利福平相比，对肝脏生化指标影响更小。最近的一项随机双盲安慰剂对照研究显示苯扎贝特治疗 PBC 或 PSC 患者瘙痒的效果优于安慰剂。因此，对于伴有严重瘙痒的 PSC 患者，可用舍曲林、利福平、纳曲酮或考来烯胺等药物治疗。

（三）胆道狭窄的内镜治疗

胆道显性狭窄（domiant stricture，DS）的定义为 ERC 胆道造影时，胆总管直径 ≤ 1.5mm 或肝左管、肝右管汇合处 2cm 范围内肝管直径 ≤ 1mm。前瞻性研究显示，44% 的 PSC 患者随着随访时间的延长会发生胆道 DS。一项单中心 25 年的回顾性分析显示，63% 的 PSC 患者发生胆道 DS。另外一项回顾性研究显示，45% 的 PSC 患者发生胆道 DS，但与无胆道 DS 的患者相比，胆道 DS 患者在诊断后 2 个月到 1 年的肝脏生化指标改变与无胆道 DS 患者无显著差异，这提示胆道 DS 对于患者短期预后无显著影响。长期随访则发现胆道 DS 与胆管癌发生风险增加相关，胆道 DS 患者生存期明显短于无胆道 DS 患者（13.7 年比 23 年），生存期差异主要原因是胆道 DS 患者的胆管癌发生率更高。PSC 患者出现有症状或肝脏生化学恶化的胆道 DS 可能是胆管癌的临床表现，良性的胆道 DS 也会增加 PSC 患者患胆管癌的风险。

针对 PSC 患者胆道 DS 的内镜治疗方式主要为 ERCP 下球囊扩张、支架置入或两者联合。早

期研究显示，支架置入后 2～3 个月患者支架堵塞发生率较高。因此，后续的研究一般都采用短期支架置入（1～2 周）。PSC 患者胆道 DS 内镜下治疗的研究多数为前瞻性或回顾性非随机对照研究，且样本量相对较小。这些研究的结果显示，球囊扩张或支架置入可以在短期内改善患者的症状及肝脏生化指标，且根据预后评分模型评估其可延长无肝移植生存期。一项随访 2 年的多中心随机对照临床研究显示，在胆道再通率方面，短期支架置入与单纯球囊扩张相比无显著差异，且严重不良事件发生率显著高于球囊扩张（45% 比 7%）。荟萃分析显示，在症状改善、狭窄再发率、肝移植率、5 年生存率方面，短期支架置入与球囊相比无显著差异，支架置入后胰腺炎、出血、穿孔等不良事件发生率高于球囊扩张，仅在胆管炎 / 菌血症方面优于球囊扩张。虽然球囊扩张和短期支架置入相比在临床效果方面无显著差异，但是并非所有患者球囊扩张都能成功，对于球囊扩张失败的患者，短期支架置入是合理的治疗方式。目前球囊扩张的时机和间隔尚无统一的规范。一项 286 例 PSC 患者的回顾性分析显示，对于胆道 DS 的 PSC 患者，定期 ERCP 下球囊扩张的长期效果优于按需 ERCP 下球囊扩张，患者无肝移植生存期明显延长（17.8 年比 11.1 年）。

PSC 患者胆管癌风险显著增加，大多数 PSC 相关胆管癌都是在胆道 DS 的基础上发生的。胆管癌早期或局部进展期患者临床预后显著优于晚期患者，而不可切除的胆管癌患者化疗或不化疗的平均中位生存期只有 5～12 个月。多数 PSC 患者的胆道 DS 患是良性病变，约 5% 的胆道 DS 患者存在胆管癌。胆道造影对于区分胆管癌和胆道 DS 作用有限，ERCP 下胆道刷检细胞学、原位荧光杂交、胆道活组织检查、胆道镜活检等对诊断胆管癌具有重要作用。对于胆道 DS 的 PSC 患者进行 ERCP 治疗时，对胆管可疑部位取材进行组织学检查有助于诊断或排除胆管癌。

PSC 患者发生胆道 DS，可以行内镜下球囊扩张或者短期支架置入进行胆道引流治疗，应首选 ERCP 下胆道球囊扩张。PSC 患者行 ERCP 治疗时，需对胆道可疑恶性病变取材进行组织学检查以排除胆管癌。

（四）肝移植

肝移植是 PSC 唯一有效的治疗方法。肝移植广泛开展之前，多数 PSC 患者因肝衰竭死亡，肝移植改变了 PSC 的临床结局，目前 PSC 患者首位的死亡原因是胆管癌。一般情况下，PSC 患者肝移植后的长期预后良好，欧美国家 PSC 患者肝移植后的 5 年生存率可达 85%。我国 PSC 患者肝移植术后的研究较少。一项 15 例 PSC 患者的回顾性研究显示，肝移植治疗 PSC 总体预后良好，但同时也伴随着疾病复发、胆道并发症、排异反应等影响预后的危险因素。另外一项 147 例自身免疫性肝病（PSC 患者 14 例）的研究也显示自身免疫性肝病患者肝移植后可获得良好的长期临床结局。部分 PSC 患者肝移植后可出现 PSC 复发。荟萃分析显示 10%～40% 的 PSC 患者肝移植后复发，总体复发率为 17.7%，复发的高危因素为合并 IBD、胆管癌及高 MELD 评分等。

PSC 患者肝移植的适应证与其他慢性肝病类似，包括严重生活质量受损、门静脉高压并发症和肝衰竭等。不同指南推荐的 PSC 患者肝移植的指征不同。2015 年美国胃肠病学会推荐的 PSC 患者肝移植指征：药物或外科引流难以控制的胆管炎、失代偿期肝硬化、MELD 评分＞ 14 分。2017 年日本胃肠病学会推荐的 PSC 肝移植指征：失代偿期肝硬化患者 CPT 评分 C 级、反复发作胆管炎（每月至少复发 1 次）、难治性腹水和无法控制的瘙痒。2019 年英国胃肠病学会推荐的 PSC 患者肝移植指征：肝硬化和（或）门静脉高压并发症、英国终末期肝病模型评分＞ 49 分、终末期肝病模型评分＞ 15 分、顽固性瘙痒、复发性胆管炎。我国卫生部 2010 年发布《中国人体器官分配与共享基本原则和肝脏与肾脏移植核心政策》规定应根据等待肝移植患者医疗紧急度和等待时间排序，除暴发性肝衰竭、原发性移植肝无功能、移植肝动脉血栓形成、急性失代偿肝豆状核变性等外，应该按 MELD 或 PELD 评分进行排序。美国的一项大样本调查显示肝移植的 PSC 患者在等待期间的死亡率低于其他原因所致的终末期肝病，原因可能是患者门静脉高压并发症较低，等待期间死亡的主要原因是胆管癌。另一项回顾性分析显示复发性胆管炎与等待肝移植的 PSC 患者的死亡风险无关。推荐对于 MELD 评分 ≥ 15 分或 CPT 评分 C 级的肝硬化失代偿 PSC 患者进行肝移植评估。

八、相关疾病

（一）炎症性肠病

PSC 与 IBD 共患率的报道差异较大。荟萃分析显示北美和欧洲 PSC 患者中 IBD 共患率分别为 70% 和 63%。日本的流行病学研究显示，34% 的 PSC 患者同时伴发 IBD，青年 PSC 患者 IBD 共患率为 57%，基本接近欧美国家。老年 PSC 与 IBD 共患率则显著低于欧美（12%）。一般情况下，IBD 的临床症状先于 PSC 出现，但也有越来越多的患者在 PSC 诊断后才发现同时患有 IBD。在伴发 IBD 的 PSC 中，80% 以上的患者为 PSC-UC，约 10% 的患者为 PSC-CD，另有 10% 为不确定性结肠炎。PSC-UC 的患者中全结肠炎、倒灌性回肠炎和直肠豁免更常见。与单纯的 IBD 相比，PSC-IBD 患者常无明显症状或症状轻微，内镜下结肠黏膜表现可为正常，但肠黏膜活组织检查常可发现显微性结肠炎。因此，结肠镜下多部位多点活检对于 PSC 患者的 IBD 筛查具有重要意义。与单纯 IBD 患者相比，PSC-IBD 患者结肠癌风险显著升高。最近的两项荟萃分析进一步证实了 PSC-IBD 与进展期结直肠癌的相关性。大样本的回顾性研究显示 PSC-IBD 患者肝胆系统肿瘤、肝移植及死亡风险也显著升高。定期进行结直肠癌筛查可以改善 PSC-IBD 患者临床结局。对于确诊 PSC 的患者，建议行结肠镜检查并活检以评估是否合并 IBD；对于 PSC 伴发 IBD 的患者，建议每年进行 1 次结肠镜检查；PSC 不伴发 IBD 者每 3 年复查 1 次结肠镜。

（二）脂溶性维生素缺乏、代谢性骨病

PSC 所致的胆汁淤积可导致脂溶性维生素吸收不良，以维生素 A、维生素 D、维生素 E 缺乏最为常见。应对 PSC 患者进行脂溶性维生素水平的检测，如缺乏，可予以相应补充。

代谢性骨病是慢性胆汁淤积时常见的并发症。PSC 患者体内成骨活动降低，骨吸收增加，出现骨质疏松的风险是正常人的 24 倍。年龄较大、体重指数（BMI）较低及长期合并 IBD 时，骨质疏松症的危险性增加。PSC 疾病的严重程度可能与骨质疏松的程度无明显相关性，双能 X 线吸收测定法在诊断微小骨密度变化时，比 MRI 等新技术更具优势。合并骨质疏松的 PSC 患者可按照骨质疏松相关指南进行治疗。

并发脂溶性维生素缺乏的 PSC 患者，可予以补充脂溶性维生素治疗；PSC 患者应接受骨密度检查并评估骨质疏松风险，必要时给予治疗。

（三）肝胆肿瘤

PSC 患者易患各种肝胆恶性肿瘤，其中以胆管癌为主。3.3% ～ 36.4% 的 PSC 患者可发展为胆管癌，且有研究认为 PSC 确诊后 1 年内胆管癌的发生率最高。PSC 患者发生胆管癌的危险因素主要包括年龄、性别及是否合并 IBD 等。随着年龄增长，PSC 发生胆管癌的风险显著升高。年龄大于 60 岁的 PSC 患者，其胆管癌的发生率是年龄小于 20 岁患者的近 20 倍。且 PSC 患者中男性胆管癌的发生率明显多于女性。此外，当 PSC 合并 IBD，尤其是 UC 时，胆管癌的发病率显著升高

可用于监测胆管癌的影像学技术主要包括超声、MRI/MRCP、CT 和 ERCP 等。CA19-9 是临床上应用最广的胆管癌相关肿瘤标志物。影像学检查联合 CA19-9 可提高胆管癌筛查的灵敏度。因此，建议对所有 PSC 患者每 6 ～ 12 个月行超声、CT、MRI/MRCP 及 CA19-9 检查来筛查胆管癌。考虑到 ERCP 术后胰腺炎、胆管炎、出血等并发症的风险，不推荐将 ERCP 作为 PSC 患者筛查胆管癌的常规检查手段。但对于出现严重胆管狭窄、占位改变、CA19-9 渐进性升高的患者，可考虑行 ERCP 进行刷检、活检等，进一步判断有无胆管癌。

约 2% 的 PSC 患者最终罹患胆囊癌，10% ～ 17% 的 PSC 患者伴发胆囊息肉。腹部超声对胆囊息肉的检出具有较高的灵敏度和特异度。曾有观点认为 PSC 患者可考虑行胆囊切除，以预防胆囊癌的发生。但有研究表明，将胆囊息肉超过 8mm 作为标准，可准确区分胆囊良性及恶性病变。故也有国外学会主张胆囊息肉超过 8mm 的 PSC 患者接受胆囊切除治疗。由于尚缺乏更可靠的循证

依据，PSC 患者是否需行胆囊切除应结合患者个体情况，并充分考虑患者的获益 / 风险比。

肝细胞癌在 PSC 患者中的发病率较低。当疾病进展至肝硬化后，肝细胞癌的发生率是否升高也尚无定论。根据我国肝硬化诊治指南，对于确诊的肝硬化患者，应密切筛查和检测肝癌指标，方案可考虑每 3 ～ 6 个月行 B 超联合 AFP 检测。

九、预后

PSC 的病程变化很大。一般来说，小胆管型 PSC 患者预后较好。血清碱性磷酸酶水平 < 1.5 倍正常上限与 PSC 患者的生存率提高相关，而碱性磷酸酶水平 ≥ 2.4 倍正常上限的患者更有可能死亡或需要肝移植。

总体而言，大多数（75%）患者在诊断后的前 6 年内会出现疾病进展。作为一种没有明确治疗的缓慢进展性疾病，除非死亡是由其他疾病引起，否则 PSC 常以肝移植或死亡告终，通常继发于肝硬化或恶性肿瘤。恶性肿瘤是 PSC 患者死亡的主要原因，对死亡率的贡献（44%）略高于潜在的进行性肝病本身（37%）。几种恶性肿瘤与 PSC 相关，特别是胆管癌（诊断的比值比为 160）和结直肠癌（诊断的比值比为 10），每种恶性肿瘤均占 PSC 患者恶性肿瘤的 40%。在 30 年的随访中，多达 20% 的患者最终会发展为胆管癌，中位随访时间为 80%。总体而言，肝胆癌的发病率每年约为 1.5%，在 6 年的随访中总体约为 13%。多种其他恶性肿瘤的风险也增加，包括胰腺癌（诊断的比值比为 14）、胆囊癌（发病率增加 10 倍）、胃癌（诊断的比值比为 2.2）和结直肠癌（诊断的比值比为 2 ～ 10）。

在没有移植的情况下，进行性肝病是第二大最常见的死因，占死亡率的 1/3。约 2/3 接受肝活检的患者存在晚期纤维化或肝硬化。连续肝活检的研究表明，几乎所有早期疾病（Ⅱ / Ⅳ 期）患者都会在 5 年的观察中进展，而约 50% 的晚期疾病（Ⅲ / Ⅳ 期）患者会在相同的时间间隔内进展。最初转诊进行肝移植评估时，30% ～ 50% 的患者至少会出现晚期纤维化，25% 会出现食管静脉曲张。

已经探索了多种方法来预测 PSC 患者的临床结果。众所周知，无论是否进行治疗，胆汁淤积恶化可预测更差的结果。更高的碱性磷酸酶值与更大的肝移植、胆道癌和死亡风险相关。许多研究致力于对 PSC 患者的预后进行更复杂的预测。最广泛采用的模型是梅奥医疗中心的模型。虽然最初的模型似乎可以有效区分低风险、中风险和高风险亚组，但其应用受到组织学结合的阻碍。随后的修订已删除此要求。

终末期肝病（MELD）评分模型广泛用于预测任何病因的肝硬化患者的预后，它也是预测 PSC 患者预后的自然选择。在 PSC 患者中，MELD 评分 > 14 分是重要临床终点的强预测因子，如静脉曲张出血、胆管癌、肝衰竭、肝移植或死亡，但它似乎不能比单独使用碱性磷酸酶更好地预测这些结果。然而，就移植资格而言，与其他肝硬化病因相比，MELD 评分可能高估 PSC 患者的死亡率。特定于 PSC 的预测模型可能在病程早期最有利，而一旦发生失代偿性肝硬化，特定病因对临床结果的影响可能较小。美国肝脏病学会建议不要使用预后模型来预测个体患者的结果，因为对于每种模型表现最佳缺乏共识。尽管如此，单独的碱性磷酸酶水平仍然是长期病程的重要和早期预测因子。

（潘仕达　何婷婷　孟繁平

刘利敏　王嗣予　郭长存）

第三节　自身免疫性肝炎

自身免疫性肝炎（autoimmune hepatitis, AIH）是指原因不明的肝脏慢性进行性炎症。AIH 的发展机制被认为是遗传易感性、环境触发因素和天然免疫系统失败导致肝细胞慢性炎症和随后的肝纤维化的相互作用。已知有两种类型的 AIH。1 型表现为抗平滑肌抗体（ASMA）或抗核抗体（ANA）阳性。2 型表现为抗肝肾微粒体（抗 LMK）1 型抗体或抗肝细胞溶胶抗原（抗 LC）1 型抗体阳性。其特征是血清氨基转移酶和 IgG 升高、炎症性肝组织学和循环自身抗体的存在。对于大多数患者，AIH 应进行终身治疗，以防止肝硬化和终末期肝病的发展。基础治疗是类固醇诱导治疗，后续可应用硫唑嘌呤维持治疗。对于对标准治疗无反应的患者，使用其他免疫抑制剂的二线治疗可能有效。治疗应针对疾病的生化缓解，即氨基转移酶和 IgG 的正常化。若暂不行治疗，也应该在治疗的前期每 3 ～ 6 个月密切监测氨基转移酶和 IgG 以检测可能的疾病发作，并且可以使用瞬时弹性成像（TE）等非侵入性肝纤维化措施进行监测。

一、流行病学

20 世纪下半叶，日本、法国、奥地利、英国、挪威和西班牙的成人和儿童 AIH-1 发病率的估计范围为每年 <（0.1 ～ 1.9）/100 000。21 世纪早期的最新值通常更高，可能更准确；据估计，每年每 100 000 人中，日本为 1.5 例，丹麦为 1.68 例，英国为 3.0 例，新西兰为 2.0 例。正如 2016 年亚太地区自身免疫性肝病研讨会的会议记录指出的，由于慢性乙型肝炎的流行率很高，关于南亚和东亚国家流行率和发病率的数据很少。此外，就 AIH-1 与 AIH-2 的分布、女性占优势和发病年龄而言，南亚和东亚国家之间的人口统计数据各不相同。在瑞典的一个大型队列中，2009 年报道的 AIH-1 患病率为每 100 000 名居民 17.3 例。在荷兰进行的一项更大的研究表明，AIH-1 的患病率为每 100 000 人中 18.3 例，成人的发病率为每年 1.1 例 /100 000 人，发病高峰发生在 40 ～ 60 岁的女性中。丹麦报道了 AIH-1 发病率增加，这似乎代表了该疾病的真正增加，丹麦使用卫生保健登记系统计算了基于人群的数值。1994 ～ 2012 年，发病率从每年 1.37 例 /100 000 人增加到每年 2.12 例 /100 000 人。主要影响儿童和青少年的 AIH-2 的患病率尚不清楚。在加拿大的一项包括 159 名儿童和青少年 AIH 的研究中，年发病率为每 100 000 名儿童 0.23 例；AIH-1 的诊断比率是 AIH-2 的 5.5 倍。

二、病理生理学

AIH 的病因尚不清楚。目前的发病机制被认为是继发于遗传易感个体的免疫耐受性失败，导致由各种环境触发因素引起的 T 细胞介导的炎症。常见的诱因包括感染、药物和毒素。

AIH 的组织学特征是肝脏中淋巴细胞、巨噬细胞和浆细胞密集浸润。尽管存在循环自身抗体和浆细胞肝脏浸润，但 AIH 仍被认为是一种 T 细胞疾病，因为 B 细胞活化是一种 T 细胞依赖性事件。T 细胞在 AIH 中的关键致病作用反映在 HLA Ⅱ 多态性赋予的疾病易感性方面。AIH 中的免疫反应被认为是由自身抗原肽向未提交的幼稚 CD4 T 辅助（Th0）淋巴细胞的 T 细胞受体（TCR）提呈而启动的。自身抗原是 AIH-2 中的 CYP2D6 和 FTCD 及 AIH-1 中的人 SepSecS-tRNASec 复合物（SEPSECS），前者是抗 LKM1 和抗 LC1 的靶标，而后者是抗 LKM1 和抗可溶性肝抗原（抗 SLA）的靶标。

AIH 炎症性肝脏浸润主要由 α/β T 细胞组成，CD4 的比率是 CD8 T 细胞的 2 倍。初始 T 细胞激活和导致 AIH 中肝细胞自身免疫攻击的免疫机制是通过抗原提呈细胞（APC）将自身抗原肽提呈给初始 T 细胞而启动的，在适当的共同刺激下配体 - 配体（Th0 上的 CD28，APC 上的 CD80）两个细胞之间相互作用。自身抗原肽由 APC 处理和提呈，包括树突状细胞（DC）、巨噬细胞和 B 淋巴细胞。经典观点认为，在抗原启动后，幼稚 T 细胞分化为不同的 T 辅助细胞群，这取决于它们所接触的抗原和细胞因子环境。在 IL-12 存在下，初始 T 细胞分化为 Th1 细胞，而在 IL-4 存在下，有利于向 Th2 细胞分化，促进 B 细胞活化和自身抗体产生。如果细胞因子环境含有大量 IL-1β、IL-6 和转化生长因子 -β（TGFβ），幼稚 T 细胞会分化为 Th17 细胞。与一个 T 细胞环的激活抑制其他 T 细胞环的激活的观点不同，在 AIH 中，已经报道了所有 3 个主要 Th 亚群（Th1、Th2 和 Th17）的致病性参与，但 Th17 的作用不太清楚。幼稚 T 细胞参与 Th1 分化循环导致 IL-2、干扰素

γ（IFNγ）和 TNFα 的产生，以及细胞毒性 CD8 T 细胞的激活，导致肝细胞损伤。IFNγ 促进 HLA Ⅱ类抗原在肝细胞上异常表达，使它们能够提呈抗原肽，从而增强 T 细胞活化。AIH-2 中产生 IFNγ 的外周血 CD8 T 细胞数量在诊断时明显高于有效免疫抑制治疗期间。据报道，产生 TNFα 的 Th1 细胞在 AIH-1 患者的肝脏炎症浸润中高度富集，并且在 AIH-2 肝脏炎性细胞浸润中可检测出 IFNγ 的 Th1 细胞。

受损肝脏中浆细胞和循环自身抗体的存在证明了 Th2 细胞分化循环在 AIH 中的参与，这是 AIH 的一个关键特征，它们在其中充当诊断和分类标志物。抗 LKM1 抗体、抗 LC1 抗体和 SMA 血清滴度与疾病活动度相关，表明它们具有潜在的致病作用。除了通过 IFNγ 的释放检测到的占优势的 Th1 反应之外，来自 AIH-2 患者的 PBMC 还可以产生 IL-4，表明 Th2 参与。最近研究证明了 Th17 的参与，其分泌促炎细胞因子 IL-17、IL-22 和 TNFα 并促进肝细胞分泌 IL-6。在我国的一项研究中，与慢性乙型肝炎（CHB）患者相比，通过免疫组织化学鉴定的 IL-17 阳性细胞在 AIH 的肝脏炎症浸润中的频率更高，两组都具有轻度的生化和组织学疾病活动；没有研究其他炎症性肝病对照。在同一研究中，与健康受试者和 CHB 患者相比，AIH 患者的血清 IL-17 水平更高。伊朗最近的一项研究报道称，与健康对照相比，24 名未经治疗的 AIH 的 PBMC 中 IL-17 mRNA 表达更高，但未包括患有炎症性肝病的病理对照，这对 AIH 结果的相关性提出了质疑。Treg 转化为 Th17、IL-17 水平和 RORC2（Th17 主转录因子）的表达与疾病活动相关，这也表明 Th17 可能参与 AIH。在墨西哥最近对 46 名 AIH 患者进行的一项研究中，IL-17A 和 IL-22（IL-17 细胞因子家族的其他成员，是 Th17 细胞产生的关键细胞因子）的血清水平在 AIH 和健康对照中相似，而 IL-17F 水平在 AIH 中升高，与血清氨基转移酶水平相关。此外，AIH-2 中的 IL-22 水平高于 AIH-1，但仅研究了 5 名 AIH-2 患者。然而，与 AIH 不同的炎症性肝病缺乏病理控制，削弱了 Th17 和 AIH 之间的联系。

新出现的数据表明，滤泡 T 辅助（TFH）细胞，也称滤泡 B 辅助 T 细胞，参与 AIH 的发病机制。TFH 是抗原经历过的 CD4 T 细胞的一个子集，位于次级淋巴器官中，促进 B 细胞分化为记忆 B 细胞和浆细胞；它们分泌大量 IL-21，并在循环中具有对应物。据报道，趋化因子 CC 受体 7 阴性/程序性死亡蛋白 -1 阳性（CCR7-/PD-1＋）TFH 在 AIH 患者的外周血中比在对照组（包括健康受试者和 CHB 患者）中更常见，并且被建议作为 AIH 的诊断标志物。

三、临床表现

AIH 可以以多种方式出现，从常规实验室检查中发现的无症状肝酶升高到暴发性肝炎。AIH 的临床表现取决于急性肝病的表现、炎症阶段或肝硬化的并发症。AIH 最常见的特征是疲劳、不适、黄疸、腹痛，有时还有关节痛。肝衰竭的特征如腹水、肝性脑病和静脉曲张出血是 AIH 的罕见初始表现。只有少数患者出现急性肝衰竭。AIH 可能与其他自身免疫性疾病同时出现，如 Grave 病、类风湿关节炎、乳糜泻、1 型糖尿病、溃疡性结肠炎、溶血性贫血和免疫性血小板减少症。具体而言，约 10% 的自身免疫性多内分泌综合征 1 型患者存在 AIH。约 25% 的 AIH 患者是无症状的。AIH 最常见的身体表现是重症患者的肝大（78%）和黄疸（69%）。另一种常见的体格检查结果是伴有或不伴有肝硬化的脾大。AIH 分为 1 型和 2 型，主要临床特点见表 14-4。

表 14-4　AIH 分型与临床特征

特征	AIH-1（成人为主）	AIH-2（儿童为主）
诊断年龄	高发年龄：儿童期或青春期、40 岁左右	主要是儿童，包括婴儿，也包括年轻人
特征性自身抗体	ANA 和 SMA	抗 LKM1 抗体、抗 LC1 抗体和（或）抗 LKM3 抗体
发病率	每年（1.5～3.0）例 /100 000	< 0.5 例 /100 000

续表

特征	AIH-1 （成人为主）	AIH-2 （儿童为主）
遗传易感性	HLADRB1*0301、HLADRB1*0401、HLADRB1*0405、HLADRB1*0404、HLADRB1*1301 和 HLADRB1*0301	HLADRB1*07、HLADRB1*03 和 HLADRB1*15
特征	发生于所有年龄和种族，20% 的病例与肝外自身免疫性疾病相关（如自身免疫性甲状腺疾病、关节炎和炎症性肠病）	肝外自身免疫性疾病更常见（如自身免疫性甲状腺疾病、胰岛素依赖型糖尿病和关节炎）
疾病严重程度	通常轻度至中度	通常为中度至重度，包括急性肝衰竭
治疗反应	通常对类固醇加硫唑嘌呤标准治疗反应良好	对类固醇加硫唑嘌呤标准治疗反应良好，但在出现急性肝衰竭时更需要肝移植

（一）成人自身免疫性肝病

成人 AIH 的特点是女性好发、自身抗体与肝组织和非肝组织中的抗原发生反应、伴随肝外自身免疫性疾病的频率高、γ- 球蛋白（主要是 IgG）水平升高和界面性肝炎。患有 AIH 的成年人目前根据其自身抗体谱细分为 AIH-1（约为 95%）和 AIH-2（约为 5%）。成人 AIH 的临床表现差异很大。大多数患者没有肝胆疾病的体征或症状，表现为血清天冬氨酸氨基转移酶和丙氨酸氨基转移酶升高。然而，非特异性、轻度疲劳在这些其他无症状的患者中很常见。在伴有肝外自身免疫性疾病的患者中，体征或症状通常可归因于这些自身免疫性疾病，包括桥本甲状腺炎（后来发展为甲状腺功能减退症）、Coombs 阳性自身免疫性溶血性贫血、类风湿关节炎、系统性红斑狼疮、干燥综合征、乳糜泻、1 型糖尿病、银屑病、炎症性肠病和多发性硬化症。所有自身免疫性疾病患者均应进行肝功能生化检查，肝功能生化检查异常者应进行 AIH 评估。少数患者出现未预料到的肝硬化，并出现晚期门静脉高压的体征和症状，如腹水、食管 - 胃底静脉曲张破裂出血、肝性脑病或黄疸。急性黄疸性肝炎患者很少出现与急性病毒性肝炎相似的症状，包括疲劳、不适、黄疸和轻度右上腹疼痛。极少数情况下，患者出现急性肝衰竭，其定义为在没有慢性肝病先前证据的患者中，在临床确认肝病后 8 周内出现黄疸、凝血功能障碍和肝性脑病。因此，在对所有表现为急性肝衰竭、急性肝炎、慢性肝病或肝硬化的成年患者进行鉴别诊断时必须在没有慢性肝病先前证据的患者中考虑 AIH。典型的生化特点是天冬氨酸氨基转移酶、丙氨酸氨基转移酶和 γ- 谷氨酰转肽酶水平升高，碱性磷酸酶水平正常或轻度升高。当高胆红素血症是由坏死性炎症引起时，直接胆红素通常 ≥ 总胆红素的 50%。在诊断时，约 85% 患者的 γ- 球蛋白或 IgG 水平升高。

（二）儿童自身免疫性肝病

与成人 AIH 一样，大多数青少年 AIH 患者是女性。儿童和青少年 AIH 的临床表现分为 3 种。约 40% 的患者为急性，虽然急性重型肝炎很少见，但在 AIH-1 中比在 AIH-2 中更常见；25% ～ 50% 的发病隐匿，其特征是进行性疲劳、复发性黄疸、头痛、厌食和闭经；约 10% 的患者出现门静脉高压并发症。AIH-2 可能是自身免疫性多内分泌疾病 - 念珠菌病 - 外胚层营养不良综合征的一部分，其中 20% ～ 30% 的病例存在肝脏疾病。由于 20% ～ 40% 的青少年 AIH 患者伴有自身免疫性疾病，因此应积极处理这些疾病，因为其中一些疾病，如甲状腺炎、乳糜泻和炎症性肠病，可能仍无症状，需要及时治疗。AIH-1 与 ANA 和（或）SMA 相关，而 AIH-2 与抗 LKM1 抗体和（或）抗 LC1 抗体相关。另一种具有诊断重要性的自身抗体是抗 SLA 抗体，它对 AIH 具有高度特异性，在 30% ～ 50% 的 AIH-1 或 AIH-2 儿童中发现。抗 SLA 抗体的存在表明疾病更严重；抗 SLA 抗体是少数 AIH 儿童中唯一存在的自身抗体。抗 SLA 抗体不能通过间接免疫荧光检测，而只能通过基于分子的检测。IgG 水平通常会升高，但 15% 的 AIH-1 儿童和 25% 的 AIH-2 儿童的水平在正常范围内。

AIH-2 中暴发性表现更频繁，影响多达 1/4 的病例；约 40% 的 AIH-1 儿童和 25% 的 AIH-2 儿童表现出轻微的非特异性症状，与成人相似。更罕见的是，儿童会出现肝硬化和门静脉高压的体征和症状。与成人相比，患有 AIH-2 的儿童更容易受到伴随的自身免疫性皮肤表现的影响，主要是白斑、脱发、皮肤血管炎和荨麻疹。40% 的 AIH-2 患者出现部分 IgA 缺乏，这与呼吸道感染风险的增加无关。多达 50% 的 AIH 儿童在诊断时患有肝硬化，再次表明疾病需早期诊断。

四、诊断与鉴别诊断

（一）实验室检查

血清氨基转移酶水平升高、自身抗体阳性、IgG 和（或）γ- 球蛋白水平升高是 AIH 的重要实验室特征。

1. 血清生化指标　AIH 的典型血清生化指标异常主要表现为肝细胞损伤性改变，血清丙氨酸氨基转移酶（ALT）和天冬氨酸氨基转移酶（AST）水平升高，而血清碱性磷酸酶（ALP）和 γ- 谷氨酰转肽酶（γ-GT）水平基本正常或轻微升高。病情严重或急性发作时血清总胆红素（TBIL）水平可显著升高。

2. 自身抗体与分型　大多数 AIH 患者血清中存在一种或多种高滴度的自身抗体，但这些自身抗体大多缺乏疾病特异性。AIH 可根据自身抗体的不同分为两型：抗核抗体（antinuclear antibody，ANA）和（或）抗平滑肌抗体（anti-smooth muscle antibody，ASMA）阳性者为 1 型 AIH，约占 AIH 病例的 90%；抗肝肾微粒体抗体（抗 LKM-1 抗体）和（或）抗肝细胞溶胶抗原抗体（抗 LC-1 抗体）阳性者为 2 型 AIH。ASMA 的主要靶抗原是微丝中的肌动蛋白，后者又可分为 G- 肌动蛋白和 F- 肌动蛋白。高滴度抗 F- 肌动蛋白抗体诊断 AIH 的特异度较高。抗 LKM-1 抗体的靶抗原为细胞色素 P450 2D6。在成人 AIH 患者中，抗 LKM-1 抗体对 AIH 的敏感度较低（1%），而在儿童 AIH 患者中敏感度较高（13%～38%）。约 10% 的 2 型 AIH 患者中抗 LC-1 抗体是唯一可检测到的自身抗体，且抗 LC-1 抗体与 AIH 的疾病活动度和进展有关。抗可溶性肝抗原抗体（抗 SLA 抗体）诊断 AIH 的特异度较高，并具有一定预后预测价值，但我国 AIH 患者中仅 2.5% 呈抗 SLA 抗体阳性。我国一项单中心临床研究提示约 10.2% 的 AIH 患者起病时 ANA、ASMA 阴性，后续随访期间有患者出现 ANA 阳性。抗体阴性的 AIH 患者相较于经典 AIH 患者，其血清 IgG 水平更低，且起病时可能处于纤维化进展期，但两组患者在起病时组织学炎症程度及 6 个月内生化应答缓解率方面差异均无统计学意义。及时明确诊断并启动治疗，有助于改善抗体阴性 AIH 患者的预后。

3. 血清免疫球蛋白　IgG 和（或）γ- 球蛋白升高是 AIH 特征性的血清免疫学改变之一。血清 IgG 水平可反映肝内炎症活动，经免疫抑制治疗后可逐渐恢复正常。来自国内的大型队列研究结果表明 AIH 患者初诊和治疗 3 个月后较低的血清 IgG 水平与生化和组织学缓解相关。

（二）肝组织学检查

肝组织学检查对 AIH 诊治的重要性表现：

1. 提供 AIH 患者确诊依据，特别是自身抗体阴性患者。

2. 有助于与其他肝病（如药物性肝损伤、Wilson 病等）相鉴别。

3. 明确有无合并其他自身免疫性肝病，如原发性胆汁性胆管炎（primary biliary cholangitis，PBC）和原发性硬化性胆管炎（primary sclerosing cholangitis，PSC）重叠存在。

4. 评估分级和分期。

5. 治疗后复查有助于判断合适的停药时机，如 Ishak 评分系统中肝炎活动度（hepatitis activity index，HAI）< 4 时停药相对安全。

因此，建议尽可能对所有拟诊 AIH 且无肝活检绝对禁忌证的患者行肝组织学检查，可采用的方法包括经皮肝活检、经颈静脉肝活检及腹腔镜下肝活检等。

AIH 组织学表现以肝细胞损伤为主，病理学特点如下。

（1）门管区表现：①界面性肝炎，在组织学上，肝细胞和门管区 / 纤维间隔交界处称为界板，炎性细胞由该区域向小叶内延伸，导致相邻肝细胞呈单个或小簇状坏死、脱落，称为界面性肝炎。界面性肝炎是 AIH 的组织学特征之一，中重度界面性肝炎支持 AIH 的诊断，但需排除其他慢性肝病如病毒性肝炎、药物性肝损伤、Wilson 病等。②淋巴 - 浆细胞浸润，门管区及其周围浸润的炎性细胞主要为淋巴细胞 - 浆细胞。浆细胞评分＞ 3 分（即浆细胞占炎性细胞≥ 20%）或小叶内 / 门管区见浆细胞灶（≥ 5 个浆细胞聚集为 1 灶）有助于 AIH 的诊断，但浆细胞缺如不能排除 AIH。

（2）小叶内表现：未经治疗的 AIH 小叶内常出现中等程度炎症。当炎症明显时，可见 3 区坏死 / 桥接坏死。肝细胞受炎性细胞攻击后出现水肿、变性、坏死，再生的肝细胞呈假腺样排列，称为"玫瑰花环样"结构。穿入现象是指淋巴细胞进入肝细胞后在其周围形成空晕样结构，发生穿入的细胞主要为 CD8$^+$ T 细胞，可导致肝细胞凋亡。

（3）特殊类型 AIH 组织学表现：①急性 AIH，可分为两大类。慢性肝炎病史，以急性肝损为首发症状的 AIH；慢性肝炎表现的 AIH 急性发作或恶化甚至发展为肝衰竭。肝组织学上，前者可出现中央静脉炎伴周边坏死（3 区坏死）、桥接坏死伴小叶内炎性细胞浸润；后者 3 区坏死相对较少，可有多核肝巨细胞多灶融合坏死，甚至亚大块或大块坏死。② AIH 相关肝硬化，未经治疗的 AIH 可进展为肝硬化，这一阶段炎症往往减轻或者耗尽，门管区 / 纤维间隔轻度非特异性炎症伴轻度界面性肝炎，诊断需要结合临床。

（三）诊断标准

国际自身免疫性肝炎小组（International Autoimmune Hepatitis Group，IAIHG）于 1993 制定了 AIH 描述性诊断标准和诊断积分系统，并于 1999 年进行了修订（表 14-5）。1999 年更新的积分系统根据患者是否已接受糖皮质激素治疗分为治疗前和治疗后评分。

表 14-5　AIH 综合诊断积分系统（1999 年）

参数 / 临床特征	计分	参数 / 临床特征	计分
女性	+2	药物史	
ALP（正常上限倍数）与 AST（或 ALT）（正常上限倍数）的比值		阳性	-4
＜ 1.5	+2	阴性	+1
1.5 ～ 3.0	0	平均乙醇摄入量（g/d）	
＞ 3.0	-2	＜ 25	+2
血清 γ- 球蛋白或 IgG 与正常值的比值		＞ 60	-2
＞ 2.0	+3	肝组织学检查	
1.5 ～ 2.0	+2	界面性肝炎	+3
1.0 ～ 1.5	+1	主要为淋巴细胞 - 浆细胞浸润	+1
＜ 1.0	0	肝细胞呈玫瑰花环样改变	+1
ANA、ASMA 或抗 LKM-1 抗体滴度		无上述表现	-5
＞ 1∶80	+3	胆管改变	-3
1∶80	+2	其他改变	-3
1∶40	+1	其他免疫性疾病	+2
＜ 1∶40	0	其他可用的参数	
AMA 阳性	-4	其他特异性自身抗体（抗 SLA/LP 抗体、抗 LC-1 抗体、抗 ASGPR 抗体、pANCA）阳性	+2
肝炎病毒标志物		HLA-DR3 或 DR4	+1
阳性	-3	对治疗的反应	
阴性	+3	完全	+2

续表

参数 / 临床特征	计分	参数 / 临床特征	计分
		复发	+3
总积分的解释			
治疗前		治疗后	
明确的 AIH	≥ 16	明确的 AIH	≥ 18
可能的 AIH	10 ～ 15	可能的 AIH	12 ～ 17

　　2008 年 IAIHG 提出了 AIH 简化诊断积分系统（表 14-6）。简化诊断积分系统分为自身抗体、血清 IgG 水平、肝组织学改变和排除病毒性肝炎 4 个部分。我国一项总数为 405 例慢性肝病患者（其中 1 型 AIH 患者 127 例）的多中心临床研究结果显示，简化积分系统确诊 AIH 的灵敏度为 90%，特异度为 95%，可较好地应用于临床诊断。简化积分系统容易漏诊部分不典型患者，如自身抗体滴度低或阴性和（或）血清 IgG 水平较低甚至正常的患者。因此，对于疑似 AIH 且采用简化诊断积分不能确诊的患者，建议再以综合诊断积分系统进行综合评估以免漏诊。由于自身抗体检验方法优化，近期欧洲学者提出基于 ELISA 的 ANA 和 SMA（F-actin）检测也是 AIH 自身抗体评估的潜在可靠替代方法，建议将这些检测方法纳入自身免疫性肝炎诊断的简化标准。

表 14-6　IAIHG 的 AIH 简化诊断标准

变量	标准	分值	备注
ANA 或 SMA	≥ 1 ： 40	1 分	相当于我国常用的 ANA 1 ： 100 的最低滴度
ANA 或 SMA 抗 LKM-1 抗体 抗 SLA 抗体	≥ 1 ： 80 ≥ 1 ： 40 阳性	2 分 2 分 2 分	多项同时出现时最多 2 分
IgG	＞正常值上限 ＞ 1.1 倍正常值上限	1 分 2 分	
肝组织学	符合 AIH 典型 AIH 表现	1 分 2 分	界面性肝炎、汇管区和小叶内淋巴细胞 - 浆细胞浸润、肝细胞呈玫瑰花环样改变及穿入现象被认为是特征性肝组织学改变，4 项中具备 3 项为典型表现
排除病毒性肝炎	是	2 分	
		6 分：AIH 可能 ≥ 7 分：确诊 AIH	

（四）鉴别诊断

　　ANA 和 ASMA 等自身抗体缺乏疾病特异性，低滴度的自身抗体也可见于其他多种肝内外疾病如病毒性肝炎、代谢相关性脂肪性肝病、Wilson 病等肝病及乳糜泻、系统性红斑狼疮、类风湿关节炎等自身免疫性疾病。因此，需进行仔细的鉴别诊断（表 14-7）。

表 14-7　AIH 的鉴别诊断

疾病	临床表现和实验室检查	病理学表现
HCV 感染	血清 ANA 可低滴度阳性或抗 LKM-1 抗体阳性，IgG 水平轻度升高；抗 -HCV 抗体和 HCV-RNA 阳性	肝细胞脂肪变性、淋巴滤泡形成、肉芽肿形成
药物性肝损伤	药物史明确，停用药物后好转；血清氨基转移酶水平升高和（或）胆汁淤积表现	汇管区中性粒细胞和嗜酸性粒细胞浸润、肝细胞大泡脂肪变性、肝细胞胆汁淤积，纤维化程度一般较轻（低于 S2）

续表

疾病	临床表现和实验室检查	病理学表现
代谢相关性脂肪性肝病	1/3 患者血清 ANA 可低滴度阳性，血清氨基转移酶轻度升高，胰岛素抵抗表现	肝细胞呈大泡脂肪变性、肝血窦纤维化、汇管区炎症较轻
Wilson 病	血清 ANA 可阳性，血清铜蓝蛋白低，24 小时尿铜升高，可有角膜色素环（K-F 环）阳性	存在肝细胞脂肪变性、空泡状核形成、汇管区炎症，可伴界面性肝炎，可有大量铜沉着

五、治疗

AIH 患者如不进行临床干预，可迅速进展为肝硬化或终末期肝病。目前主要采用非特异性免疫抑制：泼尼松（龙）（prednisone/prednisolone）联合硫唑嘌呤（azathioprine，AZA）治疗或者泼尼松（龙）单药治疗作为 AIH 的标准治疗方案。上述方案能显著改善大多数中重度 AIH 患者的肝生化指标并延长生存期。但至少 10% ～ 15% 的患者对标准治疗方案应答不佳。另有部分患者因不能耐受药物副作用或停药造成复发。AIH 的总体治疗目标是获得并维持肝组织学缓解、防止进展为肝硬化和（或）肝衰竭，进而延长患者的生存期和提高生活质量。生化缓解定义为血清氨基转移酶（ALT 和 AST）及 IgG 水平均恢复正常。肝组织学缓解定义为肝内炎症消失或轻微（Ishak 评分系统 HAI ＜ 4 分或 Scheuer 分级系统 G ≤ 1）。

（一）治疗指征

所有活动性 AIH 患者均应接受免疫抑制治疗，并可根据疾病活动度调整治疗方案和药物剂量。

建议中度以上炎症活动的 AIH 患者［血清氨基转移酶水平＞ 3× 正常值上限（ULN）、IgG ＞ 1.5×ULN 和（或）中重度界面性肝炎］接受免疫抑制治疗。急性表现（ALT/AST ＞ 10×ULN）或重症 AIH 患者（伴国际标准化比值＞ 1.5）应及时启动免疫抑制治疗，以免进展至肝衰竭。

对于轻微炎症活动［血清氨基转移酶水平＜ 3×ULN、IgG ＜ 1.5×ULN 和（或）轻度界面性肝炎］的老年（＞ 65 岁）患者需平衡免疫抑制治疗的益处和风险进行个体化处理。暂不启动免疫抑制治疗者需严密观察，如患者出现明显的临床症状，或出现明显炎症活动可进行治疗。

（二）药物治疗

1. 一线治疗　对于未经治疗的 AIH 成人患者，若非肝硬化或急性重症者，建议将泼尼松（龙）联合硫唑嘌呤（AZA）作为初始一线标准治疗方案，即泼尼松（龙）用于诱导缓解，AZA 用于维持缓解。该方案可显著减少泼尼松（龙）剂量及其不良反应。泼尼松（龙）可快速诱导症状缓解，而 AZA 需 6 ～ 8 周才能发挥最佳免疫抑制效果，多用于维持缓解。联合治疗尤其适用于同时存在下述情况如绝经后妇女、骨质疏松、脆性糖尿病、肥胖、痤疮、情绪不稳及高血压患者。泼尼松（龙）初始剂量为 0.5 ～ 1mg/（kg·d）（通常为 30 ～ 40mg/d）。诱导缓解治疗一般推荐如下用药方案：泼尼松（龙）30mg/d 1 周、20mg/d 2 周、15mg/d 4 周，泼尼松（龙）剂量低于 15mg/d 时，建议以 2.5mg/d 的幅度逐渐减至维持剂量（5 ～ 10mg/d）；维持治疗阶段甚至可将泼尼松（龙）完全停用，仅以 AZA 50mg/d 单药维持。需要强调的是，糖皮质激素的减量应遵循个体化原则，可根据血清 ALT、AST 和 IgG 水平改善情况进行适当调整。如患者改善明显可较快减量，而疗效不明显时可在原剂量上维持 2 ～ 4 周。可在使用泼尼松（龙）2 ～ 4 周后出现显著生化应答后再加用 AZA，初始剂量为 50mg/d，可视毒性反应和应答情况逐渐增至 1 ～ 2mg/（kg·d）。理想情况下泼尼松（龙）可撤药，仅 AZA 单药维持。伴发黄疸的 AIH 患者可先以糖皮质激素改善病情，总胆红素水平恢复至较低水平（＜ 50μmol/L）时再考虑加用 AZA 联合治疗。

泼尼松（龙）单药治疗适用于合并血细胞减少、硫基嘌呤甲基转移酶功能缺陷、并发恶性肿瘤的 AIH 患者。AIH "可能" 诊断患者也可以单药泼尼松（龙）进行试验性治疗。活动性 AIH 相关肝硬化失代偿期患者在预防并发症的基础上可谨慎口服小剂量糖皮质激素（一般剂量为 15～20mg/d），疾病好转后应快速减量至维持量（一般剂量为 5～7.5mg/d）。来自我国的一项真实世界研究显示，小剂量糖皮质激素治疗 AIH 肝硬化失代偿期患者能获得较高应答率（62.5%），接受治疗者的生存率更高。此外，治疗第 7 天的应答情况（血清总胆红素水平的变化）可预测预后，有助于判断是否继续糖皮质激素治疗或需要其他治疗。

布地奈德作为第二代糖皮质激素，特点为肝脏首过清除率约 90%，主要部位为肠道和肝脏，所以全身不良反应较少。布地奈德可作为 AIH 的一线治疗方案，适用于需长期应用糖皮质激素维持治疗的 AIH 患者以减少副作用。但不宜用于肝硬化患者，布地奈德可通过肝硬化患者门静脉侧支循环直接进入体循环而失去首过效应的优势，同时还可能有增加门静脉血栓形成的风险。来自欧洲的多中心临床研究结果表明，布地奈德和硫唑嘌呤联合治疗方案较传统联合治疗方案能更快诱导缓解，而糖皮质激素相关不良反应显著减轻，可作为 AIH 的一线治疗方案。布地奈德在急性重症 AIH 或急性肝衰竭中的作用尚不清楚，因此不建议在此类情况下使用。

2. 二线治疗　对一线治疗应答欠佳或不耐受糖皮质激素或硫唑嘌呤副作用的 AIH 患者，可选择二线治疗方案，药物包括吗替麦考酚酯（mycophenolate mofetil，MMF）、他克莫司（tacrolimus，FK506）、环孢素 A（cyclosporine A，CsA）、甲氨蝶呤（methotrexate）、6- 巯基嘌呤（6-mercaptopurine，6-MP）等。MMF 是一种与硫嘌呤类药物分子结构和代谢不同的嘌呤拮抗剂，是在标准治疗效果不佳患者中应用最多的替代免疫抑制剂。对于 AZA 和 6-MP 均不耐受的患者，可使用 MMF 作为二线药物，可从 250mg 每天 2 次的剂量开始，逐渐增加至 500mg 每天 2 次口服。此外，胆汁淤积性 AIH 患者如糖皮质激素疗效欠佳，也可考虑加用小剂量 MMF 治疗，以避免硫唑嘌呤诱导胆汁淤积的不良反应。虽然 MMF 的骨髓抑制等不良反应显著低于硫唑嘌呤，但使用

MMF 初期也需定期（每 2 周 1 次）监测血常规。他克莫司在治疗失败、不完全应答和对硫唑嘌呤不耐受患者中具有补救治疗价值。两项关于成人 AIH 二线治疗的 Meta 分析显示，75%～94% 的患者经他克莫司治疗后血清氨基转移酶改善或正常。最常见的不良反应是神经系统症状（震颤、头痛）、肾脏并发症（高血压、肾功能不全）和脱发。

3. 三线治疗　对于一线治疗、二线治疗无应答的 AIH 患者，应重新评估原诊断的准确性和患者的服药依从性。三线治疗药物包括西罗莫司、英夫利昔单抗和利妥昔单抗等。小样本量病例中报道过抗 TNF-α 制剂（英夫利昔单抗）在难治患者挽救性治疗中的作用。但也有研究发现抗 TNF-α 药物可致肝损伤，甚至可引起药物诱导的 AIH 样肝损伤。利妥昔单抗是针对 B 细胞表面受体 CD20 的单克隆抗体，6 例成人 AIH 患者（3 例硫唑嘌呤不耐受和 3 例糖皮质激素 / 硫唑嘌呤和 MMF 无效的患者）应用此药治疗的研究中，所有患者血清氨基转移酶和 IgG 水平显著改善，67% 的患者获得生化缓解。

4. 应答不完全的处理　应答不完全是指患者经标准治疗后，其临床表现、实验室指标（血清 AST 及 ALT、总胆红素、IgG）和肝组织学等改善，但未达到缓解标准。治疗失败是指经标准治疗后，患者生化指标或组织学检查仍在恶化。免疫抑制治疗应答不完全或无应答者应首先考虑 AIH 诊断是否有误和患者服药依从性如何。IAIHG 在 AIH 二线与三线治疗立场声明中指出，应答不完全是指在免疫抑制治疗的前 6 个月内患者未能实现完全的生化缓解。若临床上对生化应答的解释存在不确定性，则需根据肝组织学表现来评估应答情况。组织学缓解比生化缓解需要更长的时间，因此对应答程度的组织学评估可能需要延迟 1 年。对于一线治疗药物应答不完全的患者，建议检测硫唑嘌呤代谢物 6-TGN 的水平。因为硫唑嘌呤本身无内在活性，需要经过体内一系列转化后才能发挥药理作用。对于 6-TGN 水平过低（6-TGN 水平 < 220 pmol/8×108 RBC）而 6- 甲基巯基嘌呤（6-methylmercaptopurine，6-MMP）水平过高的患者，可能是由于患者依从性良好的情况下药物

代谢发生改变导致疗效欠佳。在这些患者中，硫唑嘌呤联合别嘌醇可能有效，因为别嘌醇可阻断 6-MMP 途径。在不完全应答患者中，排除了其他肝病后，应考虑疾病活动度、并发症和药物不良反应，加强标准药物治疗。若加强标准治疗后患者仍未缓解，可考虑三线治疗。建议在开始三线治疗前进行肝脏活检，以评估三线治疗的必要性，排除其他诊断，并在开始这些实验性治疗前获得疾病活动度（分级）和纤维化（分期）的详细信息。

5. 疗程和停药与复发的处理　免疫抑制治疗一般持续 3 年以上，停药前患者需维持血清 AST、ALT 和 IgG 水平降至正常范围内（即获得生化缓解）2 年以上。停药前进行肝活检复查是首选策略，组织学缓解（HAI ≤ 3）可将复发率降至 28%。肝脏瞬时弹性成像能用于 AIH 患者纤维化进展的随访，但启动免疫抑制治疗后的最初 6 个月内肝脏硬度值的变化可能由炎症好转导致。患者在停止治疗后的最初 12 个月应进行密切监测，之后至少每年进行一次实验室检查。最近，我国一项长期规律随访的 705 例 AIH 患者队列显示，经免疫抑制治疗后 569 例（80.7%）患者达到完全生化缓解。较低的血清 IgG 水平、诊断时肝组织纤维化程度轻及对免疫抑制治疗的快速反应是生化和组织学缓解的可靠预测指标，经 3 年免疫抑制治疗并前后肝活检患者（160 例）中，约 70% 的患者达到肝脏组织学缓解。

复发是指经药物诱导缓解和停药（包括不遵医嘱自行停药）后出现疾病活动加剧，可定义为血清氨基转移酶水平 > 3×ULN，伴血清 IgG 水平不同程度升高。复发的危险因素包括先前需使用联合治疗方案才能获得生化缓解者、并发自身免疫性疾病和年龄较小者。停药后复发患者，建议再次予以泼尼松（龙）和硫唑嘌呤联合治疗，逐渐过渡至维持治疗；而硫唑嘌呤不能耐受者可给予小剂量泼尼松（龙）（≤ 10mg/d）或与 MMF 联合长期维持治疗。多次复发的患者更易出现肝硬化，预后不佳。

（三）肝移植

AIH 患者进展至急性肝衰竭或终末期肝病时，应考虑行肝移植。重症 AIH 可导致急性或亚急性肝衰竭，如短期（1 ～ 2 周）的糖皮质激素治疗效果不明显，需及时与肝移植中心联系，以免失去紧急肝移植机会。失代偿期肝硬化患者的移植指征与其他病因导致的肝硬化相似，包括反复食管-胃底静脉曲张破裂出血、肝性脑病、顽固性腹水、自发性细菌性腹膜炎和肝肾综合征等并发症经内科处理效果不佳，终末期肝病模型（MELD）评分 > 15 分或 Child-Pugh 评分 > 10 分，或符合肝移植标准的肝细胞癌。选择恰当的时间进行肝移植十分关键，应尽早做好肝移植准备。AIH 肝移植预后通常较好，影响肝移植患者生存的主要因素是 AIH 复发和移植排斥。复发性 AIH（recurrent autoimmune hepatitis，rAIH）的发生率约为 23%，确诊的中位时间为肝移植术后 26 个月。HLA-DR 位点不匹配是复发性 AIH 的主要危险因素。术前较高的血清 IgG 水平、移植肝的中重度炎症与 AIH 复发有关，提示术前未能完全抑制疾病活动是复发的危险因素之一。因此，AIH 患者在肝移植术后的免疫抑制方案应兼顾抗排异反应和防止 AIH 复发。由于长期应用糖皮质激素预防移植后排斥反应、移植物功能丧失或复发来改善 AIH 成人患者和移植物存活率的证据有限，2019 年美国肝脏病学会建议肝移植术后应考虑逐渐停用糖皮质激素。少数（6% ～ 10%）非 AIH 患者在肝移植后出现类似 AIH 的血清学和组织学表现，称为新发 AIH（de novo AIH）。建议复查肝活检、血清 IgG 水平和自身抗体以区分免疫介导性疾病和其他导致同种异体移植功能障碍的原因。AIH 复发或移植术后新发 AIH 的肝移植患者建议在钙调蛋白抑制剂的方案上加用泼尼松（龙）和硫唑嘌呤联合治疗。

六、预后

预后可能有很大差异，但似乎最依赖于治疗。几项随机对照试验表明，未经治疗的 AIH 患者的 5 年和 10 年生存率分别为 50% 和 10%。60% ～ 80% 的患者将在建议的治疗持续时间后进入缓解期。这些患者中约有 50% 会复发，需要恢复治疗。一些患者需要终身免疫抑制。10% 接受泼尼松治疗的患者发生治疗失败。对于接受肝移植的患者，约 1/3 的患者会复发 AIH。

AIH 未经治疗的个体会发展为肝硬化，随后在确诊 2 年后死于肝衰竭。尽管如此，据报道少数病例的临床阶段增加和减少，甚至可能进展为长期的自发缓解。现在已经确定使用皮质类固醇可导致完全缓解并在大多数情况下提高生存率。然而，由于长期使用泼尼松的多种不良反应，联合治疗优于泼尼松单药治疗。泼尼松应该随着应用时间延长逐渐减量并最终停药。缓解期患者停止治疗后可能会复发。约 50% 的患者在停止治疗后 6 个月内疾病复发。复发定义为 AST 升高（正常上限的 3 倍），即停止治疗后组织学发现的重新出现。7%～40% 接受治疗的患者可发生肝硬化。

肝硬化的发展与反应不完全、治疗失败和多次复发有关。一旦发生肝硬化，应进行上消化道内镜检查以监测食管静脉曲张。应通过每 2 年一次的肝脏超声和甲胎蛋白检查定期筛查肝细胞癌。总体而言，无论病因如何，AIH 中肝硬化的治疗都是相似的。肝移植被认为是暴发性肝衰竭患者或尽管接受多种治疗但疾病进展的患者的标准治疗手段之一。

自身免疫性肝炎的诊断和管理很复杂，最好由包括胃肠病学家、药剂师、内科医师和肝病学家在内的跨专业团队来完成。专业的胃肠护士协助护理、对患者和家属进行教育及协调治疗和随访。美国肝病研究协会推荐泼尼松单药治疗或泼尼松和硫唑嘌呤联合治疗。虽然生存率在过去 20 年中有所改善，但仍然很低。病情复发很常见，一些患者可能会从肝移植中受益。

（潘仕达　何婷婷　孟繁平

刘利敏　王嗣予　郭长存）

第四节　IgG4 相关性硬化性胆管炎

IgG4 相关性硬化性胆管炎（IgG4-SC）是一种发病机制不明的独特类型的胆管炎，且与自身免疫性胰腺炎（AIP）相关，目前被认为是 IgG4 相关疾病（IgG4-RD）的胆道表现，IgG4-RD 是一种全身性纤维炎性疾病，其特征是受累器官有典型的组织病理学发现的肿块病变或狭窄。IgG4-SC 患者表现为胆管狭窄和胆管壁增厚。其与原发性硬化性胆管炎（PSC）、胆管癌（CCA）和胰腺癌的胆管造影相似，难以与原发性硬化性胆管炎（PSC）或其他肝胆系统恶性肿瘤相鉴别。目前该病缺乏金标准诊断测试，需要鉴定更具体的疾病标志物。新的检测方法，如血清 IgG4/IgG1 比值和 IgG4/IgG RNA 值可用于区分将 IgG4-SC 与具有高血清 IgG4 水平的 PSC，以及用于识别具有正常血清 IgG4 水平的 IgG4-SC 的浆母细胞扩增，但这些检测方法需要进一步验证。IgG4-SC 在炎症阶段对类固醇有反应，因此在疾病的炎症阶段给予类固醇和其他免疫抑制疗法可得到临床改善，然而延误治疗会导致纤维化、器官功能障碍和衰竭及死亡。

一、流行病学

IgG4-SC 以男性为主，通常出现在 50 岁和 60 岁。这是自身免疫性胰腺炎（AIP 1 型）患者最常见的胰腺外表现。孤立性 IgG4-SC 仅占西方队列病例的 8%。60%～80% 的 AIP 患者有 IgG4-SC 的证据。日本一项全国 AIP 调查估计 2011 年人口的年发病率为 1.4/100 000，患病率为 4.6/100 000。在 918 名 AIP 患者中，95 名（10.3%）肝门有 IgG4-SC，216 名（23.5%）有肝内疾病。在英国和荷兰队列中，60%～88% 的患者中 IgG4-SC 与慢性职业暴露史有关，尤其是工人。在 40%～60% 的患者中描述了过敏等临床病史，并伴有外周嗜酸性粒细胞增多和 IgE 水平升高。多达 10% 的患者同时存在其他自身免疫性疾病的病史。这些发现表明，长期接触化学品和毒素可能对疾病的发展至关重要。

二、临床分型

根据是否合并 AIP，IgG4-SC 可以分为孤立性 IgG4-SC 或合并 AIP 的 IgG4-SC。孤立性 IgG4-SC 与胆管癌鉴别困难。按照胆道影像学表现，IgG4-SC 可以分为 4 型。1 型主要表现为胆总管下段狭窄，因此需要与胆管癌和胰腺癌相鉴别；2 型表现为肝内外胆管弥漫性狭窄，需要与 PSC 鉴别；3 型主要为肝门部病变和胆管下段狭窄；4 型仅表现为肝门部胆管狭窄。3 型和 4 型也需要与胆管癌相鉴别。一项针对 12 例病例报道的系统性分析显示部分 IgG4-SC 患者可以表现为局限性肝内胆管受累。

三、临床表现

IgG4-SC 多见于 60 岁以上的老年男性，约 20% 的患者合并支气管哮喘、鼻窦炎、药物过敏等过敏性疾病。IgG4-SC 临床表现多样，约 75% 的患者表现为慢性或反复发作的梗阻性黄疸，其他非特异性症状包括皮肤瘙痒、腹痛、体重下降及继发胆管炎症所致的发热、寒战等。约 1/4 的患者可能无症状，因偶然发现肝功能或影像学异常，或因其他组织、器官 IgG4-RD 行系统性筛查时确诊。我国报道的 IgG4-SC 患者的症状主要为黄疸和腹痛。

四、诊断和鉴别诊断

（一）实验室检查

血清 IgG4 水平升高是 IgG4-SC 的重要特征，但约 10% 的 IgG4-SC 患者血清 IgG4 水平可无明显升高。要特别注意的是，部分与 IgG4-SC 影像学表现相似的疾病，包括 8% ～ 14% 的胆管癌、9% ～ 22% 的 PSC，血清 IgG4 水平也可见升高。另外，5% 的健康人可以出现血清 IgG4 水平升高。因此，不能单独依据血清 IgG4 升高诊断 IgG4-SC。

其他血清学异常还包括 IgG 升高（60%）、高 γ-球蛋白血症（50%）、抗核抗体阳性（40%）、嗜酸性粒细胞和（或）IgE 升高（30%）及类风湿因子升高（20%）等。

（二）影像学检查

1. 腹部超声　多用于疑诊 IgG4-SC 患者的初筛，可以显示肝内 / 外胆管管壁增厚及肝内胆管扩张。日本学者 Koyama 等根据胆管壁增厚的超声表现，将 IgG4-SC 分为两种类型。三层型，明显增厚的胆管壁超声呈高 - 低 - 高回声 3 层；实质回声型，增厚的管壁占据整个胆管腔，在胆管内出现实质性回声。腹部超声还可以同时检查胰腺，以明确是否合并自身免疫性胰腺炎。但由于腹部超声灵敏度和特异度均较差，无法准确鉴别 IgG4-SC 与胆管癌和 PSC。

2. 超声内镜（EUS）　以往研究中，EUS 主要用于 IgG4-SC 与胆道占位性疾病的鉴别。Du 等报道了 18 例 IgG4-SC 患者和 10 例胆管癌患者的 EUS 特征，结果发现与胆管癌相比，IgG4-SC 患者胆管 EUS 特征主要以胆管壁增厚为主（94.4% 比 30%），胆管占位少见（5.6% 比 80%）。另外一项 66 例 IgG4-SC 患者和 44 例胆管癌患者的研究显示 IgG4-SC 的 EUS 特点包括：胆管壁环形对称性增厚（＞ 1mm）；胆管壁内部回声低于胰头；胆管壁层次可见；胆囊壁增厚。以此为基础建立的胆管炎评分鉴别 IgG4-SC 和胆管癌的灵敏度、特异度和准确度分别为 86%、95% 和 90%。但 EUS 对 IgG4-SC 的诊断价值还需进一步研究。

3. CT 和 MRI　可以显示胆道壁增厚及胆道扩张，MRCP 还可以显示和重建胆胰管系统，发现胆管狭窄的部位和程度。IgG4-SC 相关的影像学特征包括：沿胆管长轴延伸的向心性胆管壁增厚；平滑的内 / 外边缘；胆道狭窄处管腔存在，近端胆管轻度扩张；肝内外胆管的连续性胆管壁增厚。

4. ERCP　虽然 MRCP 可以提供胆道狭窄和扩张的信息，但 ERCP 仍然是诊断 IgG4-SC 最为有效的手段，同时还可以进行组织活检确定诊断。

5. 导管内超声（IDUS） 是一种将微超声探头置入胆管或胰管内，获得高分辨率图像，从而进行胆胰疾病诊断的方法。IgG4-SC 的 IDUS 表现为环形、对称性的管壁增厚，内外边缘光滑，以及胆道狭窄处的均匀内部回声。最典型的表现是胆管非狭窄处的管壁增厚，有助于与胆管癌和 PSC 鉴别。胆管癌表现为不对称的管壁增厚、外缘有缺口、内缘粗糙和狭窄处胆管壁内部低回声，在非狭窄部位观察不到胆管壁增厚。PSC 的典型表现为不对称的管壁增厚、内缘不规则、外缘不清、憩室样外翻、内部回声不均匀、管壁的 3 层结构消失。非狭窄区域胆管壁厚超过 0.8mm 高度提示 IgG4-SC（灵敏度 95.0%，特异度 90.9%，准确度 93.5%）。IgG4-SC 的管壁增厚与胆管壁间质中大量淋巴细胞和浆细胞浸润及纤维化增生有关，胆管上皮层完整无损。大多数 IgG4-SC 的管壁增厚表现为从下向上的连续性增厚。IDUS 观察到的非狭窄区域管壁增厚明显高于 EUS（80.9% 比 73.8%；$P = 0.045$）。

6. 经口胆道镜（POCS） 应用 POCS 可以对胆管黏膜表面的详细结构进行观察。当与窄带成像相结合时，使用 POCS 观察血管可以辅助诊断。有研究比较了 PSC、胆管炎和 IgG4-SC 的胆道镜下表现，结果发现少数 IgG4-SC 胆管可表现出特征性的胆管壁血管扩张和纡曲，大部分 IgG4-SC 患者胆管没有纤维瘢痕组织形成，IgG4-SC 的胆管炎症主要发生在黏膜下，炎症相对较轻的黏膜血管会出现肉眼可见的充血。而在 PSC 中，血管分布很差，并且经常看到具有假憩室样变化的瘢痕。在胆管癌中，经常观察到不规则的黏膜变化和大的新生血管（特别是扩张的血管）。仅基于 POCS 图像难以准确鉴别胆管癌、PSC 和 IgG4-SC，但 POCS 下胆道活检有助于排除胆管恶性病变。

（三）病理诊断

1. 胆道组织学 通过胆管活检明确诊断 IgG4-SC 需要包含胆管黏膜下层或更深组织结构在内的样本。由于内镜下使用活检钳难以获取含有胆管黏膜下层或更深胆管结构的样本，因此，既往报道成功率差别极大（0% ～ 88%）。IgG4-SC 胆管的上皮组织通常是正常的，胆管的病理表现为从胆管黏膜延伸至浆膜的弥漫性淋巴细胞和浆细胞浸润、IgG4 阳性浆细胞 > 10/HPF，同时 IgG4/IgG 阳性浆细胞比例 > 40%，以及席纹状纤维化、闭塞性静脉炎和嗜酸性粒细胞浸润。同时，胆管活检应注意排除胆管癌。

2. Vater 壶腹部活检 Vater 壶腹与胰腺和胆管解剖上邻近。自身免疫性胰腺炎诊断国际共识推荐对 Vater 壶腹部行内镜下活检及 IgG4 免疫染色用于辅助自身免疫性胰腺炎诊断。Vater 壶腹肿胀和 IgG4 阳性浆细胞大量浸润等特征与自身免疫性胰腺炎累及胰头相关。Matsubayashi 等证实 Vater 壶腹的内镜和免疫组化特征同样可以用于辅助诊断 IgG4-SC。

3. 肝脏组织学 可以为诊断 IgG4-RD 提供有用的信息。日本 IgG4-SC 的临床诊断标准和 IgG4-RD 中国专家共识中，肝组织中 IgG4 阳性浆细胞 > 10/HPF，同时 IgG4/IgG 阳性浆细胞比例 > 40%。19 名 IgG4-SC 和 22 名 PSC 患者的肝组织学回顾性研究结果显示，约 25% 的 IgG4-SC 患者存在小胆管受累，并且在肝内胆管狭窄的 IgG4-SC 患者中，每个高倍视野的 IgG4 阳性浆细胞数量显著高于 PSC（13.4/HPF 比 0.4/HPF，$P < 0.001$）。然而，大多数情况下，IgG4-SC 患者肝脏组织学缺乏特征性，可表现为汇管区的淋巴细胞、浆细胞和偶见的嗜酸性粒细胞浸润，有时伴有门静脉周围、小叶内和中央静脉周围炎性细胞浸润。IgG4-SC 患者肝脏汇管区也可出现基于门静脉的纤维炎性结节，类似于 IgG4 相关炎性假瘤的表现，对诊断具有一定的特征性，但很少能观察到。虽然，在胆管癌中也可以观察到一些 IgG4 阳性浆细胞，但在 IgG4-SC 肝组织中 IgG4 阳性浆细胞的数量明显更多。在肝组织样本中，仅在 PSC 中可观察到第 3 ～ 4 期的晚期纤维化，而在 IgG4-SC 中几乎见不到，这也是一个鉴别点。

（四）其他器官表现

IgG4-SC 作为 IgG4-RD 累及胆道的表现类型，可以合并任何类型的 IgG4-RD，最为常见的是 1 型自身免疫性胰腺炎，其他相对常见的合并疾病包括 IgG4 相关性泪腺炎 / 唾液腺炎（Mikulicz 病）、

IgG4 相关的腹膜后纤维化、IgG4 相关的肾脏病变。

1. **Ⅰ 型自身免疫性胰腺炎**　是 IgG4-SC 最为常见的合并症，87% ～ 92% 的 IgG4-SC 合并 Ⅰ 型自身免疫性胰腺炎。反之，胆道也是 Ⅰ 型自身免疫性胰腺炎最为常见的胰腺外累及器官。自身免疫性胰腺炎表现为胰腺弥漫或局部肿大，可累及胰头及整个胰腺，压迫胆道导致梗阻性黄疸。局灶性病变需要与胰腺癌鉴别诊断。

2. **IgG4 相关性泪腺炎 / 唾液腺炎（Mikulicz 病）**　通常没有症状，或仅有轻度眼干、口干。与干燥综合征通常累及腮腺不同，IgG4 相关性唾液腺炎多累及下颌下腺。抗 SS-A 抗体和抗 SS-B 抗体通常阴性。

3. **IgG4 相关的腹膜后纤维化**　由于腹膜后及其周围纤维结缔组织的弥漫性增生和炎症，腹部 CT/MRI 图像显示腹膜后腹主动脉周围软组织肿块。其通常会导致输尿管梗阻及肾积水。

4. **IgG4 相关的肾脏病变（IgG4-RKD）**　组织学上通常表现为肾小管间质性肾炎，伴有轻度尿常规异常和低补体血症，肾小球受累时可以出现蛋白尿。大多数 IgG4-RKD 通常不影响或仅轻度影响肾功能，但有可能发展为严重肾功能不全的晚期阶段。增强 CT 的特征性影像学表现包括肾实质病变，表现为多处增强减弱区域（小的外周皮质结节、圆形或楔形病变）、孤立性肿块（血管不足）或肾盂壁增厚而无不规则管腔。平扫 CT 也可能显示弥漫性肾肿大。

（五）诊断标准

目前尚无公认的 IgG4-SC 的严格诊断标准。2008 年美国学者提出了基于组织学、影像学、血清学、其他器官受累及对治疗反应的 HISORt 诊断标准。2012 年日本提出了 IgG4-SC 临床诊断标准，该标准纳入了特征性的胆道影像学表现、血清 IgG4 水平、其他 IgG4-RD 及特征性病理表现。2020 年日本学者对上述标准进一步修订、细化（表 14-8）。

表 14-8　IgG4-SC 诊断标准（2020 年版）

诊断指标
Ⅰ . 肝内 / 外胆管狭窄
a. ERC
b. MRCP
Ⅱ . 胆道壁增厚
a. EUS/IDUS
b. CT/MRI/US
Ⅲ . 血清学
血清 IgG4 水平升高（＞ 135mg/dl）
Ⅳ . 病理学：满足（ⅰ）～（ⅴ）的不同组合
a. 观察到（ⅰ）、（ⅱ）和（ⅴ）
b. 观察到（ⅴ）
c. 观察到（ⅰ）、（ⅱ）、（ⅴ）及（ⅲ）和（或）（ⅳ）
（ⅰ）明显的淋巴细胞和浆细胞浸润和纤维化
（ⅱ）IgG4 阳性浆细胞≥ 10/HPF
（ⅲ）席纹状纤维化
（ⅳ）闭塞性静脉炎
（ⅴ）未观察到肿瘤细胞
Ⅴ . 其他器官受累
a. Ⅰ 型自身免疫性胰腺炎
b. IgG4 相关性泪腺炎 / 唾液腺炎（Mikulicz 病）、IgG4 相关的腹膜后纤维化、IgG4 相关的肾脏病变
Ⅵ . 糖皮质激素治疗有效

续表

诊断		
Ⅰ.确诊 （1）Ⅴa+	胆道成像 1、2 型 胆道成像 3、4 型	Ⅰ a/b+ Ⅱ a/b+ Ⅲ / Ⅵ Ⅰ a+ Ⅱ a+ Ⅳ b+ Ⅲ / Ⅵ
（2）Ⅴa- （3）明确病理诊断	胆道成像 1、2、3、4 型	Ⅰ a+ Ⅱ a+ Ⅲ + Ⅳ a/ Ⅵ Ⅳ c
Ⅱ.拟诊 （1）Ⅴa+	胆道成像 1、2 型 胆道成像 3、4 型	Ⅰ a/b+ Ⅱ a/b Ⅰ a+ Ⅱ a+ Ⅳ b Ⅰ a/b+ Ⅱ b+ Ⅵ
（2）Ⅴa-	胆道成像 1、2、3、4 型	Ⅰ a+ Ⅱ a+ Ⅳ a Ⅰ a+ Ⅱ a+ Ⅲ + Ⅵ Ⅰ b+ Ⅱ a+ Ⅲ + Ⅵ
Ⅲ.疑诊 （1）Ⅴa+	胆道成像 3、4 型	Ⅰ a/b+ Ⅱ a Ⅰ b+ Ⅱ b+ Ⅲ
（2）Ⅴa-	胆道成像 1、2、3、4 型	Ⅰ a+ Ⅱ a+ Ⅲ / Ⅴ b/ Ⅵ Ⅰ b+ Ⅱ b+ Ⅲ + Ⅵ

（六）鉴别诊断

1. 胆管癌　1、3、4 型 IgG4-SC 需要与胆管癌鉴别，由于 IgG4-SC 和胆管癌鉴别困难，需要综合影像学检查、血清 IgG4 水平、并发疾病及组织学等结果综合判断。ERCP 联合 CT 或 MRI 诊断 IgG4-SC 的灵敏度和特异度分别为 70% ～ 90% 和 73% ～ 87%。增强 CT 有明显的优势，动脉期胆管壁均匀强化、胆管内外壁光滑是 IgG4-SC 的重要特点。IDUS 也是鉴别 IgG4-SC 和胆管癌的重要手段，非狭窄阶段胆管壁增厚是 IgG4-SC 的重要特征，研究显示非狭窄阶段胆管壁厚度 > 0.8mm 诊断 IgG4-SC 的灵敏度、特异度和准确度分别为 95% ～ 100%、91% 和 94%。POCS 在胆管内发现扭曲扩张的动脉也往往提示 IgG4-SC。血清 IgG4 在 IgG4-SC 和胆管癌鉴别中的价值受截断值的影响，以 140mg/dl 为截断值，诊断 IgG4-SC 的灵敏度和特异度分别为 64% ～ 100% 和 81% ～ 88%，以 560mg/dl 为截断值，诊断 IgG4-SC 的灵敏度和特异度分别为 17% 和 99%。同时合并累及其他器官的 IgG4-RD，特别是 Ⅰ 型自身免疫性胰腺炎，多提示 IgG4-SC。胆道活检诊断 IgG4-SC 和胆管癌的灵敏度均较低，分别为 18% ～ 52% 和 55% ～ 72%。同时行胆道刷检细胞学检测可以提高诊断的价值。

2. PSC　在发病年龄、血清 IgG4 水平、并发疾病、影像学特征、肝脏组织学改变、对糖皮质激素治疗反应和临床病程等方面与 IgG4-SC 存在明显不同。IgG4-SC 与 PSC 鉴别的要点见表 14-9。

表 14-9　IgG4-SC 与 PSC 鉴别要点

	PSC	IgG4-SC
临床特征		
男性多发	+	++
青年发病	++	+
血清 IgG4 水平升高	-/+	++

续表

	PSC	IgG4-SC
合并 IBD	++	−
合并自身免疫性胰腺炎或其他 IgG4-RD	−	++
糖皮质激素治疗有效	−	+++
组织学		
肝脏胆道组织学		
"洋葱皮样"胆管纤维化	+	−
席纹样胆管纤维化	−	+
闭塞性血管炎	−	+
IgG4 阳性浆细胞 > 10 /HPF	−/+	+++
壶腹部活检组织	−	
IgG4 阳性浆细胞 > 10 /HPF		+++
影像学特征		
MRCP		
胆管狭窄长度	+（< 5mm）	++（> 10mm）
狭窄近端胆管扩张	+++	+
外周胆管枯树枝样改变	++	−
胆管假憩室样改变	++	−
IDUS		
胆管狭窄处管壁非对称性增厚	++	+/−
胆管狭窄处外管壁增厚	−	++
胆管壁层次消失	++	+/−
胆管内壁不规则	+	−
PCOS		
胆管黏膜表面血管密度	+	++
胆管黏膜表面血管纡曲扩张	−	+++
胆管黏膜表面纤维瘢痕组织	++	−

五、治疗

（一）诊断性治疗

目前尚无糖皮质激素诊断性治疗 IgG4-SC 的随机对照研究。日本 IgG4-SC 诊治指南推荐诊断性糖皮质激素试验应在排除潜在恶性肿瘤后，由胆胰专科医师进行。合并自身免疫性胰腺炎或其他 IgG4-RD 可以帮助 IgG4-SC 诊断，无须胆管的组织学证据。对于不合并自身免疫性胰腺炎和（或）没有其他器官受累的难以确诊的 IgG4-SC 患者，可以进行诊断性糖皮质激素试验。诊断性糖皮质激素试验也适用于血清 IgG4 水平升高且胆管造影结果提示 IgG4-SC 的患者。应用泼尼松诊断性治疗的剂量一般为 0.4 ～ 0.6mg/（kg·d），治疗 1 周或 2 周后通过 ERCP/MRCP 影像学评估

疗效。梅奥医学中心和 Iwasaki 等应用糖皮质激素对 IgG4-SC 进行了诊断性治疗验证，建议在 1 周左右进行血清学评估，包括氨基转移酶、胆红素、碱性磷酸酶等指标，1 ～ 2 周时评估 CT 和 MRCP 或 ERCP 影像结果。如没有改善，应建议重新评估患者的诊断。

难以确诊但高度怀疑 IgG4-SC 的患者，可行诊断性糖皮质激素治疗，并在 1 周后进行血清学评估，1 ～ 2 周后进行 MRCP 等胆道影像学检查评估；对拟诊 IgG4-SC 者，应根据胆道影像学改变、血清 IgG4 水平、其他器官 IgG4-RD、组织学检查及对糖皮质激素诊断性治疗的反应进行综合判断。

（二）诱导缓解治疗

糖皮质激素是治疗 IgG4-RD 的基石，亦是

公认的一线药物。日本自身免疫性胰腺炎临床指南推荐的标准治疗方案是口服泼尼松［0.6mg/（kg·d）］作为初始治疗，2～4周病情有效控制后可逐渐减量，每1～2周减5mg，至维持剂量。梅奥医学中心的方案：泼尼松40mg/d，口服4周，然后每周减5mg，直到第11周停药。日本一项多中心研究结果显示，达到缓解所需的时间与泼尼松龙的初始剂量（30mg/d比40mg/d）无关。由于糖皮质激素有使糖尿病恶化的风险，有研究报道使用低剂量糖皮质激素（≤20mg/d）也对IgG4-SC合并糖尿病的患者有效。也有报道如需要在短时间内获得疗效，静脉糖皮质激素冲击疗法比口服糖皮质激素能更有效地早期改善胆管病变。IgG4-RD诊治中国专家共识推荐的糖皮质激素常用起始剂量为中等剂量，相当于泼尼松30～40mg/d，但需要根据患者病情、体重、合并症等适当调整剂量。IgG4-SC患者应口服糖皮质激素（相当于泼尼松30～40mg/d）2～4周，用于诱导缓解治疗。

（三）维持治疗

随机对照试验显示，自身免疫性胰腺炎患者诱导缓解后使用5～7.5mg糖皮质激素维持治疗3年的复发率显著低于维持治疗26周（23.3%比57.9%），且未发生严重的糖皮质激素相关不良事件。另一项510例自身免疫性胰腺炎患者的多中心回顾性研究显示2.5～10mg的糖皮质激素剂量维持治疗组的总体复发率显著低于停药组（30.3%比45.2%），最低复发风险用量为5mg/d（26.1%），且5mg/d、7.5mg/d和10mg/d之间无显著差异。一项前瞻性研究纳入了21例在维持治疗3年后停药的自身免疫性胰腺炎患者，约48%的患者在43个月的随访期间疾病复发。一项30例IgG4-SC患者的回顾性研究表明，初始口服泼尼松40mg/d，共4周，随后每周减量5mg，直到第11周停药，3个月的复发率为53%，6个月内的复发率可达71%。英国一项IgG4-SC前瞻性研究中，患者初始使用30mg泼尼松治疗2周，后每2周减量5mg，3～4个月后停药，57%的IgG4-SC患者停药后出现疾病复发。最近，澳大利亚一项69例IgG4-SC患者的全国多中心回顾性研究显示，47%

的患者在停用糖皮质激素后疾病复发。基于以上结果，建议IgG4-SC患者应长期维持治疗，且维持治疗至少要超过3年。目前关于IgG4-SC患者是否可以停药尚无充分的研究数据，但是长期维持治疗可能存在糖皮质激素相关并发症的风险。日本一项自身免疫性胰腺炎患者糖皮质激素维持治疗研究显示，长期服用糖皮质激素10mg患者感染风险增加，并且当糖皮质激素总剂量≥6405mg时，糖皮质激素相关骨质疏松症的风险显著增加。

IgG4-SC患者糖皮质激素诱导缓解后应逐渐减量，但需要维持治疗，糖皮质激素维持剂量应相当于泼尼松龙5～10mg/d；IgG4-SC患者糖皮质激素维持治疗3年后，若病情稳定，可考虑减停；长期小剂量维持治疗可减少复发风险。

（四）复发的治疗

IgG4-SC复发是指症状消失后再次出现，伴随胆管狭窄的进展或加重，和（或）影像学提示其他器官受累和（或）血清IgG4水平升高。单纯血清IgG4水平再次升高而无症状或仍存在胆管狭窄但无进展或加重不应定义为疾病复发。特别是在最初几年，30%～57%的IgG4-SC患者在糖皮质激素维持治疗期间或停用糖皮质激素后复发。一项针对507例IgG4-SC患者的回顾性队列研究显示，104例患者（19%）出现胆管再狭窄复发，1年、3年和5年的累积复发率分别为1.6%、7.6%和16.5%。预测复发的已知危险因素包括诊断时的高血清IgG4水平、肝外/肝内近端或多处胆管狭窄的存在，以及初次发作时胆管壁较厚。研究显示，对于激素减量或维持治疗过程中复发的患者，重新使用甲泼尼龙30～40mg/d治疗仍然有效。

除单一使用糖皮质激素外，也可联合免疫调节药物如硫唑嘌呤、6-巯基嘌呤、霉酚酸酯和甲氨蝶呤用于IgG4-SC患者复发的治疗。然而，增加免疫调节剂在减少进一步的复发方面，益处尚不确定。由于这些药物具有严重的副作用，因此应谨慎考虑使用。利妥昔单抗是一种导致B细胞耗竭的单克隆抗CD20抗体，其治疗PSC的临床研究较少，有限的数据显示，80%～90%的IgG4-SC患者妥昔单抗治疗有效，包括难以治疗的疾病。IgG4-SC患者在减停糖皮质激素治疗后，仍应密切监测是否复发。如疾病复发，可用初始剂量糖皮质激素再次诱导缓解。

六、预后

IgG4-SC 的自然病程尚不清楚。美国、英国、日本报道的 IgG4-SC 的临床结局存在差异。美国和英国报道的进展为肝硬化患者的比例显著高于日本（7.5%、5.2% 比 0.8%）。我国报道的 IgG4-SC 患者发生肝硬化的比例则高达 35.1%，其临床预后与 PSC/AIH 重叠综合征患者相似。英国研究显示 IgG4-SC 患者的全因死亡风险增加，但是癌症相关死亡风险未发生变化。梅奥医学中心的随访研究显示 IgG4-SC 患者肝胆系统不良事件发生率低于 PSC 患者，总体生存状况优于 PSC。最近日本包括 121 例患者的回顾性研究显示 IgG4-SC 发生胰腺、胆道系统癌症风险显著升高。以往研究报道的随访时间均相对较短，仍需要大规模的长期随访研究才能确定 IgG4-SC 的临床预后。

（潘仕达　何婷婷　孟繁平　刘利敏

王嗣予　马雪梅　郭长存）

参考文献

古杰, 蒋文涛, 李江, 等, 2019. 肝移植治疗终末期自身免疫性肝病的临床分析. 中华危重病急救医学, 31(11): 1401-1405.

林小钦, 盛黎, 肖潇, 等, 2020. 慢性乙型肝炎合并自身免疫性肝炎的临床诊治分析. 中华肝脏病杂志, 28(4): 351-356.

王君, 朱志军, 曲伟, 等, 2019. 原发性硬化性胆管炎的肝移植诊治研究. 临床和实验医学杂志, 18(19): 2095-2097.

中华医学会肝病学分会, 2021. 原发性胆汁性胆管炎的诊断和治疗指南(2021). 中华内科杂志, 60(12): 1024-1037.

中华医学会肝病学分会, 2021. 原发性硬化性胆管炎诊断及治疗指南(2021). 中华内科杂志, 60(12): 1050-1074.

中华医学会肝病学分会, 2021. 自身免疫性肝炎诊断和治疗指南(2021). 中华内科杂志, 60(12): 1038-1049.

Chapman MH, Thorburn D, Hirschfield GM, et al, 2019. British Society of Gastroenterology and UK-PSC guidelines for the diagnosis and management of primary sclerosing cholangitis. Gut, 68(8): 1356-1378.

European Association for the Study of the Liver, 2009. EASL clinical practice guidelines: management of cholestatic liver diseases. J Hepatol, 51(2): 237-267.

European Association for the Study of the Liver, 2017. EASL Clinical Practice Guidelines: the diagnosis and management of patients with primary biliary cholangitis. J Hepatol, 67(1): 145-172.

European Society of Gastrointestinal Endoscopy, European Association for the Study of the Liver, European Association for the Study of the Liver, 2017. Role of endoscopy in primary sclerosing cholangitis: European Society of Gastrointestinal Endoscopy (ESGE) and European Association for the Study of the Liver (EASL) Clinical Guideline. J Hepatol, 66(6): 1265-1281.

Han XF, Wang QX, Liu Y, et al, 2012. Efficacy of fenofibrate in Chinese patients with primary biliary cirrhosis partially responding to ursodeoxycholic acid therapy. J Dig Dis, 13(4): 219-224.

Harms MH, van Buuren HR, Corpechot C, et al, 2019. Ursodeoxycholic acid therapy and liver transplant-free survival in patients with primary biliary cholangitis. J Hepatol, 71(2): 357-365.

Isayama H, Tazuma S, Kokudo N, et al, 2018. PSC guideline committee Members: Ministry of Health, Labour and Welfare (Japan) Research Project, The Intractable Hepatobiliary Disease Study Group. Clinical guidelines for primary sclerosing cholangitis 2017. J Gastroenterol, 53(9): 1006-1034.

Iwasaki S, Kamisawa T, Koizumi S, et al, 2015. Assessment in steroid trial for IgG4-related sclerosing cholangitis. Adv Med Sci, 60(2): 211-215.

Kamisawa T, Nakazawa T, Tazuma S, et al, 2019. Clinical practice guidelines for IgG4-related sclerosing cholangitis. J Hepatobiliary Pancreat Sci, 26(1): 9-42.

Kamisawa T, Okazaki K, Kawa S, et al, 2014. Amendment of the Japanese consensus guidelines for autoimmune pancreatitis, 2013 Ⅲ. Treatment and prognosis of autoimmune pancreatitis. J Gastroenterol, 49(6): 961-970.

Kawa S, Okazaki K, Kamisawa T, et al, 2010. Japanese consensus guidelines for management of autoimmune pancreatitis: II. Extrapancreatic lesions, differential diagnosis. J Gastroenterol, 45(4): 355-369.

Khettry U, Anand N, Faul PN, et al, 2003. Liver transplantation for primary biliary cirrhosis: a long-term pathologic study. Liver Transpl, 9(1): 87-96.

Lindor KD, Kowdley KV, Harrison ME, 2015. ACG clinical guideline: primary sclerosing cholangitis. Am J Gastroenterol, 110(5): 646-659.

Lindor KD, Bowlus CL, Boyer J, et al, 2019. Primary biliary cholangitis: 2018 practice guidance from the American Association for the Study of Liver Diseases. Hepatology, 69(1): 394-419.

Lindor KD, Bowlus CL, Boyer J, et al, 2021. Primary Biliary Cholangitis: 2021 practice guidance update from the American Association for the Study of Liver Diseases. Hepatology, (in press).

Lindor KD, Kowdley KV, Harrison ME, et al, 2015. ACG clinical guideline: primary sclerosing cholangitis. Am J Gastroenterol, 110(5): 646-559.

Lv TT, Chen S, Li M, et al, 2020. Regional variation and temporal trend of primary biliary cholangitis epidemiology: a systematic review and meta-analysis. J Gastroenterol Hepatol, 36(6): 1423-1434.

Ma H, Zeng M, Han Y, et al, 2016. A multicenter, randomized, double-blind trial comparing the efficacy and safety of TUDCA and UDCA in Chinese patients with primary biliary cholangitis. Medicine (Baltimore), 95(47): e5391.

Mack CL, Adams D, Assis DN, et al, 2020. Diagnosis and management of autoimmune hepatitis in adults and children: 2019 practice guidance and guidelines From the American Association for the Study of Liver Diseases. Hepatology, 72(2): 671-722.

Rong G, Wang H, Bowlus CL, et al, 2015. Incidence and risk factors for hepatocellular carcinoma in primary biliary cirrhosis. Clin Rev Allergy Immunol, 48(2-3): 132-141.

Shimosegawa T, Chari ST, Frulloni L, et al, 2011. International consensus diagnostic criteria for autoimmune pancreatitis: guidelines of the International Association of Pancreatology. Pancreas, 40(3): 352-358.

Wetten A, Jones DEJ, Dyson JK, 2021. Specific considerations for the management of primary biliary cholangitis: are the drug treatment options good enough?. Expert Opin Pharmacother, 22(15): 1949-1953.

Zeng N, Duan W, Chen S, et al, 2019. Epidemiology and clinical course of primary biliary cholangitis in the Asia-Pacific region: a systematic review and meta-analysis. Hepatol Int, 13(6): 788-799.

Zhang Q, Liu Z, Wu S, et al, 2019. Meta-analysis of antinuclear antibodies in the diagnosis of antimitochondrial antibody-negative primary biliary cholangitis. Gastroenterol Res Pract, 2019: 8959103.

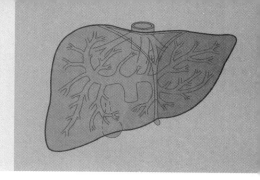

第15章 药物与酒精性肝病

第一节 药物性肝损伤

药物性肝损伤（drug-induced liver injury，DILI）是指由各类处方或非处方的化学药物、生物制剂、传统中药（traditional Chinese medicine，TCM）、天然药（natural medicine，NM）、保健品（health products，HP）、膳食补充剂（dietary supplements，DS）及其代谢产物乃至辅料所诱发的肝损伤。DILI 已成为临床常见的药物不良反应之一，严重者可出现急性肝衰竭甚至死亡。DILI 已成为药物研发包括中药研发失败、增加警示和撤市的重要原因，受到医药界、制药业、管理部门及公众的高度重视。本节内容旨在对当前所认识的 DILI 流行病学、发病机制、病理生理及临床表现、诊断、治疗、预防进行阐述。

一、流行病学

由于不同国家和地区的文化、传统、卫生保健系统不同及缺乏统一的报告标准，很难确定全球 DILI 的真实发病率。2002 年法国报道 DILI 的年发病率约为 13.9/10 万，2012 年韩国的一项为期 2 年的前瞻性研究报道 DILI 的年发病率约为 12/10 万，2013 年冰岛报道 DILI 的年发病率约为 19.1/10 万，2019 年我国迄今发表的最大规模的 DILI 流行病学研究结果表明我国 DILI 发病率至少为 23.80/10 万，高于西方国家。目前尚没有研究具体分析 DILI 发病率随时间变化的趋势，尽管西班牙和美国正在进行的两项前瞻性研究没有发现 DILI 的患病率随时间变化有显著差异，但这些研究并不是基于人口学的，因此不能反映发病率随时间的变化。然而，在随访研究中，由中药和膳食补充剂引起 DILI 的患者比例逐渐增加。此外，随着近年来生物制剂（如英夫利昔单抗）的使用增加，与这些制剂相关的 DILI 发生率也在增高。

二、发病机制

DILI 发病机制复杂，目前尚未充分阐明，或为多种机制先后或共同参与。从 DILI 临床表现来看，不同药物导致肝损伤的机制各有不同，但也有共性。近年来，随着对 DILI 发病机制深入研究，不同学者对其发病机制提出了各自的假说。

（一）直接肝毒性

药物的直接肝毒性是指药物或其代谢产物直接引起的肝脏实质细胞损伤，往往呈剂量依赖性，通常可预测，潜伏期短。对乙酰氨基酚（APAP）肝毒性属于直接药物性肝损伤，当服用剂量达 5 ～ 10g/d 时少数患者可发生肝损伤，超过 10g/d 时肝损伤发生风险明显增加，甚至导致急性肝衰竭（ALF）。APAP 在体内的主要代谢产物为葡萄糖醛酸及硫酸盐结合物，小部分 APAP 由细胞色素 P450 氧化酶系（CYP450）生物转化后，生成毒性代谢产物 N- 乙酰对苯醌亚胺（NAPQI），NAPQI 在谷胱甘肽 S 转移酶（GST）催化下解毒，NAPQI 具有生物加成作用，过多的 NAPQI 会耗尽 GST，直接损伤肝细胞，引起氧化应激和线粒体功能障碍，从而引起急性肝细胞坏死。

（二）特异质肝毒性

1. 免疫机制　多项研究表明大部分特异质肝毒性是免疫介导的，这些研究包括 HLA 相关性、其他免疫相关基因的相关性、临床特征和组织学研究等。并非所有的特异质肝毒性都与特定 HLA 单倍型有关，有待于大样本病例开展遗传学研究。大多数免疫反应是细胞抗体介导的免疫反应，有时会在特异质肝毒性病例中观察到自身抗体阳性；然而，大多数特异质肝毒性患者的肝组织学表明，细胞介导的免疫反应是造成大部分肝损伤的原因。此外，预测与特定药物相关的特异质肝毒性风险的许多 HLA 关联是 HLA Ⅰ类等位基因，这进一步表明，在特异质肝毒性中，Th1 和 CD8$^+$ 细胞介导的适应性免疫反应导致了大多数肝损伤，而免疫反应所涉及的药物修饰蛋白质如何被辅助 T 细胞和效应 T 细胞的 T 细胞受体识别有待深入研究。免疫反应是主动免疫反应和免疫耐受之间的微妙平衡。抗原识别是相对的；药物修饰肽对 T 细胞受体和 HLA 的亲和力越强，免疫反应可能就越强，克服免疫耐受所需的共刺激就越少。此外，由病原体启动的记忆 T 细胞可能导致更强的免疫反应。

免疫反应是极其复杂的，有许多制约和平衡，以防止免疫反应对宿主造成太多损害。肝脏的主要免疫反应是免疫耐受，肝脏暴露于肠道的许多炎症分子，对这些分子的强烈免疫反应会导致肝损伤。虽然大多数肝损伤似乎是由适应性免疫系统介导的，但适应性免疫系统的激活需要固有免疫反应激活抗原提呈细胞和产生炎性细胞因子。有多种机制抑制免疫反应，包括 Treg 细胞和骨髓源性抑制细胞、细胞因子如 IL-10，以及免疫检查点如 PD-1 等。免疫检查点抑制剂也会增加联合用药引起的特异质肝毒性的风险。研究发现外泌体在参与免疫耐受的分子转运方面也很重要。

2. 活性代谢产物　研究表明，多数特异质肝损伤是由活性代谢物引起的。由于大多数药物代谢在肝脏进行，肝脏是特殊药物反应的常见器官。活性代谢物主要由细胞色素 P450 形成，其他酶也可以形成活性代谢物。活性代谢物为肝损伤信号通路提供来源，进一步可以引起细胞损伤。某一物质的释放或共价结合的特征可能决定活性代谢物是否引起特异质肝损伤。例如，异烟肼的主要活性代谢物与赖氨酸氨基结合，进一步与蛋白质共价结合，导致大量的药物修饰肽被免疫系统识别。此外，异烟肼的两种代谢产物乙酰肼和肼也会代谢为活性代谢产物，与蛋白质反应形成不同的药物修饰蛋白。

3. 线粒体损伤　肝功能的发挥高度依赖于线粒体，很多药物可通过干扰线粒体功能进一步对肝脏造成损伤。例如，他汀类药物可通过抑制脂肪酸 β 氧化诱导线粒体通透性改变。治疗乙型肝炎的核酸类似物抑制人类线粒体 DNA 合成，导致肝损伤，表现为乳酸酸中毒和微泡性脂肪变性。线粒体也是对乙酰氨基酚导致肝损伤机制的关键靶点。利奈唑胺可抑制线粒体蛋白合成引起乳酸酸中毒不良反应。有学者提出，抑制线粒体电子传递链是药物引起特异质肝损伤的一种机制，用于检测这种效应的体外试验已用于筛选可能引起特异质肝损伤的候选药物。但进一步研究也发现许多特异质肝损伤不具有线粒体损伤的特征，如乳酸酸中毒和微泡性脂肪变性，这说明线粒体损伤并不是特异质肝损伤的唯一机制。

4. 氧化应激　是 DILI 的重要发病机制之一。氧化应激的病理生理效应包括脂质过氧化反应、蛋白质修饰、核酸修饰和细胞死亡。氧化应激还能开启丝裂原活化的蛋白激酶（MAPK）和丝裂原活化的蛋白激酶 -8 等细胞死亡信号通路，持续的 c-Jun 氨基末端激酶（JNK）活化可引起细胞死亡。自噬增加可见于多种与 ROS 氧化应激相关的肝损伤。氧化应激可由中性粒细胞和线粒体引起，胆汁酸似乎也会引起氧化应激。

5. 肝细胞凋亡和坏死　药物通过活化多种信号通路介导肝细胞凋亡、坏死和自噬等多种细胞死亡类型，所以在 DILI 发病机制中发挥了重要作用。线粒体损伤及其氧化应激状态在大多数药物毒性模型肝损伤死亡过程中发挥主要作用。死亡诱导信号复合体的形成通过平衡凋亡级联反应活化与 NF-κB 信号通路激活来决定肝细胞死亡或存活。此外，CTL 或 CCL4 还可介导肝细胞死亡。

6.药物代谢与转运 药物代谢过程中会形成能与细胞蛋白质、核酸和脂质结合的代谢产物，进一步导致蛋白质功能丧失、DNA 损伤和脂质过氧化。药物代谢酶的基因多态性影响着活性代谢物的产生，活性代谢物通过激活免疫反应在内质网和线粒体中共同加重肝损伤。肝内药物转运蛋白质的基因多态性和转运体的抑制可诱导发生 DILI。转运体多药耐药性相关蛋白 2 影响胆红素水平和黄疸程度，胆盐排泄泵缺陷可导致胆汁淤积或混合性肝损伤。

（三）"三因致毒"机制假说

随着中药的广泛应用和药物不良反应监控体系的不断完善，中药尤其是传统"无毒"中药肝毒性报道逐渐增多，引起了学者对传统中药安全问题的关注。肖小河等基于中药肝损伤客观诊断证据链对何首乌肝损伤临床病例进行研究，明确何首乌肝损伤的客观真实性和免疫特异质属性。进一步研究发现何首乌诱导的特异质肝损伤是机体免疫功能异常、何首乌中免疫活性成分、潜在肝损伤易感成分三者协同作用的结果，从而提出了中药特异质肝损伤免疫应激"三因致毒"机制假说，即当机体处于免疫功能亢进时，何首乌中的免疫促进物质进一步增强机体免疫，使肝脏对何首乌中肝损伤易感成分的敏感性增强，从而诱发特异质肝损伤。

（四）间接肝毒性

随着新药上市后安全性监测加强，以及对特殊人群发生 DILI 的研究，有学者提出了除直接肝毒性和特异质肝毒性以外的第三种类型——间接肝毒性。间接肝毒性 DILI 由药物的药理作用本身引起，而不是药物的固有肝毒性或免疫原性导致；此类 DILI 通常发生于有基础疾病（包括肝病）或易感性的特殊人群，表现为药物作用改变机体状态，从而诱发肝损伤或使原有肝病加重。例如，免疫检查点抑制剂引起的免疫介导肝损伤是间接肝毒性 DILI 中常见的形式。

三、病理生理及临床表现

DILI 的病理分类有多种类型，最常见的有五种表型，分别为急性和慢性肝炎、急性和慢性胆汁淤积症、胆汁淤积性肝炎。一项针对 249 例 DILI 患者的研究发现 83% 的组织学表现与生化指标的相关性并不完全一致。同时发现评估肝损伤的严重程度时，组织学评估比生化检测更准确。从损伤靶点的角度进行病理分类可包括肝细胞损伤、胆管上皮细胞损伤及肝血管内皮细胞损伤。

DILI 的临床分型可从发病机制、病程和受损靶细胞类型等不同角度进行分类。①基于发病机制分为固有型 DILI 和特异质型 DILI；②基于病程分为急性 DILI 和慢性 DILI；③基于受损靶细胞类型分为肝细胞损伤型、胆汁淤积型、混合型和肝血管损伤型 DILI。肝细胞损伤型、胆汁淤积型、混合型 DILI 在临床上主要根据临床表型及血清 ALT、ALP 和 R 值进行判断。$R=$（ALT 实测值/ALT ULN）/（ALP 实测值/ALP ULN）。有研究提出新 R 值（new R，NR），与 R 值的不同之处是取 ALT 或 AST 两者中的高值进行计算。DILI 的判断标准：①肝细胞损伤型，ALT $\geq$ 3×ULN，且 R $\geq$ 5；②胆汁淤积型，ALP $\geq$ 2×ULN，且 R $\leq$ 2；③混合型，ALT $\geq$ 3×ULN，ALP $\geq$ 2×ULN，2 $<$ R $<$ 5；④肝血管损伤型，常见的临床类型为肝窦阻塞综合征/肝小静脉闭塞病。

DILI 的临床表现各不相同，症状包括发热、恶心、呕吐、黄疸、尿黄、瘙痒和肝区疼痛。少数 DILI 患者可有发热、皮疹、嗜酸性粒细胞增多等超敏反应或其他肝外表现。

四、诊断

（一）实验室、影像学及病理检查

血清 ALT、ALP、γ-GT 和 TBIL 等是目前判断肝损伤和诊断 DILI 的主要实验室指标。血清 ALT 显著升高是肝细胞损伤相对可靠的标志，较 AST 上升对诊断 DILI 更有意义。血清 ALP 升高，需要先除外生长发育期儿童和骨病患者的非肝源性 ALP 升高。血清 γ-GT 对胆汁淤积型/混合型 DILI 的诊断灵敏度和特异度可能不低于 ALP，但对于 DILI 的诊断价值有待深入研究。血清 TBIL 升高、白蛋白水平降低和凝血功能下降均提示肝损伤较严重。

急性 DILI 患者肝脏超声多无明显改变或仅有轻度增大。少数慢性 DILI 患者可有肝硬化及脾大和门静脉内径扩大等影像学表现。急性药物性肝衰竭患者可出现肝脏体积缩小。影像学检查对肝窦阻塞综合征的诊断有较大价值。超声、CT 或 MRI 等常规影像学检查和必要的逆行胰胆管造影对鉴别胆汁淤积型 DILI 与胆道病变或胰胆管恶性肿瘤等有重要价值。

肝活检病理组织学检查虽不是诊断 DILI 的金标准，但有助于明确诊断和评估肝损伤程度。

（二）诊断标准

由于缺少诊断的金标准，DILI 的诊断仍为排他性诊断，即在排除其他导致肝损伤的因素后，再进行药物与肝损伤的因果关系判断。目前，可用于 DILI 的诊断方法尚存在争议，常用的方法主要有《中草药相关肝损伤临床诊疗指南》中推荐的整合证据链因果关系评价方法（IEC）、Roussel Uclaf 因果关系评估法（RUCAM）和美国 DILI 网络研发的"结构化专家意见"（又称"专家判断法"或"专家观点法"）。

1.IEC　参照中华中医药学会《中草药相关肝损伤临床诊疗指南》推荐的基于 IEC 的药物性肝损伤诊断策略（图 15-1）。①发病前有中草药及其相关制剂应用史，生化诊断标准须满足以下情况之一：$ALT \geq 5 \times ULN$；$ALP \geq 2 \times ULN$，特别是伴有 γ-GT 升高且排除骨病引起的 ALP 升高；$ALT \geq 3 \times ULN$ 且 $TBIL \geq 2 \times ULN$。②排除其他导致肝损伤的原因，如病毒、免疫、酒精、遗传代谢、胆管、血管等。③ RUCAM 评分 ≥ 3 分。④排除联合用药中有明确肝毒性或相互作用引起药物肝毒性的西药。⑤能够记录并核实引起肝损伤的中药及其相关制剂资料（包括余留药材、批准文号、处方组成及用法用量等）。⑥能够鉴定中药基原，排除中药混伪品及有害物质污染。⑦检测出体内中药特征代谢物。⑧发生中药及其相关制剂再激发事件。⑨检测出 DILI 的体内特异性生物标志物。诊断结果判定：当同时出现上述①、②、③时判断结果为"疑似诊断"；当具备疑似诊断特征及上述④、⑤或⑥、⑦时，判断结果为"临床

诊断"；当具备疑似诊断特征及上述⑧时，或者具备临床诊断特征及上述⑨时，判断结果为"确定诊断"。

2. RUCAM　包括 7 个评估项目，涵盖了对 DILI 从起病到结束整个过程的评估。RUCAM 量表于 1993 年投入应用，2016 年对 DILI 的生化判断标准、量表操作界面、评估要素的进一步完善和说明进行了适当的修订。首先需要用患者初始发病时 ALT 和 ALP 数值计算出 R 值，$R=$（ALT/ULN）/（ALP/ULN）。进一步判断临床分型。$ALT \geq 3 \times ULN$，且 $R \geq 5$ 为肝细胞损伤型；$ALP \geq 2 \times ULN$，且 $R \leq 2$ 为胆汁淤积型；$ALT \geq 3 \times ULN$，$ALP \geq 2 \times ULN$，$2 < R < 5$ 为混合型。进一步应用量表进行评分，RUCAM 量表的理论总评分范围为 $-9 \sim 14$ 分。根据总评分结果，将药物与肝损伤之间的相关性分为 5 级：极可能（评分 ≥ 9 分）、很可能（评分 $6 \sim 8$ 分）、有可能（评分 $3 \sim 5$ 分）、不太可能（评分 $1 \sim 2$ 分）和可排除（评分 ≤ 0 分）。

3.SEOP　美国 DILI 网络（DILI network，DILIN）研发的"结构化专家意见"（structured expert opinion procedure，SEOP）是一种专为美国 DILI 研究设计的典型总体判断法，是一套有着 12 个步骤的复杂流程，需要反复多个轮回的信息传递才能得出最终结论。此外，该方法要求在 3 名独立的评估者达成一致意见才能作为最终评估结果（图 15-2）。

目前临床上主要依靠患者肝损伤发生前服药史、排除其他肝损伤病因、停药后肝生化指标变化趋势、化验检查等逻辑对药物与肝损伤之间因果相关性进行判断。这种简化程序的方法即为"总体判断法"，又称"结构化专家意见"。而 RUCAM 量表则在梳理相关诊断逻辑的基础上，通过量化评分对药物与肝损伤之间的相关程度进行判断，可理解为其是一种经过校验的结构化的量化评估方法。IEC 以 RUCAM 为组成部分，围绕"证据链"核心思想，在 RUCAM 基础上强调中药信息收集的完整性，突出 DILI，尤其是中药肝损伤因果关系评价的客观性，使 DILI 诊断和因果关系评价更为可靠。

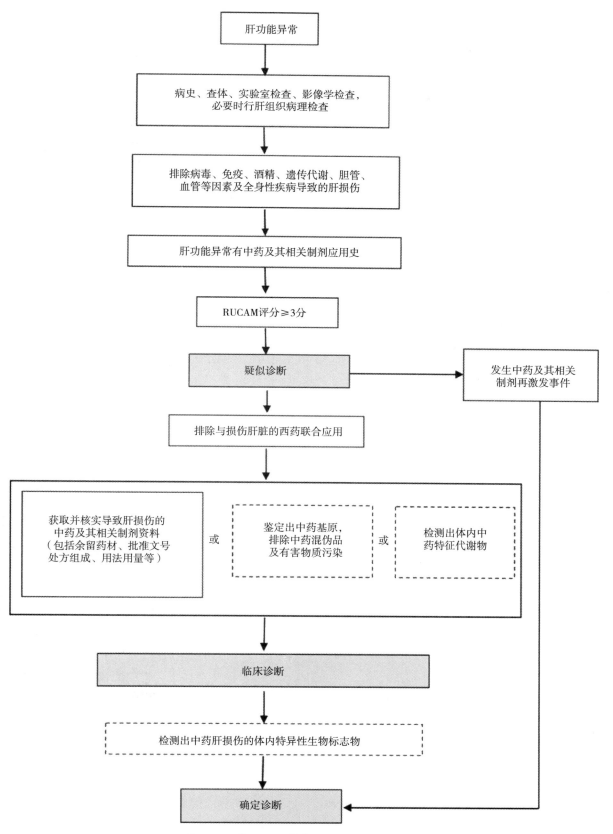

图 15-1　基于 IEC 的药物性肝损伤诊断策略

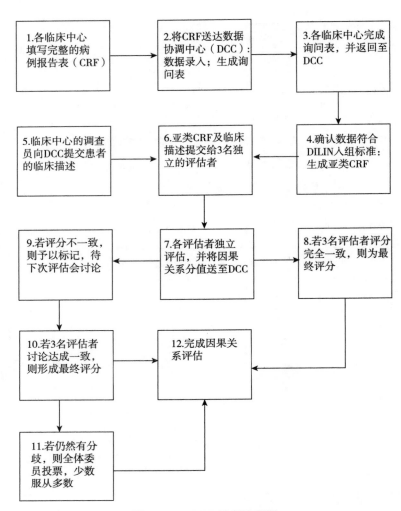

图 15-2　SEOP 诊断流程图

五、治疗

DILI 的基本治疗原则如下。

1. 及时停用可疑肝损伤药物，尽量避免再次使用可疑或同类药物。

2. 充分权衡停药导致原发病进展和继续用药导致肝损伤加重的风险。

3. 根据 DILI 的临床类型选用适当的药物治疗。

4. 肝衰竭等重症患者必要时可考虑紧急肝移植。

六、预防

DILI 可从"人 - 药 - 用"3 个维度进行预防和管理。

人：不同机体对药物的反应并不一致，应注意特殊人群（妊娠期妇女、儿童、老年人）的用药安全。此外，对于特异质肝损伤，应加强识别药物的易感人群，如携带人类白细胞抗原 HLA-B*35：01 易感基因的人群使用何首乌发生肝损伤的风险增加。中药的使用应注意辨证用药以降低肝损伤发生风险。

药：应注意加强药物的质量，尤其中药的质量，包括改进中药炮制技术工艺、严格控制农药残留和微生物等外来有害物质污染。

用：基于药物使用进行防控和管理的措施可包括避免超药品说明书使用、及时修改药品说明书肝损伤高风险人群及临床表现等内容、肝损伤高风险药物应限制使用。

（何婷婷　孟繁平）

第二节　酒精性肝病

据统计，饮酒已是全球范围内导致死亡、疾病和损伤负担的第七大危险因素。而作为一种肝脏毒素，酒精是可预防性肝病的主要致病源。在全世界范围内，人均饮酒量与肝硬化所致死亡率密切相关。酒精性肝病（alcoholic liver disease，ALD）是由长期大量饮酒导致的肝脏疾病。初期通常表现为脂肪肝，进而可发展为酒精性肝炎、肝纤维化和肝硬化；严重酗酒可诱发广泛肝细胞坏死甚至肝衰竭。

一、流行病学

据报道，全球 3.8% 的死亡与酒精消耗有关，肝硬化的病死率与人均酒精消耗量密切相关。一项 Meta 分析发现，男性和女性每天摄入乙醇 12～24g，增大了肝硬化的死亡风险。实际上，女性每天摄入乙醇超过 12g 时，肝硬化的死亡风险就会显著增大。乙醇消耗水平（＜25g/d）显著低于多数公共卫生机构推荐的安全饮酒水平。目前，尤其在年轻人中，狂饮越来越普遍，但其对肝病的影响尚不清楚。NIAAA 将狂饮定义为在 2 小时内男性喝酒 5 杯（每杯含有 12g 乙醇）或以上，女性为 4 杯或以上。

随着我国经济的快速发展，人们生活水平提高，人均酒精消费量在明显快速增长，酒精性肝病（ALD）的发病率有逐年上升的趋势，我国尚缺乏全国性的酒精性肝病流行病学资料，但地区性的流行病学调查结果显示，我国饮酒人群比例和酒精性肝病患病率均呈现上升趋势。华北地区流行病学调查结果显示，从 20 世纪 80 年代初到 90 年代初，嗜酒者在一般人群中的比例从 0.21% 升至 14.3%。2000 年初，东北地区流行病学调查结果显示，嗜酒者比例高达 26.98%，部分地区甚至高达 42.76%；南方及中西部省份流行病学调查结果显示，饮酒者比例增至 30.9%～43.4%。部分嗜酒者或饮酒过量者会出现乙醇（酒精）相关健康问题，其中酒精性肝病是乙醇（酒精）所致的最常见的器官损害。由于气候、地理环境及生活习惯的差异，各地报道的酒精性肝病患病率不尽相同，2000 年初，我国部分省份酒精性肝病流行病学调查资料显示，酒精性肝病患病率为 0.5%～8.55%；其中 40～49 岁人群的酒精性肝病患病率最高，达到 10% 以上。酒精性肝病占同期肝病住院患者的比例不断上升，从 2000 年的 2.4% 上升至 2004 年的 4.3%；酒精占肝硬化的病因构成比从 1999 年的 10.8% 上升到 2003 年的 24.0%。据 2016 年 WHO 数据显示，印度尼西亚成人酒精性肝病的年死亡率约为 51.1/10 万，且按肝硬化死亡的病因进行统计，男性和女性因酒精性肝硬化死亡的比例分别为 17% 和 15%。2018 年 WHO 发布了《酒精与健康全球状况报告》，对酒精相关疾病的全球负担进行了详细阐述。数据显示，酒精每年导致 300 万人死亡，占全球总死亡人数的 5.3%。与之相比，截至 2021 年 1 月 9 日，新型冠状病毒在 1 年的时间导致全球约 192 万人死亡。酒精导致的死亡人数远超新型冠状病毒。此外，新型冠状病毒主要导致已存在健康问题的老年人死亡，而饮酒更容易导致年轻群体的高死亡率，因酒精导致的死亡人群中，52.4% 的死亡者年龄＜60 岁。

WHO 最新数据显示，在全球范围内，15 岁以上的人群平均每年饮用 6.2 L 纯酒精，相当于每天摄入 13.5 g 乙醇。当然，WHO 各成员国的总酒精消费量有很大差异。2010 年人均酒精消费总量地图显示，以俄罗斯、东欧地区酒精消费量最大（以升纯酒精每年为单位）。从按国家分类的 2016 年因饮酒导致的死亡人数（每 10 万人因饮酒导致的年龄标准化死亡人数）地图上可以看到，俄罗斯、蒙古、部分东南亚国家等是重灾区。亚太地区按国家分类的酒精归因死亡率的排名（%）中，第 1～3 名分别为蒙古、柬埔寨和韩国，中国排名第 11 名。在根据 2016 年以年龄和性别划分的酒精归因死亡百分比的曲线图中，按年龄划分，酒精导致的人群死亡比例在 30～34 岁年龄组中最高，为 13.7%。按性别划分，在男性中，25～29 岁年龄段的人群酒精归因死亡比例最高，为 18.4%；

在女性中，40～44岁年龄段的人群酒精归因死亡比例最高，为6.6%。

1982年由WHO发展而来的酒精滥用调查表（alcohol use disorders inventory test，AUDIT）作为筛选酒精滥用和酒精依赖的"金标准"。AUDIT在不同国家的临床背景中灵敏度和特异度均较好，包括10个问题，问题1～问题3关于酒精消耗，问题4～问题6关于酒精依赖，问题7～问题10关于酒精相关问题。其包括2个节点值：①酒精依赖；②危险饮酒。酗酒者伴精神病的发病率较高（如焦虑、情感紊乱及精神分裂等），可单独存在或并发酒精依赖。对于单独存在者需要特殊治疗，并发酒精依赖者一旦戒酒，症状即可消失。此外，酗酒者发生其他成瘾的风险较高（包括尼古丁）。吸烟和酒精滥用对于引起心血管疾病、肿瘤及肝细胞癌（HCC）具有协同作用。

二、发病机制

（一）酒精代谢导致肝细胞内氧化 / 还原环境改变

乙醇在肝内代谢过程中能产生高效量的还原型辅酶Ⅰ（NADH），使NADH/NAD比例增加，NADH是脂肪酸合成的辅酶，参与乙酰CoA的形成，乙酰CoA是脂肪酸合成的引物；而NAD是脂肪酸氧化的辅酶，参与脂肪酸β氧化过程的脱氢作用。NADH增多抑制了脂肪酸β氧化，促进了合成过程，肝脏甘油三酯堆积和脂肪酸合成增加，并抑制脂肪酸的线粒体β氧化。

不同来源的脂肪酸在肝脏沉积引起代谢失调，如肝脏脂肪沉积、周围脂肪动员增加、脂肪组织中的游离脂肪酸及肠黏膜的乳糜微粒进入肝脏的量增加，肝脏摄取循环脂肪增加、脂肪酸氧化减少。

（二）乙醇的直接毒性作用

肝细胞胞质及其他一些结合胞膜的亚细胞均系乙醇攻击的对象，长期酗酒造成线粒体肿胀变形，嵴排列紊乱，胞质内出现乙醇透明小体等，其发生的主要机制是膜流动性改变，就是乙醇攻击造成的膜分子秩序或微黏度的改变，可造成肝细胞功能改变。

在肝脏，由于血流从门静脉和肝动脉到中央静脉的特殊性及沿着肝血窦内皮细胞的耗氧代谢过程，肝脏内形成了明显的氧分压梯度，氧分压从门静脉周围区域65mmHg降至中央静脉周围的35mmHg。随着过量酒精的摄入，肝细胞处于相对缺血状态，特别是中央静脉周围，更易陷入低氧状态。酒精性肝病病理可表现为不同程度的脂肪变性、炎症、坏死和纤维化，且病变以肝小叶中心带（3区带）为主，早期脂肪变性多见于肝腺泡2、3区；轻度的酒精性肝炎，炎症损伤轻，坏死灶主要见于中央静脉周围带；肝纤维化常自终末肝静脉周围沿3区与汇管区间形成纤维间隔，沿3区将小叶腺泡分隔成微小结节。这些病变多发生在肝脏血供最差的部位，在各种诱因的打击下最容易造成组织缺血缺氧，并形成继发性损伤。

酒精性肝病的发生和发展与凋亡密切相关。凋亡与凋亡细胞的清除是保证肝脏正常功能的关键因素。用缺口翻译法（TUNEL）检测凋亡结果表明，酒精性肝病肝组织的TUNEL阳性率明显高于正常肝组织，并且在局灶性纤维化处更为明显。用免疫组化和流式细胞术检测到大鼠酒精性肝病模型肝组织学损害越严重，则凋亡程度越高。关于酒精性肝病肝细胞的凋亡机制尚未完全阐明，其发生机制可能与下列因素有关：酒精及其代谢产物；脂多糖（LPS）；细胞因子；TNF、Fas配体、TNF-相关凋亡诱导性配体和Apo3L等死亡因子及凋亡线粒体相关蛋白。

乙醇能够升高P450ⅡE1及其他细胞色素P450类的活性，这一活性升高能增加酗酒者对一些环境毒素的易感性，如异烟肼、四氯化碳及其他毒素物质，乙醇的长期摄入可造成这类化合物的肝毒阈大为降低，从而在酒精性肝病形成中发挥一定的作用。

（三）氧化应激、脂质过氧化

生理情况下，细胞内存在着自由基的清除剂即抗氧化剂，如超氧化物歧化酶（SOD）、谷胱甘肽、维生素E等，可以随时清除不断生成的有害自由基，使自由基的生成与降解处于动态平衡，病理情况下，由于活性氧生成过多或机体抗氧化能力不足，可引发氧化应激（oxidative stresss）反应,导致细胞损伤甚至细胞死亡。

酒精性肝病肝脏中抗氧化物质明显减少,并且应用电子自旋共振技术直接测定酒精性肝病发病过程中肝组织氧自由基含量明显增高。大量的自由基(如 OH—、O_2—、H_2O_2)攻击生物膜中的多不饱和脂肪酸,引发脂质过氧化作用。脂质过氧化为氧化应激增强后发生的 ROS 氧化生物膜的过程,即 ROS 与生物膜的磷脂、酶和膜受体相关的多不饱和脂肪酸的侧链及核酸等大分子物质发生脂质过氧化反应而形成脂质过氧化产物如丙二醛(MDA)和壬烯(HNE)。MDA 和 HNE 是两个强毒力的脂质过氧化终产物,常作为判断脂质过氧化的指标。55% ~ 70% 的进展期酒精性肝病患者和 8% ~ 13% 的嗜酒者体内检出 MDA、HNE 和蛋白的加合物。

脂质自由基和过氧化物造成如下损害:膜的正常结构破坏,脂质过氧化使膜不饱和脂肪酸减少,造成不饱和脂肪酸 / 蛋白质的比例失调,膜的液态性、流动性降低,通透性增加,细胞外 Ca^{2+} 内流增加;间接抑制膜蛋白功能,脂质过氧化使膜脂质之间形成交联和聚合,可间接抑制膜蛋白如钙泵、钠泵及 Na^+/Ca^{2+} 交换蛋白等功能,导致细胞质 Na^+、Ca^{2+} 浓度升高,造成细胞肿胀和钙超载;促进自由基及其他代谢反应,膜脂质过氧化可激活磷脂酶 C、磷脂酶 D,进一步分解膜磷脂,促进花生四烯酸(AA)代谢反应,在增加自由基生成和脂质过氧化同时,形成多种生物活性物质,如前列腺素、血栓素、白三烯(leukotriene,LT),其中 LTB4 具有促进白细胞游走及趋化作用,刺激腺苷酸环化酶,诱发多形核细胞脱颗粒,使溶酶体释放水解酶,促进炎症反应。

其中,对线粒体的影响尤为重要,因为线粒体是体内脂肪酸代谢的主要细胞器,负责中、短链脂肪酸的代谢。代谢过程中产生的电子通过呼吸链与氧结合形成活性氧(ROS),ROS 通过脂质过氧化作用损伤线粒体中的磷脂、蛋白质和 DNA(mtDNA),而酒精可以通过之前所说的改变细胞内环境,增加 NADH 以促进线粒体中 ROS 的形成,增加对线粒体的损伤。长期饮酒引起线粒体,尤其是肝细胞线粒体氧化防御能力和 mtDNA 修复功能下降,从而导致损伤累积,加速

线粒体的老化。线粒体损伤及功能下降一方面影响脂肪酸代谢,造成肝细胞内脂肪进一步累积,另一方面 mtDNA 损伤可导致细胞能量代谢紊乱和细胞生命周期缩短,加速细胞死亡。

(四)乙醛的毒性作用

乙醇代谢产物有乙醛、乙酸等,除自身对肝脏的毒性作用以外,其更大的损害来自于其代谢产物乙醛。

乙醛作为酒精的主要代谢产物之一,其对肝细胞有直接毒性,能与微粒体蛋白(如 CYP450 Ⅱ E1)、大分子物质(如胶原)、白蛋白、球蛋白和脂蛋白等共价结合,形成乙醛蛋白加合物(APA)。APA 的形成改变了蛋白质结构,造成蛋白质功能异常,如蛋白酶失活、DNA 修复蛋白功能障碍、GSH 耗竭、线粒体损伤、氧利用障碍和胶原蛋白合成增加,从而损伤肝细胞;APA 可以作为新抗原刺激免疫系统,诱发免疫反应性肝损害;APA 损害线粒体脂肪酸的 β 氧化,引起脂质过氧化反应,抑制 GSH 的生物合成,减弱超过氧化物酶等抗氧化功能。

乙醛通过加合物促使星状细胞分泌 Ⅰ 型胶原、纤维连接蛋白的 mRNA 表达而可直接参与肝纤维化。

乙醛可以通过与半胱氨酸和(或)GSH 结合使肝内 GSH 水平下降,减弱其抗氧化能力,此外,在乙醛代谢过程中醛氧化酶与黄嘌呤氧化酶可产生游离氧根,从而加强脂质过氧化作用。

在酒精性肝病患者体内可检出循环免疫复合物(CIC)。CIC 及循环自身抗体的检出、免疫细胞对肝脏的浸润和乙醛蛋白加合物的形成,均证实免疫与酒精性肝病的发生密切相关。MDA(由脂质过氧化产生)和 AA(由乙醇代谢产生)与蛋白质上的赖氨酸相互作用形成混合加合物,这一加合物被称为丙二酰二烷醛 - 乙醛加合物(MAA),该加合物存在于长期食用酒精的大鼠和人体内,肝病严重程度与此血清加合物的水平有关。

当这些 MAA 注射到动物体内后(无佐剂),会产生大量抗体、载体蛋白和蛋白载体复合体。MAA 可以与清道夫受体结合、上调黏附分子活性、

诱导前致炎性细胞因子的生成、产生抗体及诱发T细胞反应、增加前纤维化反应，以及启动免疫系统的免疫反应。

酒精性肝病患者肝脏内大量免疫细胞浸润是肝细胞坏死的主要原因。肝血窦内皮细胞（SEC）表面黏附分子表达增加能够引起这些免疫细胞聚集。化学趋化物活化了白细胞上的整合素，这些整合素与 SEC 表面细胞间的黏附分子（ICAM）结合。然后白细胞对这些化学趋化物做出反应，透过 SEC 细胞连接处渗出。现已经表明，酒精代谢可以增加这些 SEC 表面黏附分子表达。

这些加合物能增加化学趋化物（肿瘤坏死因子 α、MCP-1 和 MIP-2）和黏附分子（ICAM、P选择素及 L 选择素）趋化免疫细胞进入肝脏，造成肝损伤。

MAA 诱导库普弗细胞、血管内皮细胞、星状细胞释放前炎性细胞因子和趋化因子。这些加合物可能与这些细胞清道夫受体结合并发出释放细胞因子信息。由于这些加合物不能被有效清除，所以它们重新进入血液循环并诱导前炎性反应。

（五）内毒素的毒性作用

酒精性肝病实验动物和患者体内内毒素（endotoxin）水平明显升高，肠道应用抗生素或乳酸杆菌制剂抑制肠道革兰氏阴性菌生长可明显减轻酒精导致的肝损伤，表明内毒素在酒精性肝病病理过程中发挥着重要作用，乙醇对肝脏的毒性作用与血浆中内毒素的水平密切相关。

肠道是人体最大的革兰氏阴性杆菌内毒素池。正常情况下，肠道细菌产生的内毒素可以少量通过肠壁组织进入门静脉，通过肝脏时被库普弗细胞和肝细胞的联合作用灭活，体循环中检测不出或仅有低水平的内毒素。肝病时发生的内毒素血症因为其内毒素主要来源于肠道细菌，称为肠源性内毒素血症。主要与下列因素有关：肠道微生态改变；肠黏膜屏障受损；肝脏对内毒素的清除和降解减弱；门体分流；外周血对内毒素的灭活功能减弱。

LPS 能加剧乙醇对肝细胞的损伤作用，如促进白细胞黏附，内皮细胞肿胀，又能直接作用于肝血窦内皮细胞及肝内微血管，激发内源性凝血系统，导致肝微循环功能障碍。LPS 可以通过激活库普弗细胞，促进细胞因子转录，炎症因子释放，诱导环氧合酶 -2（COX-2）的表达等方式参与"再次打击"，引起肝脏进一步损伤。

高水平的内毒素可增强内毒素脂多糖受体CD1 在库普弗细胞表面的表达，进而引起库普弗细胞活化、合成和释放一系列的炎症介质，引起肝损伤。肝细胞暴露于 TNF 增加，TNF 可能改变了乙醇致肝细胞信号活化机制，使之对 TNF 更加敏感。因此这些炎症介导物特别是 TNF 的释放是发生肝病的早期关键步骤。

此外，内毒素还能激活其他转录因子，促进多种细胞因子和化学因子的基因转录，进而释放大量的细胞因子和炎症介质，如 TNF-β、IL-6、TGF-β 等，多种细胞因子和炎症介质可以引起肝细胞进一步坏死、凋亡、炎症和肝纤维化形成。

LPS（在极少量时）与 MAA 修饰蛋白质结合会使大鼠肝库普弗细胞和血管内皮细胞释放TNF-α、MCP-1 和 MIP-1 增加。在血液中，无论是乙醇代谢产物（加合物形成的蛋白质），还是升高了的 LPS（肠源性），均会使内皮细胞和库普弗细胞释放前炎性细胞因子。

（六）库普弗细胞与酒精性肝病

库普弗细胞（Kupffer cell）是酒精性肝病炎症和纤维化细胞因子的主要来源，库普弗细胞激活是酒精性肝病的一个重要的病理生理机制。

库普弗细胞是肝内定居的巨噬细胞，约占肝细胞总量的 15%，占人体单核巨噬细胞的80%～90%。库普弗细胞在 LPS 所致的肝损害中发挥着双重作用。一方面它能清除内毒素；另一方面它又可被内毒素激活，通过多种途径对肝脏造成损害。库普弗细胞通过分泌 TNF-α、IFN-γ、IL-1、IL-6 等细胞因子参与多种炎症反应。内毒素激活库普弗细胞所释放的 TNF-α 而激活中性粒细胞并黏附至肝血窦内皮细胞产生和释放自由基，使肝细胞膜和细胞器发生脂质过氧化而损伤肝细胞。此外，中性粒细胞还可释放细胞内溶酶体酶，该酶是强有力的凝血激活物，从而在肝血窦内发生弥散性血管内凝血，导致微循环障碍，在肝细胞缺血缺氧性损害中发挥重要作用。内毒素激活库普弗细胞主要涉及内毒素结合蛋白（LBP）、白细胞分化抗原 14（CD14）和 Toll 样受体（TLR），LBP 是肝脏合成的一种急性时相血清白蛋白，是 LPS 的载体蛋白，能与 LPS 结合形成 LPS-LBP 复合物，将 LPS 运送到效应靶器官或靶细胞发挥生理或病理作用。CD14 是 LPS 的高亲和受体，是一种细胞表面锚定糖蛋白，主要表达于成熟的单核巨噬细胞，但其缺乏跨膜和胞内区，将细胞外信号转导至细胞内需要 TLR 参与，TLR 主要分布于单核巨噬细胞、中性粒细胞、树突状细胞、小肠上皮细胞和内皮细胞这些与免疫有关的细胞表面，目前认为 TLR 主要是通过其胞内的 IL-1R 同源结构并利用 IL-1R 下游的信号传递分子进行相关的细胞内信号传导导致 NF-κB 激活并进入细胞核，可促进多种细胞因子表达。肝脏胶原和纤维的来源细胞 - 肝星状细胞（HSC）也可通过 TLR4 途径被 LPS 激活并产生 TNF-α、IL-8 等多种细胞因子。内毒素导致细胞因子生成增多，细胞因子网络进一步调节肝细胞凋亡、坏死和肝脏炎症反应甚至肝纤维化，可见 LPS、LBP、CD14 和 TLR 在酒精性肝病的"二次打击"过程中至关重要，阻断其中的重要环节将有助于改善酒精性肝病的病情进展。

（七）细胞因子及受体与酒精性肝病

TXA2 受体主要位于库普弗细胞表面，TXA2-TXA2 受体系统不但调节着肝血窦微循环，而且通过增加细胞因子的产生，引起肝损伤。TXA2 有促进胶原形成的作用。TGF-β 在酒精性肝病中的主要作用是通过诱导细胞外基质的形成，抑制细胞外基质降解，导致酒精性肝纤维化（AHF）形成。

COX-2 及其代谢产物前列腺素（PG）对脂肪、糖类及蛋白质的代谢产生作用，从而干扰肝脏的正常物质代谢，影响肝病的发生与发展。被激活的库普弗细胞表达 COX-2 增高，引起前列腺素 E_2（PGE_2）水平升高，PGE_2 与肝细胞膜受体结合后活化腺苷酸环化酶，使肝细胞内的 cAMP 增多，干扰脂肪代谢，导致甘油三酯在肝细胞中堆积。COX-2 参与肝细胞脂肪蓄积的过程，可以使甘油三酯水平增高 3 倍。

更重要的是，COX-2 与炎性因子之间能形成一条正反馈环路。因酒精诱导而释放的大量炎性因子如 TNF-α、IL-1、IL-6 等，能激活 NF-κB 进入细胞核内与 DNA 结合，诱导 COX-2 mRNA 转录，从而使 COX-2 表达增加，其产物 PG 水平升高。一方面 PG 本身为炎症介质，可与其他炎症因子一起直接损伤肝细胞，另一方面，高表达的 COX-2 使前炎症介质生成增加，促进炎性细胞浸润，同时调节 NF-κB 释放更多炎症介质如 TNF-α、IL-1、IL-6 等。这些因子又进一步激活 COX-2 的表达，从而形成了一条正反馈环路，扩大了炎症反应，延长炎症过程，最终造成了更严重的肝损伤。

（八）营养不良与酒精性肝病

传统上认为酒精性肝病是由营养不良或者营养成分不平衡所造成的。近年来多项研究表明，酒精及其代谢产物对肝脏的毒性作用是造成酒精性肝病的直接因素，而营养不良则共同参与这一病理过程。

营养不良促进酒精性肝纤维化的形成。长期饮酒可导致胆固醇代谢上的两个重要因子，低密度脂蛋白受体（LDL-R）及肝羟甲基戊二酰辅酶 A（HMG-COA）还原酶 mRNA 上调，从而导致肝内胆固醇蓄积及高胆固醇血症，从而在酒精性肝病形成中发挥作用。

（九）酒精性肝病的发生与个体对乙醇和乙醛代谢方面的遗传差异有关

肝细胞存在 4 种乙醛脱氢酶（ALDH）同工酶，东方黄色人种中 30% ~ 50% 存在 ALDH2 先天性缺陷，因而不胜酒量甚至在少量饮酒后便会出现恶心、呕吐、心跳加快和颜面潮红等醉酒现象，即出现乙醛中毒症状。酒精性肝损害与基因多态性相关性的研究表明，摄入相同量酒精后不同纯合子者的血液中酒精浓度基本无差异，但不同基因型者的周围血流量有差别而出现伴随酒精代谢的乙醛增加，可见它更与由基因所左右的毒性物质乙醛的处理能力有关。用基因芯片技术检测酒精性肝病的乙醇代谢相关酶的单核苷酸多态性发现乙醇脱氢酶（ADH）2、ADH3 和 ALDH2 基因型的单独及共存可能对酒精性肝病患病率有一些影响，但 ALDH2 基因型在酒精性肝病的发病中起了关键的作用，ADH2*1/*1 基因型是酒精性肝病发病的危险因子，ALDH2*2/*2 基因型是酒精性肝病发病的保护因子。

（十）"二次打击"学说

第一次打击即乙醇及其代谢产物的直接毒性作用导致肝细胞内甘油三酯合成和排泄失衡致使脂质蓄积发生脂肪变，第二次打击即氧化应激相关的脂质过氧化及 ROS 引发的 TNF-α、NF-κB 等细胞因子所致的脂肪变肝细胞发生炎症坏死与纤维化。在脂肪肝的早期阶段，肝细胞暴露于 TNF-α 增加，TNF-α 启动的各种细胞内信号增加了线粒体的渗透性和氧化反应的释放，这些反应导致了肝细胞凋亡。大多数健康肝细胞能应用一些潜在的致炎性信号（如活性氧）活化一个多相反应让肝细胞得以存活。脂肪变肝细胞不但缺乏这种保护反应，反而对炎症反应特别敏感，更易受"二次打击"。在临床观察和酒精性肝病动物模型发病机制研究中发现，内毒素血症、库普弗细胞激活、氧化应激和细胞膜因子网络改变起重要作用。

（十一）危险因素

乙醇对肝脏有明显的毒性作用，重度饮酒者中 80% 以上有一定的脂肪肝，10% ～ 35% 可发展为酒精性肝炎。10% ～ 20% 将发展成酒精性肝硬化。酒精性肝病或肝硬化仅发生于少部分患者，酒精引起的进展性肝病或肝硬化可能不完全是剂量依赖的，有很多危险因素可增加酒精性肝病发生和发展的风险。

目前国内外研究已经发现的危险因素主要包括饮酒量、饮酒年限、酒精饮料品种、饮酒方式、性别、种族、肥胖、肝炎病毒感染、遗传因素、营养状况等。

1. 饮酒量　酒精所造成的肝损伤有阈值效应，即达到一定饮酒量或饮酒年限，肝损害风险就会大大增加。然而，由于个体差异较大，饮酒与肝损害的剂量效应关系并不十分明确。尽管酒精摄入量与肝病发展之间并不呈明显的线性关系，但酒精的人均消耗量与肝硬化的发病率有明显的相关性。男性超过 60 ～ 80g/d、女性超过 20g/d 且持续 10 年以上，5% ～ 41% 的患者即可出现肝硬化发生风险增加。一生摄入乙醇超过 100kg 或 30g/d，明显增加肝硬化或非硬化性慢性肝病的风险。摄入乙醇大于 30g/d 的人发展为肝硬化或其他代偿期肝病的风险分别是不饮酒者的 13.7 倍和 23.6 倍。

2. 酒精饮料品种　酒精饮料品种较多，不同的酒精饮料对肝脏所造成的损害也有差异。在丹麦对 3 万人进行调查发现，饮用啤酒或烈酒与肝病的相关性比饮用葡萄酒更明显。饮酒方式也是酒精性肝损伤的一个危险因素，空腹饮酒比就餐时饮酒酒精性肝病的风险增加 2.7 倍。

3. 性别差异　女性对酒精肝毒性的灵敏度是男性的 2 倍，与男性相比，更小剂量和更短的饮酒期限就可能出现更严重的酒精性肝病。饮用相同量的酒精，两者的血液酒精浓度不同，主要是女性胃乙醇脱氢酶相对量较少、身体脂肪比例较高及月经周期增加酒精吸收所致。尽管公认酒精摄入的"安全阈值"上限是，对于无慢性肝病的患者，男性每周 21U（1U 定义为 8g 乙醇），女性 14U，但也有数据显示更少量的乙醇对女性仍然有毒性，并建议每周不超过 7g。

4. 种族、遗传及个体差异　也是酒精性肝病的重要危险因素。我国酒精性肝病易感基因 ADH2、ADH3 和 ALDH2 的等位基因频率及基因型分布不同于西方国家，可能是我国嗜酒人群和酒精性肝病的发病率低于西方国家的原因之一。并不是所有的饮酒者都会出现酒精性肝病，其只发生于一小部分人群，表明同一地区群体之间还存在着个体差异。美籍非洲和美籍西班牙男性比高加索人酒精性肝硬化的发生率高，而美籍西班牙男性的病死率最高，这些差别与酒精消耗量无关。

5. 营养不良　蛋白质缺乏性营养不良的存在和程度是决定酒精性肝病患者临床结局的重要因素。营养不良的程度与病死率呈正相关，严重营养不良患者的病死率接近 80%（营养正常者小于 50%）。微量元素异常、维生素 A 耗竭、低维生素 E 水平有可能会引起肝脏疾病恶化。给动物喂食丰富的多不饱和脂肪酸可促进酒精性肝病发生，然而食物中大量的饱和脂肪酸却具有保护作用。

肥胖和超重也增加酒精性肝病风险。

6.病毒感染 慢性病毒性肝炎和酒精有明显的协同作用,在肝炎病毒感染基础上饮酒,或在酒精性肝病基础上并发 HBV 感染或 HCV 感染,都可加速肝脏疾病发生和发展。HCV 与酒精共同作用比酒精单独作用更容易引起严重肝损伤,若年轻丙型肝炎患者同时饮酒(伴随在疾病的初期),常有更严重的组织学特征及更低的生存率。一项大型队列研究表明,输血后丙型肝炎患者大量酗酒发生肝硬化的风险提高了 30 倍。不能确定病毒性肝炎患者饮酒的最低阈值,但还是建议丙型肝炎患者戒酒。

三、病理生理学

乙醇是一种兼有水溶性和脂溶性的有机物,其有极性,分子量小,电荷弱,能单纯地扩散透过细胞膜到达组织细胞内,在胃肠道吸收很快,先进入门静脉,通过毛细血管迅速弥散到全身细胞内液、细胞外液中,在大脑、肝、肾和肺、血液中很快达到平衡;进入体内的乙醇 2% ～ 10% 经肾和肺排出,90% ～ 98% 在肝内通过酶转化作用被代谢,首先转化为乙醛,进而转化为乙酸盐。乙醇经消化道吸收后,主要在肝脏发生氧化。由于这种相对的器官特异性,加上乙醇含有较高的能量(每克可以提供 7.1kcal 能量),并且其在肝脏的代谢速率缺乏有效的负反馈机制,因此乙醇可以取代高达 90% 肝脏正常代谢的底物,这也许可以解释乙醇代谢是引起严重肝脏代谢紊乱的原因。乙醇经存在于肝细胞胞质内的乙醇脱氧酶(ADH)和存在于肝脏微粒体上的细胞色素 P450(CYP)介导的微粒体乙醇氧化酶系统(MEOS)及存在于过氧化物酶体上的过氧化氢酶等 3 条途径代谢为乙醛。后者又经乙醛脱氢酶(ALDH)氧化为乙酸,乙酸进入乙酰辅酶 A 代谢途径。

酒精也可与其他肝病发生相互影响。

(一)丙型肝炎病毒感染

饮酒与 HCV 的相互作用会影响患者的免疫应答、细胞毒性和氧化应激,因此与非饮酒者相比,饮酒者与更持久的 HCV 感染和更广泛的肝损伤相关。

此外,饮酒可能会影响某些亚群患者的 HCV 复制。目前还没有确定丙型肝炎患者饮酒的安全剂量,但即使适量饮酒的患者也可能出现进展期肝纤维化。一项 Meta 分析显示,饮酒的 HCV 感染者进展为肝硬化或失代偿性肝病的相对风险是非饮酒者的 2.3 倍。

与无 HCV 感染的酒精使用障碍患者相比,合并 HCV 感染的酒精使用障碍患者与更差的预后相关。与较差生存率相关的并发症或群体行为的差异可能在一定程度解释这种相关性;但即使在已经考虑了这些因素的研究中,酒精使用障碍患者的 HCV 感染也与肝脏相关死亡率升高有关。

(二)乙型肝炎病毒感染

饮酒会导致人类 HBV 表面抗原水平升高,延迟 HBV 的清除,并与 HBV 相关肝硬化患者的肝纤维化进展和肝细胞癌发生风险增加相关。对于酒精性肝病患者,合并 HBV 感染与肝细胞癌和肝脏相关死亡的发生相关。

(三)非酒精性脂肪性肝病

非酒精性脂肪性肝病(NAFLD)主要与肥胖和代谢综合征相关。肥胖且重度饮酒者的肝功能检测结果异常和肝脂肪变性的可能性明显大于非重度饮酒且非肥胖者。目前尚无关于指导 NAFLD 患者如何饮酒的指南,但应该以戒酒为目标,因为大量饮酒,甚至代谢综合征患者的低或中度饮酒,都与肝纤维化进展有关。

(四)遗传性血色素沉着症

在遗传性血色素沉着症患者中,饮酒与铁超负荷增加和肝硬化进展加快相关。其特征是铁的吸收增加,从而产生活性氧自由基,导致细胞膜过氧化、细胞损伤和肝损伤。饮酒对肝损伤有累加效应。在一项研究中,每天摄入乙醇超过 60g 的血色素沉着症患者中,61% 罹患重度肝纤维化或肝硬化,而在饮酒较少的患者中,这一比例仅为 7%。

(五)慢加急性肝衰竭和其他肝病

饮酒是慢性肝病患者急性失代偿的最常见诱

因之一。

目前,关于饮酒对其他类型肝病(如 Wilson 病、自身免疫性肝病)影响的研究很少。但酒精是一种肝毒素,对于这些慢性肝病患者,饮酒也并不是明智的选择。

四、自然病程

酒精性肝病(ALD)由一系列疾病组成,如无症状的或早期 ALD(定义为脂肪肝或酒精性脂肪肝)、酒精性脂肪性肝炎(ASH)、晚期 ALD[定义为酒精性肝炎(AH)、肝硬化及其并发症(腹水、门静脉高压相关出血、肝性脑病和原发性肝癌)]。ALD 的临床过程受戒酒的影响,患者戒酒后可以从失代偿期恢复到代偿期。需要注意的是,一些患者戒酒后体重迅速增加,增加了他们患非酒精性脂肪性肝病的风险。由于 ALD 的诊断没有特定的生化指标,酗酒患者需除外其他肝脏疾病才可诊断 ALD。

对于酒精滥用者,应该进行肝功能及超声检查。在诊断酒精性脂肪性肝病方面不常规推荐肝活检。但是,肝活检和非侵袭性肝纤维化检测工具可以考虑用于诊断脂肪性肝炎和(或)肝纤维化。

对于酒精滥用者,如 B 超提示肝脂肪变伴 / 不伴肝酶升高(AST > ALT)、TB < 3mg/dl,并且排除其他肝病的病因后可诊断为酒精性脂肪性肝病。90% 的酒精滥用者在持续大量饮酒后 2 周内便可见酒精性脂肪肝或单纯性脂肪肝(通常是大疱性脂肪肝),大多数单纯性酒精性脂肪肝患者无症状,但可以出现恶心、厌食、呕吐。目前单纯性酒精性脂肪肝对人体的影响并不清楚,可能是一种良性状态。

(一)脂肪肝

摄入乙醇超过 60g/d 的个体,90% 发展为脂肪肝,但某些个体低于这个量也可以发生脂肪肝,如长期摄入乙醇 > 40g/d,发展为纤维化或肝硬化的风险增加至 30% ~ 37%。单纯性脂肪肝通常无症状,并且具有自限性,可于戒酒 4 ~ 6 周后大部分完全逆转,但仍有 5% ~ 15% 的人可能会发展为肝纤维化和肝硬化。

随着持续过量乙醇摄入,将近 1/3 的脂肪肝患者出现肝脏炎症的组织学改变(有时称为酒精性脂肪性肝炎)。酒精性脂肪性肝炎(ASH),有时被用来描述酒精性肝炎(AH)患者的组织学特征,即脂肪肝患者出现肝脏炎症 / 损伤或纤维化的组织学改变。不幸的是,看起来是早期的患者,如果肝穿刺活检,约 50% 可能已经出现晚期肝纤维化或肝硬化。有趣的是,有戒断综合征的患者,其肝脏炎症比没有戒断综合征者更为多见。

酒精性脂肪肝患者的体征仅有轻度肝大,而且在戒酒后迅速恢复。AST 和 ALT 轻度升高(AST 升高较 ALT 更为显著),γ-GT 可升高,但 TB 和 INR 通常正常。脂肪肝是基于影像学检查(超声或 MR)的诊断,不推荐也不需要常规行肝穿刺活检。

肝穿刺活检提示脂肪性肝炎 20% ~ 40% 发展为肝纤维化,8% ~ 20% 发展为肝硬化。相对于肝穿刺活检仅为单纯脂肪变,脂肪性肝炎的患者肝硬化风险更高。必须强调的是,目前脂肪性肝炎只有通过肝穿刺活检确诊,除此之外没有任何症状、体征或生化检查可以准确诊断脂肪性肝炎。事实上,1/3 无症状的 ASH 患者有明显肝纤维化,而晚期肝纤维化的出现决定了他们的远期转归。在基层医疗中心及戒酒中心,对于 ASH 的早期诊断,基本是束手无策的。因此,酒精滥用者中 ASH 和肝纤维化的普遍程度并不清楚。虽然有待进一步研究,无创性肝纤维化检查(如血清标志物或弹性成像)对于酒精滥用和肝功能异常患者可能有用。

(二)肝纤维化和肝硬化

酒精性肝纤维化是从静脉周围区域开始的,并受酒精摄入量影响。平均每天摄入乙醇 40g ~ 80g,40% ~ 60% 的饮酒者,平均 25 年发生静脉周围纤维化及纤维连接蛋白沉积。静脉周围硬化也是酒精性肝损伤发展到肝纤维化或者肝硬化的一个显著的独立危险因素。ALD 通常为小结节肝硬化,偶尔为大小结节混合型肝硬化。

(三)酒精性肝炎

酒精性肝炎(AH)出现于 10% ~ 35% 的

ALD 住院患者中。部分患者可以发展为严重的AH，其短期预后更差。AH 可从轻微到严重肝损伤，甚至致命的肝损伤，也可表现为慢性肝病基础上的病情急性加重。即使临床表现轻微的患者也很可能出现进展性肝损伤，并有约 50% 的人会发展为肝硬化和急性肝衰竭。持续酗酒的 AH 患者可能发展为永久性肝损伤。戒酒并不保证肝脏完全恢复，只有 27% 戒酒的患者肝脏组织学恢复正常，而 18% 进展为肝硬化，其余随访到 18 个月时仍表现为 AH。

在失代偿期 ALD 患者中，由于 AH 经常被忽视，其真实患病率并不清楚。在一项使用美国国家住院患者数据库的研究中，AH 占了美国住院总数的 0.8%，2010 年约合 325 000 人次。AH 的临床特征是黄疸，被认为是肝脏相关并发症的危险因素。AH 可以发生在肝病的任何阶段，高达 80% 的重症 AH 患者 [MELD 评分 ≥ 20 分和（或）Maddrey 判别函数评分 ≥ 32 分] 可能有潜在肝硬化。酒精性肝硬化的人数被低估了，具体数字目前并不清楚。曾因酗酒相关问题而住院的患者酒精性肝硬化概率更高。重症 AH 通常住院治疗，并可发生肝硬化并发症及脓毒症。

轻症 ALD 预后良好，如能戒酒，肝脏病理改变可恢复。酒精性脂肪肝阶段，一般预后也很好，需严格禁酒和注意使营养补充，可采用高蛋白饮食；如体重指数超标，适当减重，临床症状可消失，肝功损害可逆转，肝内病理改变及脂肪均可消失。如继续饮酒，可发展为 AH，AH 患者预后较差，20% 的患者即使戒酒，肝脏病变仍可继续发展，最终发生肝硬化，死亡率达 30%，多死于肝衰竭，伴发急性胰腺炎、脑病、感染等并发症。7 年内死亡率可达 50% 以上。AH 患者继续长期饮酒，AH 得不到缓解，可发展为酒精性肝硬化，酒精性肝硬化患者多在 40 岁以后发病，预后较其他肝硬化稍佳，如戒酒，其预后优于继续饮酒者，5 年生存率约为 50%，死亡原因多数为肝衰竭、出血、感染和多器官功能衰竭。国内报道 237 例酒精性肝硬化患者死亡原因分析研究，死亡率为 13.5%，上消化道大出血和肝性脑病是 ALD 死亡的主要原因。

五、诊断

（一）诊断标准

1. 有长期饮酒史：一般超过 5 年，折合乙醇量男性 ≥ 40g/d，女性 ≥ 20g/d，或 2 周内有大量饮酒史，折合乙醇量 > 80g/d。但应注意性别、遗传易感性等因素的影响。乙醇量（g）＝饮酒量（ml）× 乙醇含量（%）×0.8。

2. 临床症状：为非特异性，可无症状，或有右上腹胀痛、食欲缺乏、乏力、体重减轻、黄疸等；随着病情加重，可有神经精神症状和蜘蛛痣、肝掌等表现。

3. 血清 AST、ALT、γ- 谷氨酰转肽酶（γ-GT）、TBIL、PT、平均红细胞容积（MCV）和缺糖转铁蛋白（CDT）等指标升高。其中 AST/ALT > 2、γ-GT 升高、MCV 升高为酒精性肝病的特点，而 CDT 测定虽然较特异，但临床未常规开展。禁酒后，这些指标可明显下降，通常 4 周内基本恢复正常（但 γ-GT 恢复较慢），有助于诊断。

4. 肝脏超声检查或 CT 检查有典型表现

（1）肝脏成像技术：成像技术如超声、MRI 和 CT 可检测脂肪肝，帮助排除其他原因的慢性肝病，评估进展性肝病及其并发症，但对于识别 ALD 的特定病因方面没有作用。超声和 CT 影像学检查用于确定肝脏脂肪浸润的分布类型，粗略判断弥漫性脂肪肝的程度，提示是否存在肝硬化，但难以区分单纯性脂肪肝与脂肪性肝炎，且应注意弥漫性肝脏回声增强及 CT 密度值降低也可见于其他慢性肝病。临床实践中，超声可能被推荐为重度饮酒者脂肪变的筛查方法。MRI 和磁共振波谱是评估脂肪量的可靠工具，但成本和可用性使其受到限制。

（2）超声显像诊断：具备以下 3 项腹部超声表现中的 2 项者为弥漫性脂肪肝。肝脏近场回声弥漫性增强，回声强于肾脏；肝脏远场回声逐渐衰减；肝内管道结构显示不清。

（3）CT 诊断：弥漫性肝脏密度降低，肝 / 脾 CT 比值 ≤ 1.0。肝 / 脾 CT 比值可用于判断 ALD 的严重程度，0.7 < 肝 / 脾 CT 比值 ≤ 1.0 者为轻度，0.5 < 肝 / 脾 CT 比值 ≤ 0.7 者为中度，肝 / 脾 CT 比值 ≤ 0.5 者为重度。

（4）瞬时弹性成像：肝脏硬度测量（LSM）已经被证明是评估 ALD 患者肝纤维化的一个可靠的工具。在 ALD 患者中，肝脏硬度与纤维化程度有关，但受胆汁淤积、肝淤血及酒精的影响，因此，应对 ALD 中 LSM 进行谨慎解释。

5. 排除嗜肝病毒现症感染及药物性肝损伤、中毒性肝损伤和自身免疫性肝病等。

符合以上第 1～3 项和第 5 项或第 1、2、4 项和第 5 项可诊断酒精性肝病；仅符合第 1、2 项和第 5 项可疑诊酒精性肝病。符合第 1 项，同时有病毒性肝炎现症感染证据者，可诊断为酒精性肝病伴病毒性肝炎。

（二）诊断分型

符合酒精性肝病临床诊断标准者，其临床分型诊断如下。

1. 轻症酒精性肝病　肝脏生化指标、影像学检查和组织病理学检查基本正常或轻微异常。

2. 酒精性脂肪肝　影像学诊断符合脂肪肝标准，血清 ALT、AST 或 γ-GT 可轻微异常。

3. 酒精性肝炎　是短期内肝细胞大量坏死引起的一组临床病理综合征，可发生于有或无肝硬化的基础上，主要表现为血清 ALT、AST 升高和 TBIL 明显增高，可伴有发热、外周血中性粒细胞升高。重症酒精性肝炎是指酒精性肝炎患者出现肝衰竭的表现，如凝血功能障碍、黄疸、肝性脑病、急性肾衰竭、上消化道出血等，常伴有内毒素血症。

4. 酒精性肝硬化　有肝硬化的临床表现和血生化指标的改变。

（三）组织病理学

ALD 病理学改变主要为大疱性或大疱性为主伴小疱性的混合性肝细胞脂肪变性。依据病变肝组织是否伴有炎症反应和纤维化，其可分为单纯性脂肪肝、酒精性肝炎、肝纤维化和肝硬化。酒精性肝病的病理学诊断报告应包括肝脂肪变程度（F0～4）、炎症程度（G0～4）、肝纤维化分级（S0～4）。

单纯性脂肪肝：依据脂肪变性肝细胞占肝组织切片的比例，可将脂肪肝分为 4 度。F0：＜5% 肝细胞脂肪变；F1：5%～33% 肝细胞脂肪变；F2：33%～66% 肝细胞脂肪变；F3：66%～75% 肝细胞脂肪变；F4：＞75% 肝细胞脂肪变。

酒精性肝炎和肝纤维化：酒精性肝炎时肝脂肪变程度与单纯性脂肪肝一致，分为 4 度（F0～4）。依据炎症程度分为 4 级（G0～4）。G0：无炎症；G1：腺泡 3 带呈现少数气球样肝细胞，腺泡内散在个别点灶状坏死和中央静脉周围炎；G2：腺泡 3 带呈现明显气球样肝细胞，腺泡内点灶状坏死增多，出现 Mallory 小体，门管区轻至中度炎症；G3：腺泡 3 带呈现广泛的气球样肝细胞，腺泡内点灶状坏死明显，出现 Mallory 小体和凋亡小体，门管区中度炎症伴或不伴门管区周围炎症；G4：融合性坏死和（或）桥接坏死。

依据纤维化的范围和形态，将肝纤维化分为 4 期（S0～4）。S0：无纤维化；S1：腺泡 3 带呈现局灶性或广泛的窦周 / 细胞周纤维化和中央静脉周围纤维化；S2：纤维化扩展到门管区，中央静脉周围硬化性玻璃样坏死，局灶性或广泛的门管区星芒状纤维化；S3：腺泡内广泛纤维化，局灶性或广泛的桥接纤维化；S4：肝硬化。

肝硬化：肝小叶结构完全毁损，代之以假小叶形成和广泛纤维化，为小结节性肝硬化。根据纤维间隔有否界面性肝炎，其分为活动性和静止性。

组织学特异性的表现也有助于预后的判断。多形核白细胞浸润程度、胆汁淤积等提示 ALD 预后不良。巨大线粒体的出现可能提示为轻型酒精性肝炎，肝硬化和并发症的发生率较低，具有良好的长期生存率。静脉周围和细胞周围纤维化，预示 AH 可能会发展至肝硬化，尤其在继续饮酒或者合并丙型肝炎病毒感染者，还可预测严重 AH 使用皮质类固醇治疗的反应。

（四）鉴别诊断

鉴别诊断见表 15-1。

表 15-1　非酒精性脂肪性肝病与其他肝病的鉴别诊断

疾病名	体征 / 症状鉴别	检验鉴别
非酒精性脂肪性肝病	无饮酒史或饮酒折合乙醇量男性每周＜ 140g，女性每周＜ 70g；可有体重超标和（或）内脏性肥胖、空腹血糖升高、血脂紊乱、高血压等代谢综合征相关组分；氨基转移酶升高，通常高于正常值上限的 1 ～ 4 倍，ALT 水平高于 AST，AST/ALT 值通常＜ 1，即便是发生肝硬化，比值也很少大于 2	酒精滥用的问卷调查；必要时可行肝穿刺活检
病毒性肝炎	常有不洁饮食史（甲型肝炎、戊型肝炎）、家族史（乙型肝炎）、输注血制品及不洁注射史（丙型肝炎）；而症状、体征常不易鉴别	嗜肝病毒血清学检查异常
药物性肝病	有用药史；初次用药后潜伏期一般为 5 ～ 90 天，停药后肝功能指标很快恢复，再次用药反应阳性；可有发热、皮疹等	血常规嗜酸粒性细胞可以升高
自身免疫性肝病	多慢性起病，女性多发，有类似病毒性肝炎的症状，可伴有其他自身免疫性疾病，有一定的遗传倾向	高丙种球蛋白血症；多种自身抗体阳性，肝穿刺活检有重要价值

六、治疗

酒精性肝病的治疗原则因人而异，具体方法取决于其临床病理类型。治疗措施包括戒酒、营养支持，减轻酒精性肝病的严重程度；对症治疗酒精性肝炎和肝硬化相关并发症；肝移植治疗终末期肝病。所有这些措施的起效均需以成功戒酒为基本前提。单纯性脂肪肝通常只需戒酒和调整膳食结构，营养不良者需营养支持，而超重和（或）内脏性肥胖者则需节制饮食；存在肝脏炎症坏死（酒精性肝炎伴或不伴肝硬化）者常需加用保肝药物，重度酒精性肝炎患者还需使用糖皮质激素或己酮可可碱等 TNF-α 抑制剂；酒精性肝硬化患者则需通过相关措施防治门静脉高压相关并发症，肝病终末期则可考虑肝移植。

戒酒能改善 ALD 各个阶段的临床结局，是 ALD 患者的重要目标。以往双硫仑是酒精中毒的唯一有效药物，但因其可能具有肝毒性，应尽量避免在重症 ALD 患者中应用。近来纳曲酮和阿坎酸被批准应用于治疗酒精中毒，然而在肝硬化患者中尚未得到验证。基于一些临床试验，γ- 羟基丁酸在一些欧洲国家（意大利和奥地利）被批准用于治疗酒精中毒，但由于有滥用的风险，尚需进一步研究。其他化合物中，托吡酯、昂丹司琼和巴氯芬是治疗酒精中毒最有前景的药物。且迄今为止，巴氯芬是唯一在有明显肝病的酗酒者中得到验证的药物，因此其可能成为有前景的治疗酒精依赖 ALD 患者的药物。酒精使用障碍患者在停止或减少频繁大量饮酒后有发生酒精戒断综合征的风险。酒精戒断综合征的治疗是以苯二氮䓬类药物为基础。但需要指出的是，苯二氮䓬类药物可能引发和加重肝性脑病。相较于长效苯二氮䓬类药物（如地西泮和氯氮䓬），短中效苯二氮䓬类药物（如劳拉西泮和奥沙西泮）对于肝脏合成功能较差的患者更加安全。

目前，美国 FDA 批准用于长期治疗酒精使用障碍的药物为纳曲酮、双硫仑和阿坎酸。但很少有临床试验研究这些药物对晚期肝病患者合并酒精使用障碍的有效性。对于肝硬化患者（特别是失代偿期患者）应慎用双硫仑和纳曲酮。

此外，EASL 指南建议常规采用短暂激发试验进行酒精使用紊乱的医学治疗。短暂干预至少应包括的内容被称为 5AS 模型：询问饮酒情况（ask about use）、建议戒酒或减少饮酒（advice to quit or reduce）、评估意愿（assess willingness）、帮助戒酒或减少饮酒（assist to quit or reduce）和安排随访（arrange follow-up）。其目的既非判断性，亦非对抗性，这一方法试图增强患者对饮酒引起的潜在问题、经历后果和面临风险的认识。一项 Meta 分析表明短暂干预对酒精消耗、酒精相关发病率和病死率有积极影响，循证医学综述表明短暂干预能使男性平均每周饮酒减少 57g。

（一）单纯性酒精性脂肪肝的患者

1. 戒酒　是 ALD 治疗的关键措施之一，戒酒可明显提高 ALD 患者的生活质量。戒酒是最重要的方法，要得到患者、家属、朋友的支持和帮助，还需要心理医师的援助，甚至包括戒酒协会的参与。

ALD 患者往往有酒精依赖。酒精依赖患者需采取精神治疗和药物治疗。教育患者了解酒精对身体的危害及严重后果，使其逐渐减少饮酒量以至戒酒。必要时可酌情应用地西泮等镇静药物。

2. 调整膳食结构　超重和（或）内脏性肥胖者则需节制饮食。营养不良者需营养支持，应在戒酒的基础上提供高蛋白、低脂饮食，并注意补充维生素 B、维生素 C、维生素 K 及叶酸。

（二）酒精性肝炎的患者

1. 戒酒　尽管无明确的进展至 AH 的剂量 - 效应数据，但摄入乙醇超过 40g/d 被认为是发展为 AH 风险的阈值。然而一旦发生 AH，就没有一个推荐的安全的乙醇摄入量。彻底戒酒是一个合适的终身推荐意见，因为继续饮酒的患者（尤其是女性）肝硬化的风险显著升高。

2. 营养支持治疗　严重的蛋白质 - 热量营养不良的表现在 AH 的患者中很常见，常伴有多种维生素、微量元素的缺乏，包括维生素 A、维生素 D、硫胺素（维生素 B_1）、叶酸、吡多辛（维生素 B_6）及锌。营养不良的严重程度和疾病的严重程度及预后相关。高热量饮食可减少酒精性肝炎的死亡率，所以营养支持对酒精性肝病的治疗很重要。除有禁忌证（肝性脑病、腹水、水肿等）外均给予高蛋白（100g/d）、高热量（2500～3000kcal/d）饮食。

酒精性肝病患者均有不同程度的 B 族维生素（维生素 B_1、叶酸盐、维生素 B_6 和维生素 B_2）缺乏，严重时可合并 Wernicke 脑脊髓病。非肠道给予 B 族维生素有改善因酒精中毒或营养不良所致的经口吸收障碍，维生素 B_2 缺乏往往比低血糖发生得早和重，不仅可引起严重营养不良，而且可导致 Wernicke 脑脊髓病。调整饮食成分有可能减轻酒精性肝病的病变，如通过进食含乳酸杆菌食物、改善肠黏膜的屏障功能、抑制肠道细菌过度生长以减少内毒素的生成等措施，均能明显减轻实验性酒精性肝病的严重程度。

3. 药物治疗

（1）S- 腺苷甲硫氨酸：作为甲基的供体参与甲基化反应，促进谷胱甘肽合成，从而起到抗氧化作用，同时通过转硫基反应促进胆红素代谢，在肝内淤胆型 ALD 治疗中具有重要的作用。酒精性肝硬化患者体内 S- 腺苷甲硫氨酸和半胱氨酸都缺乏，所以补充外源性 S- 腺苷甲硫氨酸可部分纠正和减轻酒精性肝病的肝损害。

（2）甘草酸制剂、水飞蓟素类、多烯磷脂酰胆碱和还原性谷胱甘肽等药物：这些药物有不同程度的抗氧化、抗炎、保护肝细胞膜及细胞器等作用，临床应用可改善肝脏生化指标。甘草酸制剂具有抗炎、抗过敏、保护细胞膜的稳定性、免疫调节、抗纤维化作用，从而减轻肝损伤。水飞蓟素类为重要的抗氧化剂，具有保护细胞膜及其他生物膜的稳定性、清除自由基、抑制肝纤维化、刺激蛋白质合成和抑制 TNF-α 产生等作用。多烯磷脂酰胆碱主要成分为必需磷脂，可以矫正酒精所导致的肝磷脂缺失，减轻酒精致肝细胞的损伤，增加肝细胞修复和再生能力，并改善肝纤维化，可延缓酒精性肝病患者的组织学恶化趋势。

（3）双环醇治疗也可改善酒精性肝损伤；但不宜同时应用多种抗炎保肝药物，以免加重肝脏负担及因药物间相互作用而引起不良反应。

（4）N- 乙酰半胱氨酸：N- 乙酰半胱氨酸是一种抗氧化物质，可补充肝细胞中的谷胱甘肽。有研究显示单独 N- 乙酰半胱氨酸治疗无显著作用，但皮质类固醇和 N- 乙酰半胱氨酸联合治疗在重症 ASH 中可能有效，减少肝肾综合征和感染的发生率。N- 乙酰半胱氨酸与激素联用的作用尚需更大规模的临床试验验证。

（5）糖皮质激素：对于 Maddrey 辨别函数（Maddrey discriminant function，MDF）评分＜32 分、没有肝性脑病或者低地终末期肝病模型（model for end-stage liver disease，MELD）评分

（如 MELD ＜ 18 分）、Glasgow 评分（Glasgow alcoholic hepatitis score，GAHS）＜ 8 分的 AH 患者，发生并发症的风险较低，不需要考虑紧急治疗、戒酒和单独支持治疗，也可使患者住院期间肝脏评分改善，总胆红素下降。糖皮质激素能抑制乙醛所引起的免疫损伤，改善重症酒精性肝炎（有脑病者或 MDF 评分＞ 32 分）患者的生存率，特别是合并严重的肝性脑病、凝血功能障碍、白细胞增多、高胆红素血症及腹水者等，但其远期疗效及对发展至肝硬化的预防作用等尚不清楚。如果患者有上消化道出血、急性感染、胰腺炎或糖尿病等，则禁止使用糖皮质激素。激素使用的阈值（MDF 评分≥ 32 分定义为高风险病死率患者）可能存在一个最大限度，超过这个阈值，减少炎症级联反应的内科治疗可能弊大于利。MDF 评分＞ 54 分的患者比不处置的患者使用激素有更高的病死率。应用激素治疗的剂量和疗程在临床试验中是多变的，建议接受 40mg/d，使用 4 周，然后减量维持 2 ～ 4 周或者停药的方案。无糖皮质激素使用禁忌证的重症酒精性肝炎患者（MDF 评分≥ 32 分），应考虑使用泼尼松龙（口服，40mg/d）以改善 28 天死亡率。静脉注射 N- 乙酰半胱氨酸联合泼尼松龙（40mg/d，口服）可以提高重症酒精性肝炎患者的 30 天生存率。在使用糖皮质激素 7 天后，可使用 Lille 评分重新评估患者预后，以确定无应答者并指导后续治疗。

（6）己酮可可碱：是一种口服的磷酸二酯酶抑制剂，在调节其他细胞因子的同时，也抑制 TNF-α 的产生。对于有败血症的患者，己酮可可碱可被作为一线治疗。该药的有效性目前尚有争议。有研究对己酮可可碱在 ASH 患者中的抗氧化和抗肿瘤坏死因子（TNF）的作用进行了评估，与安慰剂相比，重症 ASH（MDF 评分≥ 32 分）患者应用己酮可可碱治疗具有较高的 6 个月存活率，这与肝肾综合征发生率显著下降有关，可考虑给予己酮可可碱治疗（400mg，口服，每天 3 次，连续 4 周），尤其是有糖皮质激素治疗禁忌证的患者。一项比较己酮可可碱联用皮质类固醇的研究观察到，在重症 ASH 中，两者联用比激素 + 安慰剂组虽然在短期生存率上没有提高，但肝肾综合征的发病率降低。但也有研究显示，己酮可可碱较其他药物在改善生存率方面不具有优势。因此，己酮可可碱对重症 ASH 患者的存活获益较弱，不应再推荐。

（7）美他多辛：能增加酒精代谢相关酶类的活性，加速酒精代谢清除，防止酒精引起肝脂肪变、细胞膜脂质成分改变、氧化还原系统失衡，有助于改善酒精中毒症状和行为异常，适用于急慢性酒精中毒、酒精性肝病、戒酒综合征，推荐剂量为 1.5g/d，分 3 次餐后服用。

4. 其他治疗　氧自由基引起的氧化应激是酒精性肝病发生的重要因素，应用抗氧化剂如锌、硒、维生素 E 能够有效治疗酒精性肝病，降低病死率。纳洛酮通过有效地对抗因酗酒引起的 β- 内啡肽明显升高所导致的一系列病理生理改变，可有效清除氧自由基，减轻脂质过氧化损伤，提高三磷酸腺苷酶的活性，增加肝脏的能量供应，有效清除各种有害物质在肝脏蓄积，从而防止酒精性脂肪肝形成。

酒精性肝炎常有高代谢、缺氧，可加重中央静脉周围肝细胞损伤。丙硫氧嘧啶可以改善高代谢状态，减轻中央静脉周围坏死，但目前临床应用不多。

秋水仙碱是较早用于抗肝纤维化的药物，能抑制前胶原在微管中聚合和分泌，抑制脯氨酸掺入，促进细胞内前胶原降解，抑制细胞分裂，抑制纤维化形成。最有效的支持秋水仙碱治疗作用的研究是治疗肝硬化的研究，秋水仙碱组 5 年生存率为 74%，10 年生存率优于安慰剂组 2 倍。近期综合报道分析显示，秋水仙碱对于病死率、肝相关病死率、肝衰竭并发症、肝生化指标、肝组织学或乙醇消耗的改变无明显作用。

丹参及其复方制剂对肝纤维化有明显的防治作用，且作用强度随丹参素浓度增加而增大，在丹参素浓度为 200mg/L 时肝星状细胞几乎全部被抑制，而且对肝细胞有明显的保护作用。

（三）酒精性肝硬化的患者

酒精性肝硬化患者可采取戒酒、营养支持及应用保肝、降酶药物等对症支持治疗。如在肝硬化的基础上再次出现酒精性肝炎的发作，必要时应用糖皮质激素、己酮可可碱及美他多辛等药物。

目前酒精性肝硬化的临床治疗集中在戒酒、积极的营养疗法（热量及蛋白质含量丰富）、肝硬化并发症的一级及二级预防方面。目前有多种抗肝纤维化的中成药或方剂，但高质量的循证医学证据不足，需进行大样本、随机、双盲临床试验，并重视肝组织学检查结果，以客观评估其疗效和安全性。

积极处理酒精性肝硬化的并发症（如门静脉高压、食管-胃底静脉曲张、自发性细菌性腹膜炎、肝性脑病和肝细胞癌等）。长期饮酒的患者大多抵抗力低下，自发性腹膜炎、呼吸道感染等的可能性较大，25%的患者入院时已合并感染。一旦出现感染，应首先根据经验选择抗感染药物，并及时根据培养及药敏试验结果调整用药。针对 I 型肝肾综合征患者，可给予特利升压素联合白蛋白治疗。非生物型人工肝/血液净化技术对于治疗合并器官衰竭的 SAH 患者具有一定疗效。干细胞移植等技术仍在探索之中。

严重酒精性肝硬化患者可考虑肝移植。EASL指南指出，很多证据表明 ALD 患者受遗传因素和环境因素的共同影响，1988～2005 年将近 20 年，ALD 患者的肝移植率显著增加（8.3%）。ALD 患者行肝移植的适应证包括：

1. 酒精性肝硬化 在移植前饮酒患者需戒酒 6个月，目的在于使部分患者从肝脏疾病中恢复，从而避免肝移植，并确定移植后能坚持戒酒。但 6个月作为判断长期戒酒的预测因子存在争议。

2. AH AH 患者如果进行包括戒酒在内的 3个月的治疗后仍无改善，则自行恢复的可能性非常小。虽然欧洲和北美的传统观点认为 ASH 是肝移植的禁忌证，但近来一项对照研究表明，早期行肝移植的患者生存率明显改善。此外，需要评价肝病的严重程度以确定肝移植的时机。多个肝移植中心主要用 MELD 评分对等待肝移植的患者进行排队，也可用其评价肝移植后的生存情况。早期研究未表明肝功能失代偿的其他临床表现（如曲张静脉破裂出血、肝性脑病和腹膜炎等）是除了 MELD 评分以外的独立预测因子，但戒酒者出现这些症状需要考虑肝移植。

进行心理、社会评估以确定 ALD 患者肝移植后长期戒酒的可能性。此外，移植前须评估胰及肾功能、营养状态、中枢及周围神经病、肌病和心肌病等。烟草和酒精双重暴露的患者尚需筛选动脉硬化和缺血性心脏病。排除肿瘤或癌前病变（尤其是上呼吸道和上消化道肿瘤）也非常重要，因为这类患者移植后恶性肿瘤的发生率非常高。此外，需进行移植后随访和治疗。ALD 患者移植后心血管事件、慢性肾病、糖尿病、高血压和其他代谢综合征的发病率偏高，新生肿瘤的风险从移植前的 6% 升至移植后 15 年的 55%，这些恶性肿瘤与晚期死亡的高风险有关。

七、预后

有关预后评估的方法主要是针对 AH。各种各样的评分系统被应用于酒精性肝炎的严重性评估及指导治疗，包括 CTP 分级、MDF 评分、MELD 评分、Glasgow 肝炎评分（GAHS）、Lille 评分、ABIC 评分及病理 AHHS。常用的预后评分系统是 MDF 评分、MELD 评分及 Glasgow 肝炎评分（GAHS）。MDF 评分、Glasgow 肝炎评分（GAHS）、Lille 评分、ABIC 评分及病理 AHHS 特定用于酒精性肝炎预后评估。Lille 评分主要用于判断糖皮质激素治疗 7 天是否有效。中性粒细胞的绝对数/淋巴细胞的绝对数值（NLR）是重症酒精性肝炎患者新的简易预后指标，酒精性肝炎患者是否出现并发症（如 AKI 或感染）风险和糖皮质激素治疗是否有效有关。

（一）CTP 评分

CTP 评分是临床上使用最早且最常用的评估肝脏储备功能的方法。模型的主要指标包含肝性脑病、腹水、胆红素、白蛋白、凝血功能（PTA 或 PT 或 INR），其中在评估胆汁淤积性疾病（PBC 及 PSC）时需要对胆红素分值进行校正。此外 CTP 评分需要纳入肝性脑病及腹水这两项主观指标，评分的客观准确性受到一定影响。

（二）MDF 评分、MELD 评分及 GAHS

临床上最常使用的 AH 预后评分系统是 MDF 评分、MELD 评分及 GAHS。

1. Maddrey 判别函数 是最早的用于重症 AH 的分级评分标准，计算方式为 4.6×［患者的凝血

酶原时间 – 对照凝血酶原时间（可取 12s 秒）]+ 血清胆红素水平（mg/dl）。MDF 评分 ≥ 32.2 分可定义为严重 AH。

2. MELD 评分模型 9.57×ln Cr（mg/ml）+3.78×ln 胆红素（mg/ml）+11.20×ln INR。MELD 评分 ≥ 20 分预测患者 90 天的存活率仅为 20%，在排除禁忌证后可给予糖皮质激素治疗。最新的 ACG 临床指南也提示将 MDF 评分 > 32 分或 MELD 评分 > 20 分作为 AH 患者使用糖皮质激素治疗的界值。

3. Glasgow 肝炎评分（GAHS） 主要纳入了年龄、白细胞计数、尿素氮、INR 及胆红素等客观指标。研究显示，GAHS ≥ 9 分的 AH 患者较 GAHS < 9 分的 AH 患者 90 天病死率显著升高。EASL 关于 ALD 的最新临床指南也明确提出将 GAHS=9 分作为判断患者预后及考虑是否使用糖皮质激素治疗的分界值，GAHS ≥ 9 分的 AH 患者在无明确禁忌证的情况下可考虑使用糖皮质激素治疗。

（三）Lille 评分

Lille 评分主要通过应用糖皮质激素 7 天后血清胆红素的变化确定是否继续使用或停用糖皮质激素。Lille 评分计算公式：3.19-0.101× 年龄 +0.147× 白蛋白（0 天时，g/L）+0.0165× 胆红素的改变（μmol/L）-0.206× 肾功能不全否（无为 0，有为 1）-0.0065× 胆红素的水平（μmol/L，0 天时）-0.0096× 凝血酶原时间（秒）。Lille 评分分值范围为 0 ~ 1，若 ≥ 0.45，提示糖皮质激素治疗将不起作用，应停用。此外，也有研究显示，Lille 评分用于预测 AH 患者 6 个月的生存率较 MDF 评分、MELD 评分、GAHS 及 CTP 评分的效能更高。重症 AH 糖皮质激素治疗 Lille 评分的反应可分为 3 个等级，即完全应答（Lille 评分 ≤ 0.16 分）、部分应答（Lille 评分 0.16 ~ 0.56 分）和完全无应答（Lille 评分 ≥ 0.56 分）。糖皮质激素治疗重症 AH 患者若出现完全应答及部分应答，28 天的生存率有明显的效果，而出现完全无应答，28 天的生存率无效果。

（四）ABIC 评分

ABIC 评分模型公式为年龄 ×0.1+胆红素（mg/dl）×0.08+ 肌酐（mg/dl）×0.3+INR×0.8。ABIC 评分可分为 3 级。A 级：< 6.71 分；B 级：6.71 ~ 8.99 分；C 级：≥ 9.0 分。研究显示，A 级、B 级及 C 级的 AH 患者预测 90 天生存率分别为 100%、70% 及 25%。

（五）AHHS

AHHS 是近年来新出现的 AH 评分模型，但其主要是基于肝组织活检结果的评分模型，包含的参数包括肝纤维化程度、中性粒细胞浸润程度、胆汁淤积的类型及是否出现线粒体肿大，均是主观因素。AHHS 用于评估 90 天病死风险，分为 3 级，即低度（0 ~ 3 分）、中度（4 ~ 5 分）、高度（6 ~ 9 分）。上述分级患者 90 天的死亡风险分别为 3%、19% 及 51%。

目前针对 AH 患者的 5 种评分模型（不包括基于病理检测结果的 AHHS）使用最多的客观指标依次为胆红素、PT/INR、肌酐、年龄。

（六）新的简易预后指标——NLR

在 2019 年 EASL 年会上，Ewan Forrest 等报道了中性粒细胞的绝对数 / 淋巴细胞的绝对数值（NLR）是重症 AH 患者的新型简易预后指标，研究结果显示，入院时即出现急性肾损伤（AKI）或感染的患者较未发生 AKI 或感染的患者有更高的 NLR，且入院后出现新的 AKI 及感染的患者，其基线 NLR 的水平更高。同时研究者还发现，NLR 为 5 ~ 8 的患者接受糖皮质激素治疗较未接受糖皮质激素治疗的 90 天生存率更高，且 NLR 与糖皮质激素治疗 Lille 反应明显相关。

八、相关临床综合征

随着人们生活方式的改变和社会交往的增多，酒精性肝病（ALD）已经成为我国部分地区终末期肝病的首要原因。一些过去认为在我国 ALD 中比较少见甚至罕见的临床综合征（如马德龙综合征、假性布 - 加综合征、酒精性肝性骨病等）逐渐增多。早期认识和及时处理这些综合征，对延缓疾病进展和提高患者的生活质量具有重要的意义。

（一）马德龙综合征

马德龙综合征（Madelung syndrome，MD）又称良性或多发性对称性脂肪瘤病或 Launois-Bensaude 综合征，是一种少见的脂肪代谢异常性疾病。国外最早报道于地中海沿岸的 30～60 岁的中年男性，60%～90% 与饮酒有关。国内 1990 年首次报道 3 例"良性对称性脂肪瘤病"，其中 2 例是明确嗜酒者。笔者统计国内 282 例 MD 患者男女比例为 14.6∶1，有大量饮酒史者占 66.3%。

MD 早期没有症状，逐渐出现吞咽困难（脂肪组织与食管粘连）、转颈困难，颈部或咽喉部或纵隔内器官疼痛、呼吸睡眠暂停综合征等。敏感性、机动性和自发性神经病变（类似于糖尿病末梢神经炎的症状）主要是慢性乙醇摄入导致的神经脱髓鞘化和轴突萎缩。病史较长者还会出现喉部器官压迫导致呼吸困难。典型的体征为与蜘蛛痣分布相似区域出现对称性脂肪沉积，或胸部夸张的女性外观，也有描述为"马颈""驼峰背""大力水手"等，非饮酒者（主要是女性）表现为环绕腹部和臀部的脂肪堆积。

MD 的发病机制尚不清楚，很可能是一类源自棕色脂肪组织的肿瘤性组织。棕色脂肪组织存在线粒体基因 MERRF 位点及线粒体 DNA m8344（A＞G）的点状突变，以及酶的缺陷或膜受体改变和棕色脂肪细胞的去交感神经化等，而导致脂肪瘤发生。使用人类免疫缺陷病毒蛋白酶抑制剂也可出现类似 MD 的皮下脂肪瘤。

MD 的诊断主要依靠临床病史和直接视诊。超声不能提供足够的术前诊断信息，CT 和 MRI 对脂肪过多分布的评估有帮助，显微镜下 MD 脂肪细胞比普通白色脂肪细胞小，往往无包膜且异型性明显，但罕有发生恶变。

MD 属于一种隐匿、缓慢进展的良性肿瘤性疾病，早期发现和及时戒酒是否阻止疾病进展尚未见报道。目前发现的均为中晚期或有症状患者，脂肪组织体积增大主要由脂肪细胞增生造成，不会随着降低能量摄入、减肥等方式消退，所以治疗依赖于手术切除。

目前，MD 在我国并不少见，尽管发生机制不清，但绝大部分发病与酗酒有关。目前尚缺乏对该病的早期认识，往往是患者出现压迫症状，或因美容的需要而就诊，失去了对因治疗的时机。

（二）假性布－加综合征

布-加综合征（Budd-Chiari syndrome，BCS）由肝静脉流出道阻塞引起，阻塞可发生于从小肝静脉至肝后段下腔静脉入右心房口处的任何部位，引起肝脏或下腔静脉回流障碍，导致淤血性肝硬化和（或）水肿或腹水。病因及发病机制非常复杂，西方国家的病因研究中，凝血机制异常导致的血液高凝状态被认为是主要的致病因素，其中骨髓增殖异常性肿瘤是最主要原因，环境因素可能是我国主要的致病因素。

部分重症酒精性肝炎或酒精性肝硬化合并酒精性肝炎患者也可见 BCS 的表现，甚至出现双下肢至腹壁高度凹陷性水肿、穿刺部位渗液的表现，极低白蛋白血症可加重水肿，但有时在病程中下肢水肿"神奇"地迅速消失，类似于 BCS 介入治疗后的表现。

一般认为，肝左叶接收肠系膜上静脉引流的血液，肝右叶接收肠系膜下静脉和脾静脉引流的血液，作为肝脏的第三叶尾状叶，同时接收肠系膜上下静脉的血液。尽管酗酒者的饮食习惯不同，酒精在肠道的吸收部位有一定的差异，但酒精兼具脂溶性和水溶性，到达尾状叶的酒精就会增多，脂肪变就较严重，从而出现尾状叶异常增大，有时还会伴有左叶中的方叶增大，导致肝静脉或下腔静脉受压狭窄，引起假性 BCS。也有 ALD 引起的静脉闭塞、静脉周围纤维化和淋巴细胞性静脉炎等可导致肝静脉结构改变的报道。

国外 6 例假性 BCS 报道中，5 例是酒精性肝硬化合并肝脏重度脂肪变性，1 例是大量酗酒引起急性脂肪肝所致；国内报道的 3 例均为酒精性肝硬化。

假性 BCS 的临床表现缺乏特异性，除 ALD 的表现外，主要表现为双下肢由远及近的水肿；部分患者合并肾病综合征的表现。实验室检查结果表现出与 ALD 相似的特点，如平均红细胞体积增高，AST＞ALT，γ-GT 升高明显，血清 IgA 升高，无血液高凝状态。肝脏增强 CT 检查提示肝脏体积增大，脂肪变性，密度不均匀，尾状叶及左叶增大明显，肝静脉变细；MRI 检查除 CT 所见外，肝脏实质呈片状强化，肝静脉或门静脉内未见血栓形成。血管造影检查提示肝静脉、下腔静脉通畅，未见血栓形成或膜性狭窄，由于尾状叶增大压迫下腔静脉，介入操作插管比较困难。

假性 BCS 无特异的治疗方法，部分患者戒酒后血生化指标和临床症状改善，抗凝治疗无效，不恰当的抗凝治疗会引起严重的内脏出血而危及生命，肝移植治疗有效。

（三）酒精性肝性骨病

肝性骨病（hepatic osteodystrophy，HO）是一种代谢性骨骼疾病，是慢性肝病患者常见而又经常被忽视的并发症。其可发生于各种慢性肝病，如 ALD、慢性肝炎和肝硬化、慢性胆汁淤积性肝病及肝移植等，常出现钙磷代谢异常和骨密度（bone mineral density，BMD）降低，甚至引起自发性骨折。酒精性骨代谢障碍又称酒精诱发的骨病。

由于酒精可直接抑制成骨细胞的活性，增加骨质流失，长期持续饮酒的 ALD 患者即使不酗酒也有较低的 BMD，尤其是年轻的患者，BMD 甚至低于比其年长 10 岁的正常人。目前认为，患者的年龄、低体重指数和消极的生活方式是 ALD 患者 BMD 降低的独立危险因素，其他因素还包括：①营养不良和慢性腹泻导致钙消耗；②内源性雌激素分泌减少；③摄入不足及缺少日照使维生素 D 缺乏 / 不足；④久坐的生活方式；⑤吸烟等。所以酒精诱发的骨病更加常见。

对于长期持续饮酒的 ALD 患者，存在一些危险因素，特别是出现骨痛的表现，应及时检测血清钙离子、磷离子，有条件时进行骨代谢标志物和 BMD 检测。单纯戒酒并不能改善 BMD，治疗主要是制订改变生活方式计划，应在戒酒（戒烟）的同时加强营养支持（特别是蛋白质热量的补充），增加钙和维生素 D_3 的补充。也有研究认为，适量饮酒可诱导内源性雌激素分泌，后者可增加骨密度和（或）降低骨折风险，但适量饮酒的尺度很难把握。

（四）酒精戒断综合征

酒精戒断综合征（alcoholic withdrawal syn-drome，AWS）是酒精依赖者突然中断或减少酒精摄入时发生的一种严重的医学情况。其往往发生于过量、规律饮酒的酒精依赖者，一般在戒酒 6 ～ 17 天后出现类似精神分裂的躁狂型或抑郁型等表现，最早也可发生于 12 小时左右，多呈急性发作过程。症状与饮酒的时间和肝功能异常程度无相关性，但与戒酒和精神刺激有关。轻度 AWS 通常发生在最后 1 次饮酒的 6 ～ 24 小时，症状包括血压升高、脉率加快、震颤、反射亢进、易激惹、焦虑、头痛、恶心和呕吐，震颤通常呈两侧性，早晨较明显，所以称为晨间震颤，其他还包括沉默寡言、木呆等抑郁症状；或语言增多、语无伦次、多彩幻觉（幻嗅、幻视、幻听）和近记忆力障碍等。这些症状可发展至更严重的 AWS，表现为谵妄（delirium tremens，DT），有体温升高者称发热性 DT，甚至昏迷、心脏停搏和死亡。

大多数 AWS 患者是来自农村地区的极重度饮酒者，因为是一种无监督的被迫戒酒，酒精戒断症状和体征较严重。因外伤等意外或其他疾病入院，特别是进入重症监护病房（intensive care unit，ICU）监护的酒精依赖者停止镇静后，16% ～ 31% 发生 AWS。DT 状态和转入 ICU 的患者构成一种特殊的危险群。严重的 DT 患者血液中处于超肾上腺素状态，过量的儿茶酚胺释放到血液中，导致液体丢失和过度代谢，长期饮酒经常出现不同程度的心脏病（如酒精性心肌病），呈现扩张型心肌病改变。心律失常可发生于没有任何相关性心肌病的 AWS 患者，Q-T 间期暂时延长，甚至出现恶性室性心动过速，过多的液体增加心脏负荷，诱发和加重心脏相关的并发症，甚至出现猝死。另外，不适当的镇静又可致呼吸骤停。

因此，患者生存的决定因素取决于 DT 的程度、机械通气和 ICU 期间并发症（如肺炎、肝硬化、消化道出血等）及相关合并症（酒精性心肌炎或心律失常等）的程度。在过去的几十年中，危重患者护理取得了很大进展，国外 AWS 病死率已经从 37% 降至 2.4%，但国内尚无统计学资料。

应用苯二氮䓬类和巴比妥类镇静药物和采取支持疗法（纠正酸碱及电解质紊乱、补充维生素和能量等）能明显缓解 DT 和减轻 ICU 院内获得性肺炎患者中的发病率。α_2 受体激动剂和氟哌啶醇能明显缓解精神症状。担心镇静过量者可直接经口或静脉注入适量乙醇，但禁止用于 ICU 患者。

目前推荐的镇静药物包括氯美噻唑和劳拉西泮，前者在欧洲应用广泛，后者能够安全有效地防止酒精戒断患者急性心肌梗死并发症的发生。

以上描述的仅仅是酒精性肝病临床常见综合征的一部分，还有酒精性骨髓抑制、酒精性心肌病、酒精性脑病、酒精性肾病综合征、酒精性血管闭塞（栓塞）综合征、酒精性精神障碍综合征等也很常见，但相关临床研究并不多，都应该引起临床的重视。

（梁庆升）

参考文献

柏兆方, 高源, 左晓彬, 等, 2017. 免疫调控与特异质型药物性肝损伤发生机制研究进展. 药学学报, 52(7): 1019-1026.

姜浩, 戈宏炎, 2015. 酒精性肝病的研究进展. 世界最新医学信息文摘, 15(85): 50-52,54.

刘岩, 苏琳, 2021. 酒精性肝病基层诊疗指南(2019年). 临床肝胆病杂志, 37(1): 36-40.

杨松, 邢卉春, 成军, 2018. 中美欧酒精性肝病相关指南的对比与解读. 临床肝胆病杂志, 34(7): 1420-1422.

张岱, 王炳元, 2014. 酒精性肝病常见临床综合征. 临床肝胆病杂志, 30(2): 121-123.

中华医学会肝病学分会脂肪肝和酒精性肝病学组, 中国医师协会脂肪性肝病专家委员会, 2018. 酒精性肝病防治指南(2018年更新版). 临床肝胆病杂志, 34(5): 939-946.

Andrade R J, Medina-Caliz I, Gonzalez-Jimenez A, et al, 2018. Hepatic Damage by Natural Remedies. Semin Liver Dis, 38(1): 21-40.

Björnsson E S, Bergmann O M, Björnsson H K, et al, 2013. Incidence, presentation, and outcomes in patients with drug-induced liver injury in the general population of Iceland. Gastroenterology, 144(7): 1419-1425.

Chalasani NP, Maddur H, Russo M W, et al, 2021. ACG clinical guideline: diagnosis and management of idiosyncratic drug-induced liver injury. Am J Gastroenterol, 116(5): 878-898.

Chalasani N, Bonkovsky H L, Fontana R, et al, 2015. Features and outcomes of 899 patients with drug-induced liver injury: the DILIN prospective study. Gastroenterology, 148(7): 1340-1352. e7.

Danan G, Teschke R, 2015. RUCAM in drug and herb induced liver injury: the update. Int J Mol Sci, 17(1).

Danan G, Teschke R, 2018. Drug-induced liver injury: why is the Roussel Uclaf causality assessment method (RUCAM) still used 25 years after its launch?. Drug Saf, 41(8): 735-743.

Fontana R J, 2014. Pathogenesis of idiosyncratic drug-induced liver injury and clinical perspectives. Gastroenterology, 146(4): 914-928.

Holman N S, Church R J, Nautiyal M, et al, 2017. Hepatocyte-derived exosomes promote liver immune tolerance: possible implications for idiosyncratic drug-induced liver injury. Toxicol Sci, 170(2): 499-508.

Hoofnagle J H, Björnsson E S, 2019. Drug-induced liver injury-types and phenotypes. N Engl J Med, 381(3): 264-273.

Kleiner D E, Chalasani N P, Lee W M, et al, 2014. Hepatic histological findings in suspected drug-induced liver injury: systematic evaluation and clinical associations. Hepatology, 59(2): 661-670.

Li C, Rao T, Chen X, et al, 2019. HLA-B*35: 01 allele is a potential biomarker for predicting polygonum multiflorum-induced liver injury in humans. Hepatology, 70(1): 346-357.

Marrero J A, Ahn J, Reddy KR, 2014. ACG clinical guideline: the diagnosis and management of focal liver lesions. Am J Gastroenterol, 109(9): 1328-1347.

National Workshop on Fatty Liver and Alcoholic Liver Disease, Chinese Society of Hepatology, 2018. Guidelines of prevention and treatment for alcoholic liver disease: A 2018 update. Zhong Hua Gan Zang Bing Za Zhi, 23(6): 188-194.

Navarro VJ, Barnhart H, Bonkovsky H L, et al, 2014. Liver injury from herbals and dietary supplements in the U.S. Drug-Induced Liver Injury Network. Hepatology, 60(4): 1399-1408.

Park B K, Kitteringham N R, Maggs J L, et al, 2005. The role of metabolic activation in drug-induced hepatotoxicity. Annu Rev Pharmacol Toxicol, 45: 177-202.

Shen T, Liu Y, Shang J, et al, 2019. Incidence and etiology of drug-induced liver injury in Mainland China. Gastroenterology, 156(8): 2230-2241.

Song M J, Malhi H, 2019. The unfolded protein response and hepatic lipid metabolism in non alcoholic fatty liver disease. Pharmacol Ther, 203: 107401.

Wang JB, Zhu Y, Bai Z F, et al, 2018. Guidelines for the diagnosis and management of herb-induced liver injury. Chin J Integr Med, 24(9): 696-706.

Wang J, Ma Z, Niu M, et al, 2015. Evidence chain-based causality identification in herb-induced liver injury: exemplification of a well-known liver-restorative herb Polygonum multiflorum. Front Med, 9(4): 457-467.

Will Y, Shields J E, Wallace K B, 2019. Drug-induced mitochondrial toxicity in the geriatric population: challenges and future directions. Biology (Basel), 8(2): 32.

Yucha R W, He K, Shi Q, et al, 2017. In vitro drug-induced liver injury prediction: criteria optimization of efflux transporter IC50 and physicochemical properties. Toxicol Sci, 157(2): 487-499.

Zárybnický T, Boušová I, Ambrož M, et al, 2018. Hepatotoxicity of monoterpenes and sesquiterpenes. Arch Toxicol, 92(1): 1-13.

Zhang J, Jin Z, Hu X X, et al, 2017. Efficient two-photon fluorescent probe for glutathione S-transferase detection and imaging in drug-induced liver injury sample. Anal Chem, 89(15): 8097-8103.

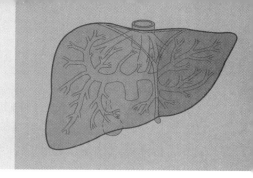

第16章　代谢性及遗传性肝病

第一节　非酒精性脂肪性肝病

一、流行病学

非酒精性脂肪性肝病（non-alcoholic fatty liver disease，NAFLD）是一种与胰岛素抵抗（insulin resistance，IR）和遗传易感密切相关的代谢应激性肝损伤，疾病谱包括非酒精性肝脂肪变（又称单纯性脂肪肝）、非酒精性脂肪性肝炎（non alcoholic steatohepatitis，NASH）、肝硬化和肝细胞癌（hepatocellular carcinoma，HCC）。NAFLD 是全球最常见的慢性肝病，普通成人 NAFLD 患病率为 6.3% ～ 45%［中位数 25.2%，95% 可信区间（95% CI）22.1% ～ 28.7%］，其中 10% ～ 30% 为非酒精性脂肪性肝炎（non-alcoholic steatohepatitis，NASH）。中东地区和南美洲 NAFLD 患病率最高，非洲最低，包括中国在内的亚洲多数国家 NAFLD 患病率处于中上水平（＞ 25%）。NAFLD 与 2 型糖尿病（type 2 diabetes mellitus，T2DM）、代谢综合征（metabolic syndrome，MetS）、动脉硬化性心血管疾病及结直肠肿瘤等疾病的高发密切相关，我国 NAFLD 的患病率变化与肥胖症、T2DM 和 MetS 流行趋势相平行。

二、发病机制

（一）危险因素

不健康的生活方式，如与肥胖症密切相关的富含饱和脂肪酸和果糖的高热量膳食结构，以及久坐少动，是 NAFLD 的危险因素。疾病方面，肥胖症、高血压、T2DM 和 MetS 是 NAFLD 发生的危险因素。此外，高尿酸血症、红细胞增多症、甲状腺功能减退、垂体功能减退、睡眠呼吸暂停综合征、多囊卵巢综合征也是 NAFLD 发生和发展的独立危险因素。

（二）发病机制

发病机制方面，由 Day 和 James 在 1988 年提出的二次打击学说被学界广泛认可，其指的是肥胖、2 型糖尿病等引起的胰岛素抵抗，导致肝细胞内甘油三酯堆积过多，导致肝脏耐受力下降，形成第一次打击，在此基础上脂质过度沉积的肝脏发生氧化应激反应和线粒体功能障碍，导致氧化代谢产物增多，形成脂质过氧化产物，从而导致信号通路传导受损，产生内质网应激反应，炎症因子生成过多，最终导致肝细胞损伤，发生炎症坏死或纤维化等炎症反应，形成第二次打击。但是 NAFLD 的发病机制复杂多样，二次打击学说并不能完全解释，因此又有学者提出多重打击学说，即胰岛素抵抗、线粒体功能障碍、肠道菌群失调、遗传因素等共同参与 NAFLD 的发生和发展。

1. 胰岛素抵抗　表现为胰岛素促进葡萄糖摄取和利用率下降，从而不能使血糖维持在正常水平，致使机体脂质合成增加，且对脂肪酸分解抑制作用减弱，引起肝脏内甘油三酯聚集过多。NAFLD 与胰岛素抵抗是共同存在的，引起胰岛素抵抗的相关因素也会对 NAFLD 产生影响，胰岛素抵抗会导致葡萄糖的利用率降低，机体通过分解脂肪保证机体的能量供应，此外，胰岛素还可以增加脂肪酶活性，从而导致脂肪组织摄取甘油三酯的能力增加，促使脂肪在肝脏储存，引起脂肪肝。NAFLD 也会导致脂联素水平降低，脂联素是脂肪细胞释放出的一种蛋白质，具有调节葡萄糖和脂质代谢、抗炎、抗胰岛素抵抗等作用，脂联素水平降低导致脂质代谢紊乱、抗炎及抗胰岛素抵抗作用减弱，从而导致 NAFLD 进展，除此之外，Shah 等研究发现铁超载也可以引起胰岛素敏感性降低，产生胰岛素抵抗，其与 NAFLD 发生密切相关。

2. 线粒体功能障碍　NAFLD 患者肝细胞内游离脂肪酸聚集过多，会导致线粒体微结构肿胀、线粒体功能失调进而导致 β 氧化受损，改变内质网膜的通透性，引起活性氧（reactive oxygen species，ROS）生成增多，ATP 生成减少，ROS是一种具有较强活性的产物，包括氧自由基、氧自由基衍生物，ROS 会触发未折叠蛋白反应（UPR），UPR 通过介导 IRE1、PERK、ATF6 等三种信号通路，导致肝细胞内大量脂质聚集，并产生氧化应激反应及导致 TNF-α、IL-6、IL-8 等炎症因子生成过多，加重肝细胞炎症反应，从而发生 NAFLD。

3. 肠道菌群失调　与诸多疾病的发生关系密切，近年来有研究发现肠道菌群失调亦与 NAFLD的发病密切相关。肠道菌群主要通过肝肠循环经门静脉入肝致肝脏发生病变。有研究发现，将造模成功后的 NAFLD 小鼠的肠道微生物移植到正常对照组小鼠的体内，发现正常对照组小鼠也会发生 NAFLD，这证实了 NAFLD 的发生与肠道微生物关系密切。肠道内的细菌、致病菌等微生物能够产生具有促炎症作用的代谢产物，这些代谢产物进入血液通过肝肠循环经门静脉进入肝脏，干扰胆汁酸代谢，导致肝细胞发生变性、炎症坏死。胆汁酸可以调节葡萄糖和脂质代谢，其主要调节方式是与法尼醇 X 受体（FXR）和 G 蛋白偶联的胆汁酸受体 5（TGR5）结合，促进脂类消化和吸收，正常情况下胆汁酸也可以调节胆固醇代谢途径，使胆固醇以水溶性产物方式排出体外，

如果这一调节受损，会引起炎症反应，进而加重 NAFLD 的发生。

4. 遗传因素　近年来，诸多研究已经发现多数脂肪性肝病的发生与基因等有关，如 *PNPLA3 I148M*、*MBOAT7*、*TM6SF2* 等基因与 NAFLD 的发生关系密切，如 *PNPLA3 I148M* 基因会使甘油三酯分解减少，导致甘油三酯在肝细胞内聚集过多，加快 NAFLD 的病情进展，产生炎症反应；*TM6SF2* 主要是增加低密度脂蛋白（LDL）的沉积而引起肝细胞发生脂肪变性而导致 NAFLD。我国汉族居民 NAFLD 的遗传易感基因与国外报道基本相似，*PNPLA3 I148M* 和 *TM6SF2 E167K* 变异与 NAFLD 及其严重程度相关，这类患者 IR 的特征不明显。

三、诊断

在将肝组织学或影像学弥漫性脂肪肝归结于 NAFLD 之前，需要除外酒精性肝病（alcoholic liver disease，ALD）、基因 3 型 HCV 感染、自身免疫性肝炎、肝豆状核变性等可导致脂肪肝的特定肝病，并除外药物（他莫昔芬、胺碘酮、丙戊酸钠、甲氨蝶呤、糖皮质激素等）、全胃肠外营养、炎症性肠病、乳糜泻、甲状腺功能减退症、库欣综合征、β 脂蛋白缺乏血症、脂质萎缩性糖尿病、Mauriac 综合征等导致脂肪肝的特殊情况。"非酒精性"是指无过量饮酒史（男性饮酒折合乙醇量＜ 30g/d，女性＜ 20g/d）和其他可以导致脂肪肝的特定原因。肝组织活检病理学检查仍是诊断 NAFLD 的金标准。

（一）非酒精性肝脂肪变的诊断

非酒精性肝脂肪变又称单纯性脂肪肝，是 NAFLD 的早期表现，大疱性或以大疱为主的脂肪变累及 5% 以上肝细胞，可以伴有轻度非特异性炎症。非酒精性肝脂肪变阶段是可逆的，早期诊断及干预可恢复至健康状态。如得不到及时诊断及有效干预，NAFLD 可进展至 NASH 阶段，并可能进一步发展为肝硬化、肝衰竭和肝细胞癌等。B 型超声在临床中应用范围十分广泛，根据肝前场回声增强（"明亮肝"）、远场回声衰减，以

及肝内管道结构显示不清等特征诊断脂肪肝。然而，B型超声对轻度脂肪肝诊断的敏感性低，特异性亦有待提高，因为弥漫性肝纤维化和早期肝硬化时也可观察到脂肪肝的典型特征。除此之外，作为一项基于超声的肝瞬时弹性成像平台定量诊断脂肪肝的新技术，受控衰减参数（CAP）能够检出5%以上的肝脂肪变，且准确区分轻度肝脂肪变与中重度肝脂肪变。

（二）非酒精性脂肪性肝炎的诊断

5%以上的肝细胞脂肪变合并小叶内炎症和肝细胞气球样变性为严重NAFLD。不合并肝纤维化或仅有轻度纤维化（F0～1）为早期NASH；合并显著肝纤维化或间隔纤维化（F2～3）为纤维化性NASH；合并肝硬化（F4）为NASH肝硬化。目前现有的影像学技术和实验室检查等无创方法不能准确诊断NASH。有研究表明，循环角蛋白18（CK-18）在NAFLD患者的诊断中具有重要的临床意义。MetS、血清ALT和CK-18（M30和M65）水平持续增高，提示NAFLD患者可能存在NASH，需要进一步的肝活检结果证实。肝活检也是诊断NASH的金标准，肝活检可准确评估肝脂肪变、肝细胞损伤、肝炎症坏死和纤维化程度。肝脂肪变、气球样变和肝脏炎症合并存在是诊断NASH的必备条件。

（三）非酒精性脂肪性肝病相关肝硬化的诊断

NAFLD相关肝硬化指的是有肥胖症、代谢综合征、2型糖尿病和（或）NAFLD病史的隐源性肝硬化。基于FibroScan的振动控制瞬时弹性成像（VCTE）检测的肝弹性值（LSM）对NAFLD患者肝纤维化的诊断效率优于NAFLD纤维化评分（NFS）、AST/血小板比率（APRI）、FIB-4等预测模型，有助于区分无/轻度肝纤维化（F0，F1）与进展期肝纤维化（F3，F4），但是至今仍无公认的阈值用于确诊肝硬化。当无创方法检测结果高度疑似存在进展期肝纤维化时，需要肝活检验证，病理学检查需明确描述肝纤维化的部位、数量，以及有无肝实质的重建和假小叶。

四、治疗与预防

由于NAFLD是肥胖和MetS累及肝脏的表现，大多数患者肝组织学改变处于单纯性脂肪肝阶段，治疗NAFLD的首要目标为减肥和改善IR，预防和治疗MetS、T2DM及其相关并发症，从而减轻疾病负担、改善患者生活质量并延长生存期；次要目标为减少肝脂肪沉积，避免因"附加打击"而导致NASH和慢加急性肝衰竭；NASH和脂肪性肝纤维化患者还需阻止肝病进展，减少肝硬化、HCC及其并发症的发生。

对于超重、肥胖及近期体重增加和"隐性肥胖"的NAFLD患者，建议通过健康饮食和加强锻炼的生活方式教育纠正不良行为。BMI ≥ 30kg/m^{2}的成人和BMI ≥ 27kg/m^{2}伴有高血压、T2DM、血脂紊乱等合并症的成人可以考虑应用奥利司他等药物减肥，但需警惕减肥药物引起的不良反应。除非患者有肝衰竭或失代偿期肝硬化，他汀类药物可安全用于NAFLD和NASH患者以降低血清LDL-C水平而防止心血管事件发生，目前无证据显示他汀类药物可以改善NASH和肝纤维化。另外，至今尚无公认的保肝药物可推荐用于NASH的常规治疗，且目前尚未明确保肝药物治疗的最佳疗程。

减肥手术不仅可以最大程度减肥和长期维持理想体重，而且可以有效控制代谢紊乱，甚至逆转T2DM和MetS。国际糖尿病联盟建议，重度肥胖（BMI ≥ 40kg/m^2）的T2DM患者，以及中度肥胖（35kg/m^2 ≤ BMI ≤ 39.9kg/m^2）但非手术治疗不能有效控制血糖的T2DM患者都应考虑减肥手术。减肥手术不但可以缓解包括肝纤维化在内的NASH患者的肝组织学改变，而且可能降低心血管疾病病死率和全因死亡率，但其改善肝脏相关并发症的作用尚未得到证实。

NASH患者肝移植的长期效果与其他病因肝移植相似，特殊性主要表现为年老、肥胖和并存的代谢性疾病可能影响肝移植患者围术期或术后短期的预后，肝移植术后NAFLD复发率高达50%，并且有较高的心血管并发症的发病风险。

（王 宣）

第二节　威尔逊病

威尔逊病（Wilson disease，WD）又称 Wilson 病、肝豆状核变性，是一种常染色体隐性单基因遗传病，表现为铜的过度积累，可累及全身多个系统，以肝脏和大脑铜贮积为主。WD 最早由 Kinnier Wilson 在 1912 年提出，直到 33 年后，Glazebrook 检测到死于 WD 患者的基底节有显著铜过量，并从肝脏的铜贮积推测肝脏不能分泌铜是造成豆状核变性的原因，后来的学者进一步证明了这种病理上的相关性。铜在体内的平衡完全靠胆汁排泄来维持，WD 由第 13 号染色体上 *ATP7B* 基因突变引起，该基因编码具有 ATP 酶活性的转运蛋白，该转运蛋白参与将铜加入血铜蓝蛋白中，最终在胆汁中被清除。本节将对 WD 的发病机制、病理生理、临床表现、诊断和治疗等进行概述。

一、发病机制

铜是许多酶与蛋白质的辅助因子，对动员组织铁的储存也十分重要。食物中的铜主要由小肠近端吸收，铜转运体 CTR1 负责肠上皮细胞摄取铜；非吸收的铜与脱落的小肠上皮细胞结合铜随粪便排出。通常仅有一小部分循环铜经肾脏排出，大部分被肝细胞吸收，其余部分被排泄到胆汁中。

被吸收的铜主要与血清白蛋白和氨基酸结合，进入肝细胞内的铜与相应配体结合进一步转运到内源性螯合物中，与铜蓝蛋白结合或分泌到胆汁中。胆汁内的铜不经肝肠循环随着粪便排出。肝细胞铜与铜蓝蛋白结合的部位为高尔基体反面膜囊网络结构，当肝细胞内铜含量增加时，ATP7B 发生细胞内转位便于微管和胆道铜排泄。铜 - 谷胱肝肽是肝铜经胆道排泄的另一个途径。

二、病理生理

WD 患者的胆汁铜分泌减少，而沉积于肝细胞。血浆铜蓝蛋白主要在肝脏合成，铜与铜蓝蛋白在高尔基体结合，含铜蛋白质复合物从肝细胞中分泌。WD 患者的铜与铜蓝蛋白结合也减少，因此，WD 患者循环中这种蛋白的含量也是减少的。当细胞储存过载或者肝细胞损伤时，铜被释放入血液循环的量增加。铜的贮积超过细胞的安全储存水平时会导致肝细胞损伤。铜过量的毒性作用包括自由基的产生、脂质过氧化、蛋白质合成障碍和细胞抗氧化水平的改变。如果铜的量超过了肝脏对铜的储存能力，或者肝细胞损伤导致细胞内铜释放到循环系统，循环中的非铜蓝蛋白结合铜的水平就会上升，此时，就会发生肝外铜的过量贮积。大脑是最重要的肝外铜贮积位点，WD 患者的神经精神症状和大脑独特的影像学改变可以用铜引起的神经损伤来解释。

三、临床表现

大部分患者出现肝脏或神经系统的相关表现，也有部分患者无明显临床症状。少数患者会表现为肾脏、骨骼、心脏、眼、内分泌或者皮肤等方面的表现。

（一）肝脏

WD 患者中 10 ～ 12 岁更容易发生肝病表现，且疾病进展程度有所不同，年轻的患者可表现为类似慢性病毒性肝炎或自身免疫性肝炎的特征，病程早期可出现肝脂肪变性，持续的肝脏炎症可进一步进展为肝纤维化甚至肝硬化、肝衰竭。没有接受治疗的 WD 患者病情会进一步发展，肝细胞储存铜能力逐渐耗尽。膳食摄入的铜无法沉积于肝脏，血液中非铜蓝蛋白结合铜的水平逐渐升高。膳食中吸收的铜和肝细胞释放的内源性铜逐渐贮积于脑、肾、眼、骨、心脏等组织器官，进一步导致肝外毒性发生。

（二）神经系统

WD 患者出现神经系统症状多在 30 ～ 40 岁，常见的症状有构音和发声障碍、张力异常伴有僵硬和挛缩、震颤、步态不稳、舞蹈样步态、面具脸和书写障碍。WD 患者如在治疗前神经系统症状长期存在，通常会遗留神经系统症状，但经治疗或肝移植后这些症状可得到明显改善。MRI 可见脑桥和脑干壳核和苍白球局灶性病变。

（三）眼

WD 患者出现神经系统症状时通常伴有 K-F 环，但年轻的仅有肝脏症状的 WD 患者可没有这一体征。富含铜和硫的电子致密颗粒沉积于角膜可形成 K-F 环，它是金黄色的，或者在角膜边缘上有绿色的改变。所有怀疑 WD 的患者都有必要接受有经验的眼科医师进行裂隙灯检查以确定 K-F 环是否存在。

（四）肾

WD 肾改变包括肾钙质沉着、血尿、氨基酸尿。WD 慢性病程中发生的肾损伤包括近端肾小管酸中毒或范科尼（Fanconi）综合征等。远端肾小管酸中毒，可导致肾结石发生。

（五）骨骼

铜毒性可引起骨关节系统炎症、关节痛和成熟期前骨关节病，超过 50% 的 WD 患者表现为骨质软化症、骨质疏松或者两者引起的骨质减少。

（六）其他

部分 WD 患者可能有精神症状，包括轻微的行为改变和逐渐进展的人格改变、情绪不稳、抑郁等。铜毒性损害心脏情况并不常见，可引起患者心肌病和心律失常。少数患者可发生急性血管内溶血，通常为自限性。指甲根部变蓝非常少见，但却是 WD 特征性表现。WD 内分泌病变可见青春期延迟、男性乳腺发育、闭经等。

四、诊断

出现不明原因肝功能异常、肝硬化和急性肝衰竭，原因不明的神经系统症状，伴有肝病表现的神经或精神障碍，眼科检查发现 K-F 环等情况的患者应怀疑 WD。

实验室检查包括铜蓝蛋白水平低于正常范围，非铜蓝蛋白血清铜升高，尿酮排泄 $>100\mu g/24h$，肝组织活检及基因诊断。

（一）诊断标准

对于原因不明的肝病表现、神经症状（尤其是锥体外系症状）或精神症状患者，均应考虑 WD 的可能性。发病年龄不能作为诊断或排除 WD 的依据。

诊断要点如下。

（1）神经和（或）精神症状。

（2）原因不明的肝损害。

（3）血清铜蓝蛋白降低和（或）24 小时尿铜升高。

（4）角膜 K-F 环阳性。

（5）经家系共分离及基因变异致病性分析确定患者的 2 条染色体均携带 ATP7B 基因致病变异。

符合（1）或（2）+（3）和（4）或（1）或（2）+（5）时均可确诊 WD；符合（3）+（4）或（5），但无明显临床症状时则诊断为 WD 症状前个体；符合前 3 条中的任何 2 条，诊断为"可能 WD"，需进一步追踪观察，建议进行 ATP7B 基因检测，以明确诊断。

（二）鉴别诊断

WD 患者临床表现复杂多样，可累及各个系统并首诊于不同科室，临床上应与相关的其他疾病进行鉴别，如急性重型肝炎、慢性肝病和肝硬化、帕金森病或帕金森综合征、各种原因的肌张力障碍、舞蹈症、原发性震颤、其他原因引起的精神异常、癫痫、肾炎或肾病综合征、血小板减少性紫癜、溶血性贫血、类风湿关节炎、骨关节病等。

五、治疗

（一）治疗原则

1. 早期治疗，终身治疗，终身监测。

2. 根据患者的临床表现选择合适的治疗方案，神经精神症状明显的 WD 患者在治疗前应先进行症状评估和颅脑 MRI 检查。

3. 症状前个体的治疗及治疗有效患者的维持治疗，可单用锌剂或者联合应用小剂量络合剂。

4．药物治疗的监测：开始药物治疗后应定期检查血尿常规、肝肾功能、凝血功能、24 小时尿铜，前 3 个月每月复查 1 次，病情稳定后每 6 个月复查 1 次。肝脾 B 超可用来评估病情进展和监测药物的治疗效果，建议 3 ～ 6 个月检查 1 次，如多次检查正常，1 年复查 1 次即可。尽管颅脑 MRI 表现不能准确反映疾病的严重程度，但可用来监测治疗效果，建议根据具体情况进行复查。对所有患者必须同时密切观察药物的不良反应。

（二）饮食治疗

一旦怀疑罹患 WD，应立即开始低铜饮食。国内外多项研究表明，低铜饮食联合锌剂单药治疗 WD 症状前个体可以有效控制铜贮积对靶器官的损害。

（三）药物治疗

WD 药物治疗策略的核心是促进铜排出和减少铜吸收。

1．D- 青霉胺（D-penicillamine） 是最常用的排铜药物。它是一种带有巯基的强效金属络合剂，其药理作用是通过络合细胞内的铜，使之进入血液循环，随尿液排出体外，从而减少铜在体内多个器官的沉积，减轻对器官的损害。它对不同类型 WD 患者的疗效和不良反应差异很大，因此需要个体化给药，即根据患者起病年龄、临床表型、病程及用药后 24 小时尿排铜量等因素确定药物的服用剂量及持续时间。应从小剂量（62.5 ～ 125.0mg/d）开始，逐渐缓慢加量（如每周加量 125 ～ 250mg），并且每 1 ～ 2 周评估患者的神经症状，一旦出现神经症状加重，立即停用。监测 24 小时尿铜含量，较用药前明显增高或 D- 青霉胺总量达到 1500mg/d 时停止增加剂量，分 2 ～ 4 次服用。儿童剂量为每天 20mg/kg。维持量成人为 750 ～ 1000mg/d，儿童为 250mg/d。应空腹服药，避免进食影响 D- 青霉胺的吸收，最好在餐前 1 小时服用，勿与锌剂或其他药物混服。由于 D- 青霉胺可能会影响体内吡哆醇（维生素 B_6）的作用，因此服用 D- 青霉胺期间应注意补充维生素 B_6，以 25 ～ 50mg/d 为宜。

2．二巯丙磺酸钠（sodium dimercaptosul-phonate，DMPS） 含有 2 个巯基（—SH），可将已经与细胞酶结合的金属离子夺出，结合成一种稳定无毒的环状络合物，从尿液排出，解除金属离子对细胞酶系统的抑制作用，临床疗效显著。推荐将其用于神经精神症状和轻中度肝损伤的 WD 患者，以及不能耐受 D- 青霉胺或使用 D- 青霉胺出现症状加重的 WD 患者。儿童剂量为 20mg/（kg·d）。成人从小剂量开始加量，直至每次 5mg/kg 体重，静脉注射，4 ～ 6 次 / 天；或者 1 ～ 1.5 g，溶于 5% 葡萄糖溶液 250 ～ 500ml 中缓慢静脉滴注，1 次 / 天。静脉注射方式更有助于尿铜排出。6 天为 1 个疗程，至少持续 6 ～ 10 个疗程。增加疗程，神经症状可持续改善。经过 2 ～ 3 个疗程的排铜治疗，患者 24 小时尿铜增高，平均较治疗前增高 3 ～ 4 倍，继续治疗后，24 小时尿铜又会下降。

3．二巯基丁二酸（dimercaptosuccinic acid，DMSA） 亦含有 2 个巯基，在体内能与游离铜结合成毒性较小的硫醇化合物，随尿液排出。推荐用于有轻中度肝损伤和神经精神症状的 WD 患者，尤其当患者对 D- 青霉胺过敏或不耐受时，DMSA 可替代 D- 青霉胺长期口服维持治疗；或与 D- 青霉胺交替服用，减轻长期服用 D- 青霉胺的不良反应及长期用药后的药效衰减作用。成人 0.75 ～ 1.00g/d，分 2 次口服；儿童 35mg/（kg·d），分 2 次口服，可长期维持治疗。

4．曲恩汀和四硫代钼酸铵 曲恩汀（trientine）又名三乙撑四胺。本药对铜的络合作用较 D- 青霉胺弱，不良反应亦较 D- 青霉胺轻。1982 年被美国 FDA 指定为对不能耐受 D- 青霉胺 WD 患者的用药。推荐用于有轻度、中度、重度肝损伤和神经精神症状的 WD 患者及不能耐受 D- 青霉胺的 WD 患者。用法：初始治疗剂量为 900 ～ 2700mg/d，维持剂量为 900 ～ 1500mg/d，分 2 ～ 3 次服用。儿童应用剂量缺乏足够的研究支持，目前认为每天 20mg/kg 体重，但一般不超过 250mg/d，分 2 ～ 3 次服用。

四硫代钼酸铵（ammonium tetrathiomolybdate，TM）是一种强效排铜药，可以阻止肠道中铜的吸收，并阻断细胞对铜的摄取。目前 TM 尚处于试验阶段。

5. 阻止铜吸收的药物　主要是锌制剂，临床上常用葡萄糖酸锌和硫酸锌。锌剂对 WD 的疗效确切，不良反应少，药源广且价廉，已成为治疗WD 的首选药物之一，首选用于 WD 症状前个体及治疗有效患者的维持治疗。其缺点是起效较慢（4～6 个月起效），严重病例不宜作为首选。锌剂主要用于治疗症状前个体、儿童肝病表现或不典型 WD、妊娠 WD、不能耐受 D- 青霉胺治疗者及各型 WD 的维持治疗。成人推荐剂量为 150mg/d（以锌元素计），分 3 次服用；5 岁以下 50mg/d，分 2 次服用；5～15 岁 75mg/d，分 3 次服用。

（四）肝移植

肝移植治疗的适应证如下。

（1）暴发性肝衰竭。

（2）对络合剂无效的严重肝病患者（肝硬化失代偿期），常采用原位肝移植或亲属活体肝移植。

严重神经或精神症状并不是进行肝移植手术的指征，因患者的神经损害不可逆，肝移植不能改善其症状，甚至可能在术后出现神经症状恶化，因此该类患者不宜进行肝移植手术。WD 患者肝移植术后仍应坚持低铜饮食并建议口服小剂量锌制剂。

六、预后

WD 未经治疗通常是致残或致命的，患者病死率为 5.0%～6.1%，主要死于严重的肝脏疾病或严重的神经症状，少数患者因疾病负担或抑郁自杀。然而，WD 作为少数可治的神经遗传病之一，经过长期规范的排铜治疗或肝移植治疗，WD患者的寿命可大幅延长。尤其是在疾病早期，神经症状出现之前进行干预，大部分患者可回归正常的工作和生活。

（何婷婷　孟繁平）

第三节　其他代谢性肝病

越来越多的急性或慢性肝病被发现与遗传因素有关，本节将对 α₁ 抗胰蛋白酶缺乏症、遗传性高酪氨酸血症、戈谢病、糖原贮积症、囊性纤维化、卟啉病进行概述。

一、α₁ 抗胰蛋白酶缺乏症

α₁ 抗胰蛋白酶缺乏症（α₁ATD）是儿童常见的代谢肝病，是常染色体共显性遗传病，临床特征有血清丙氨酸氨基转移酶升高、碱性磷酸酶升高和 γ- 谷氨酰转肽酶升高，较高比例成年患者会发生肺气肿。部分患者有血管异常。α₁ATD 相关肝病的发病机制尚未完全清楚，推测可能的理论学说如下。

1. 内质网中突变蛋白聚积可能导致肝毒性。

2. 自噬机制的缺陷。

3. 其他遗传特性蛋白质降解和环境因素有可能增加缺陷蛋白的聚积进而导致肝损伤加重。

α₁ATD 的诊断主要依据血清 α₁AT 的水平、表型或基因型。本病目前尚无特异性治疗方法。

二、遗传性高酪氨酸血症

遗传性高酪氨酸血症是常染色体隐性遗传病，由缺乏延胡索酰乙酰乙酸水解酶引起。临床特点可见进行性胆汁淤积、肝衰竭、肾小管功能障碍和低磷性佝偻病。实验室检查可出现凝血酶原时间延长伴氨基转移酶和胆红素轻度升高，空腹可有低血糖，或者血清碱性磷酸酶水平升高。本病发病机制尚不清楚。本病的诊断主要依据尿中琥珀酰丙酮升高或基因检测，血浆酪氨酸、甲硫氨酸和甲胎蛋白升高。肾小管功能障碍导致糖尿、蛋白尿、氨基酸尿和高磷酸盐尿。治疗上应限制营养，尤其对苯丙氨酸、酪氨酸和甲硫氨酸进行限制。药物可选择尼替西农。

三、戈谢病

戈谢病是常染色体隐性遗传病，是由葡糖脑苷脂酶缺乏引起的。本病临床表现差异很大。已发现的临床类型有 3 种：Ⅰ 型（非神经病变型）、

Ⅱ型和Ⅲ型（神经病变型）。肝脏受累程度通常与肝外系统受累相关。本病的确诊需要测定白细胞或成纤维细胞中酸性 β- 葡糖苷酶活性或基因检测。所有患者如有不明原因的肝功能异常、脾大、脾功能亢进、出血和骨骼异常都应考虑该诊断。治疗方面，Ⅲ型患者都应该接受治疗，可选择酶替代疗法，对于不能使用酶替代疗法的患者，可采用底物减少疗法。肝移植也是本病可选择的方案之一。

四、糖原贮积症

糖原贮积症（GSD）是指糖原分解成葡萄糖的过程中所涉及的酶缺陷导致肝糖原过多累积。Ⅰ型、Ⅲ型、Ⅳ型和Ⅸ型可有肝病。临床表现包括儿童患者出现非特异性胃肠道症状、肝大、身材矮小、低血糖、发育停滞。GSD 的特点是组织中糖原的异常累积，包括肝脏、心脏、骨骼、肌肉、肾脏和大脑。确定诊断包括对肝脏或肌肉特定酶活性分析或者基因检测，电镜观察到肝脏或肌肉组织中糖原的结构异常提示可能诊断该病。治疗上主要是针对低血糖的处理和预防。肝移植是治疗进展性肝衰竭和肝硬化患者唯一有效方法。

五、囊性纤维化

囊性纤维化（CF）是常染色体隐性遗传病，临床表现差异较大，本病相关肝病的特征性病变是局灶性胆汁性肝硬化。所有患者的平均预期寿命约为 40 岁。本病发病机制尚不明确。治疗上可选择熊脱氧胆酸改善血清 AST、ALT 和 GGTP 水平。终末期肝病及有门静脉高压并发症患者可选择手术治疗。

六、卟啉病

卟啉病又称"血紫质病"，是常染色体隐性或显性遗传病，是血红素合成途径中，缺乏某种酶或酶活性降低而引起的一组卟啉代谢障碍性疾病。其可为先天性疾病，也可后天出现。主要临床症状包括光敏感、消化系统症状和精神神经症状。根据酶的缺陷可将卟啉病分为 8 型，其中迟发性皮肤卟啉病和红细胞生成性原卟啉病为临床常见类型。迟发性皮肤卟啉病表现为尿卟啉增多，尿液样本于 Wood 灯下可见珊瑚色荧光，血清铁可增高，转铁蛋白饱和度增加；红细胞生成性原卟啉病血浆、红细胞、粪中原卟啉增加，尿卟啉正常，粪卟啉可增加，荧光显微镜可见红细胞呈现红色荧光。治疗上，无论哪种分型，均应忌酒、停用可能加重病情的药物、避光、防晒。迟发性皮肤卟啉病可口服羟氯喹治疗。红细胞生成性原卟啉病可口服 β 胡萝卜素降低光敏感。

（何婷婷　孟繁平）

参考文献

郭亮，汤其群，2018. 非酒精性脂肪肝发病机制和治疗的研究进展. 生命科学，30(11): 1165-1172.

中华医学会肝病学分会脂肪肝和酒精性肝病学组、中国医师协会脂肪性肝病专家委员会，2018. 非酒精性脂肪性肝病防治指南 (2018 年更新版). 临床肝胆病杂志，34(5): 947-957.

中华医学会神经病学分会神经遗传学组，2021. 中国肝豆状核变性诊治指南 2021. 中华神经科杂志，54(4): 310-319.

Arab JP, Karpen SJ, Dawson PA, et al, 2017. Bile acids and nonalcoholic fatty liver disease: molecular insights and therapeutic perspectives. Hepatology, 65(1): 350-362.

Basu Ray S, Smagris E, Cohen JC, et al, 2017 The PNPLA3 variant associated with fatty liver disease(I148M) accumulates on lipid droplets by evading ubiquitylation. Hepatology, 66(4): 1111-1124.

Brewer GJ, 2005. Neurologically presenting Wilson's disease: epidemiology, pathophysiology and treatment. CNS Drugs, 19(3): 185-192.

Buzzetti E, Pinzani M, Tsochatzis E A, 2016.The multiple-hit pathogenesis of non-alcoholic fatty liver disease(NAFLD). Metabolism, 65(8): 1038-1048.

Cairns JE, Williams HP, Walshe JM, 1969. "Sunflower cataract" in Wilson's disease. Br Med J, 3(5662): 95-96.

Cumings JN, 1948. The copper and iron content of brain and liver in the normal and in hepato-lenticular degeneration. Brain, 71(Pt. 4): 410-415.

Dana J, Debray D, Beaufrère A, et al, 2022. Cystic fibrosis-related liver disease: clinical presentations, diagnostic and monitoring approaches in the era of CFTR modulator therapies. J Hepatol, 76(2): 420-434.

Diehl AM, Day C, 2017. Cause, pathogenesis, and treatment of nonalcoholic steatohepatitis.N Engl J Med, 377(21) : 2063-2072.

Donati B, Dongiovanni P, Romeo S, et al, 2017. MBOAT7 rs641738 variant and hepatocellular carcinoma in non-cirrhotic individuals. Sci Rep, 7(1):

4492.

Dziezyc-Jaworska K, Litwin T, Czíonkowska A, 2019. Clinical manifestations of Wilson disease in organs other than the liver and brain. Ann Transl Med, 7(Suppl 2): S62.

Friedman SL, Neuschwander-Tetri BA, Rinella M, et al, 2018. Mechanisms of NAFLD development and therapeutic strategies. Nat Med, 24(7): 908-922.

Grandis DJ, Nah G, Whitman IR, et al, 2017. Wilson's disease and cardiac myopathy. Am J Cardiol, 120(11): 2056-2060.

Le Roy T, Llopis M, Lepage P, et al, 2013. Intestinal microbiota determines development of non-alcoholic fatty liver disease in mice.Gut, 62(12): 1787-1794.

Mitchell GA, Yang H, 2017. Remaining challenges in the treatment of tyrosinemia from the clinician's viewpoint. Adv Exp Med Biol, 959: 205-213.

Rinella ME, 2015. Nonalcoholic fatty liver disease: a systematic review. JAMA, 313(22) : 2263-2273.

Scheinberg IH, Sternlieb I, 1996. Wilson disease and idiopathic copper toxicosis. Am J Clin Nutr, 63(5): 842S-845S.

Schuster S, Cabrera D, Arrese M, et al, 2018. Triggering and resolution of inflammation in NASH. Nat Rev Gastroenterol Hepatol, 15(6): 349-364.

Sánchez-Albisua I, Garde T, Hierro L, et al. 1999. A high index of suspicion: the key to an early diagnosis of Wilson's disease in childhood. J Pediatr Gastroenterol Nutr, 28(2): 186-190.

Stölzel U, Doss MO, Schuppan D, 2019. Clinical guide and update on porphyrias. Gastroenterology, 157(2): 365-381.

Tao TY, Gitlin JD, 2003. Hepatic copper metabolism: insights from genetic disease. Hepatology, 37(6): 1241-1247.

Ter Horst KW, Serlie MJ, 2017. Fructose consumption, lipogenesis, and non-alcoholic fatty liver disease.Nutrients, 9(9): 981.

Xu C, Yu C, Xu L, et al, 2015. Xanthine oxidase in nonalcoholic fatty liver disease and hyperuricemia: one stone hits two birds. J Hepatol, 62(6) : 1412-1419.

Xu L, Ma H, Miao M, et al, 2012. Impact of subclinical hypothyroid- ism on the development of non-alcoholic fatty liver disease: a prospective case-control study. J Hepato, 57(5): 1153-1154.

Younossi ZM, Koenig AB, Abdelatif D, et al, 2016. Global epidemiology of nonalcoholic fatty liver disease-Meta analytic assessment of prevalence, incidence, and outcomes. Hepatology, 64(1) : 73- 84.

Zhuang XH, Mo Y, Jiang XY, et al, 2008. Analysis of renal impairment in children with Wilson's disease. World J Pediatr, 4(2): 102-105.

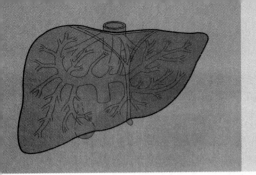

第 17 章　血管性肝病

第一节　布 – 加综合征

布 - 加综合征（Budd-Chiari syndrome，BCS），是由各种原因导致的肝静脉流出道受阻引起的下腔静脉和（或）门静脉高压症候群，其阻塞范围可包括从肝小静脉到下腔静脉右心房入口，属于肝后性门静脉高压症。有研究认为，布 - 加综合征与较低的社会经济地位有关。布 - 加综合征作为一种罕见的疾病，其人群发病率数据很难获知，在西方国家，估计发病率为每年 2.5/1 000 000。一项韩国的研究结果表明，其发病率为每年 0.87/1 000 000。

一、发病机制

布 - 加综合征按病因可分为原发性和继发性。原发性布 - 加综合征病因常源自静脉内，多为血栓导致。继发性布 - 加综合征多由外部压迫所致（如脓肿、恶性肿瘤等），其占比不到 1%。引起静脉栓塞的主要病因是血液高凝性疾病，没有原因的大静脉阻塞表明每个布 - 加综合征患者都存在（未被识别的）血栓形成倾向。欧洲研究中 88% 的布 - 加综合征患者和印度研究中高达 85% 的布 - 加综合征患者被发现了潜在的促血栓形成状态。较为多见的相关疾病包括骨髓增殖性肿瘤（myeloproliferative neoplasm，MPN）、遗传性血栓形成倾向、抗磷脂抗体综合征等。

有研究表明，所有布 - 加综合征患者中 16% ～ 62% 存在潜在的 MPN。在 MPN 中，真性红细胞增多症是较常见的亚型（18% ～ 43%），

其次是原发性血小板增多症（8% ～ 14%）。*JAK2V617F* 突变在 26% ～ 52% 的 MPN 患者中发现，在真性红细胞增多症（97%）中比在原发性血小板增多症（57%）和骨髓纤维化亚型（50%）中更常见，检测 *JAK2V617F* 突变可能有助于诊断 MPN。然而需要注意的是，在中国仅 4% ～ 5% 的布 - 加综合征患者报道了 MPN，2.4% 的患者存在 *JAK2V617F* 突变，因而在中国检测 *JAK2V617F* 突变的意义有别于西方国家。同样，在西方国家，凝血因子 V 基因 *Leiden*（FVL）突变与布 - 加综合征发生存在明显相关性，而中国布 - 加综合征患者 *FVL* 突变罕见，中国人发生布 - 加综合征的具体病因目前仍不清楚。

其他与布 - 加综合征发生相关的疾病包括阵发性睡眠性血红蛋白尿、白塞病、炎症性肠病等。妊娠期、产褥期发生静脉栓塞风险增高，也可能发生布 - 加综合征，口服避孕药也是布 - 加综合征发生的危险因素。

二、病理生理学

肝静脉流出道阻塞会导致肝血窦压力升高和门静脉高压。病理常显示小叶中央充血，肝血窦间隙内有红细胞，肝细胞萎缩或缺失，窦周纤维化无炎症浸润。肝静脉淤血导致邻近肝实质细胞缺氧损害和缺血性坏死。慢性肝充血导致肝血窦血栓形成和压力升高，从而促进肝纤维化。如果肝血窦压力不能通过治疗干预或静脉侧支形成而

得到缓解，则会发生结节再生、纤维化，最终导致肝硬化。与布-加综合征相关的肝纤维化主要发生在小叶中央，与其他形式的肝硬化不同，存在中央-中央连接和血管关系保留。

三、临床表现

（一）临床分型

布-加综合征按静脉阻塞发生部位可分为肝静脉阻塞型、下腔静脉阻塞型及混合型。

（二）常见症状

布-加综合征在东西方国家中的发生特点有所不同，在欧洲国家中，肝静脉是布-加综合征最常见的阻塞部位，而在中国，下腔静脉合并肝静脉阻塞是最常见的类型。

腹水是布-加综合征最常见的症状，在62%～83%的患者中发生，其次为肝大（67%）和腹痛（61%）。约10%的布-加综合征患者出现静脉曲张破裂出血、肝性脑病。而约10%的布-加综合征患者由于形成了侧支循环而保留了肝静脉流出道，使其表现为无任何症状。约5%的患者表现为急性肝衰竭。布-加综合征的症状和体征根据梗阻部位和肝脏受累部位的不同而不同。肝静脉梗阻的患者表现为快速的临床病程进展，而下腔静脉梗阻的患者表现更为隐匿。以腹痛、肝大、黄疸、门静脉高压出血为表现的患者，往往存在肝静脉梗阻，而下腔静脉梗阻患者则表现为足部水肿、下肢淤血溃疡、腹部和下背部静脉扩张曲折（血液自下向上在静脉侧支内流动）、不孕（由于盆腔器官充血）、精索静脉曲张或少见的阴囊静脉曲张出血。

布-加综合征患者存在"临床病理分离"现象，即大多数有急性表现的患者在肝组织活检中却发现存在广泛的纤维化或肝硬化，这表明这些患者在急性症状出现前已经经历了一个长期的病程。只有不足10%的急性布-加综合征患者仅有急性表现而无慢性表现（纤维化）。

四、诊断

布-加综合征的诊断主要依赖于影像学检查。如果患者的临床表现为腹水、肝大和腹痛，而不具备慢性肝病的特征，或合并存在血栓形成条件，或临床考虑为"隐源性"肝硬化，则都应考虑到布-加综合征。

（一）实验室检查

布-加综合征患者典型的实验室表现为氨基转移酶升高，提示下灶坏死，重症患者凝血酶原时间减少。腹水的生化特征是细胞数量少，蛋白质含量高。血常规、肝肾功能检查、国际标准化比值（INR）有助于估计疾病的严重程度和预测死亡率。血常规和血液涂片可反映潜在的血液病。白蛋白、凝血酶原活动度或INR、胆红素、丙氨酸氨基转移酶和肌酐是布-加综合征常用的预后指标。

（二）影像学检查

布-加综合征诊断的关键特征是肝静脉流出道梗阻。非侵入性成像技术（多普勒超声、CT或MRI）是诊断的主要手段。由经验丰富的超声医师进行的超声检查，其诊断灵敏度＞75%，应作为首选。MRI和CT评估在确诊方面有一定作用，可作为超声的重要补充。CT和MRI对定位肝内外侧支网、识别相关门静脉血栓和规划治疗方案也很有用。布-加综合征的影像学特征：直接征象包括静脉阻塞、肝静脉中存在腔内血栓、肝静脉不可见、静脉流动停滞或倒流及侧支网，这在急性布-加综合征中更常见。慢性病变通常伴有间接征象，如尾状叶肥大，尾状静脉＞3mm，伴肝萎缩、肝脏畸形、实质不均匀、不均匀强化和良性再生结节。CT和MRI还可以识别出由门静脉灌注不均匀而引起的尾状叶和斑片状肝脏强化的快速清除。急性静脉闭塞的CT表现为无强化，而MRI表现为自旋回波高强度，梯度回波呈信号空洞。

在上述无创性检查仍不能确诊布-加综合征的情况下，可考虑肝静脉造影。这通常由介入医师完成，术中造影可显示典型的丰富侧支循环形成的蛛网状血管。

（三）肝组织活检检查

肝组织活检不是诊断布-加综合征的必要检查，也不能反映疾病的严重程度，但是有助于区别静脉阻塞疾病（肝窦阻塞综合征）等。可能由于组织学变化不均匀和活检取样误差，肝组织学检查结果与预后无关。在排除恶性肿瘤继发布-加综合征方面，肝组织活检有重要意义。

五、治疗

布-加综合征需要多学科综合治疗，涉及学科包括肝脏病学、介入放射学、血液学、组织病理学和肝脏外科等。在过去的十余年中，布-加综合征的治疗逐渐标准化，主要包括控制临床症状（如腹水和静脉曲张出血）、防止静脉血栓扩大、重塑肝静脉引流通道和及时识别、治疗基础疾病。但大多数关于治疗的建议是基于病例报告、回顾性研究和专家意见。目前推荐的治疗策略是根据侵袭性大小，采取阶梯式的治疗方案，即从非侵袭性治疗（内科治疗）到侵袭性较小的治疗、直至侵袭性较大的治疗方案。

（一）药物治疗

对潜在的骨髓增殖性肿瘤、阵发性睡眠性血红蛋白尿、白塞病的早期识别和充分治疗可能显著影响患者的预后和防止血栓进展。抗凝治疗是阶梯治疗方案的第一步，应适用于所有布-加综合征患者，即使是没有潜在的血栓形成前疾病或最初无症状的患者。抗凝治疗的目的是实现血管再通，但主要是防止血栓进展，同时治疗或预防门静脉高压的并发症。在无禁忌证的布-加综合征患者中，应立即开始长期抗凝治疗。低分子肝素或维生素 K 拮抗剂是首选的抗凝治疗药物。应同时给予低分子肝素和维生素 K 拮抗剂，直到达到治疗范围（INR 为 2～3）。值得注意的是，严重肾衰竭患者不能长期使用低分子肝素。未分离

肝素应避免使用，因为在布-加综合征患者中肝素诱导的血小板减少发生率较高。直接口服抗凝药被用于治疗其他部位血管的血栓性疾病，虽然目前只有少数报道，但肝功能正常的布-加综合征患者也可考虑该选择。然而，直接口服抗凝药并没有对此适应证进行注册，因此，如果选择直接口服抗凝药，需要谨慎，特别是伴有肾衰竭的患者。

布-加综合征患者多数存在血栓，溶栓是可以考虑的治疗方案，但目前布-加综合征溶栓治疗经验有限。临床已尝试通过外周静脉输注或静脉置管后局部注入链激酶或尿激酶、重组组织型纤溶酶原激活物等药物治疗。但目前还没有局部和全身输注疗效的比较研究，也没有评价布-加综合征溶栓疗效和风险的研究。在已发表的研究报道中，溶栓的并发症主要是出血，严重者可能出现死亡。因此，应禁止对有出血倾向的患者或在过去 24 小时内进行过侵袭性手术（包括穿刺）的患者采取溶栓治疗。有单中心的小样本研究发现，对于近期和不完全血栓形成的患者通过局部和早期灌注链激酶或尿激酶结合另一种介入手术（如血管成形术、支架置入术）恢复静脉流出的效果最好。因此，对于急性和亚急性布-加综合征患者，溶栓治疗可能较为适合。

在可能的情况下，应在抗凝前进行内镜检查以筛选食管-胃底静脉曲张，如果有需要，应提供初级预防以减少静脉曲张出血的风险。对于已经出现的门静脉高压相关并发症如腹水、静脉曲张破裂出血、肝性脑病等可给予药物对症治疗。

（二）介入治疗

1. 血管成形术和支架置入术　球囊血管成形术和支架置入术可使肝静脉恢复通畅，即使三条主要肝静脉中仅一条恢复通畅，也足够缓解临床症状。但需要注意根据肝静脉解剖结构选择合适的方法。手术入路包括经颈静脉、股静脉和超声引导下直接经肝入路进入肝静脉。对于下腔静脉阻塞，经股静脉入路是首选，而肝静脉阻塞可采取经颈静脉途径，或在少数情况下，选择经皮经肝入路。对于扩张后仍持续狭窄的病例或长段狭窄者，支架置入术较为适合。血管成形术和支架

置入术在亚洲应用更多，疗效较好，我国韩国宏等的研究提示，血管成形术和支架置入术可以使患者 5 年内血管通畅率大于 80%，10 年生存率达 70% 以上。血管成形术较经颈静脉肝内门腔内支架分流术（TIPSS）优势更明显，因为它是一种更安全的手术，并发症少、创伤小、再闭塞率低，并且能获得生理性肝脏血流。

2. 经颈静脉肝内门腔内支架分流术（TIPSS） 是创建一条连接门静脉和下腔静脉的替代路径用于肝静脉引流，从而对充血的肝脏进行减压。如果溶栓治疗失败、血管成形术 / 支架置入术技术上不可行，或者存在严重的门静脉高压或肝功能持续恶化，或紧急情况如急性肝衰竭、静脉曲张破裂出血时，应考虑使用 TIPSS 或直接肝内门腔分流术（DIPS）。根据一项调查 1987 ～ 2007 年 TIPSS 术后长期预后的研究，总生存率为 92%，接受 TIPSS 的患者中没有人需要肝移植，TIPSS 为肝移植提供了一个桥梁，分流为侧支的发育提供了充足的时间。一项平均随访近 7 年的研究报道了 TIPSS 治疗布 - 加综合征的良好疗效，在 99% 的患者中，TIPSS 成功地降低了门静脉压力，防止了静脉曲张破裂出血和腹水。TIPSS 术后 1 年和 5 年的总生存率分别达到了 92% 和 80%。但 TIPPS 是一种操作难度比较高的手术，需要在经验丰富的医院进行操作。

TIPSS 并非没有局限性，15% 的患者有 TIPSS 后肝性脑病，但在大多数病例中是自限性的，最重要的问题是分流管狭窄或血栓形成。大多数布 - 加综合征患者需要长期抗凝治疗，以长期保持分流道通畅。并且可能需要后续干预以维持血管通畅。与未覆膜支架相比，聚四氟乙烯覆膜支架的使用显著提高了支架的通畅率（1 年通畅率 67% 比 19%），它们也与较低的临床重大事件发生率相关。

（三）外科治疗

在 1990 年之前，外科门静脉系统分流术一直是布 - 加综合征患者首选的减压策略。肠腔分流术（肠系膜上静脉 - 下腔静脉分流术）是最常用的分流术，优于门静脉侧 - 侧分流术，因为它更容易在尾状叶肥大的情况下进行。然而，在单纯肝静脉闭塞的患者中，只有侧 - 侧门体静脉分流术才有良好的结果。多项研究和多变量分析显示，外科门体分流术在布 - 加综合征患者中没有显示生存获益。手术分流与围术期死亡率高、晚期分流通畅低和技术困难相关。因此，这种方式不再被视为治疗选择，而在很大程度上被 TIPSS 所取代。

（四）肝移植

肝移植是布 - 加综合征患者最终的治疗选择。肝移植也可以考虑作为急性肝衰竭患者的一线治疗，但在等待肝移植时应考虑 TIPSS，因为它可能促进患者快速改善病情，并可能避免移植。在布 - 加综合征患者中进行肝移植是对外科医师的一项技术挑战，主要是因为存在与肝静脉血栓形成、肝大和粘连相关的腹膜后纤维化。此外，由于尾状叶增大和肝静脉口闭塞，经典的"背驼"吻合技术变得更有难度。近年来，肝移植术后 5 年生存率逐年提高，一项欧洲的大型研究显示，布 - 加综合征患者肝移植术后 1 年、5 年和 10 年的总生存率分别为 76%、71% 和 68%。

由于移植后血栓可能复发，因此术后需要抗凝治疗。但抗凝治疗可能导致较高的出血发生率，并且不能完全阻止血栓复发。

六、预后

布 - 加综合征早期发现并治疗，预后良好，进展为肝硬化、门静脉高压，尤其是门静脉血栓形成后，预后显著恶化。

（楚金东 李 凯）

第二节　肝外门静脉阻塞

在亚太肝病研究学会（APASL）共识（2006）中，肝外门静脉阻塞（extrahepatic portal vein obstruction，EHPVO）被定义为一种肝脏血管疾病，其特征是肝外门静脉阻塞，伴或不伴肝内门静脉根或脾静脉或肠系膜上静脉受累，属于肝前性门静脉高压。BAVENO Ⅵ共识进一步明确：EHPVO不包括单独脾静脉或肠系膜上静脉血栓，可表现为新发的血栓形成或门静脉海绵样变所致门静脉高压，并排除肝硬化、其他肝病（如非肝硬化门静脉高压）和（或）恶性肿瘤。在发达国家，EHPVO占门静脉高压总病例的5%～10%，而在发展中国家，它分别占成人和儿童门静脉高压病例的30%和75%。

一、发病机制

成人EHPVO的病因主要是从急性PV血栓研究中推断出来的。与其他静脉血栓形成状态一样，诱发因素分为腔内的、血管源性的和血管外的。遗传因素可能是病因之一，有Meta分析发现，*MPD*和*JAK2*基因突变在成人EHPVO中的患病率分别为31.5%和27.7%。导致EHPVO的全身因素主要是高凝状态，多数病例存在一种或多种血栓前状态。而导致EHPVO的常见局部原因是胰腺炎、肝脓肿、脐炎、门静脉静脉炎、脐静脉插管、门静脉周围手术（脾切除术、胆囊切除术、Billroth-Ⅱ手术）和恶性肿瘤（胰腺、肝或十二指肠肿瘤）。部分患者同时存在局部和全身因素。据报道，30%患有EHPVO的儿童存在先天性异常（多为无脐炎病史的儿童），最常见的是心血管和尿路异常，其他有特纳综合征、唇腭裂或缺损、外耳和肢体畸形。导致儿童EHPVO的其他局部因素包括腹泻、腹腔败血症和肾病综合征。然而，仍有部分EHPVO患者没有明确病因。

二、病理生理学

在大多数患者中，往往难以识别导致EHPVO的急性激发事件，从而导致血栓逐渐形成。血栓形成、血流阻断6～20天后，肝静脉内血栓周围和内部出现多发纤曲的肝静脉侧支，称为海绵状血管瘤。新形成的肝静脉侧支能够部分解除肝前静脉阻塞，但仍不足以缓解门静脉高压、不足以充分补偿肝脏血流量。因此，肝外门静脉系统交通侧支发育形成食管-胃底静脉曲张、直肠周围静脉曲张、腹壁静脉曲张及自发分流等。EHPVO的肝脏病理表现：肝脏的结构保存完整，可见到轻度门静脉周围纤维化。门静脉大体病理呈海绵样改变，一簇大小不等的血管代替了门静脉。

三、临床表现

EHPVO的主要临床表现为静脉曲张出血、脾大、腹水、门静脉性胆道病、儿童发育迟缓等。静脉曲张出血和脾大是儿童最常见的临床表现。儿童首次静脉曲张出血发作的平均年龄为3.8～5.2岁。静脉曲张出血常复发，与发热性疾病、非甾体抗炎药的使用有关，并且随着年龄的增长，频率和严重程度增加，直到青春期。由于保留了良好的肝脏合成功能，EHPVO患者对出血常具有良好的耐受性。中度脾大是特征性表现，但与出血的频率和严重程度无关。腹水通常持续时间短，多与出血发作、生长迟缓和低白蛋白血症有关。持续性腹水多于病程后期出现。

1/3～1/2的EHPVO儿童表现为消瘦和发育迟缓。生长迟缓的严重程度与门静脉高压持续时间有关，与能量摄入多少无关。EHPVO患儿的生长迟缓是多因素的，包括：

（1）门静脉血流减少导致亲肝因子减少。

（2）门静脉高压性肠病继发吸收不良。

（3）脾大导致早饱。

（4）生长激素抵抗，表现为生长激素水平高，胰岛素样生长因子-1（IGF-1）和胰岛素样生长因子结合蛋白-3（IGFBP-3）水平低。

（5）贫血和脾功能亢进。受身体发育迟缓的影响，患儿的生活质量也受到影响。

门静脉性胆道病是指肝硬化或非肝硬化门静脉高压患者的胆管（肝外和肝内）和胆囊壁异常，表现为肝内胆管扩张、凹陷、口径不规则、移位、成角、狭窄、结石、充盈缺损，胆囊和胆总管周围静脉曲张或肿块（伪胆管癌征象）。其中，肝左管受累更常见且更严重。有症状的患者表现为黄疸、胆绞痛、腹痛和复发性胆管炎。但门静脉性胆道病引起的症状出现时间比静脉曲张出血晚十年左右。4% ~ 10% 的患者会出现胆总管结石、胆管炎和继发性胆汁性肝硬化等并发症。

四、诊断

（一）实验室检查

由于大多数 EHPVO 患者的肝功能受损轻微，仅有少量患者可能出现氨基转移酶异常。在门静脉性胆道病的患者中可能观察到碱性磷酸酶和 γ-谷氨酰转肽酶升高。而脾功能亢进较常见，因此可发现患者的血常规中白细胞、血小板、血红蛋白等减少。

（二）影像学检查

根据 BAVENO Ⅵ 共识，如果多普勒超声、CT 或 MRI 血管造影显示门静脉阻塞、管腔内填充或门静脉海绵样变性，即可诊断为 EHPVO。多普勒超声为首选诊断方法，其灵敏度和特异度 > 95%。CT 或 MRI 血管造影可用于评估血栓演变和潜在局部因素。

（三）内镜检查

EHPVO 患者常见食管、胃和肛门直肠静脉曲张。EHPVO 儿童的食管静脉曲张通常较严重，且经常能同时观察到胃静脉曲张、门静脉高压性胃病、十二指肠和肛门直肠静脉曲张。食管小静脉曲张或无静脉曲张应警惕胃静脉曲张或自发性分流的可能性。对于血栓未再通的患者，急性血栓事件后的 6 个月内应筛查食管 - 胃底静脉曲张。对于无静脉曲张患者，可每 2 年复查胃镜；对于轻度静脉曲张患者，可每年复查胃镜；中重度患者，可每 6 个月复查胃镜。

（四）肝活检

对于 EHPVO 患儿，肝活检不是必要的检查，除非临床上强烈怀疑有潜在的肝脏疾病。如影像学检查发现肝脏形态异常或存在肝功能持续异常，推荐行肝活检和测量 HVPG 排除肝硬化或特发性非肝硬化性门静脉高压。

五、治疗

对于 EHPVO 的治疗，可参考 BAVENO Ⅵ 共识提出的建议。

（一）抗凝治疗

1. 早期 EHPVO 的抗凝治疗 早期 EHPVO 很少能自行消失，对于这部分患者，应立即使用低分子肝素，随后口服抗凝药物。抗凝治疗应至少持续 6 个月。如高凝状态持续存在，应考虑长期抗凝。多数患者在尽早抗凝治疗后临床转归较好。因此，血管再通失败后，或许没必要额外的干预措施（如局部溶栓）。但抗凝治疗可能会出现出血，需注意权衡利弊。如有全身炎症反应综合征 / 感染征象，应使用抗生素治疗。在持续腹痛、血性腹泻和乳酸中毒的患者中，肠梗死和器官衰竭的风险增加，应考虑血液透析和外科手术。

2. 慢性 EHPVO 的抗凝治疗 对于无血栓危险因素的患者，推荐抗凝治疗的证据不足。对于伴有持续性血栓危险因素、再发血栓或肠梗死的患者，推荐长期抗凝治疗。在充分预防门静脉高压性出血后，应开始行抗凝治疗。

（二）内镜治疗

对于 EHPVO 患者静脉曲张破裂出血的治疗，目前主要的治疗手段是内镜治疗和外科手术治疗。内镜治疗对控制急性静脉曲张出血有效率高达 90% 以上，通常作为急性静脉曲张破裂出血的首选治疗方式。硬化术和套扎术对食管静脉曲张根除都有效，而胃静脉曲张破裂出血通常使用组织胶注射治疗。BAVENO Ⅵ 共识认为 β 受体阻滞剂和食管静脉曲张套扎术用于二级预防的疗效相近。β 受体阻滞剂在 EHPVO 儿童患者中应用也较普遍，但是其安全性及有效性数据尚不足。

（三）外科手术治疗

随着专业技术的进步，外科手术逐渐成为一线治疗方案。肠系膜上静脉 - 肝内门静脉左支分流术（Meso-Rex 分流术），是 EHPVO 手术分流的首选术式，这种分流以尽可能接近生理的方式恢复肝门静脉血流。Meso-Rex 分流术除了能够改善脾脏大小、脾功能亢进、静脉曲张、生长发育和门静脉性胆道病，还能够改善肝脏体积、神经认知功能。因此，BAVENO Ⅵ共识也建议对所有伴有慢性 EHPVO 相关并发症的儿童，应考虑行 Meso-Rex 分流术。

（四）门静脉性胆道病的治疗

有黄疸、胆管炎、胆总管结石或胆管狭窄症状的患者，通常需要治疗，建议首先采用内镜治疗。存在胆管结石的 EHPVO 患者，可以采用内镜下括约肌切开术，在改善胆道梗阻症状的同时去除结石。存在胆总管狭窄的患者可以采用胆道支架并可同时进行胆道扩张。当内镜技术失败时，可考虑经皮经肝胆道引流。如果效果不理想，则可再行门体分流术，通常情况下，单独实施门体分流术即可改善肝门静脉性胆管病症状。对于门体分流术仍无法缓解症状的患者，可以采用肝管空肠吻合术进行改善。从长远来看，大多数患者需要分流手术。

（五）肝移植

肝移植是反复消化道出血难以有效控制、其他手术方式治疗失败的 EHPVO 患者的最终选择。肝移植术可消除门静脉阻塞，恢复门静脉通畅，长期有效降低门静脉系统压力，恢复正常肝功能，改善患者的营养状况。

六、预后

此疾病预后与阻塞形成的部位、时间长短有关，目前尚无详细资料。

（楚金东）

第三节　门静脉血栓形成

门静脉血栓形成（portal vein thrombosis，PVT）是指门静脉主干和（或）门静脉左右分支发生血栓，可造成管腔完全或部分堵塞，伴或不伴肠系膜静脉和脾静脉血栓形成。PVT 为肝硬化的常见并发症之一，也有部分 PVT 发生于非肝硬化患者。

一、流行病学

在一般人群中，PVT 的发生风险为 1%。由于不同研究纳入肝硬化患者的人群特点不同，诊断方法各异，报道的患病率和发病率差异也较大。肝硬化患者 PVT 的患病率为 5% ～ 20%，年发病率为 3% ～ 17%。肝硬化患者发生 PVT 的风险是普通人群的 7 倍。一份基于 849 名拟行肝移植的肝硬化患者的研究中，PVT 的发病率为 9%，包括了部分或完全堵塞的 PVT。而在合并肝癌的患者中，更可高达 35%。

二、发病机制

PVT 的形成机制主要与经典的 Virchow 三联征相关，即门静脉血流速度减慢、血管内皮损伤及血液高凝状态。肝硬化时，肝纤维化增生形成假小叶结构，导致肝脏结构改变及肝内血管张力改变，使门静脉血管阻力增加，血流减慢。多项研究发现，若门静脉血流速度低于 15cm/s，肝硬化患者发生 PVT 的风险将增加 10 ～ 20 倍。肥胖、代谢综合征和非酒精性脂肪性肝炎（NASH）肝硬化也被认为是独立危险因素。肝细胞癌（HCC）侵袭门静脉和（或）肝静脉在肝硬化患者中很常见，因此，由于肿瘤性静脉阻塞的治疗和预后与自发性血栓形成有很大的不同，因此必须通过增强影像学检查排除肿瘤性静脉阻塞。

没有肝硬化的患者发生 PVT 是一种非常罕见的情况。一项来自日本的尸检研究显示 PVT 患病率为 0.05%。对于无肝硬化患者，肝外门静脉系统梗阻大多与骨髓增殖性肿瘤、手术或影响消化系统器官或脾脏的炎症条件有关。肥胖手术、脾切除术、胰腺炎、炎症性肠病、阑尾炎和憩室炎也是肝外门静脉阻塞的重要因素，这些患者中约 30% 有系统性血栓形成。凝血酶原基因 *G20210A* 突变在这种情况下最为普遍。总体来说，35% 的患者没有危险因素。在没有肝硬化伴 PVT 的患者中，几种低水平危险因素的组合比一般人群中更常见。

三、临床表现

静脉血栓的临床表现与血栓的部位、阻塞程度及形成的急缓等密切相关。部分 PVT 患者可无临床症状，而部分急性 PVT 患者可有发热、恶心、呕吐、腹痛、腹胀、腹泻等非特异性临床表现。若血栓累及肠系膜静脉，可引起肠系膜缺血，导致小肠坏死，病情进一步进展可并发腹膜炎。而慢性 PVT 形成海绵样变性时，门静脉高压可导致食管 - 胃底静脉曲张、反复腹水、脾大等临床表现。

四、诊断

PVT 的诊断主要通过临床表现、实验室检查及影像学检查来明确。部分患者可不伴有临床症状，主要依靠体检时行影像学检查诊断。实验室检查可以评估机体的凝血状态及形成血栓的风险。血管造影属于有创检查，是诊断 PVT 的金标准，不作为常规检查。

PVT 的诊断主要依靠影像学检查明确。主要的影像学检查包括多普勒超声、增强 CT、MRI 和血管造影等。影像学检查可诊断和评估 PVT 的分期、严重程度、海绵样变性及侧支血管的情况。超声检查无创、简单便捷，不仅可以明确 PVT 的范围，还可以用于测定门静脉血流速度，诊断 PVT 的灵敏度为 89% ～ 93%，特异度为 92% ～ 99%。因受患者体型、肠胀气等因素干扰，超声对诊断 PVT 的延伸范围，尤其是涉及肠系膜静脉血栓的诊断有局限。腹部增强 CT 和 MRI 检查可以进行血管三维重建，进一步明确肠系膜静脉血栓和脾静脉血栓的情况。

对于 PVT，主要是通过分级（急、慢性）、栓塞程度（不完全 / 部分、完全）、是否延伸至肠系膜静脉等来描述。急性或慢性的确切时间点目前还没有达成共识。有一项前瞻性研究，对 100 名近期 PVT 患者随访了 1 年，发现 6 个月没有再通的患者在 6 ～ 12 个月也没有再通，大多数患者在抗凝治疗后仍然发生海绵状变性。因此，现在对发现超过 6 个月的 PVT 称为慢性 PVT，短于 6 个月的称为急性 PVT。

Yerdel 等提出的分级系统是目前 PVT 最常用的分级方法。他将 PVT 分为 4 级：1 级，< 50% 门静脉闭塞，有或无轻度的肠系膜上静脉延伸；2 级，> 50% 门静脉闭塞，有或无轻度的肠系膜上静脉延伸；3 级，门静脉完全闭塞，有近端的肠系膜上静脉完全闭塞；4 级，门静脉完全闭塞，近端及远端的肠系膜上静脉均有血栓形成。3 ～ 4 级的 PVT，由于血栓延伸至肠系膜上静脉，发生小肠缺血的风险非常高。这个分级系统广泛应用于肝移植患者的风险评估。

目前，国内有学者将肝硬化 PVT 的严重程度分为附壁、阻塞性、部分性和条索化 PVT。附壁 PVT 指血栓占据门静脉管腔的 50% 以下；阻塞性 PVT 指血栓完全或接近完全占据门静脉管腔；部分性 PVT 指血栓程度介于附壁和阻塞性之间；条索化 PVT 指血栓长期阻塞门静脉而发生机化，影像学检查无法探明门静脉管腔。阻塞性和条索化 PVT 常伴有门静脉海绵样变性。

五、治疗

PVT 的治疗主要包括了抗凝治疗、溶栓治疗和介入及外科手术治疗。根据有无急性腹痛、恶心、呕吐等症状，将 PVT 分为急性症状性 PVT 和非急性症状性 PVT。急性症状性 PVT 应尽早启动抗凝治疗，促进血管再通，防止血栓进展，如抗凝治疗无效，且出现肠缺血、肠坏死表现，可考虑进行外科手术治疗，经内镜和药物治疗后食管 - 胃底静脉曲张仍反复出血的肝硬化 PVT 患者应积极考虑 TIPS 治疗。PVT 程度＜50% 且血栓尚未累及肠系膜静脉的患者可随访观察；若血栓占据门静脉管腔≥50% 或伴肠系膜静脉血栓，则需考虑启用抗凝治疗。

（一）抗凝治疗

肝硬化 PVT 再通可以采取抗凝治疗，血栓部分或完全再通率可达 42%～82%。抗凝治疗的主要适应证为急性症状性 PVT、等待肝移植、合并肠系膜静脉血栓形成者，主要禁忌证包括近期有出血史、严重的食管 - 胃底静脉曲张、严重血小板减少症等患者。进展期肝硬化患者，特别是 Child-Pugh 分级 C 级患者，需谨慎考虑抗凝治疗。抗凝治疗的药物主要包括华法林、肝素和新型口服抗凝药物。使用华法林时需要密切监测 INR，一般认为 INR 以 2.0～3.0 为目标值。需要警惕使用时的出血风险。肝素主要包括普通肝素、低分子肝素和磺达肝癸钠。普通肝素使用时需检测 APTT，需定期检测血小板计数。低分子肝素诱导血小板减少症和出血风险低于普通肝素，但肾功能不全者慎用，需要皮下注射。一般可采取低分子肝素 - 口服抗凝药物序贯治疗。有研究表明，肝硬化 PVT 患者采取先使用低分子肝素注射治疗 1 个月后口服华法林 5 个月的抗凝治疗方案，血栓总再通率达 62.5%。 新型口服抗凝药物包括直接 X a 因子抑制剂（如利伐沙班、阿哌沙班）和直接 II a 因子抑制剂（如达比加群），有快速起效、使用剂量固定、不需要常规监测等优点。抗凝治疗后需定期随访，血栓再通后仍可能再次发生血栓。

（二）溶栓治疗

溶栓治疗主要包括全身溶栓和局部溶栓。局部溶栓包括经皮肝穿刺、经颈静脉穿刺或肠系膜上动脉置管溶栓等。溶栓治疗可诱发潜在出血和无法逆转的纤维蛋白溶解状态，故须慎用。

（三）手术治疗

对于高度怀疑急性 PVT 累及肠系膜上静脉引起腹痛、便血、腹膜刺激征者，应尽早行剖腹探查术。常见的手术方式是肠切除吻合术和肠系膜静脉取栓术。但肠系膜静脉血栓术后存在较高的复发率，故建议术后给予局部或全身抗凝治疗。

（四）介入治疗

经颈静脉肝内门体分流术（TIPS）开通 PVT 的优势为可在肝内建立门腔分流道以加快门静脉血液回流速度，使更多淤积在门静脉系统血管内的血液回流入下腔静脉，对局部血栓产生冲刷效应。TIPS 的适应证包括抗凝治疗效果欠佳或存在抗凝治疗禁忌证、合并食管 - 胃底静脉曲张破裂出血者但常规内科止血疗效欠佳、急性症状性 PVT 合并食管 - 胃底静脉曲张破裂出血。

（五）外科手术治疗

由于介入治疗的技术发展，单纯由于 PVT 进行的外科手术已经显著减少。

六、预后

急性 PVT 经积极治疗后可取得良好的再开通率。慢性血栓抗凝治疗可以延缓血栓的进一步发展。介入治疗可以显著改善患者的门静脉高压症状。

（毕　茜　孟繁平）

第四节　特发性门静脉高压

特发性非肝硬化门静脉高压（idiopathic non-cirrhotic portal hypertension，INCPH）是一种临床综合征，其特征是在没有肝硬化或已知的导致门静脉高压危险因素的情况下，出现门静脉高压的临床体征和症状。最近提出的门窦血管疾病（porto-sinusoidal vascular disease，PSVD）扩大了该疾病的范围，包括了没有临床门静脉高压症状，但在肝活检中发现有相似组织病理特征的患者。

PSVD 主要包括 3 种情况，即闭塞性门静脉病变、结节再生性增生和不完全性肝硬化 / 纤维化。目前其发生机制还不明确，认为和血液系统疾病、免疫、感染、遗传和代谢等相关。临床表现主要为门静脉高压的表现，包括食管 - 胃底静脉曲张、脾大、腹水等。诊断通常都是由肝脏病理活检来明确，同时除外其他引起门静脉高压的病因。治疗上以防治食管 - 胃底静脉曲张破裂出血为主。其预后较肝硬化患者好。

当肝静脉压力梯度（hepatic venous pressure gradient，HVPG，游离肝静脉压力与楔形肝静脉压力的差值）超过 5mmHg 时，患者就会出现门静脉高压。门静脉高压通常是门静脉流出道阻力增加的结果。门静脉高压的表现包括食管 - 胃底静脉曲张、腹水和血小板减少症与脾大。肝硬化是西半球门静脉高压最常见的病因，包括撒哈拉以南的非洲、南美洲、加勒比地区、中国部分地区及东南亚。门静脉血流阻力增加可发生于不同的部位，如肝前（即门静脉）、肝内（累及实质内窦状静脉和小静脉）或肝后（即肝静脉）水平。如果在没有肝硬化的情况下出现门静脉高压的体征和症状，则称为非肝硬化性门静脉高压（NCPH）。

有趣的是，NCPH 和 INCPH 在文献中被互换使用。这包括酒精性和非酒精性脂肪性肝病（NAFLD）、代谢性肝病和自身免疫性疾病，如原发性胆管炎和原发性硬化性胆管炎。药物和毒素暴露、先天性肝纤维化和浸润性肝病（如结节病）也可参与无肝硬化的门静脉高压发病。然而，有些患者存在门静脉高压，但没有明确的原因，包括上述原因。只有在通过组织学检查排除肝硬化，在临床和（或）放射学上消除门静脉和肝静脉系统的机械性［即门静脉血栓形成，Budd-Chiari 综合征（BCS）］或生理性（即右心衰竭）血流阻塞后，如果没有慢性肝病或已知的门静脉高压危险因素，则诊断为 INCPH。

一、流行病学

由于对 INCPH/PSVD 的认识和分类不同，其发病率在各个地区存在比较大的差异。INCPH 在日本和印度得到了广泛的承认，占门静脉高压病例的 30% ～ 40%。近些年来，由于提高了对该病的认识和国家卫生政策的变化，日本该病的发病率已大幅下降。印度的高发病率可能与社会经济条件有关。在北美和欧洲，INCPH 被认为是一种罕见疾病，占门静脉高压病例的 3% ～ 5%。然而，由于对该疾病的认识不足，其实际的发病率可能会更高。

地域和人口特征的差异也很明显，印度和日本的 INCPH 患者年龄（年龄为 30 ～ 49 岁和 40 ～ 59 岁）明显低于西方国家（年龄为 50 ～ 69 岁）。该病在日本女性占大多数（性别差距呈下降趋势），但在印度、北美和欧洲显示出男性更多。在儿童人群中，INCPH 比例较低，约占所有门静脉高压的 4.6%。在儿童中，INCPH 在男性中更常见，与成人相比，可能与潜在的恶性肿瘤或遗传易感性有关。

二、发病机制与病理生理学

INCPH/PSVD 的发病机制尚不清楚，但目前认为与肝内门静脉微血管的损伤和闭塞有关，导致在窦前水平门静脉血流阻力增加。在肝硬化相关门静脉高压中，由于门静脉血流减少，而肝动脉血流增加，导致各种肝内分流。而在 INCPH/PSVD 中，静脉和动脉血流均变小，肝内分流很少发生。门静脉系统的减弱和随后的静脉硬化导致非狭窄静脉分支的压力升高。Ohbu 等对 INCPH 中随后出现的异常肝内门静脉血管进行了广泛的研究和分类。在该研究中，笔者提出在 INCPH 中，结节再生性增生中包括门静脉分支硬化和门静脉周围窦状扩张且不与门静脉分支相通。门静脉分支硬化在肝外门静脉阻塞中较少见。从单纯的组织形态学角度来看，Krazinskas 等的"门脉血管病变"方案为 INCPH/PSVD 的发病机制带来了新的见解。笔者报道了在没有门静脉高压的肝活检中，88% 的人出现了与 INCPH 类似的门静脉血管异常。笔者提出术语"门脉血管病变"，并提示门静脉炎症可能是一个潜在的病因。在肝移植组，门静脉血管病变与丙型肝炎病毒（HCV）感染和纤维化增加有关，而在同种异体移植组，它与同步急性细胞排斥反应的严重程度、既往排斥反应的存在和移植后时间的增加有关。在一项三维组织重建研究中，在一个没有门静脉高压或肝硬化的日本 HCV 感染患者中也描述了类似的门静脉改变。这些研究表明在 INCPH/PSVD 中可见的门静脉血管改变可能至少部分与门静脉炎症有关。然而，INCPH/PSVD 活检通常不显示明显的门静脉炎症。此外，以往的研究和报道将 INCPH/PSVD 与各种血液学、免疫学、感染性和遗传性疾病过程联系在一起。多种因素可能同时存在，并在该病的病理生理中起作用。

三、临床表现

约 60% 的患者在确诊时表现出门静脉高压的症状和体征，包括食管 - 胃底静脉曲张、脾功能亢进和血小板减少症。食管 - 胃底静脉曲张破裂出血是 50% 患者最常见的症状。20%～50% 的患者出现腹水，常和胃肠道感染或出血并行。然而，有些患者可能完全没有症状，门静脉高压的征象是通过放射学或内镜检查偶然发现的。肝性脑病、肝肾综合征和肝肺综合征比较少见。肝脏的合成能力常不受影响，但仍有 4%～19% 的患者会进展为严重肝功能不全，需要进行肝移植治疗。继发性门静脉血栓形成也常见于 INCPH/PSVD 患者。Matsutani 等的一项研究显示，22 例 INCPH 患者中有 9 例（占 41%）在随访 12 年后出现门静脉血栓，其发生率明显高于肝硬化患者。此外，门静脉血栓形成是预后较差的指标。同样，在随访 15 个月之后，75% 的同时感染 HIV 的 INCPH 患者发生了门静脉血栓。

四、诊断

INCPH/PSVD 的诊断主要通过临床表现、影像学和组织学病理明确。

（一）诊断重点

1. 临床症状有门静脉高压的表现，如食管 - 胃底静脉曲张、脾功能亢进、血小板减少症等，早期可能表现为原因不明的肝功能异常。

2. 排除慢性肝炎及肝硬化。

3. 排除门静脉血栓、布 - 加综合征等引起非肝硬化性门静脉高压的原因

4. 组织病理学符合 INCPH/PSVD 的表现。

（二）影像学

影像学检查可通过非侵入性的方法发现门静脉高压，如脾大、门静脉侧支出现，或直接通过肝静脉插管测压来明确是否存在门静脉高压。它们还可以鉴别诊断 PSVD，而排除如血吸虫病、先天性肝纤维化等引起门静脉高压的病因。尽管影像学表现往往缺乏足够的特异性来明确诊断，但仍有一些特征提示可能存在 INCPH/PSVD。

首先，尾状叶和肝第Ⅳ段的合并增大提示 INCPH/PSVD，而肝硬化通常与第Ⅳ段萎缩相关。部分 INCPH/PSVD 患者超声可见肝内门静脉分支高回声壁增厚，T_2WI MRI 可见门静脉周围信号强度增高，可能代表门静脉周围纤维化。此外，在明显的门静脉高压的表现下 HVPG 正常或轻度升高将支持 INCPH/PSVD 的诊断，因为它表明门静脉高压为窦前性。由于在 INCPH/PSVD 中常见的肝内静脉 - 静脉交通的存在，严重影响了 HVPG 的测算，从而低估了门静脉压力的实际值。此外，尽管在疾病早期，肝脏体积无明显变化和无结节形态可能提示 INCPH/PSVD，但在 INCPH/PSVD 中也可以看到类似肝硬化的肝表面结节。肝内门静脉系统的异常（如直径缩小、通过率降低和闭塞性血栓形成）在 INCPH/PSVD 中比在肝硬化中更常见。研究表明，肝脏硬度测量（通过瞬态弹性成像）的数据虽然是有限的，但它可以用于区分 INCPH/PSVD 和肝硬化。与肝硬化相比，INCPH/PSVD 显著降低了平均肝脏硬度。Elkrief 等的研究发现，10kPa 和 20kPa 的阈值分别具有足够的敏感度和特异度。例如，在有门静脉高压的患者中，肝硬度值低于 10kPa 高度提示 INCPH/PSVD，而超过 20kPa 则有效地排除了该疾病。此外，与肝硬化相比，INCPH/PSVD 的肝静脉造影显示静脉 - 静脉分流频繁，大静脉与其分支之间的角度更窄。

（三）组织病理学

INCPH/PSVD 病变主要发生在门管区和肝小

叶内。即使没有门静脉高压的临床表现和影像学的特征，如果病理改变符合，也可以诊断。

1. 闭塞性门静脉病变（obliterative portal veno-pathy，OPV） 又称静脉硬化，是 PSVD 的标志，被认为是导致门静脉血流阻力增加和持续的窦前压力增高的起始事件。OPV 以附壁纤维化、肝内中小门静脉分支增厚、管腔狭窄或闭塞、静脉减少为特征。然而，需要将这些特征与"门静脉二联管"区分开，"门静脉二联管"是一种正常的组织学改变，门静脉缺乏可能被误解为 OPV。

2. 结节再生性增生（nodular regenerative hy-perplasia，NRH） 最早由 Steinert 提出，是在无纤维化时出现的肝实质微结节。这似乎是 OPV 与随后肝实质不均匀灌注的结果。结节通常较小（1～3mm），边界不清，由周围受压萎缩的肝细胞板的增生中心区组成。网状蛋白染色可以更好地观察结节的结构，网状蛋白染色可以突出结节周围浓缩的网状结构。细胞角蛋白 7 免疫染色也可能有帮助，因为它常在萎缩的肝细胞中表达。

3. 不完全性室间隔纤维化 / 肝硬化 特征是存在薄纤维室间隔，从门静脉发出，从汇管区延伸至肝实质中。尽管可以看到模糊且边界不清的肝结节，但在不完全性间隔纤维化 / 肝硬化中看不到完整的肝硬化性结节。

与 INCPH/PSVD 相关但缺乏特异性的组织学病变被定义为非特异性病变。这些包括门静脉管道异常，如异常血管（即门静脉周围分流血管，门静脉分支突出，单一门静脉内门静脉，扩张动脉），不规则分布的门脉区和中央静脉，非汇管区肝血窦扩张和微小的窦前区纤维化。此外，汇管区残基（定义为直径小于胆管直径的 2 倍）经常出现在 INCPH /PSVD。

INCPH/PSVD 最常见的肝小叶异常是肝血窦扩张，因为 INCPH/PSVD 是一种血管损伤。然而，窦状动脉扩张并不是特异性的，可能与其他血管、肿瘤、炎症、感染和药物相关的病因有关。值得注意的是，在 INCPH/PSVD 中，肝血窦扩张是随机和非带状的，而当与通常的病因相关时，主要是小叶中心扩张，当与口服避孕药相关时，主要是门静脉周围扩张。

五、治疗

INCPH/PSVD 没有特效的治疗方法。对于有门静脉高压的患者，主要是早期诊断和治疗相关的疾病。在 INCPH 中，与门静脉高压相关的并发症的处理方式与肝硬化门静脉高压患者相似。这些患者应定期筛查食管 - 胃底静脉曲张，当发现静脉曲张时，应采取预防措施以预防静脉曲张破裂出血。同样，对腹水和肝性脑病的处理与肝硬化患者相同。TIPS 用于非手术治疗失败的严重静脉曲张出血和难治性腹水患者。一项国际多中心研究显示，TIPS 治疗 INCPH 患者的 2 年生存率为 80%。由于常伴有门静脉血栓形成和潜在的高凝状态，可以考虑使用抗凝药物治疗 INCPH。然而，由于疗效证据不足，目前不推荐在 INCPH 患者中常规使用抗凝药物。

六、预后

总体来说，INCPH/PSVD 患者比肝硬化患者的情况要好得多。与肝硬化患者相比，INCPH/PSVD 患者发生腹水或肝性脑病的可能性较小。尽管静脉曲张出血更常见，但与肝硬化患者相比，相关死亡率显著降低。这可能与 INCPH/PSVD 中肝细胞功能相对良好有关。在 INCPH/PSVD 中，进展到晚期肝衰竭和发展为肝细胞癌是非常少见的。因此，在 INCPH/PSVD 患者中，一般不推荐常规超声筛查肝细胞癌。

（毕　茜　孟繁平）

第五节　肝窦阻塞综合征

肝窦阻塞综合征（hepatic sinusoidal obstruction syndrome，HSOS），又称肝小静脉闭塞病（hepatic veno-occlusive disease，HVOD），是由各种原因导致的肝血窦、肝小静脉和小叶间静脉内皮细胞水肿、坏死、脱落进而形成微血栓，引起肝内淤血、肝损伤和门静脉高压的一种肝脏血管性疾病。全球范围内发病率最高可达 70%，病死率为30%～69.2%，轻症者可以逐渐康复，重症者可进展至多器官功能衰竭而死亡，少数患者可进展至肝硬化。

一、发病机制

（一）造血干细胞移植

HSOS 是造血干细胞移植（hemopoietic stem cell transplantation，HSCT）治疗后一种特殊的严重并发症，据报道发病率最高达 60%，是导致移植相关死亡的主要原因之一。其大多于移植后1 个月内发病，移植前应用大剂量细胞毒性药物（环磷酰胺、白消安等）及放疗是导致 HSOS 的直接原因。另外，年龄、移植类型、二次移植、受损组织产生的细胞因子、受损黏膜屏障易位的内源性微生物等也是相对危险因素。HSCT 所致的 HSOS 多见于西方国家，据报道，HSOS 发生率在异基因骨髓移植（BMT）时为 30%～50%，在同基因 BMT 时为 7.9%，而我国鲜有相关报道。

HSCT 前应用大剂量化疗药物及采取放疗预处理容易引起肝小静脉及肝血窦内皮细胞损害，从而导致：①产生 TNF-α 等细胞因子引起毛细血管通透性增加；②产生内皮素及血管活性肽促进血小板聚集和血管收缩；③局部形成高凝状态，释放组织因子激活外源性凝血途径；④Ⅲ区肝细胞因耗竭了谷胱甘肽而发生肝细胞坏死。因此，HSCT-HSOS 系血管内皮细胞、凝血机制改变及细胞因子激活所致，是一个免疫、炎症、细胞毒性和凝血机制改变等多种因素异常的病理生理过程。

（二）食用含吡咯烷生物碱的中药或野生植物

1953 年，牙买加医师 Hill 等报道了 HSOS，笔者分析病理改变后认为 HSOS 是由肝内毛细血管阻塞所致，随着疾病的进展最终发展为淤血性肝纤维化，推测病因可能是营养不良或摄入蛋白质少，故称为浆液性肝病。此后在多个国家地区陆续报道了食用含有吡咯烷生物碱（pyrrolizidine alkaloids，PA）的植物导致本病的病例，鉴于病理表现，称为 HVOD。直到 1999 年，de Leve 等在野百合碱灌胃的大鼠模型中发现，该病肝损伤的最早期表现是肝血窦内皮细胞损伤、脱落（红细胞进入窦周隙），后续出现一系列继发损伤。2002 年提出了以 "HSOS" 替代 "HVOD" 作为该病的诊断名称。

当前已知含有 PA 的植物有狗舌草、猪屎豆、千里光、天芥菜、土三七、山紫菀、西门肺草、琉璃草、毛束草、款冬、聚合草等。服用含有 PA 的中药或野生植物是部分不发达国家出现 HSOS 的重要病因。在我国由菊科的土三七中毒引起 HSOS 最常见，占吡咯生物碱相关肝窦阻塞综合征（PA-HSOS）病因的 50.0%～88.6%，而五加科三七不含 PA，不会引起 HSOS。

目前对于 PA-HSOS 的发病机制尚未完全阐明。PA 属于双环氨基醇衍生物，可分为饱和型和不饱和型，其中饱和型无明显毒性或具有低毒性，不饱和型则具有极强的肝毒性。不饱和型 PA 经肠道吸收后，由门静脉系统进入肝脏后，在细胞色素 P450 酶（CYP）3A 的催化下，生成有反应活性的中间代谢物脱氢吡咯，再被水解为脱氢倒千里光裂碱（6，7- dihydro-7-hydroxy-1-hydroxymethyl-5H pyrrolizidine，DHR），其易与蛋白结合形成吡咯蛋白加合物（pyrrole protein adduct，PPA），从而损伤肝血窦内皮细胞（sinusoidal endothe lial cell，SEC），成为诱导 PA-HSOS 的主要原因。PA 在损伤 SEC 的同时，也会通过细胞骨架坏死和崩溃、诱导凋亡等途径损伤肝细胞，参与 PA-HSOS 的发展。CYP3A 的基因多态性、诱导剂和抑制剂均会影响 PA 的细胞毒性。

（三）肝血窦内皮细胞谷胱甘肽耗竭

肝血窦内皮细胞谷胱甘肽（glutathione，GSH）耗竭在 PA-HSOS 发病中起重要作用。野百合碱、脱氢吡咯和 DHR 对体外培养的肝血窦内皮细胞均具有毒性作用，机制是下调 GSH 和形成 PPA。肝腺泡Ⅲ区 SEC 含有丰富的 CYP3A，基础 GSH 水平明显降低，GSH 被严重消耗后，该区 SEC 更容易受损。另外，基质金属蛋白酶（MMP）-9 和 MMP-2 表达上调，一氧化氮减少，以及凝血相关信号通路激活等也参与 PA-HSOS 的发生。Li 等采用蛋白质组学的方法发现，在早期 PA-HSOS 大鼠体内有 48 种蛋白水平改变，其中 CPS1 和 ATP5β 与发病有密切关系，具体机制有待阐明。Harb 等的研究表明，骨髓来源的祖细胞能够替代肝血窦和中央静脉内皮细胞从而修复损伤，而野百合碱能够抑制骨髓和循环中的内皮祖细胞。由此可见，PA-HSOS 的发病机制应当包括以下两方面。

（1）PA 对肝血窦和中央静脉内皮细胞的直接损伤。

（2）PA 损伤骨髓祖细胞从而阻止内皮细胞修复。

（四）免疫抑制剂或化疗药物

众多免疫抑制剂和化疗药物均可引起 HSOS 发生，如硫唑嘌呤、环磷酰胺、长春新碱、阿糖胞苷、白消安、卡莫司汀、依托泊苷、奥沙利铂等。肝移植术后可并发 HSOS，但非常罕见，发生率约为 1.9%，可能与急性排斥反应和免疫抑制剂（如他克莫司和西罗莫司）的使用有关。

细胞毒性药物或免疫抑制剂治疗后 HSOS 发病机制尚不清楚，多数认为是大剂量化疗药物损伤了终末肝小静脉和肝血窦的内皮细胞及位于肝小叶第三区带肝细胞，从而导致病理生理过程异常。实验研究证实，细胞因子主要为 TNF-α、IL-1β 释放增多，表明其在 HSOS 产生和发展中具有重要作用。

（五）遗传因素

研究发现 HSOS 发病有一定的遗传易感性。

HPSE（rs4693608 和 rs4364254）基因多态性与儿童异基因干细胞移植相关 HSOS 发生显著相关。铁负荷亦是 HSOS 的危险因素，血色病 C282Y 等位基因杂合子可加重肝脏铁负荷，从而增加 HSOS 的发病风险。有学者认为供者 IL-1β-511 基因多态性与移植后的肝损伤和微血管疾病有一定的相关性，预示可能有更高的风险出现重症 HSOS。因此在 HSCT 或化疗前，可通过进行基因型检测评估发病风险，必要时可采取一定的预防措施。

（六）全身或肝区放疗

据介绍，全身放射剂量超过 12Gy 时，HSOS 发生风险增加。当肝区放射剂量每周达到 10Gy、总剂量达到或超过 35Gy 时，可发生放射性肝炎，放疗结束后可发生 HSOS。

发病机制多数认为是放疗损伤了终末肝小静脉和肝血窦的内皮细胞及位于肝小叶第三区带肝细胞，从而导致病理生理过程异常。

（七）其他

有报道，毛霉菌侵入肝脏可引起 HSOS，提示 HSOS 也可能与某些感染有关。另外，HSOS 也可发生于有免疫缺陷的静脉阻塞性疾病。

二、病理生理学

PA-HSOS 动物模型的病理改变研究较为详细，而人体病理资料较少。大鼠模型的病理改变包括：最先出现肝血窦内皮细胞超微结构受损；而后肝血窦堵塞的表现逐渐明显，内皮细胞损伤，窦壁破坏；其中，肝腺泡Ⅲ区血窦淤血，肝板结构破坏，肝细胞坏死和小叶间静脉内皮细胞损伤，管壁肿胀最为显著。造模第 6 天，一些大鼠肝脏病变恢复接近正常，另一些大鼠肝细胞受损改善，但血窦内、窦周和小叶间静脉内仍有大量胶原蛋白沉积。人 PA-HSOS 的病理改变与大鼠模型表现高度相似：典型表现为以肝腺泡Ⅲ区为主的肝血窦内皮细胞肿胀、损伤、脱落，肝血窦显著扩张充血；肝细胞不同程度肿胀、坏死，红细胞渗入窦周隙，肝内小静脉管壁增厚，管腔狭窄、闭塞，无纤维化表现或可见汇管区轻度纤维增生。

HSOS 的病理组织学改变分为三期：①急性期，肝脏体积增大，表面光滑，似槟榔肝。光镜下见中央静脉及小叶下静脉内膜显著肿胀，血流受阻，中央静脉周围肝血窦明显扩张、淤血，伴不同程度肝细胞坏死。坏死区肝细胞消失，网状纤维支架残留，红细胞外渗进入肝血窦或窦周隙，呈典型的出血、坏死改变，不伴炎性细胞浸润。免疫组化提示，纤维蛋白、von Willebrand 因子、Ⅷ因子沉积于中央静脉周围及静脉内膜下，静脉腔内未见沉积。另外，小叶中央静脉的外膜及肝小叶第三区带有纤维蛋白原沉积，在肝血窦旁亦有Ⅰ、Ⅲ型胶原纤维沉积。电镜提示肝血窦内皮细胞窗闭塞，细胞外胶原、纤维蛋白聚集。②亚急性期，肝脏肉眼观可见表面呈区域性网状收缩，光镜下仍有肝血窦扩张、淤血和肝细胞坏死，中央静脉周围出现纤维化，但尚未形成假小叶。中央静脉及小叶下静脉内皮增生、增厚，管腔狭窄甚至闭塞，出现持久性血液回流障碍。③慢性期，呈心源性肝硬化改变。病变过程中较大肝静脉多不受累。由于某些病因可同时引起门静脉的相应变化，部分患者伴有门静脉纤维化和血栓形成。

三、临床表现

（一）症状与体征

不同病因引起的 HSOS 临床表现不同，造血干细胞移植相关肝窦阻塞综合征（HSCT-HSOS）通常病变较严重，奥沙利铂及他克莫司等引起的 HSOS 则病变相对较轻，PA-HSOS 轻症者临床症状轻微，重症者可迅速进展至多器官功能衰竭而死亡。

临床症状主要包括腹胀、肝区疼痛、食欲缺乏、乏力、腹水、黄疸、肝大等；部分患者还有发热、恶心、呕吐等非特异性症状；严重的患者可以并发感染（以呼吸系统为主）和（或）肝肾衰竭，并可导致死亡。慢性期患者可缺少部分典型表现，或仅表现为顽固性腹水和门静脉高压相关并发症。

体格检查有不同程度的皮肤巩膜黄染、肝区叩击痛、移动性浊音阳性，严重者合并胸腔积液和双下肢水肿等。

（二）临床分期

根据其病程进展可分为 3 期。

1. 急性期　最早出现的症状为肝大、肝触痛和体重增加（周围水肿和腹水），随后有黄疸和脾大、不同程度的肝功能和凝血指标异常，多数患者可有前驱症状，如发热、食欲缺乏、恶心、呕吐或腹泻等。重症患者大多在 BMT 前预处理 1 ～ 2 周出现 HSOS，且迅速发生多器官功能衰竭。

2. 亚急性期　以肝大和腹水为主要表现，可时轻时重或急性发作；有时经过隐匿，病程可达数月以上；肝损伤亦时轻时重。

3. 慢性期　与失代偿期肝硬化的表现相似，以门静脉高压为主，肝脏出现硬化，脾大明显，并伴有顽固性腹水。少数 HSOS 患者可出现食管 - 胃底静脉曲张破裂出血、肝性脑病、肝肾综合征等。

四、诊断

（一）实验室检查

1. 肝功能检查　血清胆红素不同程度升高，在肝功能恶化时明显升高，氨基转移酶（ALT、AST）、碱性磷酸酶（ALT）、γ- 谷氨酰转肽酶（γ-GT）升高。

2. 凝血指标　凝血功能大都正常，或仅有凝血酶原时间（PT）及活化部分凝血酶原时间（APTT）轻度延长，但 D- 二聚体升高较常见。

3. 血常规　大多数患者的血常规没有明显异常，合并感染时有白细胞升高，一些严重患者可表现为血小板进行性降低。

4. 腹水常规　腹水性质符合典型的门静脉高压性腹水表现，血清腹水白蛋白梯度（serum ascites albumin gradient，SAAG）> 11g/L。

5. 外周血 PPA 浓度　检测方法：采集 250μl 血清，采用超高效液相色谱 - 质谱法定量检测。以脱氢野百合碱与谷胱甘肽反应合成的吡咯 -GSH 复合物 7，9- 二谷胱甘酰 DHR 建立标准曲线，所测得浓度是所有 PPA 释放的吡咯基团的浓度。

（二）影像学检查

1. 超声检查　二维超声的典型表现：肝脏弥漫性增大，肝实质回声增粗增密，分布不均匀，可见沿肝静脉走行的"斑片状"回声减低区，腹水。彩色多普勒超声的表现：门静脉、脾静脉内径正常，血流速度减慢（＜25cm/s）。超声造影的表现：动脉期呈"花斑样"不均匀增强，门静脉充盈缓慢，肝动脉 - 肝静脉渡越时间延长。

2. CT 检查　典型表现：①肝脏弥漫性增大，平扫可见肝实质密度不均匀下降；②静脉期和平衡期肝实质不均匀强化，呈特征性的"地图状""花斑样"，门静脉周围低密度水肿区称为"晕征"；③肝尾叶及左外叶受影响稍轻，肝静脉周围肝实质强化较明显，呈典型的"三叶草"征，肝静脉腔狭窄或显示不清，下腔静脉肝段受压变窄；④常伴腹水、胸腔积液、胆囊壁水肿和胃肠壁水肿等肝外征象，急性期患者较少合并脾大、脾静脉曲张、食管 - 胃底静脉曲张等征象。

3. MRI 检查　典型表现：①平扫显示肝脏体积增大，腹水明显，肝实质信号不均匀， 3 条肝静脉纤细或显示不清；② T_2 加权成像（T_2WI）表现为片状高信号，呈"云絮状"；③动态增强显示动静脉期呈不均匀斑片状强化，延迟期增强更为明显。

4. 肝静脉压力梯度（HVPG）　HVPG 测定可判断有无门静脉高压，HVPG ＞ 10mmHg 则提示 HSOS 发生。

5. 肝静脉造影　可见肝内小静脉管腔狭窄，走行不规则，肝实质内有斑片样对比剂充盈。

（三）病理学检查

对于实验室和影像学检查不典型的疑诊患者，可行肝活检获取病理支持。若患者合并大量腹水，经皮肝穿刺活组织检查风险较大，可采取经颈静脉肝活检（transjugular liver biopsy，TJLB），安全性较高。

肝活检是确诊 HSOS 的金标准。HSOS 典型的病理表现为肝组织淤血，肝血窦内皮细胞肿胀、损伤、脱落，肝血窦显著扩张、充血，尤其是肝小静脉壁增厚、纤维化及管腔狭窄甚至闭塞。因部分患者病变不均匀，容易出现假阴性结果，从而影响诊断。

（四）诊断依据

1. 病史　因恶性血液病或实体瘤行大剂量化疗和（或）放疗，特别是接受骨髓移植的患者；有明确服用含 PA 植物史的患者。

2. 临床表现　典型的临床表现包括肝大、触痛、体重增加、周围性水肿和腹水、黄疸等。

HSCT-HSOS 临床诊断标准包括改良 Seattle 标准和 Baltimore 标准；PA-HSOS 临床诊断标准符合"南京标准"（表 17-1）。

表 17-1　HSOS 的诊断标准

标准名称	适用范围	诊断标准	诊断项目		
			1	2	3
改良 Seattle 标准	HSCT-HSOS	骨髓造血干细胞移植后 20 天内出现以下 3 项中的 2 项	肝大和（或）肝区疼痛	血清总胆红素 ≥ 34.2μmol /L	腹水或体重增加超过原体重 2%
Baltimore 标准	HSCT-HSOS	骨髓造血干细胞移植后 21 天内血清总胆红素 ≥ 34.2μmol/L 且有以下 3 项中的 2 项	肝大伴肝区疼痛	腹水	体重增加超过原体重 5%
南京标准	PA-HSOS	有明确服用含 PA 植物史，且符合以下 3 项或通过病理确诊，同时排除其他已知病因所致肝损伤	腹胀和（或）肝区疼痛、肝大和腹水	血清总胆红素升高或其他肝功能异常	典型的增强 CT 或 MRI 表现

注：通过病理确诊需要有典型病理表现：肝腺泡Ⅲ区肝血窦内皮细胞肿胀、损伤、脱落，肝血窦显著扩张、充血。

3. 辅助检查　实验室及影像学检查结果符合 HSOS 的典型表现。

（五）病理组织学

急性期肝血窦明显扩张、淤血，伴不同程度

肝细胞坏死，坏死区肝细胞消失，网状纤维支架残留，红细胞外渗进入肝血窦或窦周隙，呈典型的出血、坏死改变，不伴炎性细胞浸润；亚急性期肝血窦扩张、淤血和肝细胞坏死，中央静脉周围出现纤维化，但尚未形成假小叶，中央静脉及小叶下静脉内皮增生、增厚，管腔狭窄甚至闭塞，出现持久性血液回流障碍；慢性期呈心源性肝硬化改变；部分患者伴有门静脉纤维化和血栓形成。

（六）鉴别诊断

1. 布-加综合征（BCS） 是由各种原因的肝静脉及肝后段下腔静脉阻塞导致肝静脉血液流出受阻而继发的一类疾病。病程也分急性、亚急性、慢性过程，容易与 HSOS 相混淆。临床可表现为肝区疼痛、肝大、黄疸、顽固性腹水和（或）双下肢水肿，可出现肝性脑病、肝肾综合征、自发性细菌性腹膜炎、食管-胃底静脉曲张破裂出血等并发症。超声是 BCS 筛查的最重要手段，可见下腔静脉近心端和（或）肝静脉狭窄或闭塞，常伴有尾状叶增大、肝静脉间交通支形成、第三肝门开放等特征性表现。数字减影血管造影（DSA）可清晰显示肝静脉和下腔静脉有无阻塞和病变的部位、性质、程度、范围，DSA 是评价 BCS 的金标准。病理学光学显微镜下可见梗阻性淤血性改变，缺少内皮细胞损伤、窦周和小叶间静脉纤维化和胶原蛋白沉积。PA-HSOS 时，肝脏增大压迫下腔静脉造成其狭窄，但肝静脉变细且不具备肝静脉间交通支是其与 BCS 的重要区别。虽然 BCS 和 PA-HSOS 临床表现相似，但两类疾病的发病机制与治疗不尽相同，因此鉴别诊断显得尤为重要。

2. 失代偿期肝硬化 HSOS 在临床中常与失代偿期肝硬化相混淆，两者临床表现相似，鉴别要点主要包括病史、辅助检查及肝穿刺病理结果。失代偿期肝硬化患者通常起病隐匿，病程长，患者常有明确的肝炎病毒感染史、长期大量饮酒史等致肝损伤的原因，实验室检查可见肝功能明显异常、凝血功能异常和脾功能亢进等，超声检查可见肝脏体积缩小、左右叶比例失调、实质回声增粗、门静脉扩张、脾大、侧支循环开放、腹水等。胃镜检查可见食管-胃底静脉曲张、门静脉

高压性胃病等表现。PA-HSOS 患者肝脏体积增大、实质回声不均匀，门静脉无扩张，脾一般不增大，急性期患者胃镜检查常见黏膜水肿，而食管-胃底静脉曲张常不明显。失代偿期肝硬化患者肝脏病理可发现纤维组织增生、假小叶形成、中央静脉缺失等典型改变。急性期 PA-HSOS 的典型表现为肝血窦扩张伴出血及淤血，腺泡Ⅲ区为主的肝板结构破坏，中央静脉内膜破坏和淤血，部分慢性期 PA-HSOS 患者可以出现广泛的血窦内和窦周胶原蛋白沉积等病理学改变。

3. 急性肝衰竭 是指因大量肝细胞坏死而在起病数天内出现肝性脑病、腹水和凝血功能障碍的一种严重肝病，具有起病急、预后差、病死率高等特点。当 PA-HSOS 肝损伤严重时，临床表现类似急性肝衰竭，容易误诊。但急性肝衰竭多有明确病因，包括肝炎病毒感染、酗酒、药物诱导和自身免疫等原因。另外，急性肝炎较少出现大量腹水，当肝衰竭出现腹水时，肝脏体积多已明显缩小，而 PA-HSOS 多以腹水为突出表现。肝衰竭患者凝血功能严重障碍，而 PA-HSOS 患者凝血功能大多正常或轻度异常。肝组织病理检查和 HVPG 测定有重要鉴别诊断价值。

4. 特发性门静脉高压（IPS） 是一组以肝内窦前性门静脉血流阻力增大及门静脉压力增高为特征的慢性肝病综合征，与 HSOS 极易混淆。临床主要以门静脉高压为主要表现，患者常出现贫血、脾大、食管-胃底静脉曲张破裂出血等，肝功能正常或轻度异常，超声和 CT 等提示门静脉和脾静脉增宽、出现分流，内镜常提示食管-胃底静脉曲张，肝静脉楔压（WHVP）正常或轻度升高，直接门静脉测压大于 20mmHg，肝穿刺活检证实汇管区纤维化，门静脉破坏但无肝硬化。

五、治疗

（一）治疗原则

去除病因，所有疑诊患者均应立即停用可疑伤肝药物；HSOS 并无特效治疗药物，以加强支持治疗和对症处理为主；内科治疗效果不佳者，可行 TIPS，以控制顽固性腹水和门静脉高压；对于合并肝衰竭内科治疗不佳的患者，可考虑行肝

移植术。

（二）对症支持治疗

对症支持治疗很重要，包括静脉输液，补充白蛋白或血浆，补充维生素，纠正水电解质及酸碱平衡失调，以维护有效循环血量、肾血流灌注量及内环境稳定。对症支持治疗虽然无法从根本上逆转疾病的病理生理学改变，但是可以通过相关治疗来改善肝脏淤血缺氧对肝细胞造成的损伤，修复受损的肝细胞，减轻水钠潴留，进而促进肝细胞再生及肝功能早日恢复。

患者出现肝功能明显异常时，临床中常用抗炎保肝药物改善肝功能、促进肝细胞再生和（或）增强肝脏解毒功能，包括抗炎类药物甘草酸类制剂，如异甘草酸镁，肝细胞膜修复保护剂，如多烯磷脂酰胆碱，解毒类药物，如谷胱甘肽，抗氧化类药物，如水飞蓟素类和双环醇，利胆类药物，如 S- 腺苷甲硫氨酸（SAMe）及 UDCA 等。出现腹水时，可应用利尿药物、缩血管活性药物及放腹水、补充人血白蛋白等。

（三）抗凝治疗

存在腹水、黄疸等表现的急性期 / 亚急性期患者是抗凝治疗的主要人群，并应尽早开始。禁忌证主要是合并严重出血疾病或有出血倾向者。

1. 低分子肝素　常作为首选，其作用机制是预防凝血物质在终末肝静脉沉积，优点是出血不良反应少，大多数患者使用时无须监测，但肾功能不全患者慎用。建议剂量为 100U/kg，每 12 小时 1 次，皮下注射。

2. 华法林　属于维生素 K 拮抗剂，是长期抗凝治疗的主要口服药物，治疗剂量范围窄，个体差异大，药效易受多种食物和药物影响，需要监测凝血酶原国际标准化比值（INR），建议 INR 维持在 2.0 ～ 3.0。初始剂量：口服起始剂量为 1.25 ～ 3mg/d（即半片至 1 片，国内主要规格为每片 2.5mg 和 3mg），高龄、肝功能严重受损等患者初始剂量可适当降低。剂量调整：口服 2 ～ 3 天后开始测定 INR，并定期监测，剂量调整应谨慎，如连续 2 次测得 INR 不达标，再考虑调整剂量（一般为加或减 1/4 片），待剂量稳定后 4 周监测 1 次。

抗凝治疗的主要不良反应是出血，包括轻微出血和严重出血。抗凝治疗 2 周后通过临床表现、肝功能、影像学检查结果评估效果，如治疗有效，则继续抗凝至 3 个月以上；如治疗无效，则停止抗凝，考虑其他治疗措施。

3. 去纤苷（defibrotide，DF）　具有抗缺血、抗炎、抗血栓、溶解血栓的活性及保护小血管内皮、抑制纤维蛋白沉积的作用，是唯一被证明有效的预防和治疗 HSCT- HSOS 的药物，欧洲药品管理局在 2014 年批准 DF 用于治疗重度 HSCT-HSOS，但由于 DF 在我国未上市，故其疗效需在将来临床应用中积累。

4. 其他尚有争议的药物　国外针对 HSCT-HSOS 的相关激素应用研究提示其可能有效。糖皮质激素在 PA-HSOS 中应用的证据主要来自国内几个单位的基础研究和小样本临床病例报道，疗效尚不能确定，仍存在争议。一些小样本研究采用诸如抗凝血酶原Ⅲ、重组人血栓调节蛋白等治疗 HSCT-HSOS，但疗效尚不确定。组织型纤溶酶原激活物疗效差，出血风险大，已有与使用该药物相关的患者死亡的报道，因此不建议使用。

5. TIPS　能够明显改善门静脉高压，对于出现腹水、食管 - 胃底静脉曲张破裂出血的患者，如内科治疗无效，可行 TIPS 治疗，但能否改善远期预后还需要长期的随访观察。

6. 肝移植术　是治疗各种终末期肝病最行之有效的措施，对于合并肝衰竭或严重并发症而内科治疗无效的患者，可建议行肝移植术。

六、预后

预后取决于损害的程度及致病条件是否造成病情复发或继续。总体来说，约 1/4 的 HSOS 患者死于肝衰竭。若病因是骨髓或干细胞移植术后的移植物抗宿主病，则 HSOS 常会在几周内自行缓解。加大用于抑制免疫系统的药物剂量，也可使移植物抗宿主病消退，但一些人会死于严重的肝衰竭。如果原因在于摄入的物质，则停止使用该物质有助于防止进一步肝损害。

（马雪梅　孟繁平）

第六节　其他血管性肝病

一、肝脏遗传性出血性毛细血管扩张症

遗传性出血性毛细血管扩张症（hereditary hemorrhagic telangiectasia，HHT），也称奥斯勒 - 韦伯 - 朗迪病（Osler-Weber-Rendu disease），是一种常染色体显性遗传性血管发育异常性疾病，发病率为（1 ~ 2）/10 000。HHT 主要临床特征为反复鼻出血，皮肤黏膜毛细血管扩张，尤其是肝、脑、肺、胃肠等内脏血管的动静脉畸形，30% ~ 70% 的患者可累及肝脏。

肝脏遗传性出血性毛细血管扩张症（hepatic hereditary hemorrhagic telangiectasia，HHHT） 是 HHT 所导致的所有类型的肝脏血管异常的总称，病变呈进行性发展，病程早期患者通常无明显相关临床表现，随着年龄增长，患者逐渐出现各种症状，以鼻出血最常见，随着病程进展可出现高排血量性充血性心力衰竭、门静脉高压性消化道大出血、肝硬化、肝性脑病及胆道并发症等。

（一）病理生理机制

HHT 病理生理机制主要是 *HHT* 基因突变引起的血管生成调节异常，目前发现的突变基因有 5 种，最常见的编码内皮糖蛋白（ENG）的基因位于 9q34，突变可导致 Ⅰ 型 HHT，编码活化素受体 Ⅱ 样激酶 Ⅰ（ALK-1）的基因位于 12q11—14，突变可导致 Ⅱ 型 HHT。HHHT 中以 Ⅱ 型 HHT 更为常见。

毛细血管扩张和动静脉畸形是 HHT 的病理学基础，毛细血管扩张是由毛细血管后微静脉扩张引起，而动静脉畸形是由于毛细血管后微静脉直接与小动脉融合，绕过毛细血管。HHHT 早期血管重排表现为显微镜下整个肝实质的毛细血管扩张，腹腔镜或开腹手术时肝脏表面也可见到；血管损伤进行性扩张加重，可产生多处动静脉瘘。肝脏微血管可表现为局灶性窦状扩张和实质内

瘘，后者可表现为 3 种不同的瘘，即肝动脉 - 肝静脉瘘、肝动脉 - 门静脉瘘、门静脉 - 肝静脉瘘，最后也有可能形成静脉 - 静脉瘘，但没有血流动力学意义。通过动静脉瘘增加了肝脏血流，在早期也可以发现肝动脉扩张，肝动脉和其分支在病变严重部位显示更复杂的改变，变得纤曲，并导致肝静脉、门静脉进行性扩张及血流异常。血管畸形导致的肝血供改变还可导致胆道系统和肠系膜血管异常。由于动静脉瘘的窃流，动脉对胆道的供血减少了，从而导致慢性胆管损伤和胆汁淤积。

（二）临床表现

肝血管畸形（VM）的患者通常是无症状的，据报道，约 8% 的肝 VM 患者出现症状，可表现为上腹部胀痛、腹水和周围性水肿，以及心力衰竭导致的呼吸困难等，肝 VM 患者的胃肠道出血更多是胃肠道毛细血管扩张出血，而不是静脉曲张出血，1/3 的肝 VM 患者可出现胆汁淤积。体格检查可有肝脏听诊的血管杂音，和（或）触觉震颤及肝大。

根据动静脉瘘累及静脉的不同，肝 VM 分别可以导致高排血量性充血性心力衰竭（HOCF）和门静脉高压（PH）。肝动脉 - 门静脉瘘导致的门静脉高压最严重的并发症为消化道大出血，而门静脉 - 肝静脉瘘可以诱发肝性脑病（HE），动静脉分流的血流偷窃可以导致胆道缺血和肠系膜缺血，而灌注异常可致肝细胞弥漫性或部分性再生活动，导致局灶性结节性增生（FNH）。

（三）诊断

1.Curacao 诊断标准　在临床中，肝 VM 早期检出率低，除非出现严重扩张的肝动脉而导致明显的震颤或杂音。对于出现肝 VM 的患者，是否可以被诊断为 HHHT，可采用 2011 年 HHT 指南建议的 Curacao 诊断标准（表 17-2）。

表 17-2　HHT 的 Curacao 诊断标准

症状	鼻出血	自发的、反复的鼻出血
	毛细血管扩张	特定部位多发（唇、口腔、手指、鼻）
	器官损伤	肺动静脉畸形、肝动静脉畸形、脑动静脉畸形、脊髓动静脉畸形、胃肠道毛细血管扩张（伴或不伴鼻出血）
	家族史	一级亲属具有符合此标准的 HHT
诊断	确诊	符合 3 条症状
	可能 / 疑似	符合 2 条症状
	不太可能	少于 2 条症状

2.AASLD 标准　AASLD 关于累及肝脏的 HHT 诊断建议包括：进行相应影像学检查，如多普勒超声、CT 或血管造影。HHT 累及肝脏的影像学检查证据为肝脏不均匀强化或血管过度形成，同时肝动脉正常强化。不建议对所有 HHT 患者进行常规筛查以判断是否累及肝脏，仅对需要相关证据确定 HHT 诊断的患者进行相应检查。由于肝穿刺活检对诊断无明显帮助并有可能引起出血，故一般不利用肝穿刺活检来诊断 HHT 是否累及肝脏。

（四）治疗

1. 无明显临床症状的 HHHT 患者，不推荐治疗。

2. 有症状的 HHHT 患者，需要强化治疗。对于 HOCF 患者，建议限盐，可根据病情给予利尿剂、β 受体阻滞剂、地高辛、血管紧张素转化酶抑制剂、抗心律失常药物等治疗，必要时行心脏复律和射频导管消融治疗；对于 PH 者，一线治疗为 β 受体阻滞剂和内镜治疗，不适用 TIPS，因其可能使循环血容量增加，从而加重心力衰竭；对于 HE 患者，可脱氨通便治疗；对于胆管炎患者，给予抗生素抗感染治疗；有急性胆道坏死综合征、HOCF、PH 者，应考虑肝移植；肝动脉栓塞治疗仅适用于 HOCF 且不能行肝移植，并有肝动脉盗血综合征的患者。

二、肝紫癜病

肝紫癜病是一种罕见的肝脏占位性病变，1861 年 Wagner 应用 "pelios" 描述了肝脏病变切面肉眼观，1916 年 Schoenlank 首次对该病冠以 "肝紫癜病" 的名称。该病主要表现为肝实质内多发的充血囊腔，可同时累及肺和网状内皮系统器官，如脾脏、淋巴结和骨髓等。

（一）病因

该病的病因尚不十分清楚，可能包括：①与药物有关的因素，某些药物的毒性作用（如他莫昔芬、甲氨蝶呤、巯嘌呤、硫唑嘌呤），某些毒素（如砷或钍），肾上腺糖皮质激素及免疫抑制剂的应用；②与自身免疫机制紊乱有关的因素，慢性消耗性疾病如结核、血液系统恶性肿瘤、移植后免疫缺陷、肝细胞癌等；③与感染相关的因素，艾滋病引起继发感染（巴氏杆菌感染）等。

（二）发病机制

有关该病的发病机制有多种理论，其中包括：①血管先天发育畸形；②肝血窦与中央静脉连接部梗阻导致肝血窦扩张；③肝细胞灶性坏死导致囊腔形成；④毒性物质对肝血窦壁的破坏；⑤网状支架破坏导致肝血窦间隙扩张。

（三）病理学

大体见肝大，表面有大小不等的紫蓝色或黑蓝色囊泡，可局限于一叶或弥漫全肝。肝切面呈蜂窝状，有大小不等含血囊腔，由数毫米至数厘米不等。显微镜下见肝血窦呈囊性扩张，囊腔内衬的内皮细胞遭到广泛破坏，腔内充满红细胞，这些囊腔可与正常肝血窦或中央静脉有沟通。窦周隙扩张，与肝血窦间的内皮细胞屏障有破坏。内皮细胞和库普弗细胞增生。肝血窦和肝小静脉周围有纤维化,病变囊腔周围可见肝细胞萎缩。肝、脾、骨髓、淋巴结可同时受累。

(四)临床表现

肝紫癜病的临床表现多种多样且无特异性,部分患者无临床症状,只是在体检时发现肝脏占位,经肝活检或手术切除后病理确诊,临床症状可有腹胀、腹痛、乏力、肝大、肝功能异常等,严重者可有肝破裂出血、失血性休克等。弥漫性肝紫癜病患者可能出现肝硬化、肝性脑病、自发性细菌性腹膜炎等,但在体格检查中,可无任何异常,也可有皮肤巩膜黄染、腹部膨隆、触及包块、腹部压痛、肝大、肝区叩痛、移动性浊音、双下肢水肿等。

(五)辅助检查

在生化检查中,大部分患者无异常,部分病变较大、弥漫性、合并肝硬化及病灶破裂出血等患者可出现氨基转移酶及胆红素升高、血红蛋白下降。

(六)影像学检查

彩超多表现为低回声,部分合并肝脏或脾脏增大、肝回声增粗等。在增强 CT 中,局灶性肝紫癜病多表现为低密度灶,增强后呈现出轻度不均匀强化,多为中心低密度,门脉期病灶呈"向心性"或"离心性"强化,延迟期病灶密度逐渐均匀,密度高于或低于周围组织。病灶较大者可出现周围器官或血管受压的表现。在 MRI 检查中,多可见病灶 T_1 呈低信号,T_2 呈高信号。Iannaccone 等的报道总结出肝紫癜病 CT 典型强化特征为"离心性"强化,但也可以表现为"向心性"强化,同时指出肝紫癜病 MRI 表现为 T_1 呈低信号,T_2 多表现为高信号影。总体来说,肝紫癜病影像学表现无特异性,在临床中,需要与原发性肝癌、转移性肝癌、肝血管瘤、肝炎性假瘤、肝局灶结节性增生等鉴别。血管造影表现为动脉晚期结节样染色区,随着时间延迟,到实质期、门静脉期时更加明显,表现为逐渐强化的特征。也可表现为囊袋状血管湖或环形结节样染色。

(七)诊断

目前肝紫癜病最终的诊断仍需依靠肝脏病理。

(八)治疗

对于药物或毒物所致的肝紫癜病,在停用药物或远离毒物后,病情可有所缓解。对于病灶较小、无症状的患者,可暂不处理,随诊观察。对于病灶较大、有明显临床症状、有破裂出血风险的患者,需手术治疗。而对于弥漫性肝紫癜病患者,除对症治疗外,需进行肝移植治疗。对于肝紫癜病破裂出血的患者,可通过高选择性动脉插管栓塞出血部位进行止血治疗。本病的死因多为病灶破裂出血、休克和肝衰竭。早期诊断并给予治疗,预后良好。

(任 辉)

参考文献

徐小元, 丁惠国, 贾继东, 等, 2016. 肝硬化门静脉高压食管胃静脉曲张出血的防治指南. 临床肝胆病杂志, 32(2): 203-219.

张宾宾, 温哲, 2019. 儿童肝外门静脉梗阻的外科治疗. 中华肝脏外科手术学电子杂志, 8(5): 392-395.

赵赫, 罗薛峰, 曹家玮, 等, 2013. 肝外门静脉阻塞诊疗进展. 中华肝脏病杂志, 21(4): 249-251.

中国医师协会腔内血管学专业委员会腔静脉阻塞专家委员会, 2017. 布-加综合征亚型分型的专家共识. 介入放射学杂志, 26(3): 195-201.

中华医学会消化病学分会肝胆疾病协作组, 2017. 吡咯生物碱相关肝窦阻塞综合征诊断和治疗专家共识意见 (2017 年, 南京). 临床肝胆病杂志, 33(9): 1627-1637.

Abdel-Razik A, Mousa N, Elhelaly R, et al, 2015. De-novo portal vein thrombosis in liver cirrhosis: risk factors and correlation with the Model for End-stage Liver Disease scoring system. Eur J Gastroenterol Hepatol, 27(5): 585-592.

Alberti D, Colusso M, Cheli M, et al, 2013. Results of a stepwise approach to extrahepatic portal vein obstruction in children. J Pediatr Gastroenterol Nutr, 57(5): 619-626.

Chinnakotla S, Klintmalm GB, Kim P, et al, 2011. Long-term follow-up of liver transplantation for Budd-Chiari syndrome with antithrombotic therapy based on the etiology. Transplantation, 92(3): 341-345.

Dakeishi M, Shioya T, Wada Y, et al, 2002. Genetic epidemiology of hereditary hemorrhagic telangiectasia in a local community in the northern part of Japan. Hum Mutat, 19(2): 140-148.

Das CJ, Soneja M, Tayal S, et al, 2018. Role of radiological imaging and interventions in management of Budd-Chiari syndrome. Clin Radiol, 73(7): 610-624.

de Franchis R, Baveno VI Faculty, 2015. Expanding consensus in portal hypertension: Report of the Baveno VI Consensus Workshop: stratifying risk and individualizing care for portal hypertension. J Hepatol, 63(3): 743-752.

De Gottardi A, Rautou PE, Schouten J, et al, 2019. Porto-sinusoidal vascular disease: proposal and description of a novel entity. Lancet Gastroenterol Hepatol, 4(5): 399-411.

DeLeve LD, Valla DC, Garcia-Tsao G, 2009. Vascular disorders of the liver. Hepatology, 49(5): 1729-1764.

Duché M, Ducot B, Ackermann O, et al, 2017. Portal hypertension in children: high-risk varices, primary prophylaxis and consequences of bleeding. J Hepatol, 66(2): 320-327.

European Association for the Study of the Liver, 2016. EASL clinical practice guidelines: vascular diseases of the liver. J Hepatol, 64(1) : 179-202.

European Association for the Study of the Liver,2016.EASL Clinical Practice Guidelines: Vascular diseases of the liver. J Hepatol, 64(1): 179-202.

Faccia M, Ainora ME, Ponziani FR, et al, 2019. Portal vein thrombosis in cirrhosis: why a well-known complication is still matter of debate. World J Gastroenterol, 25(31): 4437-4451.

Fiel MI, Schiano TD, 2019. Idiopathic noncirrhotic portal hypertension. Semin Diagn Pathol, 36(6): 395-403.

Gandini R, Konda D, Simonetti G, 2006. Transjugular intrahepatic portosystemic shunt patency and clinical outcome in patients with Budd-Chiari syndrome: covered versus uncovered stents. Radiology, 241(1): 298-305.

Gao X, Gui E, Lu Z, et al, 2015. Risk factors of recurrence among 471 Chinese patients with Budd-Chiari syndrome. Clin Res Hepatol Gastroenterol, 39(5): 620-626.

Guido M, Sarcognato S, Sacchi D, et al, 2018. Pathology of idiopathic non-cirrhotic portal hypertension. Virchows Arch, 473(1): 23-31.

Han G, Qi X, He C, et al, 2011. Transjugular intrahepatic portosystemic shunt for portal vein thrombosis with symptomatic portal hypertension in liver cirrhosis. J Hepatol, 54(1): 78-88.

Han G, Qi X, Zhang W, et al, 2013. Percutaneous recanalization for Budd-Chiari syndrome: an 11-year retrospective study on patency and survival in 177 Chinese patients from a single center. Radiology, 266(2): 657-667.

Hepatobiliary Disease Study Group, Chinese Society of Gastroenterology, Chinese Medical Association, 2021. Consensus for management of portal vein thrombosis in liver cirrhosis (2020, Shanghai). J Dig Dis, 22(4): 176-186.

Hernández-Conde M, Llop E, Fernández-Carrillo C, et al, 2019. Visceral fat is associated with cirrhotic portal vein thrombosis. Expert Rev Gastroenterol Hepatol, 13(10): 1017-1022.

Hernández-Gea V, De Gottardi A, Leebeek FWG, et al, 2019. Current knowledge in pathophysiology and management of Budd-Chiari

syndrome and non-cirrhotic non-tumoral splanchnic vein thrombosis. J Hepatol, 71(1): 175-199.

Khan F, Armstrong MJ, Mehrzad H, et al, 2019. Review article: a multidisciplinary approach to the diagnosis and management of Budd-Chiari syndrome. Aliment Pharmacol Ther, 49(7): 840-863.

Khanna R, Sarin SK, 2018. Idiopathic portal hypertension and extrahepatic portal venous obstruction. Hepatol Int, 12(Suppl 1): 148-167.

Ki M, Choi HY, Kim KA, et al, 2016. Incidence, prevalence and complications of Budd-Chiari syndrome in South Korea: a nationwide, population-based study. Liver Int, 36(7): 1067-1073.

Mantaka A, Augoustaki A, Kouroumalis EA, et al, 2018. Portal vein thrombosis in cirrhosis: diagnosis, natural history, and therapeutic challenges. Ann Gastroenterol, 31(3): 315-329.

Nery F, Chevret S, Condat B, et al, 2015. Causes and consequences of portal vein thrombosis in 1, 243 patients with cirrhosis: results of a longitudinal study. Hepatology, 61(2): 660-667.

Noronha Ferreira C, Marinho RT, Cortez-Pinto H, et al, 2019. Incidence, predictive factors and clinical significance of development of portal vein thrombosis in cirrhosis: a prospective study. Liver Int, 39(8): 1459-1467.

Qi X, Wu F, Ren W, et al, 2013. Thrombotic risk factors in Chinese Budd-Chiari syndrome patients. An observational study with a systematic review of the literature. Thromb Haemost, 109(5): 878-884.

Sacks D, Baxter B, Campbell BCV, et al, 2018. Multisociety consensus quality improvement revised consensus statement for endovascular therapy of acute ischemic stroke. Int J Stroke, 13(6): 612-632.

Sandrasegaran K, Tahir B, Nutakki K, et al, 2013. Usefulness of conventional MRI sequences and diffusion-weighted imaging in differentiating malignant from benign portal vein thrombus in cirrhotic patients. Am J Roentgenol, 201(6): 1211-1219.

Seijo S, Plessier A, Hoekstra J, et al, 2013. Good long-term outcome of Budd-Chiari syndrome with a step-wise management. Hepatology, 57(5): 1962-1968.

Sharma A, Goel A, Moses V, et al, 2020. Anticoagulating Budd-Chiari syndrome patients presenting with variceal bleed: a retrospective study. J Gastroenterol Hepatol,35(8): 1397-1403.

Sharma A, Keshava SN, Eapen A, et al, 2021. An update on the management of Budd-Chiari syndrome. Dig Dis Sci, 66(6): 1780-1790.

Shneider BL, de Ville de Goyet J, Leung DH, et al, 2016. Primary prophylaxis of variceal bleeding in children and the role of MesoRex Bypass: Summary of the Baveno VI Pediatric Satellite Symposium. Hepatology, 63(4): 1368-1380.

Shovlin CL, Guttmacher AE, Buscarini E, et al, 2000. Diagnostic criteria for hereditary hemorrhagic telangiectasia (Rendu-Osler-Weber syndrome). Am J Med Genet, 91(1): 66-67.

Siramolpiwat S, Seijo S, Miquel R, et al, 2014. Idiopathic portal hypertension: natural history and long-term outcome. Hepatology, 59(6): 2276-2285.

Stine JG, Argo CK, Pelletier SJ, et al, 2017. Advanced non-alcoholic steatohepatitis cirrhosis: a high-risk population for pre-liver transplant portal vein thrombosis. World J Hepatol, 9(3): 139-146.

Stine JG, Wang J, Shah PM, et al, 2018. Decreased portal vein velocity is predictive of the development of portal vein thrombosis: a matched case-control study. Liver Int, 38(1): 94-101.

Tripathi D, Macnicholas R, Kothari C, et al, 2014. Good clinical outcomes following transjugular intrahepatic portosystemic stent-shunts in Budd-Chiari syndrome. Aliment Pharmacol Ther, 39(8): 864-872.

Zeitoun G, Escolano S, Hadengue A, et al, 1999. Outcome of Budd-Chiari syndrome: a multivariate analysis of factors related to survival including surgical portosystemic shunting. Hepatology, 30(1): 84-89.

Zhang W, Qi X, Zhang X, et al, 2015. Budd-Chiari syndrome in china: a systematic analysis of epidemiological features based on the chinese literature survey. Gastroenterol Res Pract, 2015: 738548.

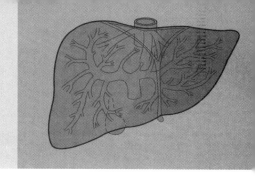

第 18 章　肝脏肿瘤

第一节　肝血管瘤

肝良性肿瘤（benign liver tumor，BLT）是一组具有不同细胞来源的异质性病变，随着影像学的广泛应用，肝良性肿瘤的检出率也越来越高。肝良性肿瘤主要包括肝血管瘤、肝细胞腺瘤、局灶性结节增生、结节性再生性增生，肝囊腺瘤少见。本节主要讲述肝血管瘤。

肝血管瘤（hepatic hemangioma）是最常见的原发性肝良性肿瘤。尤其是随着健康体检的普及及影像学检查技术的不断进步，肝血管瘤检出率也越来越高。因此，越来越多的肝血管瘤患者需要规范的诊断及治疗。

一、流行病学

不同的研究之间有较大的差异，大部分研究表明肝血管瘤存在于 15% ～ 58% 的一般人群中，因其临床症状不明显，通常在体检时偶然发现。研究发现它们在女性和肝右叶中更为常见，男女比例为 1 ∶（4 ～ 6）。肿瘤直径及数目表现各异。根据肿瘤内纤维组织含量的多少肝血管瘤分为硬化性血管瘤、血管内皮细胞瘤、毛细血管瘤和海绵状血管瘤等亚型，其中以海绵状血管瘤最多见，占肝血管瘤的 90% 以上。

二、发病机制

血管瘤的发病机制目前尚不清楚。但有研究表明，肝血管瘤在一些患者中的发病可能与患者体内雌激素的水平有关。

三、临床表现

大多数情况下，肝血管瘤较小，生长十分缓慢，肝功能指标基本无异常改变，无明显的临床表现。但若肝血管瘤直径 > 5cm，则称为巨大血管瘤，其可产生压迫症状进而引起一系列非典型的临床症状，可表现为右上腹不适感，偶可有疼痛，但严重的突发性疼痛可能是由梗死、坏死或出血进入血管瘤引起的；压迫胃肠道可表现为消化不良、恶心、呕吐、食欲缺乏等；压迫胆道可引起黄疸；压迫门静脉或下腔静脉可导致布 - 加综合征等。极少数的肝血管瘤患者会有自发破裂的可能，大部分的肝血管瘤一般不会自发破裂，但受到重物严重撞击或外伤时肝血管瘤破裂可导致腹腔大出血进而引起严重的腹部症状，包括腹膜炎等。

查体时较小的血管瘤一般无任何体征，较大的血管瘤在触诊时可在肝区触及包块，听诊可能会有血管杂音。但大多数肝血管瘤的体征无特异性。

四、诊断

（一）实验室检查

肝血管瘤患者的实验室检查一般无特异性改变，极少部分肝血管瘤患者的血清氨基转移酶或碱性磷酸酶水平可能轻度升高，但血清甲胎蛋白和癌胚抗原（CEA）水平始终正常。

（二）影像学检查

肝血管瘤主要依靠影像学检查进行诊断，包括 B 超、CT、MRI 或数字减影血管造影（DSA），一般首选 B 超检查。

1. B 超　因便捷、无创等特点，其为腹部器官检查的首选影像学检查方法，且在肝血管瘤中的特异度及灵敏度均较高。超声下肝血管瘤主要表现为边界清楚的圆形或类圆形均匀回声病变。由于血流缓慢，超声通常不能检测到血管瘤内的血流。除此之外，典型的血管瘤超声造影表现为动脉期周边结节状或环状强化，随时间延长，增强范围逐渐向中心扩展，病灶在门静脉期及延迟期仍处于增强状态，回声 ≥ 邻近正常肝组织，这种"快进慢出"的增强特点与 CT 增强表现类似。

2. CT　检出和诊断肝血管瘤的灵敏度和特异度较 MRI 稍差。平扫的影像学表现主要为圆形或类圆形低密度影，边界清晰，密度均匀。增强扫描动脉期表现为病灶边缘点状、斑点状、半环状、环状强化，密度与主动脉接近。有研究表明，动态 CT 扫描对大于 2cm 的病灶诊断的灵敏度和特异度均在 90% 以上，但对较小的病灶的诊断敏感度和特异度明显较低。

3. MRI　在血管瘤的诊断中具有高度的灵敏度和特异度（均 > 90%）。T_1 加权成像呈低信号，T_2 加权成像呈高信号，且强度均匀，边界清晰，随回波时间延长，信号强度递增，在重 T_2 加权成像，其信号更高，称为"灯泡"征。与 CT 扫描结果类似，钆对比增强显示动脉期向心性充盈强化，许多学者认为这是一种特征性的发现。静脉期和延迟期显示周围结节逐渐增大和聚结，中心充盈程度不同。

4. DSA　较少用于肝血管瘤诊断。一般若瘤体巨大，则出现"树上挂果"征。

肝血管瘤的诊断并不困难，当出现上述典型的影像学表现同时存在其他肝脏占位性病变时即可诊断。但注意避免为明确诊断盲目行穿刺活检。

五、治疗

肝血管瘤作为一种良性肿瘤，大多无症状，很少增大或自发破裂，并且无恶变倾向，因此原则上主要以随访观察为主。

当患者出现症状时，如瘤体较大，产生严重压迫反应，短期内生长速度过快时可采取外科手术干预，但医师应根据患者情况，严格把握指征，制订个体化治疗方案。其他治疗方案还包括射频消融、介入治疗等。同时，部分患者因担心肝血管瘤出现严重并发症，进而产生紧张、焦虑或其他不良心理症状。需要注意对患者的精神心理进行干预。

六、预后

肝血管瘤一般预后良好。

（苏　楠　邱　琴　沈颖娟）

第二节　肝细胞癌

一、流行病学

根据全球癌症流行病学数据库（GLOBOCAN）对 185 个国家和地区 36 种癌症的全球发病率和死亡率估计，原发性肝癌是 2020 年全球第六大最常见的癌症和第三大癌症死亡原因，约有 906 000 例新发病例和 830 000 例死亡。肝癌在全球发病率排名第五，男性死亡率排名第二。且发病率存在一定的性别差异和重大的地域差异。在所有地区，男性的患病率都高于女性，性别比通常为（2 ～ 4）：1，而且在大多数地区，女性确诊时的年龄都高于男性。在我国，原发性肝癌作为重要的肿瘤致死病因，严重威胁我国人民的生命和健康。因此，早发现、早诊断及早治疗是提高肝癌疗效的关键。

二、发病机制

有研究表明，约 80% 的原发性肝癌都有肝硬化的基础，因此任何可能导致肝脏慢性损伤及肝硬化形成的原因都可能引起原发性肝癌；病因及发病机制可能与以下因素有关。

（一）病毒性肝炎

HBV 感染是我国肝癌患者的主要病因，而西方国家以 HCV 感染更为常见。将 HBV 感染与肝癌的发生联系起来的证据是经过统计学数据进行论证的。活跃的病毒复制意味着更高的风险，长期病毒感染导致慢性炎症进而引发肝硬化是导致原发性肝癌风险增加的重要原因。此外，接受恩替卡韦或替诺福韦抗病毒治疗可以降低肝硬化患者 5 年内的肝癌发生风险，但肝硬化患者肝癌发生总体风险仍高于非肝硬化患者。HCV 感染人群原发性肝癌发生风险较普通人群高 10 ～ 20 倍，其中约 90% 的患者在肝硬化出现之前罹患肝癌。其感染后发生原发性肝癌的可能机制为 HBV-DNA 序列和宿主细胞的基因序列同时遭到破坏或发生重新整合，使癌基因激活和抑癌基因失活，从而发生细胞癌变；而丙型肝炎致癌机制与 HCV 序列变异相关，HCV 通过序列变异逃避免疫识别而持续感染肝细胞，引起肝脏长期炎症，肝细胞坏死和再生反复发生，从而积累基因突变，破坏细胞增殖的动态平衡，导致细胞癌变。此外，丙型肝炎患者一旦肝硬化形成，在干扰素治疗慢性丙型肝炎持续有效后，患者患原发性肝癌的风险并不会消失。

（二）黄曲霉毒素感染

黄曲霉毒素 B_1（aflatoxin B_1，AFB_1）是黄曲霉毒素分型中致癌性最强的黄曲霉毒素，它对肝脏的损伤主要表现在两方面。一方面是因为 AFB_1 经肝脏代谢，进而诱导急性肝坏死，最终导致肝硬化或肝癌；另一方面是因为 AFB_1 的代谢物通过与 DNA 结合及烷基化碱基，诱导细胞周期紊乱和抑癌基因 *p53* 突变，从而增加肝癌的发生风险。

（三）其他原发性肝癌的高危因素

其他原发性肝癌的高危因素包括吸烟、饮酒、糖尿病、长期接触有害的化学物质，以及各种原因如肝吸虫病、酒精性或非酒精性脂肪肝等引起的肝纤维化。这些原因导致肝脏在不断损伤修复过程中原癌基因及抑癌基因突变，从而导致原发性肝癌的产生。

三、病理学

根据原发性肝癌 Eggel 病理分型可将肝癌分为以下几种类型。

（一）结节型

结节型占肝癌的 1/2 ～ 2/3。主要包括：①单结节型，肿块与周围组织界线清晰，可有清楚的纤维性被膜及假被膜；②多结节型，为多中心发生或肝内转移，可见 2 个以上基本相同的癌结节。

（二）巨块型

巨块型约占肝癌的 33%，主要表现为癌组织向周围浸润生长，与周围组织界线不清，肿块较大，可占据一叶，其内常有坏死。常形成门静脉瘤栓。

（三）弥漫型

弥漫型最少见，约占 5%，主要表现为弥漫分布于全肝的大小较一致的细小癌结节，肝硬化程度最重。

（四）特殊类型

1. 小肝癌　直径 < 3cm 的单个癌结节或相邻 2 个癌结节直径之和 < 3cm。

2. 外生性肝癌　约占肝癌的 2.5%。肝细胞癌从肝表面发生，向肝外突出生长，仅累及包膜下，极少累及肝实质。

3. 纤维板型肝癌　少见，仅占 1% ～ 2%。多见于 5 ～ 35 岁儿童及青年。其多发生于无肝硬化的肝脏，大部分位于肝左叶，常单发，肿瘤边界清楚。其突出表现：厚的纤维包膜形成及瘤内纤维分隔形成，从病灶中央瘢痕向外放射状走行，而以局灶性结节状增多。瘤内钙化多见。

4.门静脉瘤栓　少见。肝内找不到明确的癌灶。

四、临床表现

本病起病隐匿，早期一般无特异性临床表现，因原发性肝癌患者大多数有肝硬化的基础，晚期可因肝功能受损及门静脉高压引起黄疸、腹水、肝性脑病或食管静脉曲张破裂出血等，还可因肿瘤消耗引起体重减轻、食欲缺乏、发热、乏力、营养不良、恶病质及身体不适等症状。其他还包括一些全身病变如高钙血症、多发性肌炎、血栓性静脉炎和皮疹等。

五、诊断

（一）实验室检查

1.甲胎蛋白（alpha fetoprotein，AFP）　血清AFP是当前诊断肝癌和疗效监测常用且重要的指标，50%～70%原发性肝癌患者的AFP会异常增高。AFP＞400ng/ml为诊断肝癌的条件之一，AFP逐渐升高不降或＞200ng/ml持续8周，在排除妊娠、慢性或活动性肝病、生殖腺胚胎源性肿瘤及消化道肿瘤后，高度提示肝癌。血清AFP轻度升高者，应列入动态观察，并与肝功能变化对比分析，有助于诊断。但是约30%的肝癌患者AFP在正常范围内，这种情况下进行AFP异质体的检测有助于提高诊断率。

2.肝功能　原发性肝癌的肝功能指标变化无特异性，γ-GT升高反映患者肝脏受损；DBIL、TBiL异常可以反映患者的肝脏解毒功能受损，ALT、AST升高则提示肝细胞受损。

（二）影像学检查

1.超声检查（US）　因其便捷、无创等特点为腹部器官检查的首选影像学检查方法。有研究表明常规超声检查鉴别诊断恶性病变的准确率、特异度、灵敏度分别为61.73%、64.44%、58.33%，因此对于肝细胞癌的诊断一般选择多普勒超声或选择超声造影。此外，还可在超声引导下行肝脏的穿刺活检。

2.增强CT/MRI检查　动态增强CT和多模态MRI扫描是肝脏超声和血清AFP筛查异常者明确诊断的首选影像学检查方法。与超声检查相比，增强CT/MRI对于肝癌的诊断具有更高的特异度及灵敏度，增强CT对肝癌诊断的灵敏度为96.23%，特异度为66.67%，准确度为92.86%。肝癌细胞主要依靠肝动脉供血，CT平扫多为低密度占位，部分有"晕圈"征，大肝癌常有中央坏死。而典型增强CT特征为"快进快出"，可直观了解患者病灶结构及血流情况。肝脏特异性MRI可提高小肝癌的检出率，同时有助于肝癌和肝脏局灶性结节增生、肝腺瘤等的鉴别，增强MRI诊断小肝癌（≤2cm）的灵敏度和特异度分别为90%～96%和87%～96.6%。可作为肝癌诊断的重要补充，且MRI为非放射性检查，可以在短期内重复进行。

（三）穿刺活检

在超声或CT引导下行穿刺活检进行病理学检查是诊断原发性肝癌的金标准。肝癌穿刺活检主要风险是出血和肿瘤针道种植转移；此外，若肝癌病灶直径≤2cm，穿刺病理学诊断存在一定的假阴性率，因此，高度怀疑肝癌的患者出现病理学检查阴性结果时仍需要密切监测。

（四）其他辅助检查

当肝癌直径过小时，无论是超声、CT或是MRI均无法发现时，可采用选择性肝动脉DSA检查。

（五）诊断标准

满足下列几项中的任一项，即可诊断肝癌，这是国际上广泛使用的肝癌诊断标准：①具有两种典型的肝癌影像学（超声、增强CT/MRI或选择性肝动脉造影）表现，病灶＞2cm；②一项典型的肝癌影像学表现，病灶＞2cm，AFP＞400ng/ml；③肝脏活检阳性。

（六）分期

肝癌的分期对于预后评估、合理治疗方案的

选择至关重要。对于原发性肝癌来说，肝癌的分期主要包括 TNM（肿瘤、淋巴结、转移）分类、Child-Pugh 评分、终末期肝病模型（MELD）评分或巴塞罗那分期（BCLC 分期），BCLC 分期是目前公认的用于预后预测和治疗方式选择的常用分期系统，因此目前我们一般采用 BCLC 分期，主要是因为 BCLC 分期对肝癌的治疗有指导意义（表 18-1）。

表 18-1　肝癌的 BCLC 分期

肝癌分期	体力状况 PS 评分	肝功能 Child-Pugh 分级	肿瘤		
			数目	大小	侵犯血管、淋巴结及远处转移
极早期（0 期）	0 分	A，无门静脉高压	单发肿瘤	< 2cm	无
早期（A 期）	0 分	A ～ B	单发肿瘤	大小不限	无
	0 分	A ～ B	小于 3 个	< 3cm	无
中期（B 期）	0 分	A ～ B	多发肿瘤	大小不限	无
晚期（C 期）	1 ～ 2 分	A ～ B	多少不限	大小不限	门静脉浸润或淋巴结转移或远处转移
终末期（D 期）	3 ～ 4 分	C	多少不限	大小不限	—

六、治疗

肝癌的总体治疗目标是延长患者总生存期并最大限度改善患者的生活质量。肝癌治疗的特点是多种治疗方法、多个学科共存。因此，在进行肝癌的治疗时应注意避免单科治疗的局限性。

（一）病因治疗

对有明确肝炎病毒感染的患者需进行抗病毒治疗，无论肝炎患者是否已经存在肝癌，都应该行抗病毒治疗。研究表明，无论是感染 HBV 或是 HCV，规律进行抗病毒治疗能显著降低肝癌发生的风险。同时也要控制其他高危因素，如对于黄曲霉毒素感染引起的原发性肝癌的防治，就是要注意改善居住环境，避免接触黄曲霉毒素；其他还包括戒烟戒酒、控制血糖及抗肝纤维化等治疗。同时，由于肝癌患者常会伴随肝功能异常，还应该对该癌患者进行抗炎、降酶、抗氧化、解毒、利胆等，以及给予肝细胞膜修复保护作用的保肝药物，如异甘草酸镁注射液、甘草酸二铵、复方甘草酸苷、双环醇、水飞蓟素、还原型谷胱甘肽、腺苷甲硫氨酸、熊脱氧胆酸、多烯磷脂酰胆碱、乌司他丁等。这些药物不仅可以保护肝功能，提高治疗安全性，还能降低并发症和改善生活质量。

另外，最重要的就是对原发性肝癌进行治疗。

目前对于原发性肝癌的治疗包括非手术治疗及手术治疗。手术治疗是唯一可以根除肝癌的治疗方法，包括根治性手术切除、肝移植及射频消融。非手术治疗主要包括经动脉化疗栓塞术（TACE）、放疗、系统治疗及其他治疗。

（二）手术治疗

1. **手术切除**　对确诊的早期肝癌患者来说，单个肝脏肿瘤或多达 3 个 ≤ 3cm 结节的极早期或早期癌症，可以从手术治疗中获益。术前经过精准的肝功能及肿瘤情况评估的患者在手术后 5 年生存率为 60% ～ 70%。

2. **肝移植**　肝癌是唯一可以通过移植术治疗的实体肿瘤。是否能行肝移植术的评价主要依靠米兰标准：①单个肿瘤直径 ≤ 5cm；②多发肿瘤 ≤ 3 个，每个肿瘤直径 ≤ 3cm；③无大血管浸润及肝外转移。

3. **射频消融**　主要适用于肝肾没有功能障碍，且不存在凝血功能障碍的患者。消融的路径有经皮、腹腔镜或开腹 3 种方式。大多数的小肝癌可经皮穿刺消融，具有经济、方便、微创的特点。

但是不管应用上述哪种方法，术后都有肝癌再复发的可能，因此术后仍应严密监测患者的肝功能和 AFP，尤其是 AFP，在术后肝癌复发的监测中有重要地位。

（三）非手术治疗

手术治疗对于肝癌患者来说无疑是最好的选择，但80%的肝癌患者确诊时已无明确的手术指征。因此，大部分患者仅能选择非手术治疗。非手术治疗主要包括经动脉化疗栓塞术（TACE）、放疗、系统治疗及其他治疗等。

1.经动脉化疗栓塞术（TACE）　由于原发性肝癌的血供主要来自肝动脉，这就为TACE的可能提供了充分的依据。TACE是公认的肝癌非手术治疗中最常用的方法之一。TACE治疗主要适用于中期肝癌患者，患者行手术切除的意义不大，但肝功能为Child-Pugh分级A级或B级，或者肝癌根治术后复发的患者。

2.系统治疗　药物治疗主要是减轻肿瘤负荷，改善肿瘤相关症状，提高生活质量，延长生存时间。近年来随着科学技术的进步，肝癌的药物治疗也取得了许多新成果，多种一线治疗、二线治疗肝癌的药物获批用于晚期肝癌的治疗。

（1）索拉非尼：作为首个获批用于晚期肝癌的一线靶向药物，索拉非尼治疗效果毋庸置疑。索拉非尼是一种多激酶抑制剂，主要作用是减少血管生成和延缓细胞增殖。肝癌是典型的富血管肿瘤，肿瘤新生血管的生成在肝癌发生、浸润和转移过程中发挥着重要作用。索拉非尼适用于BCLC分期C期、肝功能Child-Pugh分级A级或B级、不可手术切除的晚期肝癌。大量临床研究显示，索拉非尼对肝癌患者尤其是中晚期患者临床疗效较好。常规推荐用法为400mg，口服，每天2次；SHARP研究分析602例晚期肝癌患者后得出结论：索拉非尼组OS为10.7个月，安慰剂组7.9个月，平均延长2.8个月。Oriental研究226例晚期肝癌患者得出结论：索拉非尼治疗组OS为6.5个月，安慰剂组为4.2个月，平均延长2.3个月。因此应用索拉非尼治疗肝癌可以延长患者的生存期。且有研究表明，相对于肝功能Child-Pugh分级B级，Child-Pugh分级A级的患者生存获益更明显。

但应用索拉非尼也会产生一系列的不良反应，根据严重程度，不良反应分为致死性和非致死性两种。致死性不良反应定义为索拉非尼治疗引起的死亡，包括充血性心力衰竭、脑梗死、出血、肝衰竭、肠穿孔、心肌梗死、肺衰竭/呼吸衰竭、肺梗死、脓毒血症、猝死等；致死性不良反应发生率很低，在美国仅为0.3%。索拉非尼引起的非致死性不良反应包括皮肤毒性反应、胃肠道反应、全身反应、血管功能障碍及其他不良反应。因此，应用索拉非尼时需要临床医师制订个性化的治疗方案。

（2）仑伐替尼：目前也是肝癌的一线治疗用药。仑伐替尼是一种多靶点酪氨酸激酶抑制剂，可靶向抑制VEGFR1～3、FGFR1～4、PDGFRα、RET和KIT。索拉非尼主要作用靶点为VEGFR，而仑伐替尼除抑制VEGFR外，对FGFR等多种靶点均有抑制作用。仑伐替尼应用于肝功能正常和轻、中度肝损害患者的剂量不应超过24mg，而对于严重肝损害的患者则应减少为14mg。有多项研究均表明与索拉非尼相比，仑伐替尼在肝癌的治疗过程中取得的效果更佳。目前已有文献报道甲胎蛋白在治疗肝癌过程中降低是其预后良好的预测因子。

同样，仑伐替尼在治疗肝癌的过程中也会产生各种不良反应，最常见的不良反应为高血压（42%）、腹泻（39%）及食欲下降（34%），多为Ⅰ～Ⅱ级不良反应，通过相关对症治疗后一般不需暂停给药。但也有极少患者会因肝衰竭、脑出血和呼吸衰竭而死亡；不良反应的出现可能与患者预后有关，因此在仑伐替尼的应用中，需兼顾其有效性及安全性。

（3）瑞戈非尼：被批准用于既往接受过索拉非尼治疗的CNLCⅡb、Ⅲa和Ⅲb期肝癌患者。瑞戈非尼成为索拉非尼失败后首个二线治疗肝癌有效的药物，它是一种源于索拉非尼的多靶点抑制剂，其通过阻断参与血管生成、肿瘤发生、转移的靶点和靶向抑制肿瘤免疫蛋白激酶的活性，可有效抑制肝癌的侵袭性生长和晚期肝癌转移。在不良反应方面，卡博替尼组3级或4级不良反应发生率为68%，安慰剂组为36%。最常见的严重不良反应为掌跖红肿、高血压、AST升高、乏力和腹泻。

（4）其他二线治疗的靶向药物：包括卡博替尼和雷莫芦单抗，可作为对索拉非尼耐药、出现进展或不能耐受索拉非尼的晚期肝癌患者的二线治疗。

（5）抗 PD-1 抗体：肝脏接受来自门静脉、肝动脉的血液，门静脉血液中含有自体抗原，肝动脉血液中含有内源性抗原，多种自体抗原和内源性抗原在肝脏内通过多种途径建立自身免疫耐受，以避免因自身免疫反应导致肝细胞损伤。正是这种免疫耐受机制，使肝脏肿瘤细胞免疫逃逸，未能在免疫系统监视下及时被识别、清除。PD-1 通过调节 T 细胞的活性，激活抗原特异性 T 细胞的凋亡，抑制调节性 T 细胞凋亡，在抑制免疫反应和促进自我耐受方面发挥重要作用，通过抑制 PD-L1 可提高 T 细胞免疫应答。目前批准用于肝癌的二线治疗的抗 PD-1 抗体包括纳武单抗（nivolumab）及帕博利珠单抗（pembrolizumab），纳武单抗及帕博利珠单抗已经被美国 FDA 批准作为存在索拉非尼耐药的晚期肝癌的二线治疗药物。此外，美国 FDA 批准卡博替尼用于一线系统治疗后进展的肝癌患者，批准雷莫芦单抗体用于血清 AFP 水平 ≥ 400ng/ml 肝癌患者的二线治疗。同样，在应用抗 PD-1 抗体治疗过程中，同样产生各种不良反应，这些不良反应被称为免疫相关不良反应，主要涉及肠道、皮肤、内分泌腺、肝脏和肺，除此之外还会影响全身其他器官组织。

但目前国内外在肝癌系统治疗时多选择联合治疗，尤其是抗 PD-1 抗体药物上市后，抗 PD-1 抗体联合靶向药物治疗肝癌的效果得到提升，卡瑞利珠单抗联合索拉非尼治疗不可切除性中晚期肝癌与索拉非尼单药治疗相比，客观缓解率更高；且有研究表明，联合治疗组不良反应总发生率、≥ Ⅲ 级不良反应发生率与未联合组比较差异均无统计学意义，说明联合治疗在提高治疗效果的同时，并未增加治疗风险。

（四）放疗

放疗（radiotherapy，RT）被认为是治疗肝细胞癌的可靠且有效的方法，具体取决于疾病的严重程度和患者特征。我国报道的 5 年总生存率为 64%，与文献报道的小肝癌外科手术切除或肝移植的生存情况相似。

（五）对症支持治疗

对于晚期肝癌患者，还需要给予支持治疗，包括积极镇痛、纠正贫血、纠正低白蛋白血症、加强营养支持，处理腹水、黄疸、肝性脑病、消化道出血及肝肾综合征等并发症。另外，适度的康复运动可以增强患者的免疫功能。同时，要理解患者及其家属的心态，采取积极的措施，包括药物治疗，调整其相应的状态，把消极心理转化为积极心理，从而减少抑郁与焦虑，必要时可行心理干预治疗。

（六）其他治疗

其他治疗还有中药治疗、针灸治疗等。

总体来说，随着医疗技术的发展，越来越多的新型药物用于肝癌的治疗。目前对于肝癌患者来说，多学科诊治及多种治疗方法联合治疗相对应单一的治疗方法能够延长患者的生存时间，提高患者的生存率。尤其是靶向药物联合免疫检查点抑制剂的治疗方案在中晚期肝癌患者中的应用越来越多，有文献表明靶向治疗联合免疫治疗可以起到"1+1 > 2"的作用，但目前还未有相关数据支持，预测肝癌靶向治疗联合免疫治疗是未来的治疗方向。

七、预后

肝癌患者预后与肿瘤分期密切相关，同时也受残存肝功能的影响。

（苏　楠　邱　琴　沈颖娟）

第三节 胆管细胞癌

一、流行病学

胆管细胞癌（cholangiocellular carcinoma）是指来自胆管上皮细胞的恶性肿瘤。胆管癌是第二常见的原发性肝脏恶性肿瘤，约占总病例数的15%。它是一种生长缓慢、高度侵袭性的恶性肿瘤。与肝细胞癌相比，胆管细胞癌的发病率明显低得多。但有研究表明目前胆管细胞癌的发病率较前有所升高，但其发病隐匿，早期临床症状不典型，患者就诊时多属进展期或晚期，预后极差。本节主要介绍肝内胆管癌。

二、发病机制

目前胆管细胞癌发生的具体机制尚不明确，可能相关的危险因素包括肝内胆管结石、病毒性肝炎、原发性硬化性胆管炎、先天性胆道异常、肝吸虫病及其他高危因素（如肥胖、毒性物质）等。

三、病理学

肝内胆管癌（ICC）具有众多亚型，各亚型生长方式不尽相同，且致病机制、生物学特性及预后均有明显差异。根据解剖部位可分肝内胆管癌、肝门部胆管癌及远端胆管细胞癌；根据其生物学特性可分为肿块型、管周浸润型、管内生长型及不同类型相互叠加的混合型；其他如根据病理学特征分为胆管型和细胆管型。

大体类型分为肿块型、管周浸润型和管内生长型。通常管内生长型患者的预后好于肿块型或管周浸润型。组织学类型：腺癌最常见。偶可见腺鳞癌、鳞癌、黏液表皮样癌、类癌及未分化癌等类型。细胆管癌（cholangiolocellular carcinoma，CLC）较少见。CLC 是一类以规则性细小管腔样结构为特点的腺癌。

四、临床表现

肝内胆管癌的临床表现通常不具有特异性，早期疾病患者通常无症状。晚期患者可能会出现一系列症状，包括体重减轻、不适、腹部不适、肝大或可触及的腹部肿块。胆道梗阻在肝内胆管癌患者中相对少见。

五、诊断

（一）实验室检查

1. 肿瘤标志物（CA19-9 及 CEA） CA19-9 及 CEA 对胆管癌的诊断均无明显的特异性，但该检测可用于确诊患者的基线评估 CA19-9，是目前临床唯一可用于诊断胆管癌的生物标志物，但是缺乏特异度及灵敏度。CA19-9 的灵敏度和特异度分别为 72% 和 84%；约 30% 的胆管癌患者伴有 CEA 升高。但肠道炎症、胆道良性梗阻、胃肠道肿瘤及严重的肝损伤时 CEA 也可升高。

2. 血清生化检查 通常支持胆管癌的临床怀疑，但它们很少具有诊断意义，如氨基转移酶、胆红素和碱性磷酸酶（ALP）和 γ- 谷氨酰转肽酶的升高。但这些指标对胆管癌的诊断价值不大

（二）影像学检查

1. B 超 超声检查因其便捷、无创等特点为腹部器官检查的首选影像学检查方法。超声作为肝内胆管癌早期诊断筛查方法，可发现肝内局限性肿块，其优势在于鉴别肿块与结石，根据肝内胆管的扩张情况初步确定梗阻部位，评价门静脉受侵程度。但超声很难将其与其他实性肝内肿块区分开，因为胆管癌缺乏特定的影像学特征。

2. CT/MRI CT 能显示肝内胆管细胞癌的特有征象、扩张的胆管和肿大的淋巴结。但通常不能判断胆管癌的范围，且腹部淋巴结肿大并不

一定是转移性病变。MRI 是诊断胆管癌的最佳方法。MRI 能显示肝和胆管的解剖和肿瘤范围及判断是否有肝脏转移。磁共振胰胆管成像（MRCP）检查可清晰显示胆道分支，反映胆管受累情况。对可疑肝内占位常规推荐行增强 CT、MRI/MRCP 检查。

3. 正电子发射计算机断层显像（positron emission tomography and computed tomography，PET/CT）　可鉴别肿瘤良恶性及远处转移，对肿块型肝内胆管癌检查灵敏度较高，对浸润性肝内胆管癌灵敏度低，应选择。

（三）病理

病理学诊断是金标准，但因肿瘤种植风险较高，不推荐穿刺活组织检查。活组织检查是在手术无法切除和全身或局部治疗前进行。

根据临床表现及实验室检查、影像学检查及肿瘤组织病理学检查等，在排除肝内其他可能存在的良恶性病变后即可诊断为胆管细胞癌。

六、治疗

（一）手术切除

对于胆管癌的治疗，首选的治疗方式为手术切除，因胆管癌的恶性程度较肝细胞癌高，且缺乏典型的临床表现及肿瘤标志物，往往在发现时已经处于晚期，因此应进行术前评估，明确患者是否有手术的机会，一般来说多病灶、肝门外淋巴结转移和远处转移是手术禁忌。如何达到 R0 切除是目前肝内胆管癌手术切除的关键。研究表明，切缘 > 10mm 可延长患者生存期，术后复发风险随切缘宽度减小而增加。因此手术方式选择及切缘距离的进一步规范化对提高肝内胆管癌 R0 切除率具有重要的临床意义。

（二）肝移植

早期肝移植用于胆管癌的治疗 2 年生存率仅约 30%，因此全世界普遍认为肝内胆管癌是肝移植的禁忌证，但近年来随着术前严格的患者评估和新辅助放化疗的应用，胆管细胞癌患者的存活率较前增高，为肝移植开辟了新的肿瘤学适应证。

（三）放疗

放疗包括外照射放疗、适形放疗、质子放疗、分级放疗等。有研究表明，辅助性放疗患者的总生存率比手术治疗患者略有上升。对不能手术切除或伴有转移的胆管癌患者，外照射放疗对局限性转移灶及控制病灶出血有益。

（四）肝动脉栓塞化疗

晚期胆管癌患者的预后极差，TACE 是不可手术切除的肝内胆管患者的主要治疗方式之一，但治疗效果仍较差。有研究表明，顺铂联合吉西他滨对比吉西他滨单药治疗胆管癌的疗效和安全性的 III 期临床试验表明顺铂联合吉西他滨可作为晚期胆管癌患者的一线化疗方案。

（五）靶向治疗

随着二代测序技术的发展，胆管癌的新兴靶点不断被发掘，成纤维细胞生长因子受体（FGFR）和非选择性小分子抑制剂 pemigatinib 已经成为首个批准用于治疗胆管癌的靶向药物，随之而来也可以思考已经上市多年的靶向药物如贝伐珠单抗是否迎来老药新用的曙光。

（六）免疫治疗

细胞介导的炎症反应可能与肿瘤的发生相关，包括 $CD4^+$ 和 $CD8^+$ T 细胞的参与，通过增强 T 细胞反应来治疗胆管癌为肝内胆管癌提供了思路；目前以检查点抑制剂为基础的免疫治疗已应用于包括肝内胆管癌在内的多种恶性肿瘤，但目前免疫治疗对于胆管细胞癌生存率及生存期的影响尚无相关报道。

（七）支持治疗

与肝细胞癌一样，胆管细胞癌同样需要对症支持治疗，包括镇痛、纠正贫血、纠正低白蛋白血症、加强营养支持，处理腹水、黄疸、肝性脑病、消化道出血及肝肾综合征等并发症。同时对于有高危因素的胆管癌患者，积极去除高危因素，包括抗病毒治疗，治疗胆管结石，治疗原发性胆汁性肝硬化等。

与肝细胞癌一样，肝内胆管癌的治疗同样需要多学科进行诊治及多种治疗方法联合治疗。通过大量研究已经证明多种治疗方案联合治疗较单一治疗方案来说，胆管癌患者的治疗效果有明显的提升。随着目前胆管癌的发病率较前上升，目前对于胆管癌的诊断及治疗也需要不断地去探索新的方案以对胆管癌进行尽早诊断及治疗。

七、预后

胆管癌总体预后较差，早期手术治疗预后优于晚期患者。

（苏　楠　邱　琴　沈颖娟）

参考文献

蔡会卿，2021. 多层螺旋 CT 检查在原发性肝癌肝内病灶中诊断效能及影像学表现分析 . 影像研究与医学应用，5(10): 225-226.

陈荣焕，叶永潮，李雪鹏，等，2021. 肝脏占位性病变的螺旋 CT 诊断思维 . 现代医用影像学，30(3): 489-491.

陈孝平，2015. 胆管癌诊断与治疗——外科专家共识 . 临床肝胆病杂志，31(1): 12-16.

陈孝平，夏锋，李雪松，2019. 肝血管瘤诊断和治疗多学科专家共识 (2019 版). 临床肝胆病杂志，35(9): 1928-1932.

房龙，樊艳华，2017.《2016 年欧洲肿瘤内科学会胆管癌诊断、治疗与随访临床实践指南》摘译 . 临床肝胆病杂志，33(2): 238-243.

古挹端，叶华英，2021. 临床生化检验在肝脏疾病诊断中的应用价值探讨 . 临床医学工程，28(10): 1351-1352.

国际肝胆胰协会中国分会肝血管瘤专业委员会，2019. 肝血管瘤诊断和治疗多学科专家共识 (2019 版). 中国实用外科杂志，39(8): 761-765.

科技部传染病防治重大专项课题"病毒性肝炎相关肝癌外科综合治疗的个体化和新策略研究"专家组，2021. 肝内胆管癌外科治疗中国专家共识 (2020 版). 中华消化外科杂志，20(1): 1-15.

李长贤，周涛，李相成，2021. 肝内胆管细胞癌的综合治疗 . 中华肝脏外科手术学电子杂志，10(2): 127-132.

李剑明，冯对平，2021. 胆汁中生物标志物检测对胆管癌诊断价值的研究进展 . 现代肿瘤医学，29(19): 3487-3490.

李年丰，冯思佳，2021. NCCN 肝胆肿瘤临床实践指南 (2021.V1) 胆管肿瘤诊治的解读 . 肝胆胰外科杂志，33(9): 513-518.

李雪松，夏锋，2020.《肝脏血管瘤外科治疗专家共识》解读 . 肝胆外科杂志，28(6): 401-403.

林燕明，2019. 多普勒超声与超声造影对肝脏占位性病变穿刺活检的诊断价值研究 . 中外医疗，38(28): 180-182.

沈明雄，2018.64 层螺旋 CT 扫描对早期诊断肝癌、局灶性结节增生的特异性及敏感性分析 . 中国辐射卫生，27(1): 77-80.

万林凰，谢晔，2017. 多层螺旋 CT 增强扫描在诊断肝脏占位性病变的临床价值 . 中国 CT 和 MRI 杂志，15(11): 70-72.

王冲，程石，2021. 肝内胆管癌——国内外专家共识及指南解读 . 外科理论与实践，26(2): 124-129.

张德耀，陈敏山，2021.《2021 年欧洲肿瘤内科学会肝细胞癌临床实践指南更新》解读 . 中国医学前沿杂志 (电子版)，13(8): 1-4.

郑华，2021. 彩色多普勒超声在肝脏实质占位性病变诊断中的临床分析 . 中国实用医药，16(17): 36-39.

中国抗癌协会肝癌专业委员会，2021. 中国肝癌多学科综合治疗专家共识 . 肿瘤综合治疗电子杂志，7(2): 43-51.

中华人民共和国国家卫生健康委员会医政医管局，2020. 原发性肝癌诊疗规范 (2019 年版). 临床肝胆病杂志，36(2): 277-292.

周泽文，刘颖春，向邦德，等，2021. 原发性肝癌的全球展望：流行情况，危险因素和人群归因分值 . 中国癌症防治杂志，13(1): 14-21.

European Association for the Study of the Liver, 2016. EASL Clinical Practice Guidelines on the management of benign liver tumours. J Hepatol, 65(2): 386-398.

Florio AA, Ferlay J, Znaor A, et al, 2012. Global trends in intrahepatic and extrahepatic cholangiocarcinoma incidence from 1993 to 2012. Cancer, 126(11): 2666-2678.

Schiff ER, Maddrey WC, Sorrell MF, 2015. 希夫肝脏病学 . 11 版 . 王福生，译 . 北京：北京大学医学出版社 .

Sung H, Ferlay J, Siegel RL, et al, 2021. Global cancer statistics 2020: GLOBOCAN estimates of incidence and mortality worldwide for 36 cancers in 185 countries. CA Cancer J Clin, 71(3): 209-249.

Weber SM, Ribero D, O'Reilly EM, et al, 2015. Intrahepatic cholangiocarcinoma: expert consensus statement. HPB (Oxford), 17(8): 669-680.

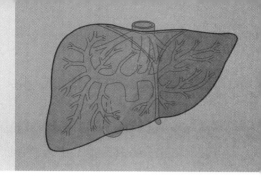

第 19 章　肝硬化及其并发症

第一节　肝硬化

肝硬化是临床常见的慢性进行性肝病，由一种或多种病因长期或反复作用形成的弥漫性肝损害。病理学表现为广泛的肝细胞坏死、肝细胞结节性再生、结缔组织增生与纤维隔形成，导致肝小叶结构破坏和假小叶形成，肝脏逐渐变形变硬而发展为肝硬化。临床上以肝功能损害和门静脉高压为主要表现，并有多系统受累，晚期常出现上消化道出血、肝性脑病、继发性感染及原发性肝癌等并发症。

一、病因

引起肝硬化的常见病因：HBV 和 HCV 感染；酒精性肝病；非酒精性脂肪性肝病；自身免疫性肝病，包括原发性胆汁性肝硬化、原发性胆汁性胆管炎（primary biliary cholangitis，PBC）、自身免疫性肝炎和原发性硬化性胆管炎等；遗传、代谢性疾病，主要包括肝豆状核变性、血色病、肝淀粉样变性、遗传性高胆红素血症、α_1- 抗胰蛋白酶缺乏症、急性间歇卟啉病等；药物或化学毒物等；寄生虫感染，主要有血吸虫病、华支睾吸虫病等；循环障碍，常见的有布 - 加综合征和右心衰竭。

二、病理生理学

肝硬化的形成是一种损伤后的修复反应，发生在慢性肝损伤的患者中。在这一过程中，肝星状细胞活化是中心环节，还包括了正常肝细胞外基质的降解、纤维瘢痕组织聚集、血管扭曲变形及细胞因子释放等。代偿期肝硬化无明显病理生理特征，失代偿期主要出现门静脉高压和肝功能减退两大类病理生理变化。

（一）肝纤维化和代偿期肝硬化

肝细胞受到损伤后，损伤区域被细胞外基质或纤维瘢痕组织包裹，如这一损伤修复过程持续反复发生，则纤维瘢痕组织越来越多，逐渐形成肝纤维化和肝硬化。肝脏受到炎症或其他损伤时，邻近的肝细胞、库普弗细胞、肝血窦内皮细胞和血小板等通过旁分泌作用分泌多种细胞因子，如肿瘤坏死因子 α、转化生长因子 β、胰岛素样生长因子等，肝星状细胞激活并可转化为肌成纤维细胞样细胞。激活的肝星状细胞一方面通过增生和分泌细胞外基质参与肝纤维化的形成和肝内结构的重建，另一方面通过细胞收缩使肝血窦内压升高。此外，肝细胞受损时，细胞外基质（主要是 Ⅰ、Ⅲ、Ⅴ、Ⅺ型胶原）含量明显增加且在基底膜和内膜下沉积。同时组织基质金属蛋白酶抑制剂负调控抑制基质降解。增多的细胞外基质不能降解是肝纤维化、肝硬化形成和发展的主要因素，因此促进基质降解也是抗纤维化治疗的重要方向。当肝细胞反复坏死修复并持续存在时，Ⅰ型和Ⅲ型胶原蛋白明显增多并沉着于小叶各处。随着窦状隙内胶原蛋白不断沉积，内皮细胞窗孔明显减少，导致血液与肝细胞间物质交换障碍。初期增生的纤维组织虽形成小的条索，但尚未相互连接形成间隔（即肝纤维化）。如继续进展，小叶中央区和门管区等处的纤维间隔将相互连接，使肝小叶结构破坏和血液循环改建而形成肝硬化。

（二）失代偿期肝硬化

失代偿期肝硬化主要表现为门静脉高压和肝功能减退两大病理生理变化。肝硬化时，由于肝纤维化和假小叶的形成，肝内小静脉及肝血窦被压迫，使血管扭曲、闭塞，肝内血液循环障碍，门静脉回流受阻，其是门静脉压升高最主要的原因。同时，门静脉血中去甲肾上腺素、5-羟色胺、血管紧张素等活性物质增加，作用于门静脉肝内小分支和小叶后小静脉壁，使其呈持续性收缩状态。肝功能减退：由于肝脏慢性炎症导致肝细胞坏死，而新生的肝细胞又不能完全行使正常功能，故导致肝功能减退，如白蛋白和凝血因子的合成、胆色素的代谢、有害物质的生物转化、雌激素的灭活等受到影响而引起各种临床表现。

三、临床表现

本病起病隐匿，可潜伏数年至10年以上。轻者可无临床症状，重者出现门静脉高压与肝衰竭症状。根据病情轻重，肝硬化一般分为代偿性与失代偿性两类。

（一）代偿性肝硬化

大多数患者无临床症状，即使有，也缺乏特异性，常表现为非特异性乏力及消化道症状（如食欲减退、腹胀、厌油、嗳气等），肝区不适较常见，这些症状多因劳累、感染而诱发，经适当休息、治疗可缓解。

营养状况一般无异常，可出现轻度肝掌、蜘蛛痣及毛细血管扩张，肝脏轻度增大，表面光滑，质地偏硬，无或有压痛，脾脏可轻度增大。

实验室检查可有轻度贫血及白细胞及血小板减少。肝功能正常或基本正常，但血清γ-球蛋白呈不同程度升高。影像学检查可显示门静脉内径轻度增宽和（或）脾脏轻度增大。

（二）失代偿性肝硬化

肝硬化患者出现黄疸、腹水、低白蛋白血症、消化道出血及肝性脑病，提示进展至失代偿期，主要表现为肝功能不全及门静脉高压两类症状。

1. 乏力、体重减轻　乏力是失代偿性肝硬化最常见的表现，乏力的程度常与肝功能损害程度相平行，它与食欲减退、进食少、热量生成不足有关；此外，肌肉活动所产生的乳酸转变为糖原的过程发生障碍，乳酸蓄积于肌肉，或血清胆碱酯酶因肝功能损害而降低，导致胆碱蓄积，影响神经肌肉生理功能。

体重减轻与消化功能障碍及营养不良有关。非晚期患者体重进行性减轻时，应警惕可能并发原发性肝癌。

2. 消化系统症状　常表现为食欲减退、上腹不适、腹胀、对脂肪耐受性差、易腹泻。其原因可能如下：①门静脉高压时胃肠、胆囊、胰腺淤血水肿，其功能发生改变，引起相应的消化系统症状；②肠道菌群失调，大量致病菌繁殖并生成大量内毒素，可引起腹泻、腹胀或鼓肠；③胆盐合成及分泌减少，胰腺功能减退，影响脂肪、蛋白质的消化、吸收。

失代偿性肝硬化患者可出现上腹隐痛或胀痛，这与脾周围炎、肝周围炎、门静脉高压性胃病有关。剧烈腹痛与并发的胆道运动障碍、胆道感染、结石或广泛肝坏死有关。

3. 发热　部分患者可出现不规则低热，体温一般不超过38.5℃，可能与肝细胞坏死、分解的蛋白质吸收、肠道菌群失调引起的内毒素血症等有关。持续发热常提示并发感染，如胆道感染、泌尿系感染、呼吸系统感染、自发性腹膜炎、败血症等。经抗生素治疗无效者，还应排除并发原发性肝癌。

4. 出血及贫血　出血倾向常见，严重者可发生胃肠黏膜弥漫性出血，皮肤广泛出血，也有咯血、颅内出血的报道。凝血机制障碍与下列因素有关：①肝脏合成凝血因子减少；②血小板因脾功能亢进发生质与量的改变；③毛细血管脆性增加；④弥散性血管内凝血、原发性纤维蛋白溶解亢进及循环系统中抗凝血物质增加。

2/3 的患者有轻、中度贫血。除失血及缺铁因素外，贫血的原因如下：①叶酸缺乏；②红细胞形态改变及脆性增加引起溶血；③脾功能亢进，红细胞破坏过多。

5. 内分泌失调的表现 男性患者睾丸萎缩、性功能减退、毛发脱落，并出现男性女性化表现的乳房增大，其机制与雄激素在外周组织转变为雌激素增加有关。女性患者有月经失调、月经量少或闭经，不孕常见。部分患者因肾上腺皮质激素分泌减少，面部、颈部、上肢和黏膜等处色素沉着，掌纹、乳晕区尤为显著，下肢胫前区色素沉着出现较早，有一定特异性。

6. 皮肤表现

（1）肝病面容：是肝硬化患者比较特殊的表现，面色灰暗、黝黑，甚至呈"古铜色"，常与肝功能不全程度相平行，可能是肾上腺皮质功能继发减退所致，也有学者认为是因为慢性肝病患者体内雌激素增加使皮内硫氢基对酪氨酸酶的抑制作用减弱，酪氨酸转变为黑色素的量增加。

（2）蜘蛛痣：肝硬化患者中有 70%～80% 可出现蜘蛛痣，其主要分布于上腔静脉引流的区域（面部、上肢、颈部、胸部、背部），上腹部罕见。随着肝功能改善或恢复，蜘蛛痣可由大变小，色泽由鲜红变为暗红，直到逐渐消失。蜘蛛痣的出现与激素特别是雌激素在肝内的降解代谢减退有关。

（3）肝掌：又称掌红斑，是正常掌部红色斑点扩大融合后形成的片状红斑，分布于掌面的鱼际肌、小鱼际肌，手指末节掌面及手指基底部，但掌心缺乏此改变。原因为雌激素过多。

（7）其他：部分患者出现匙状指、杵状指或扁平指；一些酒精性肝硬化患者可出现腮腺肿大或掌挛缩。

7. 黄疸 肝硬化患者出现黄疸，是由于肝细胞摄取、结合及排泄胆红素的功能发生障碍，故黄疸性质为肝细胞性，血清结合胆红素与非结合胆红素均升高，黄疸的出现提示肝功能损害严重。此外，尚有其他因素可引起肝硬化患者血清胆红素水平升高：①过度溶血引起非结合性高胆红素血症；②肝肾综合征患者，肾脏排泄胆红素减少，引起结合性高胆红素血症；③细菌感染（如自发性腹膜炎）导致的内毒素血症可引起淤胆；④消化道大出血引起继发性肝细胞坏死；⑤可能同时并存急性病毒性肝炎、胆总管结石、肿瘤、慢性胰腺炎。

8. 腹水 是肝硬化由代偿转化为失代偿的重要标志之一，肝血窦静水压升高及低白蛋白血症是其形成的基本因素，内脏高动力循环是其形成的促进、维持及加重因素。初发腹水多呈轻中度，对限钠及利尿剂治疗敏感。随着疾病的进展，腹水呈间断性反复发作，其对利尿剂的敏感性逐渐减弱，最终对高剂量利尿剂出现抵抗时，称为难治性腹水；利尿剂并未用到最高剂量，但并发稀释性低血钠、血清肌酐含量升高者，称为顽固性腹水；大量腹水致腹内压骤增，影响心功能、肺功能、肾功能者，称为张力性腹水。这 3 种腹水易并发功能性肾衰竭、消化道大出血、自发性腹膜炎、肝性脑病等，预后不良。

9. 脾大、脾功能亢进 门静脉高压时，脾静脉回流受阻，引起脾脏淤血性肿大；此外，肝坏死所产生的毒性产物或其他毒物可引起增生性脾大。并发消化道大出血时，脾脏可暂时缩小。

脾大起着隔离和破坏血细胞的作用，末梢血象白细胞、红细胞及血小板减少，称为脾功能亢进，一般以血小板减少明显，其次为白细胞，再次为红细胞，网织红细胞不增加，血细胞比容很少减至 30% 以下。

10. 侧支循环开放 是门静脉高压的特征性表现，重要者有下列 3 种：①食管下段和胃底静脉曲张，可因黏膜炎症、摄入粗糙或刺激性食物、胃液反流、腹内压骤增等因素，曲张静脉破裂出血；②腹壁和脐周静脉曲张，这些部位可见纡曲的静脉，以脐周为中心向上及向下延伸，脐水平线以上的曲张静脉的血流向上，脐水平线以下的曲张静脉的血流向下，此种血流方向与下腔静脉阻塞时的两侧腰、背部的曲张静脉的血流方向不同，后者脐水平线以下的曲张静脉血流亦向上；③痔核形成，门静脉系统的痔上静脉与下腔静脉系统的痔中静脉、痔下静脉吻合扩张形成痔核，破裂时引起便血。

四、诊断

（一）肝功能及门静脉高压评估

1.肝功能及代偿能力评估　反映肝脏合成功能的指标：血清白蛋白、前白蛋白、凝血因子（维生素 K 依赖性凝血因子 Ⅱ、Ⅶ、Ⅸ、Ⅹ）、胆固醇及胆碱酯酶等。白蛋白由肝细胞合成，肝功能受损时，血清白蛋白水平明显降低。白蛋白循环半衰期为 3 周，一旦白蛋白减少，表明肝病持续时间超过 3 周。凝血因子是反映肝脏合成功能受损的早期指标，凝血酶原时间（prothrombin time，PT）、凝血酶原活动度（prothrombin activity，PTA）、凝血酶原国际标准化比值（prothrombin international normalized ratio，PT-INR）和部分凝血酶原时间测定等是常用的反映凝血因子异常的指标，严重肝病持续时间 24 小时内 PT 即可出现延长。因此，白蛋白正常时，凝血因子指标可能降低。

2.肝功能分级评估　Child-Pugh 分级标准是基于酒精性肝硬化患者的临床数据，包括肝性脑病、腹水、白蛋白、胆红素及 PT 5 个指标建立的肝硬化严重程度评估方法。根据患者分值可将肝功能分为 A、B、C 3 个等级，Child-Pugh 分级 A、B、C 级患者 1 年内发生肝病相关病死率分别为 < 5%、20%、55%。Child-Pugh 分级可作为肝硬化患者预后评估较可靠的指标。该分级的不足：Child-Pugh 分级标准中使用了腹水量、肝性脑病分级较主观指标，可能会因评估者掌握的标准变化差异较大，且 Child-Pugh 分级存在不精确性，所以不同病因或同一分级的肝硬化患者临床病情可能有较大差异。

终末期肝病模型（model for end-stage liver disease，MELD）评分及 MELD-Na 评分：MELD 评分系统包括血清胆红素、肌酐（Scr）、INR 及肝脏病因或血清钠 5 个指标。MELD 评分结合了肾功能，考虑到了肝肾综合征 - 急性肾损伤——与终末期肝硬化患者预后密切相关的严重并发症，能对肝硬化的严重程度做出较为准确的细分，可较准确地判定终末期肝病患者的预后。但是，由于血清 Scr 测定受非肝病因素的影响，可能导致 MELD 评分对肝脏疾病严重程度的误判。临床研究表明，低钠血症是肝硬化患者预后不良的独立危险因素，因此有专家认为 MELD-Na 评分预测终末期肝硬化的预后优于 MELD 评分。此后不断有研究对 MELD 评分进行改进，并尝试应用于预测肝硬化患者手术的预后。

吲哚菁绿（indocyanine green，ICG）排泄试验具有无创、安全、准确、灵敏、定量、可动态监测等优点。ICG 消失率和 ICG 15 分钟滞留率是临床常用的两个指标，且与 Child-Pugh 分级标准一致，可用于评价肝硬化患者肝脏储备功能，特别是应用于肝硬化患者术前手术风险的评估，不同病因肝硬化的病情评估可采用特定的模型。

3.影像学评估

（1）腹部 B 超：是诊断肝硬化的简便方法。门静脉高压表现为脾大、门静脉扩张和门腔侧支开放及腹水等。多普勒超声检查可发现门静脉血流速率降低和门静脉血流反向等改变。超声检查与操作者经验关系较大，易受操作者主观判断影响。

（2）肝脏硬度测定（liver stiffness measurement，LSM）或瞬时弹性成像（transient elastography，TE）：是无创诊断肝纤维化及早期肝硬化最简便的方法。Fibroscan（FS）、Fibrotouch（FT）是临床常用的肝脏 LSM 测定工具，病因不同的肝纤维化、肝硬化，LSM 的临界值（cut- off 值）也不同。

（3）CT：可以用于肝纤维化及肝硬化的评估，但对肝纤维化诊断敏感度低，对肝硬化诊断有较高的敏感度与特异度。三维血管重建清楚显示门静脉系统血管及血栓情况，并可计算肝脏、脾脏体积。

（4）MRI 及磁共振弹性成像（magnetic resonance elastography，MRE）：可用于肝纤维化及肝硬化的评估。肝硬化 MRI 影像学特征与 CT 检查所见相似。MRE 是近年来发展的一种无创肝纤维化分期诊断方法，可用于腹水和肥胖患者或代谢综合征患者，可检测全部肝脏。

4.肝组织学评估　肝组织活检是诊断与评价不同病因致早期肝硬化及肝硬化炎症活动程度的"金标准"。肝穿组织长度应 ≥ 1.6cm，宽度为 1.2～1.8mm，至少含有 8～10 个完整的汇管区，才能反映肝脏全貌。肝硬化在组织学上定义为纤维间隔分隔包绕肝小叶致小叶结构紊乱，肝细胞结节性再生，假小叶结构形成。如致肝硬化病因清除或抑制，炎症病变消退，部分肝硬化在组织学上可呈现一定程度的逆转。组织学上肝硬化评价可分为活动期和静止期，建议采用 Laennec 肝硬化评分系统。依据纤维间隔的宽窄、硬化结节的大小，肝硬化病理诊断可进一步分为 Laennec 4A、4B、4C 亚期。门静脉高压是临床上肝硬化进展的早期征象，纤维间隔的宽度及结节的大小是门静脉高压的独立预测因素。组织学上对肝硬化的诊断应包含病因学诊断及肝硬化病变程度评价。

5. 门静脉高压的评估　胃镜、肠镜仍然是筛查消化道静脉曲张及评估出血风险的"金标准"。90% 的肝硬化患者静脉曲张发生于食管和（或）胃底，胃镜检查可直接观察食管及胃底有无静脉曲张，了解其曲张程度和范围，并可确定有无门静脉高压性胃病。10% 左右肝硬化患者静脉曲张发生于十二指肠、小肠及大肠等少见部位，称为"异位静脉曲张"。

肝静脉压力梯度（hepatic venous pressure gradient，HVPG）测定在肝硬化分期、并发症发生和治疗目标评估中具有较重要价值。HVPG 正常参考值为 $3 \sim 5mmHg$（$1mmHg = 0.133kPa$）。HVPG $6 \sim 10mmHg$ 为轻度门静脉高压，可无食管 - 胃底静脉曲张或有轻度的食管 - 胃底静脉曲张；HVPG $> 10mmHg$ 时，为显著门静脉高压，可有明显的食管 - 胃底静脉曲张；HVPG $12 \sim 16mmHg$ 时，出现腹水、食管 - 胃底静脉曲张破裂出血的风险增加，1 年病死率为 $10\% \sim 30\%$；HVPG $> 16mmHg$，病死率增加；HVPG $> 22mmHg$，可出现难控制或反复发生的失代偿期肝硬化并发症，如顽固性腹水、难控制食管 - 胃底静脉曲张破裂出血、肝功能严重障碍，无肝移植 1 年病死率为 $60\% \sim 100\%$。HVPG 为有创检测，且成本较高，在临床难以常规应用。目前，应用无创指标（包括血清生物标志物、LSM、CT 及 MRI）和人工智能大数据评估 HVPG 的研究成为热点。

（二）临床分期

肝硬化起病常隐匿，早期可无特异性症状、体征。根据是否出现腹水、食管静脉曲张出血、肝性脑病等并发症，国外指南也有将肝硬化分为 5 期的，1、2 期（代偿期）和 3、4、5 期（失代偿期），其年病死率分别为 1.5%、2%、10%、21% 和 87%。

代偿期肝硬化，特别是 1a 期肝硬化，单纯依靠临床表现、实验室检测有时很难诊断，往往需要肝组织活检才能确诊。在缺乏病理结果的情况下，代偿期肝硬化的临床诊断需通过肝功能（白蛋白、PTA）、血常规（血小板、白细胞）、影像学检查、内镜检查综合判断，需重视代偿期肝硬化及门静脉高压的早期诊断与预防。

失代偿期肝硬化多伴有腹水、消化道出血、肝性脑病等并发症，影像学检查可有典型门静脉高压及肝硬化证据，结合病史及实验室检查结果，临床容易诊断。一般而言，代偿期肝硬化属于 Child-Pugh 分级 A 级，失代偿期肝硬化则属 Child-Pugh 分级 B ～ C 级。

（三）诊断依据

1. 代偿期肝硬化的诊断依据（下列 4 条之一）　①组织学符合肝硬化诊断。②内镜显示食管 - 胃底静脉曲张或消化道异位静脉曲张，除外非肝硬化性门静脉高压。③B 超、LSM 或 CT 等影像学检查显示肝硬化或门静脉高压特征，如脾大、门静脉 ≥ 1.3cm，LSM 测定符合不同病因的肝硬化诊断界值。④无组织学、内镜或影像学检查者，以下检查指标异常提示存在肝硬化（需符合 4 条中 2 条）：PLT $< 100 \times 10^9/L$，且无其他原因可以解释；血清白蛋白 $< 35g/L$，排除营养不良或肾脏疾病等其他原因；INR > 1.3 或 PT 延长（停用溶栓或抗凝药物 7 天以上）；AST/PLT 比率指数（APRI）显示成人 APRI 评分 > 2 分。

2. 失代偿期肝硬化的诊断依据　在肝硬化基础上，出现门静脉高压并发症和（或）肝功能减退。①具备肝硬化的诊断依据；②出现门静脉高压相关并发症，如腹水、食管 - 胃底静脉曲张破裂出血、脓毒症、肝性脑病、肝肾综合征等。

五、治疗

治疗原则：对于代偿期肝硬化患者，治疗目

的为延缓肝功能失代偿、预防肝细胞癌、争取逆转病变；对于失代偿期肝硬化患者，治疗目的为改善肝功能、治疗并发症、延缓或减少对肝移植的需求。

（一）病因治疗

病因治疗是肝硬化治疗的关键，只要存在可控制的病因，均应尽快开始病因治疗。乙型肝炎、丙型肝炎所致的肝硬化应该进行抗肝炎病毒治疗。其他原因如酒精、自身免疫性肝病、药物等所致肝硬化，也应该针对病因进行积极治疗。

（二）肠内营养治疗

肝硬化患者若碳水化合物供能不足，机体将消耗蛋白质供能，加重肝脏代谢负担。肠内营养是机体获得能量的最好方式，对于维护肝功能、防止肠源性感染十分重要。只要肠道尚可用，应鼓励肠内营养，以碳水化合物为主，蛋白质摄入量以患者可耐受为宜，辅以多种维生素。肝硬化患者常有消化不良，可给予胰酶帮助消化。对于食欲减退、食物不耐受者，可给予肠内营养制剂。肝衰竭或肝性脑病时，应减少蛋白质的摄入。

（三）抗炎、抗纤维化治疗

对于某些无法进行病因治疗，或充分病因治疗后肝脏炎症和（或）肝纤维化仍然存在或进展的患者，可考虑给予抗炎、抗肝纤维化治疗。

常用的抗炎保肝药物有甘草酸制剂、双环醇、多烯磷脂酰胆碱、水飞蓟素类、腺苷甲硫氨酸、还原型谷胱甘肽等。这些药物可通过抑制炎症反应、解毒、免疫调节、清除活性氧和自由基、调节能量代谢及改善肝细胞膜稳定性等，达到减轻肝组织损害，促进肝细胞修复和再生，减轻肝内胆汁淤积，改善肝功能的目的。

在抗肝纤维化治疗中，中医中药发挥了重要作用。目前常用的抗肝纤维化药物包括安络化纤丸、扶正化瘀胶囊、复方鳖甲软肝片等，在中医辨证基础上给予药物，效果更佳，其方药组成均体现了扶正祛邪、标本兼治的原则。临床研究发现，在抗病毒治疗基础上加用这些药物治疗慢性乙型肝炎患者可进一步减轻肝纤维化。

（四）并发症的治疗

肝硬化患者通常因并发症而死亡，并发症的治疗见本章相关内容。

六、预后

每年有4%～12%的肝硬化患者因出现腹水、静脉曲张出血、黄疸和肝性脑病等进展为失代偿期肝硬化。失代偿期肝硬化患者死亡率明显升高。以静脉曲张出血为首发失代偿事件肝硬化患者5年死亡率为18%～20%；而以腹水、肝性脑病或黄疸为首发失代偿事件肝硬化患者5年死亡率为55%～80%；初次失代偿事件后进一步出现其他失代偿事件的肝硬化患者5年死亡率可高达88%。

（何创业　帖　君）

第二节　食管－胃底静脉曲张破裂出血

食管-胃底静脉曲张破裂出血是肝硬化门静脉高压的严重并发症。每年10%～15%的肝硬化患者发生首次出血，首次出血事件中死亡的患者约为30%，发生首次出血后如果不采取预防治疗措施，1年再出血率约为60%。

一、病理生理学

食管-胃底静脉曲张（GOV）及破裂出血的主要原因是门静脉高压。门静脉高压导致门体侧支循环形成，由于内脏小血管舒张，门静脉血流阻力增高，门体分流并不能有效减压，门静脉血流阻力仍高于正常肝脏。因而，门静脉压力的增加，一方面是因为门静脉阻力（肝内及侧支循环）增加，另一方面为血容量相对增加所致。

二、自然病史和高危因素

（一）自然病史

GOV 可见于约 50% 的肝硬化患者，与肝病严重程度密切相关，约 40% 的 Child-Pugh 分级 A 级和 85% 的 C 级患者发生静脉曲张。孤立性胃静脉曲张发生率为 33.0% ～ 72.4%，2 年的出血发生率约为 25%。原发性胆汁性肝硬化患者可在病程早期、没有明显肝硬化形成前即发生静脉曲张及出血。较小直径的曲张静脉以每年 8% 的速度发展为较大直径的曲张静脉。食管静脉曲张出血年发生率为 5% ～ 15%，6 周病死率可达 20%。

（二）高危因素

GOV 的出血危险因素包括：GOV 程度、是否有红色征（RC）及 Child-Pugh 分级。GOV 程度与曲张静脉直径呈线性正相关。肝脏疾病病程是静脉曲张进展的主要决定因素，一项前瞻性队列研究纳入了 494 例肝硬化患者，随访（145±109）个月，应用竞争风险模型进行分析，发现在病程 10 年、20 年时，出现静脉曲张的概率分别为 44% 和 53%。HVPG 是进行风险评估的有效方法。HVPG > 5mmHg（正常 3 ～ 5mmHg）认为存在门静脉高压，HVPG > 10mmHg 是发生静脉曲张、肝硬化失代偿的预测因子，对于食管静脉曲张出血的患者，HVPG > 20mmHg 是预后不良的有效预测因子。一般认为，HVPG < 12mmHg 者不会发生静脉曲张出血。HVPG 较基线值下降 > 10%，认为治疗有效，再出血风险亦会显著下降。

三、诊断

内镜检查是诊断 GOV 的主要手段和金标准。根据静脉曲张在胃内的分布及与食管静脉曲张的关系，胃静脉曲张分为食管 - 胃底静脉曲张（COV）和孤立性胃静脉曲张（IGV）。GOV 分为 2 型。

GOV1 指食管静脉曲张沿胃小弯延伸至胃食管交界处以下 2 ～ 5cm；GOV2 指食管静脉曲张超过胃食管交界处沿胃大弯延伸至胃底；IGV 也分为 2 型。IGV1 指曲张静脉位于胃底，纡曲交织，呈串珠样、瘤样或结节样等；IGV2 指曲张静脉位于胃体、胃窦或幽门周围。其中以 GOV1 最为常见，约占 70%。GOV1 与食管静脉曲张有着相同的血管解剖和治疗反应，而胃静脉曲张（GOV2 和 IGV1）在血管解剖、HVPG、对治疗的反应及预后等方面与 GOV1 和食管静脉曲张有着明显的差别。

四、治疗

急性 GOV 破裂出血的治疗主要有以下几个方面。

（一）药物治疗

1. 一般处理　肝硬化急性 GOV 大量出血者，早期治疗主要针对纠正低血容量休克、防止胃肠道出血相关并发症（感染、电解质酸碱平衡紊乱、肝性脑病等）、有效控制出血、监护生命体征和尿量，有条件者入住 ICU。少量出血、生命体征稳定的患者可在普通病房密切观察。

2. 恢复血容量　保持有效（至少两条）的静脉通路，以便快速补液输血，根据出血程度确定扩血容量和液体性质，输血以维持血流动力学稳定并使血红蛋白维持在 60g/L 以上为目的。对于肝硬化患者，恢复血容量要适当，过度输血或输液可能导致继续或重新出血，避免仅用盐溶液补足液体，以免加重或加速腹水或导致其他血管外部位液体蓄积。必要时应及时补充血浆和血小板等。有效血容量恢复的指征：收缩压 90 ～ 120mmHg；脉搏 < 100 次 / 分；尿量 > 17ml/h；临床表现为神志清楚 / 好转，无明显的脱水貌。

3. 早期使用降低门静脉压力药物　目前经常用的降低门静脉压力药物包括血管升压素及其类似物（特利加压素）、生长抑素十四肽及其类似物（奥曲肽）。在怀疑食管静脉曲张破裂出血时，药物治疗应作为首选的一线方案。在急性出血期不建议使用 β 受体阻滞剂。

血管升压素一次注射剂量为 10 ～ 20U，10 分钟后持续静脉滴注 0.4U/min，最大速度为 0.9U/min，随着剂量增加，全身不良反应增加；如果出血停止，剂量逐渐减少，应每 6 ～ 12 小时减 0.1U/min，疗程一般为 3 ～ 5 天。特利加压素 1mg 每 4 小时 1 次，静脉注射或持续静脉滴注，首剂可加倍。维持治疗：特利升压素 1mg 每 12 小时给予 1 次。疗程 3 ～ 5 天，多数报道 80% ～ 85% 患者出血可成功控制。生长抑素十四肽 250 ～ 500μg/h，奥曲肽 25 ～ 50μg/h，持续静脉滴注，一般使用 3 ～ 5 天。伐普肽最初 50μg 静脉注射，然后 50μg/h 静脉滴注，国内尚无伐普肽的应用经验。其控制首次出血率为 80% ～ 90%，不良反应少。国内多中心研究发现，比较奥曲肽 25μg/h、50μg/h，72 小时内控制静脉曲张出血率分别为 71.8%、91.7%。

4. 抗菌药物　对于肝硬化急性静脉曲张破裂出血的患者，应短期使用抗生素，首选头孢三代类抗生素，若过敏，则选择喹诺酮类抗生素，如左氧氟沙星、莫西沙星等，一般疗程 5 ～ 7 天。

5. 质子泵抑制剂（PPI）　一般情况下，PPI 40 ～ 80mg/d 静脉滴注，对于难控制的静脉曲张出血患者，PPI 8mg/h 持续静脉滴注。

（二）内镜和介入治疗

推荐急性出血的患者应在 12 小时内完成内镜检查，确认静脉曲张出血的同时进行内镜治疗。内镜治疗的目的是控制肝硬化急性食管静脉曲张出血及尽可能使静脉曲张消失或减轻，以防止再出血。内镜治疗包括内镜下食管静脉曲张套扎术（EVL）、内镜下硬化剂治疗（EIS）及钳夹法或组织黏合剂注射治疗。

对于高危患者，包括 Child-Pugh 分级 B 级伴活动性出血或者 Child-Pugh C 级的患者，在初始的药物和内镜治疗后 24 小时，最长 72 小时内进行经颈内静脉肝内门体分流术（transjugular intrahepatic portosystemic shunt，TIPS）治疗。

（三）手术治疗

药物或内镜治疗不能控制的出血或出血一度停止后 5 天内再次出血，Child-Pugh 分级 A/B 级者，行急诊手术有可能挽救生命；对于 Child-Pugh 分级 C 级者，肝移植是理想的选择。

五、预防

（一）预防首次食管静脉曲张出血

预防首次食管静脉曲张出血（EBV）即一级预防。一级预防的目的是防止曲张静脉形成和进展、预防中重度曲张静脉破裂出血，防止并发症发生，提高生存率。

不推荐无食管静脉曲张者使用非选择性 β 受体阻滞剂作为一级预防。轻度食管静脉曲张若 Child-Pugh 分级 B、C 级或 RC 阳性，推荐使用非选择性 β 受体阻滞剂预防首次静脉曲张出血。出血风险不大时，不推荐使用非选择性 β 受体阻滞剂。对于轻度食管静脉曲张未使用非选择性 β 受体阻滞剂者，应定期复查胃镜。中重度食管静脉曲张、出血风险较大者（Child-Pugh 分级 B、C 级或 RC 阳性），推荐使用非选择性 β 受体阻滞剂或选择 EVL 预防首次静脉曲张出血。出血风险不大者，首选非选择性 β 受体阻滞剂，对非选择性 β 受体阻滞剂有禁忌证、不耐受或依从性差者，可选择 EVL。

非选择性 β 受体阻滞剂的使用：普萘洛尔起始剂量为 10mg，2 次 / 天，可渐增至最大耐受剂量；卡维地洛起始剂量为 6.25mg，1 次 / 天，如耐受，可于 1 周后增至 12.5mg，1 次 / 天；纳多洛尔起始剂量为 20mg，1 次 / 天，渐增至最大耐受剂量，应长期使用。应答达标的标准：HVPG ≤ 12mmHg 或较基线水平下降 ≥ 10%。应用普萘洛尔或纳多洛尔的患者，若不能检测 HVPG 应答，则应使静息心率下降到基础心率的 75% 或静息心率达 50 ～ 60 次 / 分。

（二）预防再次食管静脉曲张出血

二级预防的目的是根除食管静脉曲张，降低再出血率及病死率。既往有食管静脉曲张出血史或急性 GOV 出血 5 天后开始二级预防治疗。二级预防治疗前，应常规行增强 CT/MRI 检查及门静脉系统血管重建，了解肝动脉血供及门静脉系统侧支循环情况。行常规 B 超检查明确门静脉系统有无血栓。

未接受一级预防的患者，二级预防可选择非选择性 β 受体阻滞剂或内镜单独治疗，或两者联合治疗。对于已接受非选择性 β 受体阻滞剂一级预防而应答差或不能耐受者，可改为内镜治疗。TIPS、外科手术可作为 Child-Pugh 分级 A/B 级患者药物或内镜治疗失败的挽救治疗。Child-Pugh 分级 C 级者优先进入肝移植等待名单，选择合适的二级预防方法作为肝移植的"桥梁"。

（何创业　帖　君）

第三节　肝硬化腹水及其并发症

腹水是肝硬化最常见的并发症之一，约 60% 的代偿期肝硬化患者在 10 年内发生腹水。腹水仅在门静脉高压形成时才会出现，门静脉高压导致高动力循环，内脏动脉血管舒张，有效血容量下降，血管收缩神经和钠潴留系统（交感神经系统和肾素 - 血管紧张素 - 酮醛固系统）激活，肾钠潴留，进一步引起细胞外液体量增加及腹水和水肿形成。在慢性肝脏疾病自然病程中，肝硬化进展到液体潴留是一个重要标志：约 15% 的腹水患者在 1 年内死亡并且 44% 在 5 年内死亡。预后不良的预测指标包括低钠血症、低动脉压、高血肌酐和低尿钠，这些参数并未包括在 CTP 评分中，仅血肌酐包含在终末期肝病模型（model for end-stage liver disease，MELD）评分中。此外，由于在肝硬化中，用于估计肾小球滤过率的血肌酐有其局限性，对于腹水患者，无论是 CTP 评分，还是 MELD 评分，可能低估了死亡风险。因此，多数出现腹水的患者建议进行肝移植。

一、病理生理学

肝硬化时腹水的形成常是几个因素联合作用的结果，门静脉高压是腹水形成的主要原因及始动因素。肾素 - 血管紧张素 - 醛固酮系统（RAAS）失衡及低蛋白血症也在腹水的形成中发挥作用。

（一）门静脉高压

门静脉高压是肝硬化发展到一定程度的必然结果。肝硬化导致肝内血管变形、阻塞，门静脉血液回流受阻，门静脉系统血管内压增高，毛细血管静脉端静水压增高，水分漏入腹腔。当门静脉压力＜ 12mmHg 时，很少形成腹水。研究表明，断流术后腹水发生率远高于门体静脉分流术。

（二）肾素 - 血管紧张素 - 醛固酮系统活性增强

门静脉高压引起脾脏及全身循环改变致使 RAAS 活性增强，导致水钠潴留，其是腹水形成与不易消退的主要原因。

（三）其他血管活性物质分泌增多或活性增强

肝硬化时，其他血管活性物质如心房肽、前列腺素、血管活性肽等分泌增多及活性增强，使脾脏小动脉广泛扩张，促使静脉流入量增加，同时引起小肠毛细血管压力增大和淋巴流量增加，可产生钠潴留效应。

（四）低白蛋白血症

肝硬化时，白蛋白合成功能明显降低，引起血浆胶体渗透压降低，促使液体从血浆中漏入腹腔，形成腹水。

（五）淋巴回流受阻

肝硬化时肝内血管阻塞，肝淋巴液生成增多，回流的淋巴液超过胸导管的引流能力时，可引起腹水。如有乳糜管梗阻及破裂，形成乳糜性腹水。

二、临床表现

肝硬化患者近期出现乏力、食欲减退等或原有症状加重，或新近出现腹胀、双下肢水肿、少尿等表现。查体见腹壁静脉曲张及腹部膨隆等。移动性浊音阳性提示患者腹腔内液体＞ 1000ml，若阴性，也不能排除腹水。

三、诊断

根据慢性肝病病史，体格检查（腹部膨隆，移动性浊音），超声、CT等影像学检查，感染四项，肝肾功能，血尿常规、电解质及腹水分析可初步诊断。

（一）影像学检查

最常用的是腹部超声，简单、无创、价廉。超声可以确定有无腹水及腹水量，初步判断来源、位置（肠间隙、下腹部等）及定位穿刺部位。其次包括腹部CT和MRI。

（二）分级

国际腹水俱乐部建议应对无并发症的腹水进行量化分级以指导治疗（表19-1）。

表 19-1　国际腹水俱乐部腹水的分级和治疗建议

腹水分级	定义	治疗
1级腹水	少量腹水，仅通过超声检测到	无须治疗
2级腹水	中量腹水，明显的中度对称性腹部膨隆	限制钠盐摄入和应用利尿剂
3级腹水	大量或严重腹水，显著的腹部膨隆	腹腔穿刺大量放液，随后限制钠盐摄入和应用利尿剂（除非患者为顽固性腹水）

（三）鉴别诊断

1. 诊断性腹腔穿刺术　腹腔穿刺术及腹水分析可能是诊断腹水病因最快最有效的方法，可以很容易地鉴别门静脉高压和其他原因引起的腹水，因此对于所有新发2级以上腹水，以及所有腹水恶化或有任何肝硬化并发症的住院患者，应行诊断性腹腔穿刺术。

2. 血清－腹水白蛋白梯度（serum－ascites albumin gradient，SAAG）　通过SAAG可以准确判断腹水的原因。如果SAAG≥11g/L，腹水可归因于门静脉高压，准确度约为97%。如果腹水总蛋白浓度低于15g/L，患者发生自发性细菌性腹膜炎（spontaneous bacterial peritonitis，SBP）的风险明显增高。

3. 腹水细菌培养　欧洲肝病学会（EASL）和美国肝病研究学会（AASLD）的观点不一，EASL认为行诊断性腹腔穿刺的患者在细胞计数同时行腹水培养（10ml腹水在床旁接种至血培养瓶中），以排除细菌性腹膜炎，AASLD认为在无并发症的腹水患者只需检测细胞计数和细胞分类（笔者在2年的临床穿刺中已穿刺近400例，其中仅检测出8例自发性细菌性腹膜炎）。笔者所在中心对于无并发症的少量、中量腹水，多在门诊进行治疗，而收住院的腹水患者多伴有并发症，所

以建议对于以腹水为主要症状住院治疗的患者，在进行腹腔穿刺时常规进行腹水细菌培养。

4. 脑钠肽或前脑钠肽（pro－brain natriuretic peptide）　脑钠肽的血浓度有助于鉴别心源性腹水与肝源性腹水，心源性腹水中位前脑钠肽浓度约为6100pg/ml，肝源性腹水仅为166pg/ml。

四、治疗

无并发症腹水的处理如下。

肝硬化腹水患者发生其他肝病并发症风险高，包括顽固性腹水、自发性细菌性腹膜炎、低钠血症或肝肾综合征（HRS）。没有这些腹水相关的并发症时，称为无并发症腹水。

肝硬化腹水的肾钠潴留不是因为钠排泄障碍，主要是由于近端和远端肾小管钠重吸收增加，近端肾小管钠重吸收增加的机制尚未完全阐明，而远端肾小管钠重吸收增加主要与醛固酮增加有关。所以肝硬化腹水的治疗目标是拮抗肾钠潴留，以达到负钠平衡。这可通过减少钠盐摄入和应用利尿剂增加肾钠排泄来进行。

1. 少量腹水（1级腹水）　通常无明显腹水相关症状。目前尚无1级腹水自然史方面的资料，也不清楚1级腹水患者发展为2级或3级腹水有

多快。此阶段不需要针对腹水进行治疗，但要针对病因进行治疗，如酒精性肝硬化的患者戒酒，病毒性肝硬化的患者抗病毒治疗。如为高危出血的患者，可使用非选择性 β 受体阻滞剂治疗，既能预防出血，又可促使腹水消退，或延缓 1 级腹水发展为 2 级或 3 级腹水。

2. 中量腹水（2 级腹水）　中量腹水患者可在门诊治疗，而不需要住院，除非他们有其他肝硬化并发症。1 级腹水的治疗措施可用于 2 级腹水。

（1）限钠：《内科学》（第 9 版）认为限钠离子的标准是低于 2g/d（88mmol/d），这一标准是参照 AASLD 的标准，而 EASL 标准的指标较为灵活和宽泛，氯化钠为 4.6 ～ 6.9g/d（80 ～ 120mmol/d）。更严格的饮食钠盐含量减少可能削弱营养状况，所以并不必要。笔者推荐在 2 级以上肝硬化腹水患者管理时，采用低于 2g/d 的标准。

（2）限水：《内科学》（第 9 版）将限钠与限水作为同等重要的措施写在一起，EASL 和 AASLD 一致推荐仅稀释性低钠血症患者限制液体摄入。但对于何时开始限水的标准没有明确。根据文献，笔者推荐血钠低于 125mmol/L 时应适当限制液体摄入，以每天低于 1000ml 为宜。这一标准只是基于现有临床研究的理论分析与推测，没有直接的临床证据。

（3）常规应用利尿剂：临床上最常用的是以螺内酯（安体舒通）为代表的醛固酮拮抗剂和以呋塞米（速尿）为代表的祥利尿剂。对于初发腹水的患者，先单用螺内酯，100mg/d，如无应答，7 天增加 1 次剂量，每次增加 100mg/d，直到最大剂量 400mg/d。对于大剂量螺内酯无应答的患者（定义为每周体重下降＜ 2kg，或出现高钾血症的患者），加用呋塞米，初始 40mg/d，3 天调整 1 次剂量，每次增加 40mg/d，最大剂量 160mg/d。对于复发腹水，推荐螺内酯（100mg/d）联合呋塞米（40mg/d）治疗，无应答患者螺内酯和呋塞米每 7 天分别增加 100mg/d 和 40mg/d，直至 400mg/d 和 160mg/d。

除了螺内酯外，保钾类利尿剂还有氨苯蝶啶、阿米洛利。氨苯蝶啶主要通过阻断肾小管的远端及集合管管腔侧的钠离子通道而产生利尿作用，并促进钾离子重吸收。其利尿保钾作用弱于螺内酯，在螺内酯无效时可使用，最大剂量为 300mg/d。

阿米洛利作用于肾脏远曲小管，阻断钠 - 钾交换，促使钠、氯排泄而减少钾离子和氢离子分泌，作用不依赖于醛固酮。男性乳腺发育患者可用阿米洛利替代螺内酯，一般从最小剂量开始，不高于 40mg/d。

其他祥利尿剂有托拉塞米、氢氯噻嗪。托拉塞米是新一代高效祥利尿剂，有利尿、排钠和排氯作用，但不显著改变肾小球滤过率、肾血浆流量和酸碱平衡。10mg 托拉塞米的利尿作用与 20 ～ 40mg 呋塞米相当，其利尿阈剂量为 2.5mg。肝硬化腹水的患者初始剂量为 20mg，单次最大剂量不超过 40mg，最大剂量不超过 80mg/d。氢氯噻嗪主要抑制远曲小管前段和近曲小管（作用较轻）对氯化钠的重吸收，从而增加远曲小管和集合管的钠 - 钾交换，钾分泌增多。通常剂量为 100mg/d。

（4）托伐普坦：是一种血管升压素（arginine vasopressin，AVP）V_2 受体拮抗剂。托伐普坦作为血管升压素 V_2 受体拮抗剂，通过阻止血管加压素与 V_2 受体结合，从而促进自由水排泄。托伐普坦主要是排水型的利尿剂，对电解质影响很小，主要适用于肝硬化低钠血症的患者。从小剂量起始，初始剂量为 7.5 ～ 15mg，1 次 / 天。

3. 大量腹水（3 级腹水）　中量腹水和大量腹水之间并无客观、严格的界限。一般有严重腹水相关症状，如明显腹胀、气促、难以平卧时，应诊断大量腹水。

（1）腹腔穿刺大量放液（large-volume paracentesis，LVP）：是肝硬化大量腹水患者的首选治疗。与利尿剂治疗相比：LVP 联合白蛋白输注较利尿剂更为有效，且显著缩短住院时间；LVP 联合白蛋白较利尿剂更为安全，采用 LVP 治疗低钠血症时，肾损害、肝性脑病发生率低；就再入院率或生存率而言，两种治疗方法之间并无差异；LVP 操作过程安全，局部并发症如出血、肠穿孔风险极低。

（2）顽固性腹水

1）诊断标准：①利尿剂抵抗性腹水，对限钠和利尿剂治疗无应答，或治疗后早期复发，而不能被有效预防；②利尿剂难治性腹水，由于发生利尿剂诱导的并发症而妨碍有效的利尿剂剂量使用，腹水不能被动员或治疗后早期复发，而不能被预防。

2）必要条件：①疗程，患者必须强化利尿剂治疗（螺内酯 400mg/d 和呋塞米 160mg/d）至少 1 周，并且采用＜ 90mmol/d 的限制钠盐饮食。②无应答，平均体重减少＜ 0.8kg 超过 4 天，并且尿钠排出＜钠的摄入（EASL 标准）或尿钠排泄＜ 78mmol/d（AASLD 标准）。③早期腹水复发，首次动员 4 周内再现 2 级或 3 级腹水。④利尿剂诱导并发症，利尿剂诱导的肝性脑病是指在缺乏任何其他诱发因素的情况下发生脑病。利尿剂诱导肾损害是指对治疗应答的腹水患者血肌酐升高＞ 100%，达到＞ 2mg/dl（177μmol/L）。利尿剂诱导低钠血症定义为血清钠下降＞ 10mmol/L 或血清钠＜ 125mmol/L。利尿剂诱导的低或高钾血症定义为，尽管采取了适当的措施，血钾＜ 3mmol/L 或者＞ 6mmol/L。

重复 LVP 是治疗顽固性腹水的一种安全有效的方法。输注白蛋白可预防 LVP 相关的循环功能障碍。

TIPS 通过在高压力的门静脉和低压力的肝静脉（或下腔静脉）之间置入支架以降低门静脉系统压力。由于降低门静脉压力的效果确切，TIPS 证实可有效控制腹水复发。在短期内，TIPS 可使心排血量、右心房压及肺动脉压增高，导致继发全身血管阻力及有效动脉血容量降低。随时间延长，TIPS 术后增加的心排血量趋于恢复到术前水平。在肾功能上有益的结果包括尿钠排泄和肾小球滤过率增加。此外，TIPS 可能对氮平衡与体重有益。TIPS 也改善生活质量，但在随机研究中，其改善程度与重复 LVP 联合白蛋白治疗的患者类似。TIPS 已成功用于复发胸腔积液患者，但其结果与肝功能及年龄密切相关。TIPS 术后主要并发症是肝性脑病，出现在 30% ～ 50% 患者中。其他并发症包括分流道血栓形成和狭窄。覆膜支架可明显降低支架狭窄率。在控制腹水上 TIPS 优于 LVP，但 TIPS 的肝性脑病发生率较高，研究显示，在生存率方面结果并不一致。大多数试验排除了非常晚期疾病患者：血清胆红素＞ 5mg/dl（85μmol/L），INR ＞ 2，间歇性肝性脑病＞ 2 级或持续肝性脑病、细菌感染、肾衰竭、心力衰竭和呼吸衰竭。

由于疗效及安全性方面的资料不足，TIPS 不推荐用于非常晚期肝病或合并有严重肝外疾病的患者。

一旦出现顽固性腹水，患者的中位生存期约为 6 个月。因此，顽固性腹水患者应考虑肝移植。终末期肝病模型（MELD）评分系统可预测肝硬化患者的生存率。然而，肝硬化腹水患者的其他因素也与不良预后有关，包括低动脉压、低血钠、低尿钠及高 Child-Pugh 评分。顽固性腹水患者尽管 MELD 评分相对较低（如＜ 18 分），也可能预后不良，就肝移植优先问题而言，这可能是重要的。基于这些原因，建议在 MELD 评分中附加其他参数如血清钠。

五、腹水相关并发症

（一）自发性细菌性腹膜炎

自发性细菌性腹膜炎（SBP）是在肝硬化基础上发生的腹腔感染，是指无明确腹腔内病变来源（如肠穿孔、肠脓肿）的情况下发生的腹膜炎，是病原微生物侵入腹腔，造成明显损害引起的感染性疾病，是肝硬化等终末期肝病患者常见并发症（40% ～ 70%）。肝硬化腹水患者住院即行腹腔穿刺检查，SBP 发生率约为 27%，有 SBP 病史的肝硬化患者 12 个月内的 SBP 复发率高达 40% ～ 70%。SBP 可迅速发展为肝肾衰竭，致使病情进一步恶化，是肝硬化等终末期肝病患者死亡的主要原因。近年来，随着早期诊断和安全有效抗菌药物的临床应用，SBP 相关的病死率由 20 世纪 70 年代的 90% 降至目前 20% ～ 60%，但未经及时治疗的 SBP 患者或院内感染 SBP（nosocomial SBP）的患者病死率接近 50% ～ 60%。

1. 临床表现　肝硬化 SBP 患者多数起病隐匿，临床表现多种多样，容易漏诊。约 1/3 的患者具有典型腹膜炎的症状与体征，表现为发热、腹痛或腹泻、腹部压痛和（或）反跳痛。大部分患者无典型的腹膜炎症状与体征，可表现为顽固性腹水、休克、肝性脑病等。SBP 高危人群包括曾发生 SBP 者、老年人（＞ 65 岁）、伴糖尿病者、伴肝癌或其他肿瘤者、使用免疫抑制剂者、严重肝功能受损（Child-Pugh 分级 B/C 级、肝衰竭）者、

食管 - 胃底静脉曲张破裂出血者。对于可疑细菌感染经抗菌治疗无效的发热，或原因不明的肝衰竭、脓毒血症症状不典型、长时间低血压（收缩压＜ 80mmHg，且＞ 2 小时）并且对扩容复苏无反应的腹水患者，要警惕 SBP。

2. 诊断与鉴别诊断　诊断主要依据症状、体征和实验室检查。症状、体征包括急性腹膜炎、全身炎症反应综合征的表现及无明显诱因肝功能恶化、肝性脑病、休克、顽固性腹水或对利尿剂突发无反应或肾衰竭、急性胃肠道出血。实验室检查发现包括：腹水中性粒细胞计数 $\geqslant 0.25 \times 10^9/L$；腹水细菌培养阳性；降钙素原（PCT）＞ 0.5ng/ml，排除其他部位感染。

3. 治疗　无近期应用 β- 内酰胺类抗生素的社区获得轻中度 SBP 患者，首选三代头孢类抗菌药物单药经验性治疗；未使用过氟喹诺酮类药物患者，可单用氟喹诺酮类药物；在医院环境和（或）近期应用 β- 内酰胺类抗生素的 SBP 患者，应根据药敏试验结果应用药物或选择以碳青霉烯类为基础的经验性抗感染治疗；腹水中性粒细胞计数低于 250/L，伴感染症状或腹部疼痛、触痛者也应接受经验性抗感染治疗。肝硬化腹水患者使用抗感染药物需慎重，密切观察药物不良反应；利福昔明可预防 SBP 反复发生。

（二）肝肾综合征

肝肾综合征（HRS）是指严重肝病患者病程后期出现功能性肾衰竭，肾脏无明显器质性病变，是以肾功能损伤、血流动力学改变和内源性血管活性物质明显异常为特征的一种综合征。HRS 是急性肾损伤（AKI）的一种特殊形式，由极度血管舒张引起，且对扩容治疗无反应。肝硬化腹水患者合并急性肾衰竭，即出现肾小球滤过率急性显

著下降，血肌酐大于 $133\mu mol/L$（1.5mg/dl）可诊断 AKI，排除其他引起 AKI 的病因，结合肾脏无明显器质性病变等可做出 HRS 的诊断

根据患者病情进展及预后，HRS 分为两型。① 1 型 HRS：快速进展性肾功能损伤，2 周内血肌酐成倍上升，超过基础水平 2 倍或＞ $226\mu mol/L$（2.5mg/dl），或估计肾小球滤过率下降 50% 以上或＜ 20ml/min；② 2 型 HRS：缓慢进展性肾功能损伤，中度肾衰竭，血肌酐为 $133 \sim 226\mu mol/L$（$1.5 \sim 2.5$mg/dl），常伴有顽固性腹水，肾功能下降过程缓慢，多为自发的过程，有时也有诱因，预后相对于 1 型好，但中位生存期较无氮质血症的肝硬化腹水短。

1. 诊断标准　肝硬化合并腹水；无休克；血肌酐升高＞基线 50%，或＞ $133\mu mol/L$（1.5mg/dl）；停用利尿剂并扩容后，肾功能无改善（血肌酐＜ $133\mu mol/L$）；近期无肾毒性药物使用史；无肾实质性疾病。

2. 治疗　1 型或 2 型 HRS 可应用特利加压素（1mg/4 $\sim$ 6 h）联合人血白蛋白（$20 \sim 40$g/d），治疗 3 天血肌酐未降低至少 25%，可逐步增加至最大剂量 2mg/4h。有效，疗程 7 $\sim$ 14 天；无效，停用特利加压素；有效，但复发，可重复应用。肝硬化顽固性腹水伴低钠血症的 HRS 可使用托伐普坦。HRS 患者应暂停使用非选择性 β 受体阻滞剂。血管收缩药物治疗无效且满足肾脏替代治疗标准的 1 型 HRS，可选择肾脏替代治疗或人工肝支持系统等。不推荐 2 型 HRS 行肾脏替代治疗。对血管收缩药物治疗无应答且伴大量腹水的 2 型 HRS，可行 TIPS 治疗。不推荐 1 型 HRS 行 TIPS 治疗。1 型或 2 型 HRS 均应优先纳入肝移植计划。

（何创业　帖　君）

第四节　肝性脑病

肝性脑病（hepatic encephalopathy，HE）是一种常见的，处理困难、预后较差的终末期肝病并发症。HE 是一种由肝功能不全和（或）门体静脉分流引起的大脑功能障碍，表现为从亚临床改变

到昏迷的广谱的神经或精神异常。

依据基础肝病的类型，HE 分为 A、B、C 3 型。A 型发生在急性肝衰竭基础上，进展较为迅速，其重要的病理生理学特征之一是脑水肿和颅

内高压。B 型是门体分流所致，无明显肝功能障碍，肝活组织检查提示肝组织学结构正常。C 型则是指发生于肝硬化等慢性肝损伤基础上的 HE。根据时程，HE 再分为 HE 发作、HE 复发和持续性 HE，HE 复发是指时间间隔 6 个月或以内的 HE 发作，持续性 HE 是指行为改变持续存在，夹杂着显性 HE 复发。

一、流行病学

肝硬化 HE 的发生率国内外报道不一，可能是因为临床医师对 HE 诊断的标准不统一及对轻微肝性脑病（minimal hepatic encephalopathy，MHE）的认识存在差异。国外资料报道，肝硬化患者伴 HE 的发生率为 30% ～ 45%，在疾病进展期发生率可能更高。我国学者对 HE（包括 MHE）的流行病学进行的多中心研究显示，在住院的肝硬化患者中约 40% 有 MHE；30% ～ 45% 的肝硬化患者和 10% ～ 50% 的 TIPS 后患者发生过显性肝性脑病（overt hepatic encephalopathy，OHE）。北美终末期肝病研究联盟（NACSELD）证实，HE 与肝硬化患者死亡具有独立相关性。

我国肝硬化的主要病因是慢性乙型肝炎和慢性丙型肝炎，其次是酒精性或药物性肝病；自身免疫性肝病尤其是原发性胆汁性肝硬化在临床上也逐渐增多。在长江流域，血吸虫病也曾是肝硬化的主要病因。MHE 的发生与病因无明显相关性，但其发生率随着肝硬化失代偿程度的加重而增加，即使 Child-Pugh 分级 A 级肝硬化患者，MHE 的发生率也可高达 24.8%。

二、发病机制与诱发因素

（一）发病机制

肝硬化门静脉高压时，肝细胞功能障碍对氨等毒性物质的解毒功能降低，同时门 - 体循环分流（即门静脉与腔静脉间侧支循环形成）使大量肠道吸收入血的氨等有毒物质经门静脉绕过肝脏直接流入体循环并进入脑组织，这是肝硬化 HE 的主要病理生理特点。HE 的发病机制至今尚未完全阐明，目前仍以氨中毒学说为核心，同时炎症介质学说及其他毒性物质的作用也日益受到重视。

（二）诱发因素

HE 最常见的诱发因素是感染（包括腹腔、肠道、尿路和呼吸道等感染，尤以腹腔感染最为重要）。其次是消化道出血、电解质和酸碱平衡紊乱、大量放腹水、高蛋白饮食、低血容量、利尿、腹泻、呕吐、便秘，以及使用苯二氮䓬类药物和麻醉药等。TIPS 后 HE 的发生率增加，TIPS 后 HE 的发生与术前肝功能储备状态、有无 HE 病史及支架类型和直径等因素有关。研究发现，质子泵抑制剂可能导致小肠细菌过度生长，从而增加肝硬化患者发生 HE 的风险，且风险随用药剂量和疗程增加而增加。

三、诊断

（一）症状与体征

HE 是一个从认知功能正常、意识完整到昏迷的连续性表现。目前国内外应用最广泛的仍是 West-Haven 分级标准，其将 HE 分为 0 ～ 4 级。该分类标准主要缺陷为对 0 级（可能是 MHE）及 1 级判别的主观性很强。MHE 为没有能觉察的人格或行为异常变化，神经系统体征正常，但神经心理测试异常。而 1 级 HE 临床表现中，欣快、抑郁或注意时间缩短等征象难以识别，只有了解患者性格的细心亲属才能洞悉患者轻度认知功能异常变化，在临床实践及多中心研究中重复性和可操作性较差。

近年国际肝性脑病和氮代谢协会（ISHEN）提出的肝硬化神经认知功能变化谱（spectrum of neuro cognitive impairment in cirrhosis）分级标准将 MHE 和 West-Haven 分类 0、1 级 HE 统称为隐匿性 HE（covert hepatic encephalopathy，CHE）；若出现性格行为改变等精神异常及昏迷等神经异常，属于 West-Haven 分类 2 ～ 4 级 HE，称为显性 HE（overt hepatic encephalopathy，OHE）。需要注意的是，1 级 HE 患者存在轻微认知功能障碍，少数扑翼样震颤阳性的患者按肝硬化神经认知功能变化谱分级标准属于 OHE。

过去，临床上曾经用"亚临床 HE""早期

HE" 等词语描述肝硬化 0 级 HE 患者，也就是无精神、神经异常表现的患者。1998 年，第 11 届世界胃肠病学大会一致通过将其命名为 MHE。MHE 是 HE 发病过程中的一个非常隐匿的阶段，其定义为肝硬化患者出现神经心理学 / 神经生理学异常而无定向力障碍、无扑翼样震颤等，即认知功能正常；其发病率高达 25% ～ 39.9%，发病率的高低与年龄、性别、吸烟及受教育程度无关，而与 Child-Pugh 分级有明确关系。MHE 尽管无明显的临床症状和体征，但其临床预后及生活质量均较肝硬化神经心理测试正常者差。在临床随访中，MHE 中 3 年累计发生 OHE 的占 56%，且其他并发症发生率和病死率显著增加。OHE 恢复后，MHE 可能持续存在。另外，这些患者的健康相关的整体生活质量、驾驶安全性、工作效率及社会经济地位显著降低。如果没有得到有效治疗，部分患者可进展为 OHE。中华医学会肝病学分会 2018 年肝性脑病指南应用 MHE 和 HE 1 ～ 4 级修订的分级标准见表 19-2。

表 19-2　中华医学会肝病学分会 HE 的分级和症状体征

West-Haven 标准	修订 HE 分级	神经精神学症状（认知功能表现）	神经系统体征
0 级	无 HE	正常	神经系统体征正常，神经心理测试正常
	MHE	潜在 HE，没有能觉察的人格或行为变化	神经系统体征正常，但神经心理测试异常
1 级	1 级	存在琐碎轻微临床征象，如轻微认知障碍、注意力减弱、睡眠障碍（失眠、睡眠倒错），欣快或抑郁	扑翼样震颤可引出，神经心理测试异常
2 级	2 级	明显的行为和性格变化；嗜睡或冷漠，轻微的定向力异常（时间、空间定向），计算能力下降，运动障碍，言语不清	扑翼样震颤易引出，不需要做神经心理测试
3 级	3 级	明显定向力障碍（时间、空间定向），行为异常，半昏迷到昏迷，有应答	扑翼样震颤通常无法引出，踝阵挛、肌张力增高、腱反射亢进，不需要做神经心理测试
4 级	4 级	昏迷（对言语和外界刺激无反应）	肌张力增高或中枢神经系统阳性体征，不需要做神经心理测试

（二）血生化、血氨的检查

在怀疑 HE 时肝肾功能、电解质、凝血功能、血氨应作为常规检查。尽管血氨的升高水平与病情的严重程度不完全一致，但其对 HE 的诊断仍具有较高价值。止血带压迫时间过长、采血后较长时间才检测、高温下运送均可能引起血氨假性升高。应在室温下采静脉血后立即低温送检，30 分钟内完成检测，或离心后 4℃ 冷藏，2 小时内完成检测。

（三）影像学检查

1. 肝脏及颅脑 CT　肝脏增强 CT 血管重建，可以观察是否存在明显的门 - 体分流。颅脑 CT 可排除脑血管意外及颅内肿瘤等。

2. MRI　有研究显示肝硬化及 HE 患者 MRI 表现正常的脑白质区，平均弥散可显著增加，且与 HE 分期、血氨及神经生理、神经心理改变程度相关。功能 MRI（fMRI）研究显示 HE 患者的基底节 - 丘脑 - 皮质回路受损，功能连接的改变与 HE 患者认知功能的改变有关。

（四）神经心理学测试

神经心理学测试是临床筛查及早期诊断 MHE 及 1 级 HE 最简便的方法，神经心理学测试方法被多国 HE 指南推荐作为 MHE 筛查或早期诊断的重要方法，每个试验均需结合其他检查。

1. 传统纸 - 笔神经心理学测试 HE 心理学评分（psychometric hepatic encephalopathy score, PHES）　包括数字连接试验（number connection test, NCT）-A、NCT-B、数字符号试验（digit symbol test, DST）、轨迹描绘试验、系列打点试验 5 个子测试试验。PHES 诊断 MHE 的阈值为 -4 分，得分小于 -6 分则提示患者预后差，灵敏度为 96%，特异度为 100%。但值得注意的是，尽管 PHES 的灵敏度和特异度较高，但结果可受患者的年龄、教育程度、合作程度、学习效果等多种因素影响。有学者采用年龄、受教育程度矫正的 NCT、DST，显示了更高的准确性和应用价值。应用这些诊断试验时应针对不同人群进行校正与标准化。然而，我们缺乏本地区 PHES 的标准参考值，可以参考国内其他学者的研究结果。

2. 斯特鲁普测试　测试分两部分：OFF 阶段和 ON 阶段。开始前均进行 2 次模拟训练。① OFF 阶段测试：1 个中性刺激符号（#）每次以红绿色或者蓝色中任一种颜色出现，尽快做出反应，按对屏幕下方对应的颜色按键；屏幕下方颜色按键也是随机排列分布的。每轮要选择 10 次，所需时间及完成测试的表现会记录下来。一旦犯错，如按错颜色，本轮结束，自动停止，开始新的一轮；需要正确完成 5 轮，同时也记录下完成时所犯的错误次数。② ON 阶段测试：10 个刺激中 9 个是不一致的，这部分需要正常按对词语字体的颜色，而词语字体与词语含义不一致；例如，"红色"可能以蓝色字体出现，正确的按键是蓝色，而非红色。正式开始后需正确完成 5 轮。

结束后测试软件会自动记录所有数据，包括：①总 OFF 阶段时间，完成 5 轮所需的时间；②正确完成 OFF 阶段部分完成 5 轮所需要的次数；③总 ON 阶段时间，完成 5 轮所需的时间；④正确完成 ON 阶段部分 5 轮所需的次数；⑤总 ON 阶段时间 + 总 OFF 阶段时间。总时间超过 190 秒为阳性。需要注意的是，有色盲的患者无法使用该项测试工具。

（五）诊断显性肝性脑病

依据临床表现，按照 West Haven 分级标准，OHE 诊断并不困难，一般不需要做神经心理学、神经生理学及影像学等检查。

诊断要点：①有引起 HE 的基础疾病，严重肝病和（或）广泛门体侧支循环分流；②有临床可识别的神经精神症状及体征；③排除其他导致神经精神异常的疾病，如代谢性脑病、中毒性脑病、神经系统疾病（如颅内出血、颅内感染及颅内占位）、精神疾病等情况；④特别注意寻找引起 HE（C 型、B 型）的诱因，如感染、上消化道出血、大量放腹水等；⑤血氨升高。

MHE 由于患者无明显的认知功能异常表现，常需要借助特殊检查才能明确诊断，是临床关注的重点。具有下列诊断要点中的① + ②和 ③～⑥中任意一条或以上，即可诊断为 MHE。主要诊断要点：①有引起 HE 的基础疾病，严重肝病和（或）广泛门体侧支循环分流；②传统神经心理学测试指标中的至少 2 项异常；③新的神经心理学测试方法中（ANT、姿势控制及稳定性测试、多感官整合测试）至少 1 项异常；④临界闪烁频率检测异常；⑤脑电图、视觉诱发电位、脑干听觉诱发电位异常；⑥ fMRI 异常。为了提高诊断效率，笔者建议先采用斯特鲁普测试进行筛选，对于阳性的患者，再采用 PHES 测试。

四、治疗

HE 是终末期肝病患者主要死因之一，早期识别、及时治疗是改善 HE 预后的关键。HE 的治疗依赖于其严重程度分层管理。治疗原则包括及时去除诱因、尽快将急性神经精神异常恢复到基线状态、一级预防及二级预防。

（一）去除诱因

临床上，90% 以上 MHE/HE 存在诱因，去除 MHE/HE 的诱因是治疗的重要措施。

对于肝硬化 HE 患者，感染是最常见的诱因，应积极寻找感染源，即使没有明显感染灶，但由于肠道细菌易位、内毒素水平等升高，存在潜在的炎症状态，而抗菌药物治疗可减少这种炎症状态。因此，应尽早开始经验性应用抗感染药物治疗。

消化道出血也是 HE 的常见诱因，出血当天或其后几天，均易诱发 HE；隐匿性消化道出血也可诱发 HE。应尽快止血，并清除胃肠道内积血。

过度利尿引起的容量不足性碱中毒和电解质紊乱会诱发 HE。此时应暂停应用利尿剂、补充液体及白蛋白；纠正电解质紊乱（低钾血症或高钾血症、低钠血症或高钠血症）。对于低血容量性低钠血症（特别是血钠＜ 110mmol/L）患者，应静脉补充生理盐水；而对于高血容量或等容量性低钠血症患者，可使用选择性血管升压素 2 型受体（V_2）拮抗剂，目前国内可用的药物只有托伐普坦。对于 3～4 级 HE 患者，应积极控制脑水肿，给予 20% 甘露醇（250～1000ml/d，每天 2～6 次）或联合呋塞米（40～80mg/d）治疗。

（二）药物治疗

1. 降氨治疗　高血氨是 HE 发生的重要因素之一，因此降低氨的生成和减少氨的吸收非常重要。降低血氨的主要药物如下。

（1）乳果糖：是由半乳糖与果糖组成的二糖，在自然界中并不存在。其不良反应少，糖尿病或乳糖不耐受的患者也可以应用。乳果糖在结肠中被消化道菌群转化成低分子量有机酸，导致肠道内 pH 下降；并通过保留水分，增加粪便体积，刺激结肠蠕动，保持大便通畅，缓解便秘，发挥导泻作用，同时恢复结肠的生理节律。在 HE 时，乳果糖促进肠道嗜酸菌（如乳酸杆菌）生长，抑制蛋白分解菌，使氨转变为离子状态；乳果糖还减少肠道细菌易位，防治自发性细菌性腹膜炎。多项随机对照试验结果显示，乳果糖不仅可以改善 MHE 患者神经心理测验结果，提高生活质量，还可以阻止 MHE 进展，预防 HE 复发。常用剂量为每次口服 15～30ml，2～3 次/天（根据患者反应调整剂量），以每天 2～3 次软便为宜。必要时可配合保留灌肠治疗。对乳果糖不耐受的患者，可应用乳糖醇或其他降血氨药物，乳糖醇和乳果糖在灌肠时疗效相似。

（2）拉克替醇：为肠道不吸收的双糖，能清洁、酸化肠道，减少氨的吸收，调节肠道微生态，有效降低内毒素。拉克替醇治疗 HE 的疗效与乳果糖相当，同时起效速度快，腹胀发生率低，甜度较低，糖尿病患者可正常应用。拉克替醇可有效长期预防肝硬化患者 TIPS 术后 HE 的发作。推荐的初始剂量为 0.6g/kg 体重，分 3 次于餐时服用。以每天排软便 2 次为标准来增减服用剂量。

（3）L- 鸟氨酸 L- 天冬氨酸（L-ornithine L-aspartate，LOLA）：可作为替代治疗或用于常规治疗无反应的患者。剂量为 10～40g/d，静脉滴注，对 OHE 和 MHE 均有治疗作用，LOLA 可单药或联合乳果糖应用，亦有口服制剂。LOLA 通过促进肝脏鸟氨酸循环和谷氨酰胺合成降低氨的水平，可明显降低患者空腹血氨和餐后血氨，改善 HE 的分级及神经心理测试结果，缩短住院时间，提高生活质量。

（4）利福昔明：是利福霉素的合成衍生物，吸收率低。理论上讲，口服肠道不吸收抗菌药物，可以抑制肠道细菌过度繁殖，减少产氨细菌的数量，减少肠道氨的产生与吸收，从而减轻 HE 症状，预防 HE 的发生，但对 B 型 HE 无明显效果。常用剂量：800～1200mg/d，分 3～4 次口服，疗程有待进一步研究。

（5）微生态制剂：包括益生菌、益生元和合生元等，可以促进对宿主有益的细菌菌株生长，并抑制有害菌群如产脲酶菌的繁殖；改善肠上皮细胞的营养状态、降低肠黏膜通透性，减少细菌易位，减轻内毒素血症并改善高动力循环；还可减轻肝细胞的炎症和氧化应激，从而增加肝脏的氨清除。多项随机对照试验结果显示，益生菌和乳果糖在改善 MHE 试验结果方面疗效相似。

2. 镇静药物的应用　HE 与 γ- 氨基丁酸神经抑制受体和 N- 甲基 -D- 天门冬氨酸 - 谷氨酸兴奋性受体的上调有关，导致抑制性和兴奋性信号失衡。理论上应用氟马西尼、溴隐亭、左旋多巴和乙酰胆碱酯酶抑制剂均是可行的。对于有苯二氮䓬类或阿片类药物诱因的 HE 昏迷患者，可试用氟马西尼或纳洛酮。溴隐亭、左旋多巴治疗 HE 有效的证据较少，还需进行仔细评估，一般不推荐使用。

（1）氟马西尼：是一种苯二氮䓬（BZD）受体拮抗剂，其化学结构与 BZD 近似，作用于中枢的 BZD 受体，能阻断受体而无 BZD 样作用。对于苯二氮䓬类药物诱发的 HE，可以考虑使用氟马西尼。氟马西尼 2mg 加入生理盐水 40ml，用微量泵每小时 0.2mg 持续泵入。

（2）纳洛酮：阿片类受体拮抗剂，迅速通过血脑屏障，与阿片类受体结合的亲和力大于 β 内啡肽。血浆 β 内啡肽（β-EP）与 HE 的发生关系密切，一方面 β-EP 干扰脑细胞 ATP 的代谢过程，导致细胞膜稳定性下降及功能障碍，另一方面，β-EP 与大脑内阿片受体结合，抑制大脑皮质血液循环，脑组织血供不足，进一步加重脑细胞功能障碍。Meta 分析发现，LOLA 联合纳洛酮治疗 HE，治疗后血氨、总胆红素水平低于对照组，意识转清醒时间缩短，NCT、DST 显著改善，无明显不良反应发生。有研究显示纳洛酮单用或与乳果糖等药物联合应用，具有促进患者清醒的作用，但这些研究样本量均较小，且设计上存在一定缺陷。首次可静脉注射本品 0.4～2mg，如果未获得理想效果，可每 4～6 小时重复给药。如果不能静脉给药，可肌内给药。

（3）丙泊酚：有研究比较了丙泊酚在 40 例有狂躁症的 HE 患者临床疗效及不良反应，与地西泮比较，丙泊酚更安全、更有效控制 HE 的狂躁症状。与咪达唑仑相比，丙泊酚组恢复时间更短，认知功能恢复更快。初始给予 100mg 静脉注射，继而根据患者躁动情况以 0.5～4mg/（kg·h）微量泵注射，镇静持续时间为 24 小时。

3. 其他治疗药物　①精氨酸：盐酸精氨酸，因含有盐酸而偏酸性，所以可用于治疗伴代谢性碱中毒的 HE。在应用过程中应注意检测血气分析，警惕过量引起酸中毒。盐酸精氨酸在 HE 治疗中的效果有限，不常规应用。②谷氨酰胺：近年来认为，谷氨酸盐只能暂时降低血氨，不能透过血脑屏障，不能降低脑组织中的氨，且可诱发代谢性碱中毒，反而加重 HE；另外，脑内过多的谷氨酰胺产生高渗效应，参与脑水肿的形成，不利于 HE 恢复，目前临床上不常规应用。③阿卡波糖：最初用于治疗糖尿病，在 HE 中的确切机制不明，可能与抑制小肠刷状缘的 α 葡萄糖苷酶有关。阿卡波糖 300mg/d，可降低伴有 2 型糖尿病和 1～2 级 HE 患者的临床症状。副作用有腹痛、胀气和腹泻。④清除幽门螺杆菌：研究发现，HE 和 MHE 与肝硬化无 HE 患者发生幽门螺杆菌感染率差异有统计学意义，幽门螺杆菌感染与肝硬化 HE 可能有关，根治幽门螺杆菌感染可有利于临床预防及治疗肝硬化 HE。

（三）营养支持治疗

传统观点对于 HE 患者采取的是严格的限制蛋白质饮食。近年发现 80.3% 的肝硬化患者普遍存在营养不良，且长时间过度限制蛋白质饮食可造成肌肉群减少，更容易出现 HE。正确评估患者的营养状态，早期进行营养干预，可改善患者生活质量、降低并发症的发生率、延长患者生存时间。

1. 能量摄入及模式　肝糖原的合成和储存减少，导致静息能量消耗增加，使机体产生类似于健康人体极度饥饿情况下发生的禁食反应。目前认为，每天理想的能量摄入为 35～40kcal/kg（1kcal=4.184kJ）。应鼓励患者少食多餐，每天均匀分配小餐，睡前加餐（至少包含复合碳水化合物 50g），白天禁食时间不应超过 3～6 小时。进食早餐可提高 MHE 患者的注意力及操作能力。

2. 蛋白质　欧洲肠外营养学会指南推荐，每天蛋白质摄入量为 1.2～1.5g/kg 体重以维持氮平衡，肥胖或超重的肝硬化患者日常膳食蛋白摄入量维持在 2g/kg 体重，对于 HE 患者是安全的。因为植物蛋白含硫氨基酸的甲硫氨酸和半胱氨酸少，不易诱发 HE，含鸟氨酸和精氨酸较多，可通过尿素循环促进氨清除。故复发性 / 持久性 HE 患者可以每天摄入 30～40g 植物蛋白。HE 患者蛋白质补充遵循以下原则：3～4 级 HE 患者应禁止从肠道补充蛋白质；MHE、1～2 级 HE 患者开始数天应限制蛋白质，控制在 20g/d，随着症状改善，每 2～3 天可增加 10～20g 蛋白；植物蛋白优于动物蛋白；静脉补充白蛋白安全。慢性 HE 患者，鼓励少食多餐，摄入蛋白质宜个体化，逐渐增加蛋白总量。

3. 支链氨基酸（BCAA）　3～4 级 HE 患者应补充富含 BCAA（缬氨酸、亮氨酸和异亮氨酸）的肠外营养制剂。尽管多项研究显示，BCAA 不能降低 HE 患者病死率，但可耐受正常蛋白饮食或长期补充 BCAA 患者，可从营养状态改善中长期获益。另外，BCAA 不仅支持大脑和肌肉合成谷氨酰胺，促进氨的解毒代谢，而且还可以减少过多的芳香族氨基酸进入大脑。

4. 其他微量营养素　HE 所致的精神症状可能与缺乏微量元素、水溶性维生素，特别是硫胺素有关，低锌可导致氨水平升高。对于失代偿期肝硬化或有营养不良风险的患者，应给予复合维生素或锌补充剂治疗。

（四）人工肝

肝衰竭合并 HE 时，在内科治疗基础上，可针对 HE 采用一些可改善 HE 的人工肝模式，能在一定程度上清除部分炎症因子、内毒素、血氨、胆红素等。常用于改善 HE 的人工肝模式有血液灌流、血液滤过、血浆滤过透析、分子吸附再循环系统（MARS）、双重血浆分子吸附系统（DPMAS）或血浆置换联合血液灌流等。

（五）介入治疗

对于肝硬化伴自发性脾肾分流道发生 HE 的患者，可考虑行经球囊导管阻塞下逆行闭塞静脉曲张术（BRTO）、经球囊导管阻塞下顺行闭塞静脉曲张术（BATO）或经 TIPS 途径脾肾分流道封堵术，TIPS 术后的患者可行支架限流手术。

（六）肝移植

内科治疗效果不理想，反复发作的难治性 HE 伴肝衰竭者是肝移植的指征。

（何创业　帖　君）

第五节　低钠血症

一、诊断

肝硬化患者血钠浓度下降低于 130mmol/L 时即可定义为低钠血症。但是，在一般的患者人群，按照近期有关低钠血症的指南，血钠浓度下降 < 135mmol/L 也应视为低钠血症。

二、分类

肝硬化患者可发生 2 种类型的低钠血症：低血容量性和高血容量性。高血容量性低钠血症最为常见，以血清钠水平低且有细胞外液体量增加，腹水和水肿为特征。低血容量性低钠血症较为少见，以血清钠水平低而无腹水和水肿为特征，最常见于过度利尿剂治疗之后。在肝硬化中，血清钠浓度是预后的一个重要指标，出现低钠血症与生存率受损有关。而且，低钠血症与增长的发病率特别是神经系统并发症有关，并降低肝移植术后生存率。

三、治疗

血清钠水平多少时应开始治疗还没有良好的证据。一般认为，血清钠浓度低于 130mmol/L 时应治疗。

1. 低血容量性低钠血症治疗包括生理盐水的摄入和病因治疗（通常是终止应用利尿剂）。

2. 高血容量性低钠血症的关键是诱导负水平衡，使过多的水量正常化，改善血钠浓度。

（1）限制液体摄入：限制液体在 1000ml/d，尽管在改善血钠浓度上很少有效，却可有效地防止血清钠水平进一步下降。没有资料支持使用生理盐水或高渗盐水治疗高血容量性低钠血症。使用白蛋白可能有效。

（2）白蛋白：使用白蛋白显示可改善血钠浓度，但还需要更多的资料证实。

（3）托伐普坦：重度高血容量性低钠血症患者可考虑使用托伐普坦（< 125mmol/L）治疗。起始剂量为 15mg/d，如需要，根据血清钠浓度调整剂量，可逐步滴定至 30 ~ 60mg/d。药物剂量逐步滴定，以达到血清钠缓慢升高，应密切监测血清钠，特别是在治疗第 1 天及增加药物剂量期间，避免血钠浓度快速增长（> 8 ~ 10mmol/d），以防止渗透性脱髓鞘综合征发生。托伐普坦治疗时不应限制液体或盐水摄入，以避免血清钠浓度过快增长。血清钠水平稳定并且不再需要增加药物剂量之后，患者可以出院。应避免与 CYP3A 强力抑制或诱导的药物同时使用，托伐普坦的疗程尚不清楚。安全性仅仅是建立在短期治疗的基础上（1 个月之内）。

（何创业　帖　君）

参考文献

中华医学会肝病学分会, 2017. 肝硬化腹水及相关并发症的诊疗指南. 临床肝胆病杂志, 33(10): 158-174.

中华医学会肝病学分会, 2019. 肝硬化诊治指南. 临床肝胆病杂志, 35(11): 2408-2425.

中华医学会肝病学分会, 中华医学会消化病学分会, 中华医学会内镜学分会, 2016. 肝硬化门静脉高压食管胃静脉曲张出血的防治指南. 临床肝胆病杂志, 32(2): 203-219.

中华医学会外科学分会脾及门静脉高压外科学组, 2019. 肝硬化门静脉高压症食管、胃底静脉曲张破裂出血诊治专家共识 (2019 版). 中华外科杂志, 57(12): 885-892.

Agrawal S, Umapathy S, Dhiman RK, 2015. Minimal hepatic encephalopathy impairs quality of life. J Clin Exp Hepatol, 5(Suppl 1): S42-S48.

Bai M, Yang Z, Qi X, et al, 2013. l-ornithine-l-aspartate for hepatic encephalopathy in patients with cirrhosis: a meta-analysis of randomized controlled trials. J Gastroenterol Hepatol, 28(5): 783-792.

Bajaj JS, Heuman DM, Sterling RK, et al, 2015. Validation of encephalApp, smartphone-based stroop test, for the diagnosis of covert hepatic encephalopathy. Clin Gastroenterol Hepatol, 13(10): 1828-1835.

Bajaj JS, O'Leary JG, Tandon P, et al, 2017. Hepatic encephalopathy is associated with mortality in patients with cirrhosis independent of other extrahepatic organ failures. Clin Gastroenterol Hepatol, 15(4): 565-574, e4.

Blei AT, Córdoba J, Practice Parameters Committee of the American College of Gastroenterology, 2001. Hepatic Encephalopathy. Am J Gastroenterol, 96(7): 1968-1976.

Chen S, Li X, Wei B, et al, 2013. Recurrent variceal bleeding and shunt patency: prospective randomized controlled trial of transjugular intrahepatic portosystemic shunt alone or combined with coronary vein embolization. Radiology, 268(3): 900-906.

Conejo I, Guardascione MA, Tandon P, et al, 2018. Multicenter external validation of risk stratification criteria for patients with variceal bleeding. Clin Gastroenterol Hepatol, 16(1): 132-139, e8.

Dam G, Vilstrup H, Watson H, et al, 2016. Proton pump inhibitors as a risk factor for hepatic encephalopathy and spontaneous bacterial peritonitis in patients with cirrhosis with ascites. Hepatology, 64(4): 1265-1272.

de Franchis R, Baveno VIF, 2015. Expanding consensus in portal hypertension: report of the Baveno VI Consensus Workshop: stratifying risk and individualizing care for portal hypertension. J Hepatol, 63(3): 743-752.

European Association for the Study of the Liver, European Association for the Liver, 2018. Study of the L. EASL clinical practice guidelines for the management of patients with decompensated cirrhosis. J Hepatol, 69(2): 406-460.

Garcia-Tsao G, Abraldes JG, Berzigotti A, et al, 2017. Portal hypertensive bleeding in cirrhosis: risk stratification, diagnosis, and management: 2016 practice guidance by the American Association for the study of liver diseases. Hepatology, 65(1): 310-335.

Ginès P, Arroyo V, Rodés J, et al, 2005. Ascites and renal dysfunction in liver disease : pathogenesis, diagnosis, and treatment. 2th ed. Oxford: Blackwell Publishing: 450.

Gluud LL, Dam G, Les I, et al, 2017. Branched-chain amino acids for people with hepatic encephalopathy. Cochrane Database Syst Rev, 5(5): CD001939.

Guo JS, 2014. Epidemiology, diagnosis and treatment of minimal hepatic encephalopath. Chin J Hepatol, 22(2): 92-93.

Hanai T, Shiraki M, Watanabe S, et al, 2017. Sarcopenia predicts minimal hepatic encephalopathy in patients with liver cirrhosis. Hepatol Res, 47(13): 1359-1367.

Hanish SI, Stein DM, Scalea JR, et al, 2017. Molecular adsorbent recirculating system effectively replaces hepatic function in severe acute liver failure. Ann Surg, 266(4): 677-684.

Hayashi M, Abe K, Fujita M, et al, 2018. Association between the serum sodium levels and the response to tolvaptan in liver cirrhosis patients with ascites and hyponatremia. Intern Med, 57(17): 2451-2458.

Holster IL, Tjwa ET, Moelker A, et al, 2016. Covered transjugular intrahepatic portosystemic shunt versus endoscopic therapy + beta-blocker for prevention of variceal rebleeding. Hepatology, 63(2): 581-589.

Iwasa M, Sugimoto R, Mifuji-Moroka R, et al, 2016. Factors contributing to the development of overt encephalopathy in liver cirrhosis patients. Metab Brain Dis, 31(5): 1151-1156.

Jiang Q, Jiang G, Welty TE, et al, 2010. Naloxone in the management of hepatic encephalopathy. J Clin Pharm Ther, 35(3): 333-341.

Khamaysi I, William N, Olga A, et al, 2011. Sub-clinical hepatic encephalopathy in cirrhotic patients is not aggravated by sedation with propofol compared to midazolam: a randomized controlled study. J Hepatol, 54(1): 72-77.

Kim SK, Lee KA, Sauk S, et al, 2017. Comparison of transjugular intrahepatic portosystemic shunt with covered stent and balloon-occluded retrograde transvenous obliteration in managing isolated gastric varices. Korean J Radiol, 18(2): 345-354.

Lakhoo J, Bui JT, Lokken RP, et al, 2016. Transjugular intrahepatic portosystemic shunt creation and variceal coil or plug embolization ineffectively attain gastric variceal decompression or occlusion: results of a 26-patient retrospective study. J Vasc Interv Radiol, 27(7): 1001-1011.

Lee HA, Chang JM, Goh HG, et al, 2019. Prognosis of patients with gastric variceal bleeding after endoscopic variceal obturation according to the type of varices. Eur J Gastroenterol Hepatol, 31(2): 211-217.

Lewis DS, Lee TH, Konanur M, et al, 2019. Proton pump inhibitor use is associated with an increased frequency of new or worsening hepatic encephalopathy after transjugular intrahepatic portosystemic shunt creation. J Vasc Interv Radiol, 30(2): 163-169.

Li SW, Wang K, Yu YQ, et al, 2013. Psychometric hepatic encephalopathy score for diagnosis of minimal hepatic encephalopathy in China. World J Gastroenterol, 19(46): 8745-8751.

Lipnik AJ, Pandhi MB, Khabbaz RC, et al, 2018. Endovascular treatment for variceal hemorrhage: TIPS, BRTO, and combined approaches. Semin Intervent Radiol, 35(3): 169-184.

Lo GH, 2016. Endoscopic therapy plus beta blocker is still the first choice for prevention of variceal rebleeding?. Hepatology, 64(5): 1816-1817.

Morrison JD, Mendoza-Elias N, Lipnik AJ, et al, 2018. Gastric varices bleed at lower portosystemic pressure gradients than esophageal varices. J Vasc Interv Radiol, 29(5): 636-641.

Mousa N, Abdel-Razik A, Zaher A, et al, 2016. The role of antioxidants and zinc in minimal hepatic encephalopathy: a randomized trial. Therap Adv Gastroenterol, 9(5): 684-691.

Nagayama I, Masuda T, Nakagawa S, et al, 2019. Different effects on fluid distribution between tolvaptan and furosemide in a liver cirrhosis patient with chronic kidney disease. Intern Med, 58(11): 1587-1591.

NeSmith M, Ahn J, Flamm SL, 2016. Contemporary understanding and management of overt and covert hepatic encephalopathy. Gastroenterol Hepatol (N Y), 12(2): 91-100.

Osman MA, Sayed MM, Mansour KA, et al, 2016. Reversibility of minimal hepatic encephalopathy following liver transplantation in Egyptian cirrhotic patients. World J Hepatol, 8(30): 1279-1286.

Pereira K, Carrion AF, Martin PV, et al, 2015. Current diagnosis and management of post-transjugular intrahepatic portosystemic shunt refractory hepatic encephalopathy. Liver Int, 35(12): 2487-2494.

Qi X, Liu L, Bai M, et al, 2014. Transjugular intrahepatic portosystemic shunt in combination with or without variceal embolization for the prevention of variceal rebleeding: a meta-analysis. J Gastroenterol Hepatol, 29(4): 688-696.

Saad WE, Wagner CC, Lippert A, et al, 2013. Protective value of TIPS against the development of hydrothorax/ascites and upper gastrointestinal bleeding after balloon-occluded retrograde transvenous obliteration (BRTO). Am J Gastroenterol, 108(10): 1612-1619.

Sabri SS, Abi-Jaoudeh N, Swee W, et al, 2014. Short-term rebleeding rates for isolated gastric varices managed by transjugular intrahepatic portosystemic shunt versus balloon-occluded retrograde transvenous obliteration. J Vasc Interv Radiol, 25(3): 355-361.

Sanyal AJ, Freedman AM, Luketic VA, et al, 1997. The natural history of portal hypertension after transjugular intrahepatic portosystemic shunts. Gastroenterology, 112(3): 889-898.

Schulz C, Schütte K, Malfertheiner P, 2014. Does H. pylori eradication therapy benefit patients with hepatic encephalopathy?: systematic review. J Clin Gastroenterol, 48(6): 491-499.

Schulz C, Schütte K, Reisener N, et al, 2016. Prevalence of helicobacter pylori infection in patients with minimal hepatic encephalopathy. J Gastrointestin Liver Dis, 25(2): 191-195.

Tajiri K, Tokimitsu Y, Ito H, et al, 2018. Survival benefit of Tolvaptan for refractory ascites in patients with advanced cirrhosis. Dig Dis, 36(4): 314-321.

Tsai CF, Chen MH, Wang YP, et al, 2017. Proton pump inhibitors increase risk for hepatic encephalopathy in patients with cirrhosis in a population study. Gastroenterology, 152(1): 134-141.

Vilstrup H, Amodio P, Bajaj J, et al, 2014. Hepatic encephalopathy in chronic liver disease: 2014 practice guideline by the American Association for the Study of Liver Diseases and the European Association for the Study of the Liver. Hepatology, 60(2): 715-735.

Wang AJ, Peng AP, Li BM, et al, 2017. Natural history of covert hepatic encephalopathy: an observational study of 366 cirrhotic patients. World J Gastroenterol, 23(34): 6321-6329.

Wang JY, Zhang NP, Chi BR, et al, 2013. Prevalence of minimal hepatic encephalopathy and quality of life evaluations in hospitalized cirrhotic patients in China. World J Gastroenterol, 19(30): 4984-4991.

Xiao T, Chen L, Chen W, et al, 2011. Comparison of transjugular intrahepatic portosystemic shunt (TIPS) alone versus TIPS combined with embolotherapy in advanced cirrhosis: a retrospective study. J Clin Gastroenterol, 45(7): 643-650.

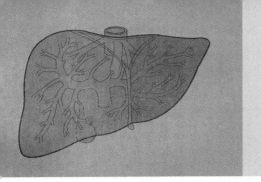

第20章 肝移植

第一节 肝移植的热点问题

自 1963 年 Starzl 首次将肝移植技术应用于临床以来，历经半个多世纪的发展，目前肝移植已成为各种终末期肝病的唯一有效治疗手段，全球已有 20 余万终末期肝病患者因接受肝移植而生命得到延续。随着外科理念和技术的发展及临床经验的积累，肝移植的预后得到明显改善。目前，肝移植围术期死亡率已降至 5% 以下，受体术后 1 年、5 年、10 年生存率已分别达到 90%、80% 和 70%。近 20 年，我国肝移植事业发展迅速，截至 2016 年已完成 4 万余例肝移植，疗效显著。然而，供肝严重短缺、供肝缺血再灌注损伤、肝癌肝移植术后复发等问题依然制约着肝移植的深入开展，严重影响近期和远期疗效。以下就是对这些当下热点问题进行的梳理。

一、供肝严重短缺

随着肝移植技术快速稳定发展，外科手术技术不再是影响肝移植疗效的主要因素，器官短缺现状及合理分配资源的需求也亟待解决。中国心脏死亡器官捐献（donation after cardiac death, DCD）分配系统建设始于 2010 年，2011 年正式启动 DCD 移植试点工作，2012 年开始向全国范围内推广，至 2015 年 DCD 供体成为移植器官的主要来源。随着我国公民逝世后器官捐献工作的开展，如何拓展供肝来源，高效利用边缘供体，提升肝移植手术受益面，已成为肝移植界极为关注且急需解决的现实问题，全球肝移植专家在拓展供肝应用领域均做出了不懈的努力。

（一）活体肝移植

尸体肝脏资源的严重短缺迫使人们将目光投向活体肝移植，1989 年 Strong 教授成功完成首例小儿活体肝移植，1994 年 Yamaoka 完成首例成年人右半肝肝移植，为众多的终末期肝病患者点燃了希望的明灯，截至 2017 年全球已完成 2 万余例活体肝移植。在我国，1995 年王学浩院士完成了首例活体肝移植并成立了国内首个国家卫健委活体肝移植重点实验室，在香港和台湾地区，活体肝移植数量已经远远超过尸体肝移植。活体肝移植不仅缓解了供肝紧缺的问题，同时也扩大了肝移植捐献群体。美国和欧洲通过网络系统对器官移植受体进行监测随访，并建立大型数据库，对比分析显示活体肝移植受体术后 1 年、5 年、10 年存活率可分别高达 89.9%、77.3%、70.8%。

活体肝移植的首要问题是捐献者面临的风险和受体术后获益程度之间的权衡，据报道，全球已有 20 余例供体因为捐献肝脏手术而死亡，每一例供体的死亡都会引起很大的社会舆论和反响，从而多次地使全社会对活体肝移植的伦理问题的重新审视。因此，必须充分考虑供体的安全，尽可能地减少供体并发症，术前做好充分的供体筛选和评估。尽管目前临床上对理想的活体肝移植供体没有明确定义，但通常首选的供体为年龄 20～50 岁、体重指数 < 30kg/m² 、与受体血型相同、没有肝脏脂肪变性和伴随的健康问题，并且计算出的有效肝体积 ≥ 35%。考虑到供体安全优先性，肝脏捐献之前必须进行的常规检查项目包括肝功能、血常规、凝血功能、ABO 血型、病毒学检查、

超声、心电图等。超声能较好地评估主要肝脏病变和肝脏脂肪变性，CT 或 MRI 能评估肝脏的血管解剖结构和体积，磁共振胰胆管造影（MRCP）能有效评估胆管的解剖结构。术前计算供肝体积在活体肝移植中具有重要意义，一方面可避免由于受体移植肝体积不足而造成的负面情况（如小肝综合征），另一方面在供体中可留下充足的肝体积。

随着活体肝移植的深入开展，活体肝移植的手术方式和手术技巧也在不断创新发展。目前活体肝移植的手术方式主要包括左肝肝移植、右肝肝移植、双肝叶肝移植。虽然活体肝移植已经成为常规手术之一，但术后相关并发症仍然值得重视，包括肝动脉血栓形成、假性动脉瘤、门静脉狭窄及血栓形成、肝静脉血栓形成及狭窄、胆漏、胆汁瘤及胆道狭窄等。相信先进的外科技术、严密的围术期管理和术后免疫抑制治疗有助于最大限度降低供体和受体的术后病死率和并发症发生率，我们也相信随着大量活体肝移植供体和受体的长期存活，活体肝移植将会得到迅速发展。

（二）边缘供体肝移植

边缘供体（marginal donor）没有严格的概念，从广义上讲，任何在肝移植术后有可能发生原发性移植物无功能（primary nonfunction，PNF）、早期功能不良（initial poor function，INF）和迟发性移植物失功能的供体都可称为边缘供体。边缘供肝大致可分为 2 种类型，一类是技术性并发症和功能障碍发生率较高的供肝，如脂肪肝供肝、无心跳供肝、老年供肝、肝功能损伤较重的供肝及缺血时间较长的供肝等；二类是可能将供体的疾病传播给受体的供肝，如血清学病毒标志物阳性的供肝、伴有恶性肿瘤或严重感染的供肝等。

近年来，我国公民 DCD 工作也取得了重大的进展，开启了我国器官移植新时代。作为增加移植器官来源的一个重要途径，无心跳供体（non-beart-beating donor，NHBD）又称 DCD 供体，逐渐被各大移植中心接受。根据 Maastricht 标准，DCD 分为可控性和不可控性两类。DCD 供体实际上也属于边缘供体的一种类型，在器官获取前可

能有长时间 ICU 住院治疗、使用大剂量血管活性药物维持血压等多个危险因素的存在。无论是可控性或不可控性 DCD，在器官获取前都会经历一段热缺血时间，移植物更易发生 PNF、INF 及缺血性损伤。因此，使用 DCD 供体必须遵循更严格的标准。

边缘供肝的评估则显得尤为重要，在某些特殊情况下肝活组织检查（活检）是确定使用或放弃供肝的主要方法，笔者所在中心也常规使用该方法作为重要的评估手段。快速冷冻切片病理检查可以迅速了解供肝脂肪变性、感染及肝细胞坏死程度等。对于高龄、血流动力学不稳定及 DCD 供体，使用针对肝纤维化和脂肪变性的病理检查可以更好地评估移植物的状态。对于有慢性肝病病史、酗酒史、血清病毒标志物阳性，或供肝切取时出现异常表现的供体，亦可行快速的病理检查。虽然移植前供肝病理活检对评估移植风险有重要作用，但目前尚无足够的研究数据支持，病理活检目前逐渐被大多数移植中心纳入边缘供肝的评估系统。边缘供肝与受体选择：接受边缘供肝移植的受体并不是随机选择的，分配政策应基于实用、公平、减少移植等待患者的死亡率及患者是否从移植中获益的原则。既往多数移植中心倾向将低风险供肝分配给术前评估风险较高的患者，但这一分配原则已经发生改变，认为亟待移植的重病患者可以从任何类型的供肝中获益，供体风险的高低与受体终末期肝病模型（MELD）评分的高低没有明显的相互关系。也就是说供体风险的高低是影响移植物功能最主要的因素。近年来美国的一项大样本研究证实，MELD 评分 > 20 分的患者可以从边缘供肝移植中获益。因此，边缘供肝可以应用于死亡风险较高的患者，以此提高这些患者的长期存活率。目前，边缘供肝分配给低风险或高风险患者尚无特定原则。

合理的边缘供肝移植可以达到比较理想的效果，但如何选择合适的受体接受边缘供肝移植仍值得更深入研究。对边缘供体选择建立统一的标准，清楚了解边缘供肝的危险因素，建立合理有效的评估方法，选择合适的受体，提高供肝保存的技术，才能更加有效、合理、安全地运用这一

宝贵资源，扩大供肝来源。

（三）拓展移植物新思路与探索

经过半个世纪的发展，全球肝移植技术得到了一定程度的推广，但是目前主要的问题仍然是供体来源匮乏，其制约了肝移植技术的推广与发展。由于活体肝移植技术本身有一定的优势和特点，在有条件的医院和肝外科技术成熟的中心，活体肝移植技术仍是扩大供肝来源的有效措施。近年来，笔者所在中心为拓展供肝来源进行了新的探索和尝试，2012 年 11 月 21 日成功实施了世界首例带血管瘤的肝切除标本为供肝的成人间活体肝移植，效果显著。目前采用原本拟摒弃的良性肝脏肿瘤（血管瘤、局灶性结节增生等）患者的切除标本作为移植物（turning waste int o treasure）移植给受体，成功实施了 17 例该类供体肝移植手术，并多次在国内外报道。

开展异种器官移植研究是世界公认的解决器官短缺重要途径之一。由于猪器官大小及功能与人体器官比较一致且容易繁殖等因素，国际上将猪作为人体异种器官移植来源的首选动物。目前，浙江大学、云南农业大学、重庆第三军医大学、哈佛大学及其他科研机构与公司等团队使用 CRISPR-Cas9 基因编辑技术，有望一举解决了将猪器官移植到人体内的关键难题。利用 CRISPR-Cas9 基因编辑技术，一方面，它能精准地去除猪基因组里的 PERV 序列，降低人体感染疾病的风险；另一方面，它甚至能减少人体对猪器官产生的强烈免疫反应。目前杨璐菡团队已经解决了 PERV 带来的安全隐患，研究人员计划挑战下一个难题。按计划，他们将敲除猪器官内会引起人类强烈免疫反应的基因，并插入一些能预防潜在毒性的基因。哈佛大学知名遗传学家 George Church 教授也参与了该研究，他乐观地估计，这项突破有望在 2 年内实现猪器官到人体的移植。将来，我们有望为大量患者提供肝脏、肾脏、肺、心脏等器官，从而有效解决器官短缺的问题。2021 年 10 月 19 日美国纽约大学朗格尼健康中心实施了一台特殊的肾移植手术，接受移植者是一名脑死亡患者；移植的肾脏，来自一只经过基因改造的猪，肾脏在体外"成活" 3 天；这是异种移植"万里长征走出的一小步"，但是我们相信只要不断努力，人类最终将解决这个世界性难题。

二、供肝缺血再灌注损伤

供肝匮乏是制约肝移植深入发展的瓶颈，将供肝资源高效利用也是提高肝移植疗效的关键。肝脏作为门静脉和动脉双供血器官，是最常发生缺血再灌注损伤的器官之一。肝移植围术期的损伤控制对提高移植预后显得尤为重要。虽然目前肝移植外科技术和手术设备日益提高和更新，肝移植手术安全性得到一定的提升，但肝脏缺血再灌注损伤（ischemia reperfusion injury，IRI）依然是一个影响肝移植围术期并发症发病率和死亡率的主要因素。以下根据肝移植缺血再灌注损伤近年来的热点问题并结合笔者所在单位的研究成果进行探讨。

（一）肝脏缺血再灌注损伤发生机制

肝脏 IRI 是一个综合复杂的病理过程，发生机制包括无氧代谢、钙离子超载、氧化应激、内质网应激、固有免疫炎症反应、适应性免疫炎症反应、细胞凋亡与细胞自噬等，但其确切全面的机制仍不清楚，尤其是固有免疫和适应性免疫系统如何激活并参与 IRI 发生待进一步探究。

1. 氧化应激　再灌注过程中产生大量活性氧（ROS），在错误的时间出现在错误的位置产生过多的 ROS，都会导致氧化应激，从而导致细胞功能紊乱和细胞凋亡。抗氧化药物干预是临床治疗肝脏 IRI 的一大热点。NF-E2 相关因子 2 在调控机体抗氧化反应中发挥重要作用，笔者所在团队近期发表于 *Hepatology* 上的文章揭示了一条全新的 NRF2-TIMP3-Rock1 信号轴，调控巨噬细胞氧化应激及肝脏炎症反应，该成果对肝脏 IRI 的抗氧化固有免疫调控具有重要的临床指导意义。

2. 内质网应激　缺血、缺氧、氧化应激、代谢紊乱、IRI 等情况均能引起内质网应激（ERS）。适当的内质网应激是组织细胞的自我保护防御机制，过度的内质网应激则会引起组织细胞凋亡坏死。如何在两者之间找寻合适的临床干预点是我们需要思考的一个问题。笔者所在团队在国际上率先从"ER-stress"方面研究肝脏 IRI,系统地分析了肝脏 IRI 肝组织 ER-stress 不同信号通路 ATF4、ATF6 和 XBP1 的变化规律。首次报道缺血能直接激活 ER-stress 下游 ATF6 信号通路,进一步研究证实缺血通过激活 ATF6 可直接活化库普弗细胞,主要通过抑制 AKT 活化、促进 TLR4-NF-κB 炎症反应加重肝脏 IRI;并首次提出缺血可以通过 ER-stress 途径直接激活免疫系统,该成果对于缺血性疾病或无菌性炎症反应的防治具有重要意义。紧接着,笔者从 ER-stress 角度提出了脂多糖(LPS)预处理保护肝脏 IRI 的新机制,即 LPS 预处理通过抑制 ATF4-CHOP 信号通路能直接抑制肝细胞凋亡及坏死,改善肝脏 IRI。

3. 固有免疫炎症反应 库普弗细胞(Kupffer cell)、中性粒细胞、NK 细胞等固有免疫细胞介导的固有免疫反应在肝移植 IRI 炎症反应中发挥关键性作用,尤其是 TLR4 相关固有免疫反应。深度探究肝脏 IRI 固有免疫调控网络及机制,对开发细胞治疗有重要指导意义。笔者所在团队在肝脏 IRI 固有免疫调控机制方面做了大量前沿性的探索。项目组首次报道了库普弗细胞内 ATF3、PTEN、ATF6、GSK3b、NOGO-b、TIM-4 等 分子在肝脏 IRI 固有免疫中的作用。首先,ATF3 作为应激反应激活转录因子,在肝移植后被激活,首次报道了 ATF3 能通过 NRF2/HO-1 活化抑制 TLR4 相关固有免疫炎症反应,减轻冷、热缺血肝脏 IRI,并提出在不同环境下 ATF3 对 NRF2 活性具不同调节作用。PTEN 作为肿瘤基因在肿瘤研究领域广泛保证,项目组首次报道髓系 PTEN 缺陷有利于巨噬细胞向调节性巨噬细胞 M2 转化,促进 IL-10 分泌抑制炎症反应,减轻肝脏 IRI 炎症损伤。ATF6 作为 ER-stress 下游分子首次被报道能辅助 TLR4 活化促进炎症反应,增加 TNF-α、IL-6 和 IP-10 水平,促进肝脏 IRI。GSK3b 是调控肝糖代谢的关键酶,笔者发现巨噬细胞特异性敲除 GSK3b,通过激活 AMPK-SHP 通路减轻巨噬细胞炎症,缓解肝脏 IRI。该成果为靶向代谢与炎症调控肝脏 IRI 提供了新思路。TIM-4 通常被认为是磷脂酰丝氨酸的受体,识别凋亡细胞膜外翻的磷脂酰丝氨酸,介导巨噬细胞对凋亡细胞的吞噬作用。笔者研究发现 TIM-4 通过调控库普弗细胞吞噬功

能维持库普弗细胞稳态而参与肝脏 IRI 的损伤及修复。该成果首次从巨噬细胞免疫角度定义了肝脏 IRI 的炎症修复进程,并发现了其中的关键分子 TIM-4,为 IRI 损伤后组织修复机制提供了新的理论基础。NOGO-b、HO-1 和 AIF1 等被证实可通过不同信号通路或机制调控巨噬细胞 TLR4 相关炎症反应,减轻肝脏 IRI 炎症反应,实现缓解肝移植围术期炎症损伤的目的,相关成果发表在 *Redox Bio*、*Am J Transplant* 等杂志。笔者所在中心首次报道作为固有免疫细胞的 NK 细胞可通过分泌 IL-17 增加肝脏 IRI 炎症反应,促进肝脏 IRI。将来的某一天,靶点干预下的固有免疫细胞治疗是否能成为治疗肝移植 IRI 的新手段值得期待。

4. 适应性免疫炎症反应 免疫耐受是器官移植开展的基础,T 细胞主要参与调控免疫排斥反应和免疫耐受。笔者所在中心发现肝移植自发耐受体内调节性 T 细胞(Treg 细胞)增加,且高表达 Foxp3,证实 Treg 细胞参与了肝移植免疫耐受。在 Treg 细胞减轻 IRI 机制研究中,笔者所在中心证实雷公藤多苷、雷帕霉素或回输 Treg 细胞能减轻 IL-17 导致的炎症损伤。率先提出适应性免疫中 Treg/Th17 失衡是围术期肝脏 IRI 的关键因素,可以通过调控 Treg/Th17 平衡减轻围术期炎症损伤。

(二)药物进展

随着对肝脏 IRI 发病机制的不断了解,临床上陆续涌现出药物治疗及细胞治疗两大类型的治疗手段。药物治疗包括抗细胞凋亡药物和抗氧化剂的实验室研发及临床应用。细胞治疗包括间充质干细胞和 Treg 细胞回输治疗的实验室及临床探索。

1. 抗细胞死亡治疗 随着研究的深入,已有多种凋亡抑制剂被研发,凋亡抑制剂可发挥保护肝功能的作用,但对它们的研究仍处于实验阶段。其中主要包括:①蛋白水解酶抑制剂;②针对 *BCL-2* 基因特异性治疗。坏死性凋亡主要通过 *RIPK1*、*RIPK3*、*MLKL* 等几个关键基因在肝脏缺血再灌注损伤中发挥作用,对应的抗坏死性凋亡的治疗方法:① RIPK1 抑制剂,Nec-1;② RIPK3 抑制剂,GSK840、GSK843、GSK872;③ MLKL 抑制剂,GW806742X。

2.抗氧化剂的应用　N-乙酰半胱氨酸（NAC）、巯基还原剂、氧化苦参碱、超氧化物歧化酶等可减少缺血再灌注时由 ROS 大量产生引起的细胞凋亡，从而减轻组织损伤。

3.间充质干细胞（MSC）治疗　MSC 是一类具有多向分化和高度自我更新潜能的成体干细胞，可通过旁分泌或趋化富集于 IRI 受损器官，介导免疫调节、抗凋亡、抗纤维化、修复受损组织，发挥治疗效应。MSC 对损伤肝脏的免疫调节及保护作用与 IRI 多环节交错，结合其易获取、低免疫源性的优点，笔者认为在 IRI 治疗中，MSC 极具潜在应用价值。在大鼠肝移植模型中，笔者的研究证实了 MSC 介导的抗急性期排斥作用及肝脏保护作用。

（三）调节性 T 细胞回输治疗

笔者所在中心率先尝试回输 Treg 细胞，发现 Treg 细胞能明显减轻固有免疫和适应性免疫相关炎症反应导致的器官损伤，从而缓解肝脏 IRI，相关研究结果发表在 *Proc Natl Acad Sci U S A*、*J Mol Cell Biol* 等杂志。Treg 细胞能在肝移植围术期发挥抗炎减轻肝损伤作用，并在远期发挥诱导免疫耐受的作用，给临床减少肝移植围术期并发症、减少抗排斥药物使用、提高患者远期生存等提供了全新的细胞治疗思路，值得期待。但依旧存在一些问题有待解决：①如何高效构建个体化 Treg 细胞纯化、诱导及扩增方案，降低医疗成本；② Treg 细胞回输后，如何体内追踪，如何靶向特定器官，长期安全性如何；③ Treg 细胞体内抗炎诱导免疫耐受的具体机制仍不确切。现今 IRI 的大部分药物研发还停留在实验室水平，离临床还有一定距离。但是随着研究的不断深入，各种类型的靶点抑制剂、干细胞及免疫治疗很有可能会呈现多样化的发展，并运用到肝脏保护方面，从而减少肝脏 IRI，提高肝移植成功率，改善移植患者的生存预后。

（四）器官保存

近年来，如何保存及提高供肝的质量成了研究的热点，各种维护和改善供肝功能的器官保存液及机械灌注技术逐渐发展并应用于临床。尤其是机械灌注技术，它将对肝移植产生重大而深远的影响，为移植工作从"被动"转为"主动"提供了技术支持，且目前已小规模应用于临床。

1.单纯低温器官保存技术　目前，单纯低温器官保存技术仍是临床器官移植保存的首选方法。传统的器官保存液有 UW 液、HTK 液、Celsior 液。新型器官保存液有 ET-kyoto 液、Polysol 液、上海多器官保存液。

2.机械灌注　近年来，新一代器官保存运输技术机械灌注逐渐得到发展，该技术在扩大边缘供肝标准、体外干预治疗等方面展现出巨大的优势。其包括低温机械灌注（HMP）、亚低温机械灌注（SNMP）、常温机械灌注（NMP）。NMP 维持供肝的生理环境已经给移植界带来了崭新的希望，但其所带来的肝移植模式的变革仅限于此吗？NMP 技术的到来是否可以创造出新的器官移植模式，即结合人工肝系统和其他治疗方式等，使得受者器官体外修复并自体移植成为可能呢？

项目组根据 DCD 供体肝移植肝脏 IRI 的特点及项目组的理论创新自主设计和研发了体外肝脏循环支持系统，该系统能最大限度保存供肝功能，高效利用匮乏的供体资源，本技术填补国内空白，已获国家发明专利。

三、肝癌肝移植

肝细胞癌（以下简称肝癌），是全球发病率排名第六，死亡率排名第三的消化道恶性肿瘤，我国每年新发病例数占全球的 50% 以上。手术切除仍是目前肝癌首选的根治性治疗手段。但肝癌起病隐匿，恶性程度高，进展快，大部分肝癌患者确诊时已经失去了手术切除的机会。肝移植是治疗终末期肝病最有效的方法。对于肿瘤局限于肝内的肝癌患者，肝移植不仅可以清除肝内原发肿瘤病灶，还可以清除未被发现的肝内微小转移灶，同时可以治愈可能诱发肝癌的基础性肝脏疾病，使患者获得长期的生存受益。

在我国，肝癌肝移植患者的比例逐年增加，中国肝移植注册中心（CLTR）的数据显示，近 5 年我国肝癌肝移植的患者比例为 37.1%。但肝移植术后 5 年复发率高达 30%，严重影响了肝癌肝移植的远期疗效。如何预防移植术后肿瘤复发是提高肝癌肝移植患者远期生存的关键，随着新型分子靶向药物和免疫检查点抑制剂在晚期肝癌疗效上的突破，将分子靶向药物和免疫检查点抑制剂应用于肝癌肝移植的治疗，有望为提高肝癌肝移植患者的远期生存提供新思路。

（一）肝癌肝移植术前降期和桥接治疗

我国肝癌肝移植的 5 年生存率低于欧美等发达国家，其原因在于有相当多的中、晚期肝癌患者接受了肝移植治疗。那是否这些中、晚期肝癌患者就不适合肝移植呢？通过综合治疗使超米兰标准的肝癌转化为符合标准的肝癌，称为降期治疗。为避免因肿瘤进展失去肝移植手术机会，对等待肝移植的肝癌患者进行综合治疗以控制肝癌进展，称为桥接治疗。常见的降期治疗和桥接治疗方法主要有经导管动脉化疗栓塞（TACE）、钇 -90（^{90}Y）微球肝动脉放射栓塞（^{90}Y-TARE）、局部消融治疗（RFA）及立体定向放射治疗（SBRT）等。有文献报道超标准肝癌降期治疗成功率为20%～73%，降期治疗成功后行肝移植，术后 1 年生存率可达 87%～100%，术后 5 年生存率可达 70%～90%，与符合米兰标准的肝癌肝移植疗效相近，其相对满意的预后和受体范围的扩大也使更多患者受益。

目前，关于肝癌肝移植的适应证标准不同中心尚未达成共识，同样肝癌降期治疗的适应证也存在争议。超 UCSF 标准肝癌降期治疗的适应证：单个肿瘤直径＞ 5cm 且≤ 8cm；2 ～ 3 个肿瘤，最少 1 个肿瘤直径＞ 3cm 且≤ 5cm，总直径≤ 8cm；4 ～ 5 个肿瘤，单个肿瘤直径≤ 3cm，总直径≤ 8cm。超意大利博洛尼亚大学标准肝癌降期治疗的适应证：单个肿瘤，直径 5 ～ 6cm；2 个肿瘤，直径≤ 5cm；＜ 6 个肿瘤，直径≤ 4cm，总直径≤ 12cm。我国《中国肝癌肝移植临床实践指南（2018 版）》提出的肝癌降期治疗适应证：不符合现有肝癌肝移植标准，且无门静脉主干或下腔静脉等大血管侵犯、无远处转移。事实上，无论肝癌肝移植的入选标准如何，对于肿瘤负荷大甚至伴有血管侵犯者，肝移植前给予有效的降期治疗或桥接治疗都是合理可行的，对降期治疗

的有效程度也可间接判断肿瘤生物学行为特征和肝移植后肿瘤复发的风险，其是筛选肝癌肝移植受者的有效手段。

超标准肝癌降期治疗成功后的肝移植时机如何把握呢？ 2002 年起，超 UCSF 标准肝癌患者降期治疗后需观察至少 3 个月再评估可否行肝移植，以更好地筛选患者。2012 年欧洲肝病学会的肝癌治疗指南建议降期治疗成功后观察 3 个月以上再行肝移植手术。2019 年国际肝移植协会也明确建议需要至少 3 个月的无治疗观察。大多数中心的临床实践表明 3 ～ 6 个月的观察是必需的，通过"观察期"评估肿瘤的生物学性质不仅适用于超标准肝癌的降期治疗，也适用于符合标准肝癌的桥接治疗。"观察期"这一理念有助于选择肿瘤生物学特性良好的患者，减少术后复发，提高患者生存率。

对于超适应证标准的肝癌而言，目前暂无指南明确推荐哪些治疗手段更能有效降低肿瘤分期。多数情况下，肝切除不应该作为有效的降期治疗手段，但肝切除术可以是补救性肝移植前肝癌的有效治疗方法。一般而言，TACE 是最为常用的治疗方法，TACE 联合 RFA 作为肝移植术前降期治疗和桥接治疗的首选方法，能够有效控制肿瘤进展。近年来新的系统治疗药物及其联合 TACE 或 RFA 在晚期肝癌降期治疗中取得了令人瞩目的成就。例如，酪氨酸激酶抑制剂（TKI）联合抗程序性死亡蛋白 1（PD-1）抗体治疗使 18% 初始不可切除的肝癌转化为可根治性切除肝癌。目前各种联合方案治疗肝癌的临床试验正在进行，可以预见新的系统治疗药物联合治疗方案将进一步提高降期治疗的效果。

免疫检查点抑制剂除了可以通过介导肿瘤特异性 T 细胞对原发肿瘤进行有效杀伤外，还可以增强系统性抗肿瘤免疫，可以对扩散到肿瘤之外的微转移瘤进行有效清除，但免疫检查点抑制剂可能诱发移植后致死性的排斥反应。免疫检查点抑制剂及其联合疗法在进展期肝癌患者中展现出来良好的前景，也促进了对免疫检查点抑制剂在肝癌肝移植患者治疗过程中应用的探索。已有超标准肝癌患者经抗 PD-1 抗体治疗降期成功后接受肝移植获得了完全缓解的报道，但也有患者出现肝功能恶化并最终死亡。因此，免疫检查点抑制

剂及其联合治疗在超标准肝癌降期治疗及桥接治疗中的应用需要十分谨慎，审慎选择。对于已经接受了免疫检查点抑制剂治疗者，针对药物的半衰期及作用机制，建议需停药 3 个月以上接受肝移植治疗相对安全。

逐渐增多的降期治疗手段使降期治疗取得了满意的疗效。如果降期治疗成功，是否继续实施肝移植治疗呢？一项 74 例超米兰标准肝癌降期治疗后肝移植的随机对照研究结果显示，超米兰标准但无大血管侵犯的肝癌患者接受降期治疗后肝移植组的预后明显优于非移植组（5 年生存率分别为 77.5% 和 31.2%），没有接受肝移植治疗者的主要死因则是肿瘤进展。该研究很好地回答了超米兰标准但没有血管侵犯者降期治疗成功后，也能从肝移植治疗中获益。

当前关于肝癌桥接治疗的适应证尚未形成共识。超 UCSF 标准肝癌桥接治疗的适应证：美国器官资源共享网络（UNOS）标准 T2 期肝癌（单个肿瘤，直径 2～5 cm，2～3 个肿瘤，每个直径＜3 cm）患者预计等待时间＞6 个月。目前尚无证据表明桥接治疗有益于 UNOS 标准 T1 期肝癌（单个肿瘤，直径＜2cm）和等待时间短（＜6 个月）的肝癌患者。甚至有报道指出低复发风险的肝癌患者在肝移植前接受的桥接治疗可能增加术后肿瘤复发的风险。具体到每一名纳入肝移植等待名单的肝癌患者，需要结合肿瘤情况、肝功能、供肝短缺情况等综合判断是否需要进行控制肿瘤的治疗。一般建议预计等待时间超过 3～6 个月的肝癌患者接受桥接治疗，以控制肿瘤进展，防止脱失。系统治疗药物如仑伐替尼、索拉非尼等均有严重的不良反应，是否适用于肝癌肝移植的桥接治疗还需要深入研究。

（二）肝癌肝移植术后复发的防治

肝移植术后如何降低肿瘤复发风险仍缺少高级别证据，靶向药物索拉非尼在肝移植术后预防肿瘤复发方面的作用有限。复旦大学附属中山医院研究结果发现，超米兰标准的肝移植术后行预防性应用仑法替尼治疗可明显降低移植后肿瘤复发率，仑法替尼是移植术后早期复发的独立保护因素。当然，应用仑法替尼对高复发风险的肝癌患者进行预防性

治疗，仍需要多中心的研究结果支持。

肝癌肝移植术后复发的治疗主要包括免疫抑制方案的调整和针对肿瘤的治疗。钙调磷酸酶抑制剂（CNI），主要是环孢素和他克莫司，是肝癌肝移植后肿瘤复发的独立危险因素，使用剂量越高，应用时间越长，肿瘤复发的风险越高。近年来，哺乳动物雷帕霉素靶蛋白（mTOR）抑制剂（主要是西罗莫司和依维莫司），因具有抗排斥和抗肿瘤的双重作用，在肝癌肝移植临床应用上的价值越来越得到肯定。肝癌肝移植患者采用无激素或激素快速撤退、包含 mTOR 抑制剂的免疫抑制方案已达成共识。目前，多数移植中心采用在移植术后 4～6 周转换为西罗莫司联合低剂量 CNI 免疫抑制方案，该方案较早期转换更为稳定，不良反应更少，且排斥率更低。也有专家建议，在肝功能稳定情况下，免疫抑制方案建议完全转换为西罗莫司单药维持，西罗莫司单药维持方案急性排斥反应发生率明显增加。因此，肝癌肝移植术后西罗莫司的应用仍有赖于大样本、多中心随机对照研究等高级别循证医学证据支持。

对于肿瘤的治疗，首先进行全面的评估，对于肝内外单发性肿瘤，根据具体情况选择切除、RFA 等局部治疗。对于多发性肿瘤，主要给予系统治疗，包括化疗或靶向治疗等。一项纳入了 56 例肝移植后复发患者的回顾性病例对照研究发现，仑法替尼对肝移植复发的肝癌患者疗效依然优异，且可作为索拉非尼耐药后患者选择，在数据上也优于二线标准治疗药物瑞戈非尼，但还需要进一步的前瞻性试验来证实。目前，肝移植术后应用免疫检查点抑制剂治疗仅有少量案例报道，且均是在其他治疗无效的情况下，经与患者充分沟通后进行的谨慎尝试。免疫检查点抑制剂在部分患者中具有良好的效应，但也可能造成致死性排斥反应，这使肝移植术后免疫调定点抑制剂的使用存在广泛争议。目前尚没有有效预测免疫调定点抑制剂治疗预后的有效指标，难以有效筛选能从免疫调定点抑制剂治疗中潜在获益的患者。由于目前临床应用病例数少，免疫检查点抑制剂应用于肝癌肝移植术后复发的风险和获益尚需进一步验证。

（饶建华　王学浩）

第二节　辅助性肝移植

肝移植是治疗终末期肝病的有效手段。由于肝脏是单一而非成对器官，常规肝移植要切除患者全部失去功能的病肝，代之以功能完善的供体全部或部分肝脏，半个多世纪的实践证明了这种方法的有效性。但是，对一定条件下可恢复的肝衰竭或者肝脏某些特定功能障碍的患者而言，其自身肝脏有恢复功能的机会或尚存大部分功能，切除全部肝脏并不是最好的治疗方法，施以保留全部或大部分受体肝的辅助性肝移植是更理想的治疗方式。辅助性肝移植以异位或原位的方式移植供体全部或者部分肝脏，在一定时期内代替衰竭的受体肝执行肝功能或作为受体自身肝脏所缺乏的特定功能的补充，植入的肝脏可在受体肝功能恢复后去除，也可以永久保留在受体体内执行其生理功能。

一、辅助性肝移植的概念

辅助性肝移植（auxiliary liver transplantation，ALT）是指在保留患者全部肝脏或部分肝脏情况下，将供体肝异位或原位植入受体内，以使肝衰竭患者得到临时支持，或使原肝缺失的代谢、解毒功能得到代偿。

二、辅助性肝移植的分类

最具辅助性肝移植特征性的分类方式是按照供肝植入部位分类，分为原位辅助性肝移植和异位辅助性肝移植。原位辅助性肝移植是切除部分受体肝，腾出空间和出入肝脏的血管和胆管，将供肝按照生理状态重新植入该部位。异位辅助性肝移植则不切除受体的肝脏，而是将供肝植入受体肝下方、髂窝或脾窝等部位，出入肝脏的胆管和血管需要以非正常生理状态重建。此外，辅助性肝移植也可按照与原位肝移植相同的分类标准分类，按照供体来源可分为尸体供体和活体供体辅助性肝移植；按照供肝完整性可分为全肝移植和部分肝移植。目前临床开展过的辅助性肝移植可根据供肝植入部位、供体来源和供肝完整性分为多种类型，具体见表 20-1。

表 20-1　辅助性肝移植的多种分类方法及临床应用情况

植入部位	尸体供体		活体供体	
	部分	全肝	部分	全肝
原位	+	−	+	−
异位	+	+	+	−

注：+ 为临床上开展过的辅助性肝移植术式；− 为临床上尚未开展的辅助性肝移植术式。

三、辅助性肝移植的早期发展

Welch 等于 1955 年最早在实验动物模型中开展了辅助性肝移植探索。他们将新肝植入急性肝衰竭模型犬的下腹部，希望以供肝支持受体的肝脏生理功能，直到病肝恢复正常。以此为标志，世界范围内开始了辅助性肝移植的临床前期研究。在此基础上，Absolon 等在 1964 年开展了世界第 1 例临床人异位辅助性肝移植。

异位辅助性肝移植最初的术式采用异位辅助性全肝移植，也就是在保留受体肝的基础上，将供体全部肝脏移植入受体腹腔的其他部位（肝下、盆腔、脊柱旁等）。临床实践总结出的一般原则是保证移植肝能获得动脉和门静脉双重供血，尤其是保证有足够的门静脉灌注压，同时使肝静脉回流距右心房越近越好。初期将供肝门静脉与受体髂血管行端侧吻合，之后多将供肝门静脉与受体肠系膜上静脉行端侧吻合，供肝肝动脉与受体腹主动脉行端侧吻合，供肝肝上下腔静脉与受体肝下下腔静脉行端侧吻合，胆道重建则行胆管-空肠（Roux-en-Y）吻合。这种异位辅助性全肝移植，由于移植肝体积大，腹腔内空间有限，植入新肝后腹壁切口的张力甚大，难以关腹，即使勉强缝合，亦常迫使膈肌上升，极易引起肺部并发症。如果新植入的肝脏门静脉吻合于髂血管系统，缺乏富有营养物质的原门静脉入肝血液，不利于新肝的成活和功能恢复，临床上施行效果不佳。实践中发现，供肝管道重建方式也是手术成功的关键。

随着肝脏外科理论和技术的发展，在异位辅助性全肝移植的基础上，移植科医师开始实施异位辅助性部分肝移植。相对于异位辅助性全肝移植，其改进要点主要包括：仅行部分肝叶或肝段（多为肝左外叶，即Ⅱ、Ⅲ段）的移植以解决空间不足的问题；将供肝置于受体腹腔内的肝下间隙，行供肝门静脉与受体门静脉端侧吻合；用带腹主动脉袖片的供肝肝动脉与受体肾动脉平面以下的腹主动脉行端侧吻合；用供肝肝上下腔静脉与受体肾静脉平面以上的肝下下腔静脉行端侧吻合。虽然异位辅助性部分肝移植在一定程度上解决了异位辅助性全肝移植遇到的腹腔空间狭窄的问题，而且供肝管道的重建方式也有了改进，但由于手术技术趋于复杂，而且未能很好地解决血流动力学问题，所以临床效果仍不理想。

据统计，最初20年实施的50例异位辅助性肝移植患者中，生存期超过1年的存活者只有2例。这些辅助性肝移植的早期研究结果均不理想，既有与常规肝移植遇到的免疫抑制剂疗法和离体器官保存等方面的原因，更有技术不成熟和血流动力学等多方面的理论和技术认识不足的问题。随着原位肝移植技术的成熟和疗效的提高，并逐渐成为标准的临床术式，异位辅助性肝移植在所有临床肝移植中所占的比重逐渐减少，其临床发展非常缓慢。

四、辅助性肝移植的发展现状

20世纪80～90年代，由于高效免疫抑制剂的出现、临床肝脏外科的发展、器官移植理论和技术的进步，辅助性肝移植再次引起临床关注。1985年，Bismuth等开创性实施了世界首例临床原位辅助性部分肝移植（auxiliary partial orthotopic liver transplantation，APOLT）。2000年，我国首例临床原位辅助性部分肝移植由第四军医大学西京医院窦科峰团队完成。原位辅助性部分肝移植的技术要点是保留受体的部分肝脏而不是全部肝脏，将减体积后的供肝植入受体被切除的那部分肝脏的位置。由于原位辅助性部分肝移植兼有原位肝移植和异位辅助性肝移植的优点，较好地解决了异位辅助性肝移植遇到的腹腔空间和血流动力学的问题，符合正常的生理解剖要求，使患者有较高的长期存活率和生活质量。从1989年原位辅助性部分肝移植首次成功用于治疗急性肝衰竭（acute liver failure）以来，急性肝衰竭已成为原位辅助性部分肝移植的主要适应证。急性肝衰竭是一类由各种病因引起的急性肝病所致的致命性综合征，病死率超过80%。原位辅助性部分肝移植治疗急性肝衰竭的长期存活率达50%～60%，可与全肝移植的疗效相媲美，更理想的是，在原位辅助性部分肝移植存活患者，特别是年轻患者中超过50%在受体肝功能恢复正常后，可以通过切除移植肝，或者逐渐有计划性减少免疫抑制剂用量使移植肝因排斥而萎缩，最终完全摆脱免疫抑制剂，获得真正意义上的治愈。原位辅助性部分肝移植因而成为辅助性肝移植的主流技术，并推动了辅助性肝移植临床研究的再次发展。

原位辅助性部分肝移植手术的供肝可来自活体供体或脑死亡供体，也可来自体外劈裂式的供肝，供肝可为左外叶（Ⅱ段、Ⅲ段）、左半肝（Ⅱ～Ⅳ段）或右半肝（Ⅴ～Ⅷ段）。为方便吻合，供肝动脉可带有腹主动脉的袖片。先切除受体的部分肝脏（左外叶、左半肝或右半肝），随后将相应供肝原位植入受体内。供肝肝静脉同受体相应的肝静脉端端吻合，或供肝肝静脉与受体肝上下腔静脉端侧吻合；供肝门静脉与受体相应的门静脉分支端端吻合或供肝门静脉与受体门静脉主干端侧吻合；带有袖片的供肝动脉与受体肾动脉下方的腹主动脉端侧吻合，如供肝动脉不带袖片，则与受体相应肝动脉分支端端吻合，胆道重建采用胆管-空肠（Roux-en-Y）吻合。由于观察到移植后受体肝与移植肝的竞争作用，门静脉的处理是一项棘手的问题。在急性肝衰竭患者，受体肝门静脉是不能阻断的，否则术后受体肝将不可能再生，而在慢性肝病、小体积供肝或遗传代谢性疾病患者，则可缩窄受体肝门静脉口径，甚至结扎滋养原受体肝的门静脉分支，使移植肝获得充足的营养供应，有利于其增生扩大。

原位辅助性部分肝移植的临床实践证实了辅助性肝移植在理论上的某些优点。例如，对于急性肝衰竭患者，原位辅助性部分肝移植可帮助其度过危险期，其受体肝再生后还可切除移植肝，或有计划逐渐停用免疫抑制剂，使移植肝被逐渐排斥而萎缩，避免了终身应用免疫抑制剂，使患者获得完全康复；术后出现血管并发症或严重排斥反应者，保留的部分肝脏可以继续发挥功能，不会立即威胁生命。此外，原位辅助性部分肝移植还比较完美地解决了异位辅助性肝移植失败的主要技术问题——腹腔空间不足和静脉回流动力不足的问题。原位辅助性部分肝移植的缺陷是手术技术复杂、并发症发生率较高、门静脉血供的分配处理很难掌握，受体肝和供肝之间的功能竞争可导致供肝萎缩，以及受体肝部分切除在一定程度上限制了其功能的恢复。

与此同时，异位辅助性肝移植的临床研究也未完全停滞。尤其在原位辅助性部分肝移植技术获得成功的启发下，针对异位辅助性肝移植存在的问题，尤其是腹腔空间和血流动力学问题，各国学者继续探索解决问题的方法。2007 年，临床脾窝异位辅助性部分肝移植术（splenic fossa auxiliary partial heterotopic liver transplantation）由窦科峰团队成功实施，这个创新术式较好地解决了腹腔空间和血流动力学问题，其在特定情况下的应用具有独特的优势，成为异位辅助性肝移植的一项技术突破，代表着异位辅助性肝移植临床研究的再次复兴。

目前脾窝异位辅助性部分肝移植术主要应用于遗传代谢性肝病患者，这些患者仅需要10% ～ 20% 的正常肝脏即可满足生理代谢需要，一般取供体左外叶作为供肝。供肝的取得可以来自活体供体，也可来自离体尸体供肝体外劈裂。受体手术首先切除脾脏，保留脾动脉（splenic artery，SA）和脾静脉（splenic vein，SV），将供肝上下翻转 180° 植入受体脾窝。供肝左肝静脉（left hepatic vein，LHV）与受者左肾静脉（left renal vein，LRV）近心端在下腔静脉（inferior vena cava，IVA）的开口处端端吻合，肾静脉远

心端缝合关闭，左肾静脉回流主要依靠左肾上腺静脉和生殖腺静脉。供肝门静脉与受体脾静脉及供肝肝动脉和受体脾动脉分别行端端吻合。胆道重建仍然采用供体胆管与受体空肠行 Roux-en-Y 吻合。

窦科峰团队在伴有肝硬化和神经系统病变的肝豆状核变性患者中施行脾窝异位辅助性部分肝移植术，首例已经健康生存 14 年。该手术具有以下优点：保留受体原有肝脏，未做切除和游离，简化了手术操作，减少了术中出血，降低了术后并发症发生率，缩短了手术时间，保证了受体安全；切除脾脏，尤其是门静脉高压导致的病理性巨脾，为移植肝提供了足够的腹腔空间；受体所需的供肝重量明显低于全肝移植所需的供肝重量，从而减少了对供体的损害，保证活体供体的安全或劈裂式肝移植另一受体也可获得足够的供肝体积；由于此类患者均存在较严重的门静脉高压，所以术后供肝的门静脉压力高，保证了供肝的血流灌注，并且相当于行脾静脉 - 肾静脉分流手术，有降低门静脉压力的作用。但是，脾窝异位辅助性部分肝移植术也存在一些缺陷。由于对左肾静脉进行了缝合关闭，左侧肾脏静脉回流需要通过肾上腺静脉和生殖静脉，手术后早期会出现左侧肾脏一过性损害，但随着静脉回流的代偿，左肾功能短期即可恢复；肝豆状核变性患者的病肝仍留在体内，虽然理论上消除有毒代谢产物后肝脏损害因素也随之消除，对受体肝细胞的破坏也停止了，但实践上仍然无法确定发生原肝原发肿瘤的风险是否消除；如果患者术前没有门静脉高压，则供肝门静脉压力无法保证，需要寻求动脉化或其他方式解决。这些问题均需要进一步临床研究来明确答案和确定解决方案。

五、辅助性肝移植的适应证

可逆性急性肝衰竭和遗传代谢性肝病是辅助性肝移植的主要适应证。2016 年欧洲肝病学会（EASL）发布的肝移植临床实践指南的推荐意见：辅助性肝移植适用于急性肝衰竭及功能性、先天性或代谢性疾病累及肝脏的病例。其优势如下：一旦自身肝脏恢复功能，便可去除移植物并停用

免疫抑制剂。在可获得的供肝重量小于所需安全移植肝重量时辅助性肝移植也是一种选择。辅助性肝移植也曾作为一种过渡治疗措施用于终末期肝病患者接受全肝移植前的肝功能支持措施。

（一）可逆性急性肝衰竭

各种病因所致的急性肝衰竭，由于没有完全有效的肝功能替代治疗措施，病情严重的患者会死亡，但是如果患者能继续生存，则一定时间后肝脏内各种细胞可以通过再生和修复机制恢复肝脏的结构和功能。原位全肝移植后，受体肝被全部切除，使肝细胞完全失去了再生和修复的机会，受体必须完全依靠供肝存活，而且需终身接受免疫抑制治疗。辅助性肝移植作为一种短期内支持的治疗方法，能使患者平稳度过肝衰竭期，让受体肝的肝细胞再生，肝脏结构和生理功能恢复正常之后可以去除移植肝，不需要长期服用免疫抑制剂，患者可获得真正意义上的完全康复，在理论上具有显著优势。判断肝功能在辅助性肝移植后是否可以恢复是急性肝衰竭患者肝移植术式选择的关键点。符合下列条件的患者其肝脏的再生率较高：年龄＜40岁；病毒性肝炎或对乙酰氨基酚服用过量导致的肝衰竭；从出现黄疸到发生肝性脑病的间隔＜7天者。通过经皮肝穿刺病理活组织检查（活检）获得受体肝坏死肝细胞所占百分比及肝细胞坏死分布形式判断预后则尚未取得确定性的结论。

辅助性肝移植治疗急性肝衰竭的理论基础如下：

（1）肝脏再生能力很强，而急性肝衰竭是一种有潜在可逆性的疾病，健存的部分肝细胞能有效增生，恢复正常结构，满足基本生理需要。

（2）辅助性肝移植和全肝移植远期存活效果相当，并且总体优于内科保守治疗（人工肝及肝细胞移植）。

（3）辅助性肝移植具有独特优势，待自体肝脏增生能满足生理需要后可以停用免疫抑制剂。让移植物逐渐萎缩，不需要终身服用免疫抑制剂。

（4）仅仅需要部分移植物，可以采用活体供肝及劈离式肝移植完成，其得到手术救治的概率更大。

（二）代谢性肝脏疾病

该类疾病的患者通常只是肝脏生理功能的某一个方面存在障碍，而其他生理功能正常，如胆红素结合、尿素生成或物质代谢等的某个酶缺失，导致相应的病理生理过程，切除整个肝脏是一种极大的浪费。研究表明，这种遗传代谢功能的障碍通常仅需少部分正常肝组织即可纠正，因此，理论上肝脏遗传代谢性肝病患者没必要进行全肝移植，适合行辅助性部分肝移植。适于行辅助性肝移植的遗传代谢性肝病包括苯丙酮尿症、Crigler-Najjar综合征、Wilson病、鸟氨酸氨甲酰转移酶缺乏症和遗传性高氨血症等。

代谢性肝病是辅助性肝移植的主要适应证，但肝移植治疗代谢性疾病的具体时机较难把握。一些代谢性肝病同时累及肝外器官。例如，家族性淀粉样变多发性神经病病因为甲状腺素转运蛋白（transthyretin，TTR）基因突变，TTR V30M为最常见的突变位点，临床上表现为周围神经和内脏器官的淀粉样蛋白质沉积。高草酸尿症是由于肝脏过氧化丙氨酸-乙醛酸盐氨基转移酶缺乏，从而草酸产生过多，该病最终导致尿路结石和肾衰竭。糖原贮积症是一类糖原代谢疾病，糖原合成或分解发生障碍，糖原大量沉积于组织中而致病。Ⅰ、Ⅲ、Ⅵ及Ⅸ型糖原贮积症以肝脏病变为主，Ⅱ、Ⅴ及Ⅶ型糖原贮积症以肌肉组织受损为主。判定这些疾病的肝移植指征时，首先要考虑肝移植是否可以改变疾病进程。此时对诊断的准确度要求非常高，需要明确疾病具体亚型，有时需要进行基因变异位点分析，同时还需要鉴别与这些疾病症状类似的受累器官的原发疾病，如肝病导致肾衰竭还是肝病合并肾脏原发疾病。在采取肝移植治疗的同时，其他受累器官病变的可逆性和治疗措施也应明确，因此需要多学科合作，需要整合医学指导。

（三）小体积供肝

由于供肝短缺，部分移植物的应用越来越广泛，特别是活体技术的逐渐成熟，活体肝移植供肝切取，有时仅获得重量小于受体体重0.7%的供肝或可仅获得存在一定程度脂肪变性供肝，如果行常规活体部分肝移植容易发生小肝综合征，导致治疗失败的概率较高，此时可考虑行辅助性肝移植，借助于受体肝残余的功能共同完成肝脏的生理功能，提供足够多的时间支持移植肝再生，减少和避免其术后早期出现小肝综合征。在早期行活体肝移植时，成人间活体肝移植主要采用左半肝移植。为了避免小肝综合征，1996 年开始日本京都大学 Tanaka 教授团队就尝试保留部分自体肝脏来避免移植物过小，二期再采用自体肝门静脉栓塞或肝切除治疗。在开展成人右半肝供肝后，由于小肝综合征风险减小，开展逐渐减少。需要注意的是，硬化的肝脏无法代偿增生，利用其残存的功能，只能在较小范围内减少供体肝脏体积的需求。因此对于肝硬化患者，通过辅助性肝移植预防小肝综合征时，仍需植入相对较大体积的移植肝。此时辅助性肝移植不能发挥充分利用小体积供肝的优势，对缓解供体资源紧张和降低捐献者风险的帮助不大。

（四）高致敏肾移植

对于群体反应性抗体（panel reactive antibody，PRA）很高的需要接受肾移植尿毒症患者，肾移植后发生超急性排斥反应的风险很大。因此，有学者尝试对于高致敏肾移植患者，同期行辅助性肝移植，可以降低体内预存抗体滴度，降低开放后出现超排斥反应的概率，主要机制有肝脏的免疫吸附理论、移植肝诱导外周耐受及微嵌合理论。供肝内大量的库普弗细胞对反应性抗体的吞噬作用应该也利于降低预存抗体。2014 年，窦科峰、袁建林团队联合开展了脾窝辅助性肝移植联合高致敏肾移植，患者术后恢复良好，至今存活。

（五）慢性肝衰竭

辅助性肝移植可以作为肝硬化或者其他良性慢性终末期肝病的过渡治疗措施，在病情紧迫但短期内无法等到用于全肝移植的肝脏或者病情特殊不适合行全肝移植时，可以辅助性肝移植作为一个桥梁，暂时提供肝功能支持，帮助患者最终过渡到完成全肝移植；或者辅助性的那部分移植肝增生，体积增大，最终在一定时间后代替受体肝提供完全的肝功能代偿。有些找不到活体供体的慢性肝衰竭患者，甚至可以从已经恢复受体肝

功能的其他辅助肝移植患者处获得可再次使用的辅助性移植物，从而增加供肝利用率。

六、辅助性肝移植的禁忌证

（一）肝脏恶性肿瘤

辅助性肝移植需保留受体肝，若原肝为恶性肿瘤，其根治性治疗效果不佳，移植术后的免疫抑制治疗更可加快肿瘤复发和转移，患者一般预后不良，所以此类患者是辅助性肝移植的禁忌证。如肿瘤侵犯肝以外器官、伴有淋巴结转移或远处转移则更是所有肝移植的禁忌证。

但挪威奥斯陆大学医学院在结肠癌肝转移的患者中采用了辅助性肝移植。由于肿瘤分布比较广泛，左右半肝均有肿瘤，一期无法根治，手术分两期，第一期先行左外叶切除，移植物为左外叶 S2 段和 S3 段，约 2 周后移植物增生，如果移植物与受者体重比（graft/recipient weight ratio，GRWR）> 0.8%，二期手术切除剩余的自体右半肝，手术取得成功。法国克利希大学在原发性肝癌的患者中尝试行辅助性肝移植，患者是 1 例酒精性肝硬化合并原发性肝癌患者，单纯移植物 GRWR 为 0.77%。为了避免小肝综合征，行右三叶切除后，将移植物移植于患者右上腹，保留了患者左外叶，2 周后将左侧门静脉栓塞，促进移植物增生，术后 1 个月行左外叶自体肝切除，术后患者恢复顺利，扩大了辅助性肝移植的手术适应证。

（二）某些遗传代谢性肝病

有一类遗传代谢性肝病是肝脏合成病理性蛋白导致肝内外器官损害，辅助性肝移植患者的受体肝会持续释放病理性代谢产物，原发病因持续存在，除了紧急情况下为挽救生命外，一般不适合行辅助性肝移植，如家族性淀粉样多发性神经病变和原发性高草酸盐尿症等。

（三）肝纤维化或肝硬化明显的急性肝衰竭

经皮肝穿刺活检发现肝纤维化甚至肝硬化明显的急性肝衰竭患者，通常移植后受体肝不能完

全再生修复，一般需行原位肝移植，故列为辅助性肝移植的禁忌证。

但有学者提出，对于合并肝硬化，Child-Pugh 分级 A、B 级，以及消化道反复出血，内科保守治疗效果不佳的患者，可行辅助性肝移植，将其称为"功能性分流"术，供肝采用左外叶或左半肝，保留自身右半肝，术后自体肝出现慢性萎缩，而移植物快速增生。达到利用小体积移植物根治肝硬化、门静脉高压，彻底治愈消化道出血的作用。总之，随着外科技术不断进步，免疫抑制剂的研究进展，学界对小肝、肝再生及血流调整的不断精细化，辅助性肝移植技术将更加成熟，在特殊情况下的优势将更加突显。

（四）其他禁忌证

全身状况差及心、肺等肝外重要器官功能障碍或者衰竭，经评估无法耐受手术者；存在尚未得到控制的细菌、真菌及其他病原微生物感染等情况者。

七、辅助性肝移植需要解决的问题

（一）保证供肝肝血窦正常灌注压

保证供肝肝血窦正常灌注压是维持肝脏结构和功能的重要保证。一端是肝静脉回流端，除原位辅助性部分肝移植外，通常供肝肝上下腔静脉或者肝静脉吻合于受体肝下下腔静脉，吻合口距离右心房较远，供肝静脉流出压力增高，静脉回流阻力增大，肝血窦压力增大，所以供肝的静脉回流吻合口应在保证通畅的前提下尽量靠近右心房。另一端是门静脉灌注端，从辅助性肝移植的发展史看，供肝门静脉与受体髂静脉、肠系膜上静脉直到发展到与门静脉端侧吻合，所提供的门静脉灌注压越来越接近生理状态，但是，由于供肝的缺血再灌注损伤和肝静脉回流压力增高，可能需要更高的门静脉灌注压以保证肝血窦的灌注压，这在门静脉高压受者，可能仅仅通过供肝门静脉与受体门静脉静脉端侧吻合即可获得。但是，对于无病理性门静脉高压的受者，单纯依靠供肝门静脉与受体门静脉的静脉端侧吻合获得较高的门静脉灌注压就存在困难。门静脉动脉化是一个

解决方法，但在提高灌注压的同时，也存在动脉化技术手术难度增加、动脉化口径难以确定及可能诱发门静脉高压并发症的弊端。有研究者尝试通过肾静脉与供肝门静脉端端吻合保证门静脉灌流量和灌流压取得了较好的效果，但肾静脉与门静脉血液成分存在较大差异，对于肝脏全面的影响尚无法估计，而且肾脏本身回流压力增加对肾脏的影响也有待研究；有报道保留的受体肝静脉阻断也可通过间接途径提高移植肝门静脉压力和流量，但同样存在人为制造布-加综合征（Budd-Chiari syndrome，BCS）和影响受体肝恢复等问题。总之，为保证肝血窦正常灌流，选择合理的技术吻合肝静脉和门静脉，使供肝获得足够的门静脉灌注压和其与肝静脉流出道压力之差，对于辅助性肝移植成功至关重要。

（二）受体肝与移植肝竞争

由于来自胃肠道富含营养物质的门静脉血是肝脏存活的物质基础，而门静脉的血流量和营养物质又是有限的资源，所以主要是门静脉血液分配和功能竞争交织在一起。前文提到的原位辅助性部分肝移植术式，门静脉血流分配就是一个典型的血流分配影响功能竞争的问题。对于保留全部受体肝的异位辅助性肝移植来说，移植后受体总肝脏量明显超过生理需要量，一部分肝脏将成为过剩器官而被淘汰，以维持机体的平衡，这更使门静脉血供变成相对稀缺的资源，资源分配的倾斜也必然影响两个肝脏的存活和功能。因此，在临床实践中，应根据病例的具体特点、辅助性肝移植的适应证和治疗目的灵活选择不同的手术方式。

（三）术后移植肝的监测

常规的检查均有局限性。肝功能检查只能代表两个肝脏的整体功能，无法区分肝功能好转是由受体肝的恢复还是移植肝的功能代偿所致。可能因存在受体肝血清氨基转移酶下降不明显，易误诊为排斥反应。此时，计算机体层成像（computed tomography，CT）、磁共振成像（magnetic resonance imaging，MRI）是评估肝脏体积变化的常用方法。移植肝体积增大通常标志着移植物成

活和增生；受体肝体积增大伴移植肝体积减小标志着受体肝再生。但单纯体积的变化并不能确定移植物的功能状况，经皮肝穿刺活检具有一定意义，如肝细胞再生时可以发现肝细胞坏死区消失，代之以正常的肝细胞，并可见纤维组织形成，但单一的肝活检并不能代表整个肝实质的情况，连续的肝活检也许更有意义。评价两个肝脏各自功能最具可操作性的方法应属放射性核素肝胆道动态扫描。随着肝细胞的再生，肝脏对核素的摄取量和经胆汁的分泌量逐渐增加，这是一个较敏感的指标，并可对两肝提供各自独立的信息，有利于区分和准确判断两肝功能。需要注意的是，在出现肝血管栓塞及急性排斥反应时放射性核素检查的实施和准确性均会受到限制。

（四）移植后两个肝脏的处理

移植后两个肝脏的处理主要根据受体的原发疾病结合移植后肝体积和功能监测来决定。急性肝衰竭时，供肝的暂时代谢支持可为受体肝的再生赢得时间，一旦受体肝功能恢复可满足生理需要，则可切除供肝，也可逐步撤除免疫抑制剂使供肝排斥萎缩，使患者免于终身免疫抑制治疗。对于不伴有肝硬化的代谢性肝病，受体肝不产生毒性代谢产物损害且两肝功能状况均良好时，两者可长期共存。伴有肝硬化的慢性肝病行辅助性肝移植后，小体积供肝增生并且功能已可完全代偿生理需要时，可以二次手术切除受体肝；但鉴于二次手术的难度，亦可对受体进行有关肿瘤的密切随访。以上只是两肝处理的一般性原则，实际临床情况并不与此完全一致，还需参考临床情况确定，如急性肝衰竭时，若受体肝未能再生而供肝功能良好，能代偿全部肝功能时可切除受体肝或通过栓塞使其原位萎缩。

近年来，随着肝移植技术逐渐成熟，以及供肝短缺的矛盾日益突出，对急性肝衰竭、肝脏代谢性疾病认识的加深，活体肝移植的开展及小体积移植物的使用，辅助性肝移植的适应证逐渐扩大，其走上了快速发展的轨道，已发展为肝移植的一个重要分支。辅助性肝移植技术的推广可能在一定程度上缓解供体缺乏的局面，增加代谢性肝病和 MELD 评分较低的肝硬化患者接受肝移植治疗的概率。同时，辅助性肝移植由于对移植物体积要求减小，减少了活体捐献风险和限制条件，从而推动活体肝移植的开展。

（张　玄　周景师　窦科峰）

第三节　腹部多器官联合移植

腹部多器官联合移植指腹腔内 3 个或 3 个以上在解剖和功能上相互关联的器官群移植。特点是将腹腔内多个器官作为一个移植整体，拥有共同的动脉供血通道和静脉流出通道，因此移植物能够全面替代原器官的功能，同时保持移植器官间正常解剖生理结构。目前临床上开展的腹部多器官联合移植大多以小肠移植为基础，主要包括肝、小肠。经典术式有肝、肠联合移植及肝、胰、胃、肠联合移植等。

一、腹部多器官联合移植的国内外发展历史

（一）国外发展历史与现状

腹部多器官联合移植的发展经历了较长过程。1960 年 Starzl 和 Kraupp 等首次尝试进行腹部多器官联合移植的大动物实验，在进行 19 例包括胃、脾、小肠、结肠、胰腺和网膜在内的多器官移植后，实验犬最长存活期超过 9 天，证实多器官联合移

植的技术可行性。直到 1983 年，这项技术才被
Starzl 等于临床上初次应用，但患者术后 4 小时出
现大量出血，结果以失败告终。1990 年，多器官
联合移植在临床上取得了首次成功，手术对象是 1
名 3.5 岁的围生期肠扭转和坏疽患儿，在接受了胃、
小肠、结肠、胰腺和肝脏联合移植后，存活了 192
天，最终因为 E-B 病毒相关移植后淋巴组织增生
性疾病死亡，死亡前没有出现移植物排斥和移植
物抗宿主病。自此，多器官联合移植在多个临床
中心开展，根据美国器官资源共享网络的数据，
2000 ～ 2012 年仅美国就完成了 455 例肝肠联合移
植。小肠移植的成功促进了腹部多器官联合移植
的发展，至 2012 年 5 月，美国已完成肝、胰、肠
联合移植 751 例。

（二）国内发展历史与现状

我国的多器官联合移植始于 20 世纪 90 年代
初，华中科技大学同济医学院附属同济器官移植
研究所率先报道了腹部多器官整块原位移植的动
物实验，并于 1995 年完成了亚洲首例腹部原位肝
胰十二指肠多器官联合移植，限于当时的移植外
科技术、免疫抑制剂及围术期经验的欠缺，患者
最终死于术后感染。进入 21 世纪，随着肝移植及
小肠移植技术的成熟，腹部多器官联合移植再次
进入临床实践，华中科技大学同济医学院附属同
济医院 2004 ～ 2006 年共完成 7 例肝、胰、肠多
器官联合移植，其中 3 例获得长期存活，2 例存活
超过 2 年。2006 年，上海交通大学医学院附属瑞
金医院为 1 例"胃肠道腺瘤性息肉综合征"患者
实施了包括"肝、胰、脾、胃、十二指肠、全小
肠及结肠"腹部多器官联合移植，但未获长期存
活。2010 年中南大学湘雅二医院器官移植中心为
1 例"原发性抗磷脂综合征，门静脉血栓广泛形成"
患者成功实施了包括"肝、胰、脾、胃、十二指
肠、全小肠、阑尾及结肠"的腹部多器官联合移植，
患者术后恢复正常饮食，最后因"脑血管意外"
仅存活了 93 天。2005 年第四军医大学西京医院器
官移植中心窦科峰教授领衔的团队为 1 例多器官
功能衰竭的患者实施了亚洲首例肝、胰、肾三器
官联合移植。据报道，该患者至今已健康存活 16
年，为目前国际上存活时间最长的病例。随后，

2008 年窦教授团队又实施了亚洲首例心、肝、肾
多器官联合移植，患者术后存活 2 周，后因真菌
感染死亡。

二、腹部多器官联合移植的适应证与禁忌证

（一）适应证

按照受者所患疾病分为良性、恶性两大类。

1. 良性疾病

（1）各种小肠疾病导致的多个器官功能衰竭，
如神经节细胞缺失症、假性梗阻、肠扭转、吸收
不良、短肠综合征、坏死性小肠结肠炎、局部缺血、
加德纳综合征、硬纤维瘤、克罗恩病。

（2）不明原因的肠系膜动脉和静脉栓塞、血
栓形成。

（3）广泛的胃肠道息肉病或腹腔全部空腔器
官疾病或神经系统调节障碍。

（4）各种严重腹部外伤及腹部发育畸形引起
的多器官功能损伤。

（5）终末期肝病合并胰岛素依赖的 1 型或 2
型糖尿病。

2. 恶性疾病

（1）胰腺和十二指肠肉瘤、类癌、胰腺神经
内分泌肿瘤伴肝转移。

（2）胆管癌或胃癌已出现肝转移。

（3）肝细胞癌（肝癌）侵及十二指肠和结肠。

（4）结肠癌广泛转移。

（二）禁忌证

1. 相对禁忌证　①年龄＞ 60 岁；②有症状的
脑血管或外周血管病变；③过度肥胖或体重为标
准体重的 150%；④乙型肝炎表面抗原阳性或丙型
肝炎抗体阳性而肝功能正常者；⑤严重血管病变；
⑥癌前病变。

2. 绝对禁忌证　①全身活动性感染，包括未
控制的脓毒血症、结核病等；②溃疡病未治愈；
③恶性肿瘤未治疗，存在腹腔外肿瘤转移；④腹
腔内广泛粘连以致无法手术切除原器官；⑤人类
免疫缺陷病毒（human immunodeficiency virus，
HIV）阳性者；⑥近期心肌梗死，难治性心力衰竭

或左心室射血分数＜ 40%；⑦呼吸系统功能不全；⑧进行性周围肢端坏死、卧床不起；⑨严重胃肠免疫病、不能服用免疫抑制剂；⑩伴有精神病或心理异常、依从性差；⑪嗜烟、酗酒或吸毒。

三、腹部多器官联合移植面临的难题

（一）移植排斥反应

腹部多器官联合移植的主要难题是如何预防和治疗小肠的排斥反应。小肠及其系膜淋巴结中含大量淋巴细胞，因此移植术后排斥反应发生率极高。有研究表明，其急性排斥反应的发生率可高达 87.8%，移植术后 9 个月仍有 1/3 的患者发生排斥反应，慢性排斥反应的发生率也有 30% ~ 50%。小肠移植抗排斥治疗方案的发展经历了 20 世纪 80 年代末临床小肠移植起步阶段的环孢素时代，20 世纪 90 年代中期开辟小肠移植新纪元的他克莫司（FK506）时代，以及 20 世纪 90 年代后期 IL-2 受体抗体诱导时代。

上腹部多器官联合移植涉及器官数多，由于供者消化道存在大量系膜淋巴结，理论上容易发生免疫排斥。排斥后的免疫抑制治疗又有加重感染的可能，这使上腹部多器官联合移植的风险大大增加。不过同时移植的肝脏对其他器官又存在免疫保护作用，临床上多器官移植术后的免疫排斥反应与单纯肝移植相比并无明显增加，因此，推荐采用"低强度"免疫抑制方案，将国外采用四种免疫抑制剂联用、维持 FK506 目标血药浓度 15 ~ 20ng/ml 的"高强度"免疫抑制方案，更新为两种免疫抑制剂联用、维持 FK506 目标血药浓度 8 ~ 12ng/ml 的"低强度"免疫抑制方案，在不增加排斥反应发生率的同时，可显著降低严重感染的发生率。

随着对器官移植免疫耐受现象认识的加深，目前普遍认为最佳的免疫抑制方案并不是通过强大的免疫抑制剂过度抑制受者的免疫功能，而是提高移植物被受者接受的可能，诱导免疫耐受或部分免疫耐受。21 世纪初抗胸腺球蛋白和 CD52 单克隆抗体的应用标志着小肠移植抗排斥治疗进入一个新阶段。近年来人源化 CD52 单克隆抗体诱导、单用低剂量 FK-506、无激素维持的免疫抑

制方案已被全球最主要的移植中心采用，获得了良好疗效，不仅未增加感染的发生率，且未发生移植物抗宿主病。

（二）外科并发症

术后并发症因移植器官而异，但通常发生在移植后的早期，包括吻合口漏、动脉和静脉移植物血栓形成和出血。在 500 例移植的单一机构中，动脉血栓形成的发生率为 3.8%。上腹部多器官联合移植患者通常合并终末期肝病，凝血功能差，加上部分患者具有多次腹部手术史，腹部粘连进一步加大了手术难度。常见的手术并发症通常发生在术后早期，包括术后大出血、胆管漏和血管漏或狭窄、血栓形成、肠穿孔、伤口裂开、腹腔脓肿及乳糜性腹水等。术后出血多因血管吻合口漏、原先存在肝功能不良所致的凝血功能障碍及以往手术所致的血管化粘连。胆管并发症（胆漏和胆管狭窄）通常发生在肝、小肠联合移植的胆总管空肠 Roux-en-Y 吻合术。新近对保留十二指肠的肝小肠联合移植的技术进行了改进，由于保留了肝门，因而无须胆总管空肠吻合而避免了胆管并发症。血管并发症发生较少，但后果严重，通常为血栓形成。动脉血栓是术后最严重的并发症，患者表现类似于急性肠系膜缺血，可导致急诊再手术，发生动脉血栓时移植物通常无法挽救，可能需要再次移植。胃肠道并发症主要是胃肠道出血和吻合口瘘。为减少吻合口瘘的发生，在移植术后早期应通过移植肠造口进行有效减压。预防术后腹腔出血应注意：

（1）精湛的手术技巧及精细的操作，彻底止血。

（2）术后监测凝血功能，适当抗凝并根据凝血功能情况及腹腔引流液性状及量调整方案。

（3）加强抗感染治疗。出现腹腔出血时应立即调整或停用抗凝药物，积极补充血容量及凝血物质，经积极对症治疗，情况无好转者，应尽早决定行再次手术止血。

（三）内环境紊乱

多器官联合移植是腹部最大最复杂的手术，持续时间长，创伤大，出血及输血多，对下腔静

脉、门静脉和主动脉等大血管干扰大，术中血流动力学变化及对机体代谢和内环境的影响也大。在移植术中要系统地监测血流动力学及水电解质变化，可采用动脉导管和肺动脉漂浮导管，以多功能监测仪观察，记录术中各阶段的心率、收缩压、平均动脉压、中心静脉压、肺动脉压、心排血量、每搏输出量、肺血管阻力、外周血管阻力等参数；术中分不同时段抽取外周静脉血和动脉血进行血液电解质、生化检测和血气分析，针对移植不同阶段的内环境改变采取相应的综合性措施。迅速纠正酸中毒，防治高血钾、高血糖、低血钙、高血磷，给予心血管活性药物调节心率和血管阻力，补足血容量。

（四）胰腺功能紊乱

多器官联合移植后移植胰腺的功能对机体的代谢状态影响很大，关系到手术成败，移植后移植的胰腺并发症发生率高，是重要的术后早期致死原因。实验研究表明，多器官切取是保留早期胰腺内外分泌功能的一种适当技术，原位胰腺十二指肠移植可保留胰岛素正常肠胰轴。供者器官的切取、灌注和移植过程中要避免捏挤胰腺，要保护胰腺及其血供，联合使用生长抑素、胰蛋白酶抑制剂等药物可有效防治术后移植胰腺炎。术中切除受者胰腺后根据血糖浓度补充外源胰岛素，以防治高血糖；移植胰腺功能良好时，要尽快停用胰岛素，以免发生严重低血糖。并根据情况，检测 C 肽、血糖、血胰岛素、血淀粉酶和脂肪酶以监测胰腺功能并据此给患者胃肠外营养。只有肝脏发生了不可逆损伤的患者才施行肝肠联合移植。

（五）移植物抗宿主病

供体细胞将宿主细胞识别为外来抗原并开始针对受体组织发起供体介导的免疫反应时，就会发生移植物抗宿主病（graft versus host disease，GVHD）。GVHD 的危险因素包括年龄较小和移植器官中包含脾等。GVHD 发生后死亡率高达 70%。由于肠道淋巴组织丰富，理论上发生GVHD 的概率要比单器官移植高，但在临床实践中，GVHD 在多器官联合移植中发病率相对较低（约 6%）。GVHD 的诊断主要通过聚合酶链反应（PCR）和免疫组织化学染色。GVHD 的治疗包括增加免疫调节药物剂量，对于满足干细胞治疗条件者也可进行尝试。

腹部多器官联合移植的临床实践为研究免疫耐受等移植免疫重大问题提供了新契机。从 20 世纪 60 年代的首次尝试，到现今在临床中较为成熟的应用，腹部多器官联合移植由于其适应证和在预后方面特殊的优势，很可能在未来实践中进一步成熟，被更多的临床移植医学中心应用。随着经济水平的发展及经验的积累，我国腹部多器官联合移植将在今后几年内进入一个新阶段。

（张　玄　杨佩军　窦科峰）

第四节　异种肝移植

异种移植（xenotransplantation）是指将动物源性的活细胞、组织、器官，以及经体外异种材料培养的人源性细胞、组织、器官，以移植、接种或注射的方式植入人体内的过程。用动物的肢体、器官来治疗疾病的愿望在人类对解剖和病理知识有所了解之前就已相当强烈。在器官严重短缺情况下，异种移植曾称为"逃避性追求"。

一、异种移植"尝试—放弃—复兴—回归理性"的发展史

1905 年 Princeteau 将兔肾切片移植至患者肾包膜下治疗尿毒症，结果并无功效。同年他又将兔肾移植给儿童，术后获得很好的肾功能，但患儿 16 天后死于肺部感染。1964 年 Reemtsma 实施

了几例黑猩猩肾脏移植到人的手术，其中有几例存活了数月。同年 Hardy 施行第一例猩猩到人的异种心脏移植，但由于心排血量不足而失败。此后，Thomas Starzl 进行了一系列狒狒到人的肾脏和肝脏移植。虽然有约 50 例肝衰竭患者依靠体外动物肝脏的灌注度过了肝衰竭期，并在自身的肝功能改善后得以存活，但这些努力并没有使患者或移植肝存活达到 1 年。

20 世纪 60 年代后期，脑死亡概念的建立使供体来源有了渠道，对异种移植的需求和兴趣在随后的 15 年进入低谷。在停顿多年之后，于 20 世纪 90 年代重新开始。其主要动力如下：①同种器官明显短缺；②异种移植排斥反应及其防治研究有了新思路。1984 年 10 月 26 日，美国洛马林达大学 Bailey 医师领导的小组为一名患有左心发育不全综合征的女婴实施了首例狒狒到人的异种心脏移植，20 天后婴儿死亡。此后，美国匹兹堡大学医师尝试了 2 例狒狒到人的肝移植。1997 年 Deacon 等报道了将胎猪的神经细胞移植给数十例患有帕金森病或亨廷顿病的患者。其中 1 例患者在术后 8 个月死于其他并发症，但其体内的猪神经组织仍然存活良好。

20 世纪 90 年代以来，学界对异种移植排异反应的发生机制有了更深研究，并能通过基因工程手段对动物的某些基因进行修饰。1995 年 McCurry 根据人补体调节蛋白在猪体内的表达有可能使猪器官免遭人体补体系统攻击的设想，开始研究将补体调节蛋白基因导入动物胚胎，希望通过遗传工程途径使这种转基因动物的器官获得抵御人体补体破坏的能力。McCurry 于 1995 年构建属于补体调节蛋白的衰变加速因子（DAF）转基因猪，将该猪的心脏移植给狒狒，术后不用免疫抑制剂，3 例接受猪心的狒狒 2 例移植心存活长达数小时至十几小时，而未发生超急性排斥反应（HAR）。

英国剑桥大学的 D.White 小组 1996 年进行了转基因猪的探索。他们将人 DAF 基因导入猪体内并得到表达，用这种猪的心脏和肺做人血浆活体灌注实验，结果表明，器官获得了抵御人补体系统对其血管内皮细胞损伤的能力。2000 年，西班牙的 Ramirez 和英国剑桥大学的 White 合作，实施了转 DAF 基因猪到狒狒的异种肝移植，存活 4～8 天，可以维持正常的蛋白和凝血水平，均未发生 HAR。加拿大韦仕敦大学在 1999～2002 年共实施 24 例转 DAF 基因猪到狒狒的肾移植实验，均未发生异种 HAR，最长存活达 75 天。Roslin 等首次报道用全身淋巴组织 X 线照射，加 CsA 和甲泼尼龙可以诱导猴心对狒狒的异种移植物长期存活达 255 天。美国麻省总医院实施 10 例转 DAF 基因猪给狒狒的心脏移植，采用去除抗 αGal 抗体、胸腺照射和眼镜蛇毒因子（cobra venom factor，CVF）诱导治疗；MMF、抗 CD154 单抗、甲泼尼龙和肝素维持治疗，移植心脏存活 139 天。美国梅奥医学中心报道 10 例转入 CD46 基因的猪到狒狒的心脏移植，采用抗胸腺细胞球蛋白（ATG）、抗 CD20 单抗、他克莫司、西罗莫司和一种中和抗 αGal 抗体，移植心脏平均存活了 76 天，最长存活达 113 天，仅 3 例死于排斥反应。

2002 年 Science 报道 Lai 等应用核转移技术成功地获得了敲除 α-1，3 半乳糖基转移酶（αGT）基因的猪，虽然只敲除了等位基因上的一个 αGT 基因位点，但可以清除异种天然抗原的表达。2003 年 Science 报道美国 PPL Therapeutics 公司构建了异种天然抗原基因 αGT 基因完全敲除的猪，随后美国麻省总医院进行了 αGT 基因敲除猪的肾脏或心脏移植到狒狒的临床前实验，采用一种以抗 CD154 单抗为基础的免疫抑制方案，移植心脏存活时间显著延长（2～6 个月，平均 78 天）。但加拿大韦仕敦大学对 αGal 基因敲除猪到狒狒的肾移植实验得到了不同的结果，他们采用两种临床可能接受的免疫抑制方案，大部分移植肾在 16 天内发生较严重的急性血管性排斥反应。免疫学研究证明，诱导产生的抗非 αGal 抗原的抗体也能介导严重的急性血管性排斥反应。

近年研究结果表明，动物所携带的微生物可以感染人类细胞。某些病毒甚至可以感染神经细胞。异种移植面临的主要问题：①动物病毒是否能经移植物传给患者；②移植患者是否会再将这些病毒在人群中传播。于是，一个新的名词"xenosis"应运而生，专指异种移植使疾病得以在人类中产生或传播，即"异种移植感染"或"人畜共患病"。

二、异种移植的分类

1970 年 Roy Calne 首次将异种移植分为协调性和非协调性异种移植两大类。进化关系较近，存活时间以天计算的，类似于第一次同种移植排斥反应的异种移植，称为协调性异种移植，如猩猩与人、犬与狼、大鼠与小鼠之间的移植均属此类；而进化关系较远，排斥时间以分钟或小时计算的，类似于第二次接触抗原的同种移植反应的异种移植，称为非协调性异种移植，如猪到人或猪与猴之间的移植属于此类。

三、影响异种移植走进临床的四大障碍

（一）伦理学障碍

1984 年美国洛马林达大学 Bailey 实施首例狒狒到人的异种心脏移植后，各国新闻媒体进行了广泛的报道（即著名的"Baby Fae"事件）。20 天以后，这个闻名世界的婴儿死亡。医学界、哲学界、宗教界、新闻界和公众都对这个医学事件产生的伦理学和社会问题进行了激烈讨论。异种移植一方面能为得不到同种供体器官的患者带来生的希望，另一方面又存在给整个人类带来潜在流行病的风险（跨物种感染）。同时，在利用动物作为人类器官和组织供源的问题上，由于各国的文化传统、宗教信仰、价值观念不尽相同，一直存在许多争论。异种移植后患者是否会遭到社会某些方面的歧视尚难估计。

（二）解剖学障碍

普遍认为异种移植的供体必须与受者具有相似的生理和形态学特征。显然，供体动物应从非人灵长类动物中选取，因其与人类具有最为密切的生理学相似性，且具有相近的系统发生。但选用非人灵长类动物进行临床异种移植也存在一些严重问题：由于非人灵长类动物的智商很高，许多人不愿意将它们作为器官供体使用；许多非人灵长类动物濒临灭绝，且繁殖慢，与家畜相比，繁育费用相对高；与人类具有相似的系统发生，有可能带有许多人畜共患的危险病原。因此，在选择供体动物时，通常选择遗传学关系与人不太密切的猪。首先，猪器官的生理学和解剖学与人的很相似；其次，猪在无菌环境中能大量、经济地饲养，并且不涉及伦理学问题。

（三）生理学障碍

由于种属间的差异性，猪的补体系统和凝血 - 抗凝系统中的部分组分不能在非人灵长类动物体内发挥作用，形成生理屏障。例如，猪血管性假血友病因子与人血小板受体有较高的亲和力，可提高促凝物质的活性；但猪组织途径抑制因子不能中和人凝血因子 X a，因而不能抑制人凝血酶原向凝血酶的转化激活过程。此外，猪血栓调节蛋白能结合人凝血酶和蛋白 C，但该复合物不能发挥蛋白 C 的有效抑制活性，致使凝血系统失去正常的负性调控。Shimizu 等将敲除介导异种超急性免疫排斥反应的 αCal 基因的小型猪（GTKO 猪）心脏异位植入 8 例狒狒体内，移植心脏的中位生存时间为 78 天，最长存活 179 天。病理检查显示移植物内均未发现 HAR，主要的病理改变是广泛的微血管血栓和心肌缺血性坏死。Ekser 等研究显示，将转 $CD46$ 的 GTKO 猪肝脏移植入狒狒体内后，受体包括凝血功能在内的各项肝功指标均接近正常范围，且移植肝也产生了猪源蛋白和数种猪凝血因子，提示植入的猪肝脏可发挥充分的生理功能。但遗憾的是，所有狒狒均于术后 4 ～ 7 天死于血小板减少引发的内脏出血。有学者总结相关研究认为，异种移植后的凝血功能紊乱是一个多因素病理过程，除生理屏障外，还与供体猪品系、移植器官种类及免疫抑制治疗等因素有关。这些证据说明，在抑制急性和超急性异种移植排斥反应之后，供 - 受体间的凝血 - 抗凝系统生理屏障是亟待解决的下一个问题。

补体系统在体液介导的异种排斥反应中发挥重要的免疫损伤效应，其原因除异种抗原与天然抗体结合激活受体补体系统外，猪补体调节蛋白不能灭活灵长类动物补体成分，也是关键因素之一。目前较为明确的是，猪的 DAF（CD55）、膜调节蛋白（membrane cofactor protein，MCP，CD46）和同源抑制因子（homologous restriction factor，HRF，CD59）与人的补体系统互不相容；

一旦受体补体系统激活，猪肝脏所产生的上述补体调节因子不能灭活补体蛋白，造成移植物免疫损伤。

猪 - 非人灵长类动物异种肝脏移植模型中，受体尸检时常发现有胆汁淤积现象。目前已基本排除免疫抑制剂和免疫排斥等因素所造成的胆道损伤，可能原因是种间不相容造成胆汁黏度升高，引起胆汁淤积。另外，有研究表明，猪红细胞生成素不能促进灵长类动物的造血祖细胞向红细胞系分化，因而推测猪 - 灵长类动物肾脏移植后受体可能会出现贫血。

（四）移植免疫排斥反应

免疫学障碍异种移植研究发展的主要障碍仍是免疫学屏障，即移植免疫排斥反应。

1. 超急性排斥反应（HAR）　灵长类动物体内预存的抗 α-1，3-Gal 的异种天然抗体（XNA），是引起 HAR 的主要原因。XNA（IgM 和 IgG）可直接识别广泛表达于猪血管内皮细胞上的 α-1，3-Gal 抗原，激活补体和内皮细胞，导致凝血级联反应，在数分钟到数小时内出现以间质出血、水肿和小血管内血栓形成为主要表现的严重排斥反应。随着 2002 年 GalT-KO 猪的问世，HAR 已经很大程度上得到解决。

2. 急性体液性排斥反应（AHXR）　又称迟发性异种移植物排斥反应（delayed xenograft rejection，DXR），或者急性血管性排斥反应（acute xenograft rejection，AVR），是目前影响异种移植走向临床的主要免疫学障碍。HAR 被抑制后的数天到数周内，残留低浓度 XNA 可继续引发 AHXR、血栓性微血管病和弥散性血管内凝血（disseminated intravascular coagulation，DIC），这是 AHXR 的主要病理特征之一。此外，非 α-1，3-Gal 抗体和（或）低浓度 α-1，3-Gal 抗体存在的情况下，受体补体激活的负性调节功能不全，也会引起 AHXR。有学者将转 DAF 的猪肾移植入狒狒体内后，以可溶性的 Gal 分子聚合物持续清除受体体内的天然抗体，但最终非 α-1，3-Gal 抗体还是引发了 AHXR。也有研究表明，清除补体并不能完全阻断 AHXR，这说明可能有非补体依赖机制的参与。另外，异种移植术后受体体内凝血途径的激活与 AHXR 有密切联系，其主要病理机制是内皮细胞的激活和损伤导致抗凝功能失调；另外，异种移植物内皮细胞表面的凝血途径调节因子与受体循环血液内的可溶性靶分子之间不相容，如猪的组织途径抑制因子（tissue factor pathway inhibitor，TFPI）不能中和人凝血因子 X a，从而放大凝血途径的激活程度及血管内血栓形成范围。这种早期由体液免疫介导的排斥反应称为血液介导的快速炎症反应（instant blood mediated inflammatory reaction，IBMIR），其中包括凝血激活、补体活化及血栓形成等过程。

3. 急性及慢性异种排斥反应　在克服 HAR 和 AHXR 方面的进展使得理解异种移植中细胞介导的排斥反应的机制变得尤其重要。目前，细胞免疫介导的异种移植排斥还未得到深入解析，但有研究表明，其主要由 T 细胞介导。Davila 等首先以 α-1，3-Gal 抗原多聚体吸收清除狒狒体内的天然抗体，再以单克隆抗体删除外周 B 细胞，然后植入转染人补体调节蛋白（CD46）猪的心脏，发现术后仍出现排斥反应。这表明 T 细胞可能在其中发挥重要作用。有证据表明，阻断 XNA 介导的体液排斥后，如果继续抑制 T 细胞活性，则能显著延长植入非人灵长类动物体内异种器官的存活时间。除了细胞毒性 T 细胞发挥直接杀伤效应外，T 细胞还能通过产生细胞因子、募集和活化其他细胞毒性细胞（如巨噬细胞、中性粒细胞等）等间接途径，发挥细胞杀伤效应。此外，细胞免疫还能辅助 B 细胞产生异种抗体，发挥免疫排斥效应。

四、跨物种感染问题

现知有 500 多种感染微生物可以从动物传染给人，病毒感染是器官移植术后主要的并发症，而供体器官无疑是感染源之一。猴病毒 8 型（SA8）、巨细胞病毒（CMV）、EB 病毒在狒狒中很常见。几乎所有灵长类动物都带有这 3 种病毒。与 HIV 相对应的黑猩猩免疫缺陷病毒（SIV）可以在某些猴体中发现，但在狒狒中并不常见。SIV 是否会引起人类疾病尚不明了。美国匹兹堡大学器官移植中心在 1992 年施行的一例临床肝移植所用狒狒来自美国圣安东尼奥。预选阶段，首先排除 SIV 或 HIV 阳性者。美国匹兹堡大学器官移植中心与美国圣安东尼奥西南生物医学研究所的病毒专家、动物学家合作，尽量筛选出无害的或危险性小的动物作供体。当血型和个体选择合适后即行隔离。由 2 名实验员分别独立进行反转录病毒、疱疹病毒、肝炎病毒及弓形虫等 20 多种检疫工作。有弓形虫病症状或反转录病毒阳性者均不在考虑之列。泡沫病毒除外，因为此种反转录病毒没有发现与疾病有关。严格检疫之后才进行供受者组织配型检测、肝功能测定、凝血因子测定。最后仅将最佳配合的动物运到美国匹兹堡大学器官移植中心。在此还要做出最后的选择。检查项目几乎重复预选程序。

最近临床前肾、胰岛和心脏异种移植的疗效和生存率的改善重新激发了学界对临床异种移植的兴趣。对猪内源性反转录病毒（porcine endogenous retrovirus，PERV）的重新关注使临床医师、监管者、公众和潜在患者有必要清楚地了解 PERV 所代表的风险。PERV 是异种移植中一种独特的感染风险，因为它是作为猪基因组的一部分携带的。与外源性病毒、微生物和寄生虫不同，PERV 不能通过剖宫产或高度健康、集约化的饲养方法排除，尽管无指定病原体（designated pathogen-free，DPF）培育饲养环境可以隔绝其他病原体。

PERV 感染人类的潜在风险首次被确定是在 1997 年，当时猪的 PK15 细胞和后来的 NIH 小型猪细胞在培养中感染人类 HEK293 细胞。在这一发现后不久，一些学者呼吁暂停正在进行的异种移植临床试验。由此导致美国 FDA 对异种移植指南进行了修订，有效地禁止使用非人灵长类动物组织，反映出对非人灵长类动物材料带来的更严重感染的担忧。更新的指南还要求建立程序和检测方法，以监测移植入猪组织时 PERV 感染的可能性。从那时起，学界对 PERV 的基本病毒学进行了广泛研究，并开展了许多分析，其中许多在异种移植问题中进行了讨论。关于 PERV，有一点很清楚，就是并非所有的猪都是生来一样的，在任何讨论中都必须考虑假定的 PERV 传染性的情况。临床异种移植的关键问题是供体器官是否会

传染给受体人类患者、他们的家人或照顾者，或一般人群。如果移植的细胞、组织或器官含有具有 PK15 反转录病毒特性的细胞，或来源于大多数（但不是全部）小型猪，则可以证明体外原代人细胞中 PERV 感染的频率，这至少提示临床感染的可能性。然而，即使有这些组织来源，术后感染也可能不会发生，因为体外实验排除了固有免疫和适应性免疫的重大影响，如一些免疫抑制患者体内也会有预存抗体和补体。然而，如果供体组织来自已知的分析农业猪品系，如大白猪、长白猪或杜洛克猪，那么人类细胞的 PERV 感染，即使在最宽松的体外条件下，也不会导致生产性感染。PERV 原病毒位点的高度遗传缺陷估计在 10 ～ 100 拷贝，存在于猪个体和猪品系之间。事实上，猪参考基因组从一只杜洛克猪中提取、编码了 20 个 PERV 位点，没有大量的缺失，但所有这些位点都有缺陷，不能产生功能性病毒。临床异种移植研究的数量必然是有限的，但对暴露于猪组织的患者的回顾性和前瞻性研究都未能找到 PERV 感染的证据。重要的是要认识到，有些描述猪对人和人对人 PERV 感染的文献只是参考体外研究，使用已知的感染细胞系，并不代表患者的临床感染。因此，从临床角度来看，从未有过猪 - 人或人 - 人 PERV 感染的记录病例。

在体外不能感染 HEK293 细胞或原代人细胞的猪似乎具有某些共同特征，即嗜人 PERV-A 和 PERV-B 位点频率降低，PERV 位点 RNA 合成水平较低，序列退化频率较高。缺乏嗜猪性 PERV-C 病毒的猪也是有利的，因为它们不能产生具有较高的嗜人性和在人细胞中复制率的 PERV-A/C 重组体。具有这些特征的动物可以很容易在农业菌株背景中识别出来，并使用目前的 PCR 筛查和下一代测序方法彻底地对其进行监测。近年来，CRISPR/Cas9 基因靶向技术已被应用于 PERV 病毒中，用于工程病毒聚合酶基因的缺失 / 插入突变。2017 年 8 月 10 日，美国 eGenesis 公司宣布该公司的学者和他们的合作者在一项新的研究中证实利用 CRISPR/Cas9 让 PERV 失活可阻止跨物种病毒传播，从而使他们在成功地培育首批不含 PERV 的猪方面取得突破。在这项新的研究中，还观察了 PERV 传染风险，并且在体外证实 PERV 感染

人细胞，而且可传播到之前从未与猪细胞相接触的人细胞中。这些研究人员利用 CRISPR-Cas9 技术能够高效地和精准地在原代成纤维细胞中进行基因组编辑。在与一种在多重基因组编辑期间抑制原代细胞死亡的方法相结合的情形下，他们利用经过基因改造的原代细胞和体细胞核转移技术，成功地培育出有活力的不含 PERV 的猪胚胎。他们随后将这些不含 PERV 的猪胚胎移植到代孕母猪中，结果证实起初在猪胎儿中，最终在近期出生的小猪中，未发生 PERV 再次感染。这些小猪是首批出生时不含有 PERV 的动物。2019 年 12 月 19 日，杨璐菡团队使用 CRISPR-Cas9 和转座子在 42 个等位基因上对猪基因组进行了工程改造，并生产了带有 PERV 灭活、异种抗原 KO 和 9 种有效人类转基因的 PERVKO.3KO.9TG 猪。体外实验表明，这些猪对人的体液和细胞介导的损伤及凝血功能异常具有明显的抵抗力，与同种异体移植相似。PERVKO.3KO.9TG 多基因编辑猪的成功创建，表明向安全有效的猪异种移植迈出了重要一步，也代表在生物体内工程新功能的合成生物学成就。值得注意的是，这项新技术进一步降低了 PERV 感染和重组的可能性，但核型异常的频率引发了不可预见的基因组变化的新担忧。

自然发生的或工程设计的 PERV 位点的退化群并不意味着从这些组织感染的概率为零，因为不同 PERV 位点之间、PERV 与其他猪内源性反转录病毒之间或 PERV 与人类反转录病毒之间的重组理论上可以产生一种功能性病毒，但在临床异种移植中，这种情况发生的频率很低，风险很小。然而，选择具有完全退化的 PERV 序列的猪供体组织确实降低了这些组织在体外感染的频率，因此预计将按比例降低体内感染的可能性。如果发生这种情况，体外研究表明，亲人类 PERV 易受抗病毒治疗的影响，这为上述对供体的预防考虑增加了一层治疗控制的预防层。

美国器官资源共享网络估计，在等待移植的名单上，每天有 20 人死亡。然而，这种人的死亡低估了对移植器官的需求，因为捐赠器官的长期短缺意味着许多可以从移植中获益的患者从未被列入等待名单。在过去的 20 年，已经产生了关于 PERV 和其他猪人畜共患病病原体的大量信息，导

致了 DPF 屏障设施的发展，监测传染性人畜共患病病原体（包括 PERV）的分析，严重限制 PERV 感染可能性的预防策略，以及确定治疗潜在感染的方法。虽然没有一种单一的方法可以完全消除 PERV 带来的理论风险，但这种预防、监测和治疗措施本身是目前支持实体器官异种移植临床应用强有力的基础。

五、现代临床试验个案

（一）狒狒－人异种心脏移植

1984 年 10 月，美国洛马林达大学医学中心的 Barley 医师完成的一例临床异种心脏移植。Barley 为一名左心室发育不全综合征的女婴进行了狒狒心脏移植手术。术后患儿接受环孢素 A、激素等免疫抑制治疗。狒狒的心脏移植物在术后 14 天内工作正常，但术后第 15 天，移植心脏出现功能衰竭及心电图减弱表现，预示心脏发生排斥。随后给予注射抗胸腺细胞球蛋白（antithymocyte globulin，ATG）以提高免疫抑制效果。最终，患儿存活 20 天，死亡原因为进行性体液免疫排斥反应导致心脏坏死。该女婴存活时间迄今仍是异种心脏移植中的最长纪录。

（二）狒狒－人异种肝移植

1992 年 6 月 28 日 Thomas Starzl 首次进行了狒狒到人的肝异种移植，以治疗乙型肝炎肝衰竭。术后短期患者恢复顺利，黄疸消退，移植肝体积增加，没有出现排斥反应迹象，但患者最终于术后 70 天死于严重的真菌感染和败血症。尸检证明真菌感染侵入脑内引起蛛网膜下腔出血是死亡的主要原因。经过分析认为，为防止 HAR，手术前后过量使用了多种免疫抑制剂，大大地削弱了患者的抵抗力，以致无法抵挡真菌感染。此外，胆道泥样物阻塞也可能是死因之一。另一例狒狒到人肝移植术的受者为肝性脑病期的患者。根据第一例肝移植经验，减少环磷酰胺的剂量，以期减少感染的危险性，并将狒狒骨髓白细胞经静脉注入受者体内，以诱导免疫耐受。但遗憾的是，该病例并没有足够的时间观察骨髓输注对延长存活的作用，患者于 26 天后由于胆道肠道吻合口瘘死

于腹膜炎和败血症。

（三）猪－人异种肝移植

1992 年 10 月 11 日，美国 Cedars-Sinai 医疗中心收了一名自身免疫性肝炎引起的暴发性肝性脑病患者，生命垂危，但当时没有合适的供肝来源，便决定移植一个猪肝到腹腔内，作为暂时性过渡，以期自身残余肝再生后恢复功能，然后再行人尸体肝移植。手术获得成功，观察 6 小时多，未见 HAR 发生，并有胆汁不断流出，凝血功能转为正常，颅内压下降。但在人尸肝到来 2 小时前，患者颅内压突然回升而不幸死去，总共存活 24 小时左右。这例患者的治疗明确地告诉我们，猪肝脏能在人体内存活，并可行使功能和分泌胆汁。

（四）猪－人异种胰岛细胞移植

瑞典斯德哥尔摩 Karolinska 临床移植中心 Groth 研究小组进行了世界第一例猪到人的异种胰岛临床移植实验。1990 ～ 1993 年，该小组选择了 10 例患胰岛素依赖型糖尿病并且已经接受肾移植的患者，将猪胰岛细胞簇灌注到门静脉或移植到肾包膜下。虽然胰岛移植并未减少这些患者对胰岛素的需要量，但有 4 名患者在移植后 400 天自尿液中检测到少量猪的 C 肽，这表明仍有一些胰岛细胞发挥了功能。研究结束后的 6 ～ 8 年，Groth 医师对所有患者进行了随访，结果未发现有 PERV 感染的迹象。2002 年，新西兰 Diatranz 公司、墨西哥儿童医院和 Western Ontario 大学共同报道了一例接受新生猪胰岛细胞和睾丸 Sertoli 细胞混合细胞移植的儿童病例。术后 1 年，该儿童在不应用任何免疫抑制剂的情况下完全脱离胰岛素治疗。2007 年，Elliott 研究团队报道了一例接受猪胰岛细胞移植的患者，接受治疗十年后体内仍能检测到有功能的猪胰岛细胞存活。该患者 41 岁，罹患糖尿病，1996 年，为了帮助调节血糖和控制糖尿病进一步发展，接受猪胰岛细胞注射治疗。术后 1 年，患者对胰岛素的依赖程度下降了 34%；10 年后，通过腹腔镜检查发现其腹部仍有猪胰岛细胞存活，且还分泌着胰岛素。这个结果表明，即便不使用免疫抑制剂，猪胰岛细胞也有可能在人体内长期存活并发挥分泌功能。

六、临床前研究前沿

近年来，由于 CRISPR-Cas9 基因编辑技术的广泛应用，供体猪的基因编辑过程实现了快速化和高效化，人源化程度也不断提高。同时，各种新型免疫抑制剂的应用，如已被美国 FDA 批准临床应用的 CTLA4-Ig（商品名 abatacept or belatacept）及处于研究阶段的 T 细胞活化共刺激信号阻断剂（如 anti-CD40 mAb、anti-CD154 mAb）等，在抑制异种器官移植免疫排斥反应方面均取得了显著效果。随着猪器官在非人灵长类动物体内的存活时间不断延长，临床异种器官移植已离我们越来越近。有学者在 *Lancet* 撰文，异种移植将引领下一次的医学革命。2020 年，美国 FDA 已批准转基因猪可用于制作食品和医疗产品。2021 年 *Science* 发布全球最前沿的 11 个医学问题，异种移植作为热点问题位列其中；同年，世界首家猪器官人体移植公司（公司名：Miromatrix Medical）在纳斯达克上市。2020 年有学者预测，以基因编辑猪为供体的异种肾脏移植、心脏移植的临床试验分别会在未来 2 年和 5 年内陆续开展。

（一）供体猪的基因编辑

非人灵长类动物（non-human primate，NHP）表现出与人类相似的解剖和生理特征，此前有限的临床试验也显示了使用 NHP 作为供体的良好疗效。然而，随着基因工程和克隆技术的出现，猪作为人类捐献器官或细胞的潜在来源比 NHP 更具优势。通过基因编辑技术将猪与灵长类动物的种间不兼容性降至最低，这是近年来猪器官异种移植研究进展的重要因素。简单地说，基因组编辑猪是通过删除猪基因、插入人类转基因产生的。其中，有 3 个代表性的猪基因（α-1，3-GT；β4GalNT2；CMAH）需要删除，目的是减少人预形成抗体介导的严重体液性排斥反应。同时，插入人类转基因基因的目的是提供对人类补体激活、凝血失调和（或）炎症、凋亡、细胞免疫的保护。此外，基因组编辑还可能解决生理不相容和潜在的人畜共患传染病跨物种传播的问题。

（二）临床前研究中应用的免疫抑制剂

与供体猪的基因编辑不同，受体的调控只能通过药物干预实现，包括免疫抑制和（或）辅助治疗，目的是减少异种排斥和（或）最大限度地减少免疫独立的异种移植物损伤。异种移植免疫抑制经验主要来源于临床同种移植，如他克莫司、环孢素、霉酚酸酯、抗胸腺细胞球蛋白和皮质类固醇的使用，然而，结果并不令人满意。因此，临床前研究会增加临床中使用较少或仍处于试验阶段的免疫抑制剂，如 CTLA-4Ig 和抗 CD20、抗 CD154、抗 CD40、抗 CD4、抗 CD8 单克隆抗体等。几组研究报道称，在阻断 CD40-CD154 共刺激信号途径后，异种移植物的排斥反应程度明显降低，而受体的生存时间也显著增加，如新型抗 CD154 结构域抗体（BMS-986004）没有血小板激活和血栓栓塞的风险，可有效阻断 CD40-CD154 相互作用，并可能与传统的免疫抑制治疗协同。抗 CD40 单克隆抗体在猪心脏、肾脏和肝脏异种移植中显示了突破性的疗效。

（三）猪 - 非人灵长类异种器官移植

旧大陆的 NHP（如狒狒、恒河猴）已被证明在免疫系统方面与人类相似，并可在临床前异种移植试验中作为合适的受体。近年来，猪 - 非人灵长类异种器官移植取得了许多重要进展。

1. 肾移植　在异种器官移植中，由于手术操作简单、生理功能较好，肾移植较其他实体器官移植早。在人类和 NHP 的经验表明，异种肾移植有相对满意的结果。2015 年，Higginbotham 等将 GalT-KO/hCD55 背景的猪肾移植到 T 细胞耗尽的恒河猴体内，给予抗 CD154 单克隆抗体，移植肾最长存活时间超过 125 天。值得注意的是，在这个成功的病例中，消耗性凝血病和蛋白尿均被延迟。随后，Iwase 等将 GalT-KO/hCD46/hCD55/hTM/hEPCR/hCD39 猪肾移植到狒狒体内存活了 136 天。该研究中，抗 CD145 单克隆抗体被替换为抗 CD40 单克隆抗体，结果表明这两种免疫抑制剂在异种肾移植中具有相同的益处。2017 年，Iwase 等又将 GalT-KO/hCD46/hCD55/hEPCR/

hTFPI/hCD47 猪肾移植到狒狒体内，将异种移植存活时间延长至 260 天。

2018 年猪肾异种移植研究取得重大进展。本次以移植前 T 细胞耗尽的恒河猴为受体，同时给予抗 CD154 单克隆抗体和 MMF。最终，GalT-KO/β4GalNT2-KO 异种肾移植受体的最长生存期为 435 天。病理结果显示移植物最终因抗体介导的排斥反应和凝血功能失调而死亡，说明需要进一步删除异种抗原并插入人抗凝基因。最近，异种肾移植受体在无低白蛋白血症和消耗性凝血病的情况下，最长生存期延长至 499 天，移植肾在少量蛋白尿的情况下维持正常功能。考虑到猪供体具有 GalT-KO/hCD55 背景，尚不清楚是否还需要进一步修饰。然而，这些结果表明，移植前受体 CD4$^+$ T 细胞的消耗对长期结果至关重要。尽管如此，学界仍对转基因猪肾异种移植持乐观态度，并预测它将是首个应用于临床试验的移植。

2. 心脏移植　临床前异种心脏移植方式通常分为两种：原位移植（生命支持）和异位移植（非生命支持）。大多数进行的实验是异位移植，将猪的心脏植入腹部，心脏只是作为血液管道（保持搏动），易于监测或活检。2012 年，在接受基于抗 CD154 单克隆抗体的免疫抑制的狒狒体内，GalT-KO/hCD46 猪心脏存活了 236 天，最终死于血栓性微血管疾病。2016 年，同组人员使用 GalT-KO/hCD46/hTM 背景的猪心脏和抗 CD40 单克隆抗体而不是抗 CD154 单克隆抗体来避免异种心脏移植引起的凝血失调。在该模型中，异种移植受体存活时间可延长数年，最高可达 945 天，且没有受体出现消耗性凝血病或血小板减少症状。

维持生命的心脏原位移植比异位移植有更多的应用，这是因为相关的外科技术问题和猪心脏的特性。2011 年，Byrne 等完成的异种心脏原位移植受体的生存期仅为 57 天。直至 2018 年，Langin 等基于前期经验对异种心脏进行了连续灌注的非缺血保存和移植后生长控制等多方面处理，成功地将受体的最长存活纪录延长至 195 天。在他们的实验中，没有观察到免疫抑制相关感染，这表明受体对免疫抑制方案有潜在的耐受状态。这一案例的成功代表了心脏异种移植领域令人振奋的进展，预示着未来的临床试验距离成功更近了。

3. 肝移植　异种肝移植似乎比肾移植或心脏移植更为困难，因为猪肝需要提供更多的生理功能，包括合成、代谢和解毒等。此外，异种肝移植会表现出更严重的凝血功能异常，特别是血小板减少的问题，往往会导致受体自发性出血而致死。相关的分子机制包括：①组织因子的释放过度激活凝血级联；②内皮抗凝剂和抗血小板能力的消耗会增强活化；③凝集调节蛋白的种间不亲和性加剧了失调；④肝血窦内皮细胞和巨噬细胞介导白细胞、红细胞和血小板的隔离和吞噬。

2000 年，Ramirez 等在世界上首次采用 hCD55 猪作为供体，肝移植后的狒狒最长存活时间为 8 天。2010 年，Ekser 等使用了 GalT-KO 猪作为供体，但受体的生存时间仍未见明显突破。直至 2013 年，中国的窦科峰团队在该领域首次实现突破，他们在 GalT-KO 猪作为供体的基础上，采用脾窝辅助性肝移植的方式，进一步修订了免疫抑制方案，成功将异种肝移植受体的最长存活时间延长至 14 天。2017 年，美国麻省总医院的 Shah 等，利用外源性的人凝血酶原复合物进一步改善了肝移植后受体狒狒的凝血功能障碍问题，受体的存活时间又获得了大幅延长，且肝移植物中未见明显的 T 细胞或 B 细胞浸润。2020 年，窦科峰移植团队在世界上首次以 PERV-KO.3-KO.9-TG 多基因编辑猪为供体，并以恒河猴作为移植受体，完成了辅助性肝移植的临床前试验（同期还有心脏和肾脏移植，属于一个供体猪给 3 只受体猴提供器官，在世界范围内尚属首次），最终受体猴的存活时间为 26 天，实现了新的突破。

4. 肺移植　肺具有特殊的脆弱结构，在猪 -NHP 异种肺移植中存在许多问题。与异种猪肝移植相似，凝血异常也是肺移植实验中的主要问题。在猪肺移植的长期发展过程中，受体存活率只能以天为单位衡量。因此，大多数临床前试验选择用人血进行离体猪肺灌注，而不是在 NHP 中进行体内异种肺移植。研究发现，异种肺移植失败的主要机制是炎症过程，导致血管屏障功能损伤，并伴有间质和气管水肿。

2018 年，Watanabe 团队在猪肺异种活体移植方面取得了第一个进展。他们将 hCD47 猪肺移植给狒狒后，受体狒狒的中位生存期从 3.5 天延长至 8.7 天，表明 hCD47 可以在一定程度上减轻异种炎症反应和凝血功能失调。在这篇报道发表后不久，GalT-KO/hCD47/hCD55 转基因猪肺被用作供体，NHP 受体的存活时间又延长至 14 天。即便如此，生存期有限表明还需要更多的策略，具体来说需要对供体猪进行更多的基因改造。最近，GalT-KO/β4GalNT2-KO/hCD46/hCD47/hEPCR/hTM/hHO-1 猪被用作供体，一只接受异种肺移植的狒狒存活了 31 天，这代表了异种肺移植临床前研究领域的重大进展。

在过去的十年中，异种器官移植领域已取得了连续进展，包括越来越复杂的基因工程猪供体和新的免疫抑制方案，显著提高了非人灵长类受体内猪器官的存活率，可以更可靠地评估猪器官的功能。可以预见，临床应用已经越来越近。随着异种器官移植临床前经验的不断积累，以及行业指南的不断完善，可以相信，异种器官移植将为数百万患有危及生命疾病或严重影响生活质量疾病的患者带来新的治疗希望。

（张　玄　杨佩军　窦科峰）

第五节　儿童肝移植

与常规外科医师主要专注于一个器官或系统的病变不同，移植外科医师不仅需要掌握精准娴熟的外科技巧，同样需要在重症医学、内科学、药学、感染病学等多个学科有极深的造诣，才能全面准确地管理好移植患者。因此移植科学被称为临床医学的"皇冠"，而儿童肝移植又因其繁杂性称为"皇冠上的明珠"。与整合医学的核心内涵相同，儿童肝移植的患者管理从来不是单一学科的单向管理，而是包括社会经济学、临床医学、心理学等多学科在内的全生命周期管理。本节希望从整合医学的视角对儿童肝移植的发展历史、技术变革、管理方式、未来发展等几个方面进行阐述，以期勾勒出儿童肝移植的全景蓝图。

一、儿童肝移植的发展历史

器官移植的概念由来已久，通过移植异体组织或器官修复受者生理功能的实践在 2000 多年前已经有所记载。20 世纪以来，从皮肤移植到大器官移植，无数医学先驱进行了艰苦的探索。1954 年，美国波士顿 Peter Bent Brigham 医院的 Joeseph E. Murray 在一对双胞胎之间完成了世界上第一例长期存活的肾移植术，受体术后存活了 8 年，他也因此获得了 1990 年诺贝尔生理学或医学奖。1963 年 3 月 1 日，有着"现代器官移植之父"之称的 Thomas. E. Starzl 在美国科罗拉多大学为一名 3 岁的胆道闭锁患儿进行了人类历史上第一台肝移植手术，患儿因术中失血过多死亡。1967 年 7 月 23 日，Starzl 完成了第一例长期存活的儿童肝移植手术。受体是一名 19 个月的肝母细胞瘤患儿，术后一共生存了 13 个月，因肿瘤复发去世。此后，虽然肝移植在美国及欧洲多个国家陆续开展，但受体的总体生存率普遍较低，其中，移植术后排斥反应是影响患者生存的最主要因素。

在肝移植早期，医师主要通过大剂量激素和硫唑嘌呤联合脾脏切除、胸腺切除等方法实现免疫抑制，这些方法不仅效果欠佳，也容易引起感染等并发症。1980 年，环孢素（cyclosporine）的应用极大延长了肝移植患者的术后生存时间，患者术后 1 年生存率从 30% 提高到 70%，开启了器官移植的新时代。此后很长一段时间，环孢素 + 硫唑嘌呤 + 激素三联疗法成为肝移植患儿术后的常规免疫抑制方案。

我国儿童肝移植事业总体起步较晚。1977 年，上海交通大学医学院附属瑞金医院林言箴及华中科技大学同济医学院附属同济医院裘法祖、夏穗生开展了我国最早的肝移植手术。1978 年 3 月和 1979 年 10 月，哈尔滨医科大学第二附属医院和山东省立医院分别完成了我国第一例儿童辅助性肝移植和儿童原位肝移植手术，但患儿均在术后早期死亡。1995 年和 1997 年江苏省人民医院和西京医院分别完成了我国首例成人和儿童活体肝移植，但直到 2000 年我国（除港澳台地区）每年开展的

儿童肝移植数量不超过 5 例，总体技术水平和患儿生存率较国际先进水平有较大差距。进入 21 世纪后，我国肝移植外科医师通过积极的交流和踏实的探索精神，逐步形成了具有我国特色的儿童肝移植事业，并建立了以上海、天津和北京为基础的儿童肝移植中心。2017 年我国儿童肝移植年手术量达到 722 台，超过美国，排名世界第一，2018 年后年手术量均超过 1000 台，术后 5 年总体生存率从 59% 提升到 79%。这其中，上海交通大学医学院附属仁济医院完成了超过 2700 例儿童肝移植手术，术后 1 年和 5 年生存率分别达到 93% 和 91%，成为全球最大的儿童肝移植中心之一。同时，我国儿童肝移植医师根据自身特色，在手术技术和术后管理方面不断创新，包括台湾长庚纪念医院的动脉吻合技术创新、围术期的介入治疗和综合管理，上海交通大学医学院附属仁济医院的自体门静脉补片技术、免疫抑制剂个体化用药、代谢性疾病和肝衰竭患儿的治疗经验，首都医科大学附属北京友谊医院的多米诺辅助性肝移植技术创新，天津市第一中心医院儿童劈离式供肝的临床应用等。我国儿童肝移植逐步从学习者成长为引领者，极大提高了我国肝病患儿的总体救治水平和长期生存率。

二、儿童肝移植的适应证

儿童肝移植的原发疾病谱广泛，根据临床表现主要分为胆汁淤积性肝病、代谢性疾病、肝炎性疾病、肝脏肿瘤性疾病、急性肝衰竭和其他种类肝病。其中，胆道闭锁是最常见的疾病，约占所有原发病的 50%。与欧美国家相比（1/19 000 ～ 1/15 000），东亚新生儿胆道闭锁的发病率明显偏高（1/10 000 ～ 1/5000）。由于肝内或肝外胆管发育异常，胆道闭锁患儿肝内胆汁无法正常排泄出肝脏引起肝内胆汁淤积，进而导致肝硬化及肝功能异常。根据胆管异常的位置，胆道闭锁分为 3 种类型，Ⅰ型和Ⅱ型主要是胆总管和肝总管的发育异常，这类患儿在出生后早期接受葛西手术即肝门空肠吻合术可在一定程度上恢复肝内胆汁的排泄，延缓胆汁淤积及肝功能损伤的发生。而Ⅲ型胆道闭锁因肝内胆管广泛发育异常，葛西手术

无法实现肝内引流，患儿最终因肝硬化伴肝衰竭或反复逆行性胆管炎需接受肝移植手术治疗。随着儿童肝移植技术及管理水平的提高，胆道闭锁患儿肝移植术后 5 年的生存率超过 90%，10 年和 20 年的生存率均达到 85%，移植术后患儿的生存时间和生活质量都得到了明显提升。

代谢性疾病是儿童肝移植的第二大类原发病，这类疾病通常因单个基因突变导致全身代谢功能异常。根据肝脏累及程度，接受肝移植治疗的代谢性疾病主要分为两大类：第一类是肝脏实质损伤合并全身代谢异常的代谢性疾病，如 Wilson 病、酪氨酸血症、遗传性血色素沉着症等，终末期肝病是这类患者死亡的主要原因，因此肝移植不仅能够治疗肝功能不全，也能纠正患儿全身代谢性缺陷；第二类是不伴有肝功能异常的代谢性疾病，如尿素循环障碍、高尿酸血症、Grigler-Najjar 综合征、家族性淀粉样变等，这类患儿肝功能及肝脏结构基本正常，但全身代谢性症状，包括高氨血症、高胆固醇血症、高草酸血症等是患儿生命安全的主要威胁。肝脏作为最主要的代谢器官，肝移植可以明显纠正代谢缺陷，并缓解代谢缺陷对神经系统功能、肾功能、心肺功能、生长发育等的影响，提高患儿的总体生活质量，延长生命。随着对发病原因及病理生理基础研究的深入，部分代谢性疾病有了有效的药物治疗方法，如尼替西农（nitisinone，orfadin）可以极大缓解酪氨酸血症患儿的临床症状和肝损伤，部分患儿无须接受肝移植治疗。而新生儿的早期筛查和患儿营养及临床综合管理水平的进步也极大提高了患儿肝移植术后的生存率。目前，代谢性疾病患儿肝移植后 10 年和 20 年生存率分别超过 90% 和 80%，原发病累及的器官功能，包括神经系统功能、肾功能、生长发育、运动功能等均得到明显改善，极大地提高了患儿术后的总体生活质量。

除了肝实质性病变和代谢缺陷需接受肝移植治疗外，肝血管性病变导致肝及全身器官功能异常而接受肝移植治疗的病例近年来逐渐增多，包括门静脉海绵样变、Budd-Chiari 综合征、Abernethy 畸形等。其中，Abernethy 畸形因全身器官累及广泛、临床表现多样给肝移植带来了更多的挑战。Abernethy 畸形又称先天性肝外门体分流，是一种非常罕见的门静脉发育异常的疾病，患儿脾静脉和肠系膜上静脉血流通过先天性分流直接流入体循环中。根据是否有分支血管进入肝脏内，Abernethy 畸形分为两种。Ⅰ型，脾静脉与肠系膜上静脉完全汇入下腔静脉而无门静脉血流；Ⅱ型，脾静脉与肠系膜上静脉血流部分汇入下腔静脉，部分通过门静脉进入肝脏。由于门静脉血流缺失或减少，患儿临床上表现为肝脏代谢功能缺陷，包括高氨血症、黄疸、凝血功能异常、肝癌等表现，同时合并肝性脑病、肝肺综合征、肺动脉高压、肝肾综合征、心脏疾病、发育滞后等全身多器官疾病。对于Ⅱ型 Abernethy 畸形患儿，分流血管封堵术可以恢复肝脏正常血流，并缓解包括肺动脉高压、肝性脑病等全身症状。对于Ⅰ型及门静脉发育较差的Ⅱ型 Abernethy 畸形患儿，肝移植是唯一有效治疗手段。肝移植可以有效治疗高氨血症、肝性脑病、肝功能异常等肝脏代谢问题，并有效缓解肺动脉高压和肝肺综合征，改善患儿氧合及生长发育情况。

三、移植新技术推动儿童肝移植的发展

在肝移植发展初期，全肝移植是唯一的手术方式。与成人不同，儿童肝移植患者受限于体型差异和供体的局限，肝移植的等待时间远高于成人。如何解决儿童肝移植供肝来源问题成为制约儿童肝移植早期发展的重要因素之一。活体肝移植技术的发展成为解决儿童肝移植困境的契机。由于肝脏结构的特殊性及其再生能力，切取供体的部分肝脏并不会影响供体的正常生活和工作能力，同时也解决了儿童肝移植等待者的供肝来源问题及移植物的匹配问题。

1988 年，德国医师 Pichlmayr 完成世界首例劈离式肝移植，为活体肝移植的发展奠定了技术基础。1988 年 12 月，巴西医师 Raia 完成了世界上首例儿童活体肝移植术，但患儿术后仅 6 天死亡。1989 年澳大利亚医师 Strong 完成了首例长期存活的儿童活体肝移植手术，受体是一名 17 个月大的胆道闭锁患儿，供肝来自患儿母亲的左外叶。自此，活体肝移植逐渐成为儿童肝移植的最主要

手术方式。以活体肝移植技术为依托，日本、韩国和中国逐渐成为世界儿童肝移植技术发展和创新的主战场。肝移植医师开始根据患儿体型选取越来越多的供肝类型，包括扩大左外叶、左半肝、右半肝、右后叶、右三叶等多种供肝类型，而对于体型特别小的受体，肝段移植能够防止大肝综合征的发生。1993 年，日本幕内雅敏完成了第一例成人间活体肝移植，1994 年，日本 Yamaoka 完成第一例儿童右半肝活体肝移植，1996 年，中国香港大学卢宠茂完成了第一例扩大右半肝（带肝中静脉）的活体肝移植，2001 年韩国 Asan 医学中心完成第一例"双供一受"活体肝移植，1992 年日本东京大学首次介绍肝动脉显微吻合技术，而中国台湾长庚纪念医院陈肇隆则在国际上首次系统性阐述了显微吻合技术在活体肝移植胆道重建中的作用，2018 年上海交通大学医学院附属仁济医院夏强团队首次阐述了自体血管补片在儿童肝移植门静脉重建中的作用等。这些技术的发展不仅极大突破了儿童肝移植的年龄和体型的限制，扩大了供肝来源，也显著降低了肝移植术后并发症的发生率，提高了患儿术后的总生存率。

活体肝移植的扩展应用之一是多米诺肝移植，即将肝移植受体的病肝移植到第二位肝移植患者体内，扩展了供肝来源。多米诺肝移植的中间受体通常是代谢性疾病的患者，因基因突变导致肝细胞特定的代谢功能受损，而肝功能损伤或肝硬化通常不明显。1995 年 10 月，葡萄牙医师 Perdigoto 完成了首例多米诺肝移植，一位家族性淀粉样变的患者接受了全肝移植后将自己的肝脏移植给了另一位肝癌患者。此后，多米诺肝移植逐渐应用于儿童代谢性疾病受体，特别是在枫糖尿病、家族性淀粉样变、高草酸血症等患儿中取得了良好的手术效果。同时，多米诺肝移植术也在不断创新，2013 年首都医科大学附属北京友谊医院朱志军团队在国际上首次开展了交叉多米诺肝移植术，即将来自两名不同病因代谢性疾病患儿的供肝共同移植入第三名患者体内，通过肝脏之间的互补维持正常代谢，患儿术后代谢水平恢复正常，长期生存率满意。当然，多米诺肝移植供肝之间的代谢互补能力要严格评估，术后需严密观察门静脉血流及供肝发育情况，对肝移植团队的综合能力有较高要求。

辅助性肝移植是在保留患者部分或全部原肝的情况下进行的肝移植。这种技术最先由 Welch 在犬的肝移植模型中进行尝试，并由美国医师 Absolon 在 1964 年完成了第一例人体辅助性肝移植。最初的辅助性肝移植是在保留完整原肝的情况下将移植肝脏放置在原肝的下方，但是供肝的血流情况通常不够满意，患者的总体生存率极低。20 世纪 80 年代后，切除部分原肝并将供肝放置在切除处的方法极大提高了辅助性肝移植患者的总体生存率。在辅助性肝移植的受体选择上，主要是无明显肝硬化的急性肝衰竭和部分代谢性疾病的患儿。对于无明显肝硬化的急性肝衰竭患儿，移植肝脏主要帮助患儿度过急性肝损伤期，在原肝开始恢复功能并再生后，通过停用免疫抑制剂逐渐弃用移植肝脏，患儿无须在未来持续服用免疫抑制剂。而在代谢性疾病患儿中施行辅助性肝移植则需长期服用免疫抑制剂，并定期观察移植肝脏的大小和功能。

四、儿童肝移植患者的围术期管理

儿童肝移植围术期的管理需要包括移植外科、儿科、重症医学科、麻醉科、营养科、感染科、影像与超声科、肝内科等多个学科医师的共同参与，包括术前评估与准备，术中器官功能维护，术后感染、营养、并发症预防等的整合管理。为了保证患儿肝移植安全平稳的开展及术后的顺利恢复，围术期管理的理念和水平也在摸索中不断提高与改进。

儿童肝移植围术期感染的管理始终要伴随移植医师。随着免疫抑制剂的发展、检测技术的进步和抗生素类药物的发展，对感染的预防和控制手段越来越多，但院内感染及多重耐药菌的持续出现却加重了感染控制的难度。肺炎克雷伯菌感染是儿童肝移植医师最不愿面对的情况之一，而耐碳青霉烯类肺炎克雷伯菌（CRKP）的比例从 2005 年的 2.9% 增长到近年的 28.6%，极大增加了肝移植患儿的死亡率。肝病患儿由于营养状况低下及反复胆管炎或腹腔感染的影响，持续性或隐匿性肺炎克雷伯菌感染病例远高于正常患儿，且感染部位包括肺部、腹腔等多种部位，这些患者的肝移植围术期管理需要非常谨慎。随着二代基因测序的应用和新型 β- 内酰胺酶抑制剂阿维巴坦的问世，围术期供受体 CRKP 的筛查为移植医师早期预防性用药提供了更多依据，也有效提高了肺炎克雷伯菌感染患儿肝移植术后的总体生存率。

儿童肝移植术后血管并发症是移植物功能异常甚至无功能的最主要原因之一。其中，门静脉狭窄相关并发症的总体发生率为 1.2%～16.5%，严重狭窄者容易导致移植物失功能，是儿童肝移植围术期要特别关注的方面。胆汁淤积性肝病，特别是胆道闭锁患儿，由于葛西手术、肝门部反复炎症、手术年龄偏小及肝硬化的影响，容易门静脉发育畸形和血流欠佳，从而增加术后门静脉并发症的风险。对于高危患儿，术中需通过门静脉整形、结扎分支血管、门静脉支架置入等方式保证门静脉的正常管径，而术中维持患儿容量及血压稳定也是保证门静脉血流的重要因素。术后定期体外 B 超检查和乳酸检测对于早期发现门静脉血流异常有重要意义。术后早期门静脉流速过高（＞100cm/s）或过低（＜10cm/s），排除呼吸及灌注异常的乳酸异常升高、肝功能异常等通常提示存在门静脉异常可能，需积极采取治疗。而在术后长期随访中，特别是左外叶活体肝移植的受体，患儿身体和肝脏发育引起的位置改变、肝门部瘢痕增生、移植后淋巴增殖性疾病（PTLD）等可能导致门静脉狭窄，需要球囊扩张甚至支架置入以改善门静脉血流。门静脉并发症的处理原则是早发现、早治疗，及时恢复移植肝脏正常的门静脉血流对于术后早期肝功能恢复、预防移植肝纤维化和门静脉高压相关症状、避免二次肝移植、提高患儿长期生存率都有重要意义。

肝移植术后胆道并发症称为肝移植的"阿喀琉斯之踵"，在儿童肝移植受体中发生率高达10%～45%，成为最常见的并发症。其中，胆道狭窄和胆瘘是最常见的两种类型，而手术因素及动脉并发症是导致胆道并发症的最主要原因。胆肠吻合和胆道端端吻合是肝移植受体胆道重建最主要的两种方式。尽管端端吻合能够保持胆管及十二指肠乳头处的生理结构，保留了术后进行介入治疗的机会，但目前认为，胆肠吻合能够显著

降低儿童肝移植受体胆道并发症的发生率，特别是存在胆汁淤积表现的患儿。同时，规范的 Roux-en-Y 肠道重建可有效预防胆肠吻合中反流性胆管炎的发生。随着介入等技术的发展，胆道并发症的处理手段也越来越多样化。通过经皮肝穿刺胆道引流术（PTCD）治疗胆道狭窄成为越来越多肝移植中心的首选。通过 PTCD 进行胆道造影、胆道扩张、支架置入和引流，外科医师能够进一步明确胆管狭窄的位置与程度，评估引流及支架治疗效果，甚至为再次胆肠吻合手术提供准备，有效提高了胆道并发症的治疗效果。

急性排斥反应是器官移植患者始终需要面对的问题，随着免疫抑制剂的发展和随访管理水平的提高，急性排斥对患者的危害逐渐降低，但仍会有超过 30% 的患儿在肝移植术后第 1 年出现不同程度的排斥反应。肝穿刺明确诊断的急性细胞性排斥通过激素冲击和增加免疫抑制剂用量可以得到良好的控制，而慢性排斥的治疗效果通常欠佳。由于伴有肝纤维化及肝内胆管缺失，患儿经常有服药依从性差的表现，慢性排斥患儿通常需要接受二次肝移植挽救生命。

肝移植术后难治性腹水是导致术后恢复缓慢甚至死亡的原因之一。成人肝移植术后难治性腹水的定义通常是术后 14 天腹水引流量超过1000ml/d，发生率为 5%～8%，其中活体肝移植受体难治性腹水的发生率高于全肝移植受体。难治性腹水的原因很多，包括流出道梗阻、门静脉高压或过度灌注、感染、乳糜漏、低蛋白血症等。为了维持液体出入量平衡，难治性腹水患者每天需要接受大量补液，进而增加了感染、心功能不全、肾功能不全、ARDS 等的风险，严重威胁患者的术后恢复。儿童肝移植术后难治性腹水同样影响患儿术后的恢复，研究发现 2 岁以下患儿腹水量＞20ml/（kg·d）和 2 岁以上患儿腹水量＞10ml/（kg·d）与移植物功能延迟恢复密切相关。与成人肝移植患者相比，儿童肝移植患儿面临更多的危险因素，包括术前反复胆管炎导致的腹腔感染和淋巴回流障碍、术中门静脉与流出道的重建、术后高比例的乳糜漏及长期随访中血管位置改变等，特别是术前存在乳糜腹合并乳糜胸的患儿，术后腹水的治疗效果直接决定了患儿的整体恢复速度。为尽

量减少移植术后腹水量，有些围术期的管理方法被认为是可行有效的，包括术前积极抗感染和营养支持治疗，术中选择合适的移植物类型并严格评估移植物质量，仔细操作减少乳糜漏、出血、胆漏的发生，严谨操作预防门静脉及肝静脉狭窄和扭转，门静脉测压与预防性结扎脾动脉，术后胶体液和营养管理，淋巴管造影及封堵，生长抑素等药物的运用等，都能有效预防难治性腹水的发生，促进患儿术后恢复。

五、儿童肝移植术后的长期管理

肝移植外科技术和围术期管理水平的提高并没有使儿童肝移植医师的工作变得轻松，相反，由于越来越多的患儿接受肝移植术并长期生存，患儿术前的经济评估及术后生长发育、生活质量、社会融入、心理建设等多个方面的问题都需要移植外科团队参与，因此，儿童肝移植患者的长期管理是包括社会经济学、临床医学、心理学等多学科在内的全生命周期管理，因此，整合医学的理念和实践在其中具有重要作用。

神经系统发育异常在终末期肝病患儿中很常见，特别是代谢性肝病患儿，神经系统症状通常和肝功能异常、代谢异常一起作为疾病的首发症状，成为患儿接受肝移植治疗的指征之一。由于代谢产物的积累，终末期肝病患儿神经系统损伤的临床表现多样，如尼曼 - 皮克病患儿的智力及运动功能发育异常，鸟氨酸氨甲酰基转移酶缺乏症（OTCD）患儿的癫痫与精神症状，Wilson 病患儿锥体外系症状等。早期接受肝移植可以有效清除体内代谢产物，控制肝性脑病、癫痫等神经系统症状，阻断和延缓神经系统功能的恶化，但智力与运动功能发育迟缓等神经系统发育障碍已经存在时，肝移植通常无法逆转上述临床表现。患儿智力与运动功能的恢复还需要借助术后神经功能的康复训练。因此，对于合并神经系统功能损伤的终末期肝病患儿，肝移植的手术时机非常重要，需要谨慎平衡肝移植的手术风险与神经系统功能的损伤，而肝移植前后神经系统功能的评估与康复训练也有非常重要的意义。

营养状况的评估和管理是儿童肝移植术前评估中非常重要的一环。胆汁淤积性肝病患儿由于胆汁排泄障碍、胃肠道吸收功能障碍及疾病消耗等原因，蛋白合成、脂质代谢、胰岛素抵抗等一系列代谢障碍，造成术前全身营养状况普遍偏差，而代谢性疾病患儿通常需使用特殊饮食，营养状况也多较同龄儿童偏差，并伴有不同程度的生长发育滞后。因此，儿童肝移植围术期营养管理成为非常重要的部分。对于胆汁淤积性肝病患儿，肠内营养，包括主动喂养和鼻饲空肠营养管喂养是首选的营养支持方法，肠外营养作为辅助手段。而对于急性发病期的代谢性疾病患儿，更推荐含有高糖的肠外营养。患儿接受肝移植术后通常饮食及营养状况会出现明显改善，大部分患儿无须特殊的营养支持治疗，只需在肝移植术后早期通过蛋白补充［2g/（kg·d）］及营养支持帮助患儿维持氮平衡。代谢性疾病患儿肝移植术后仍需定期检测代谢情况，以决定是否继续给予特殊饮食或转化为普通饮食。由于术后原发疾病的治愈和营养状况的改善，患儿肝移植术后生长发育速度明显提高，绝大部分患儿术后出现追长现象，术后 2 年基本达到同龄儿童正常发育水平，这也为患儿今后更好地融入社会建立了心理基础。

肝移植患儿术后的生活质量也是移植医师需要持续关注的方面。终末期肝病患儿由于原发病影响，通常存在饮食、睡眠、交流、运动功能等多方面困难，导致总体生活质量偏低。肝移植术后，患儿需继续服用免疫抑制剂，加之手术创伤、医疗随访压力及术后并发症等原因，患儿的总体生活质量尚不能完全达到普通儿童水平，但较术前已有明显提高。目前比较常用的肝移植患儿生活质量评估系统包括儿童生活质量量表、儿童健康总体认知问卷及儿童生活质量量表 3.0（移植模块）。既往研究发现，肝移植患儿术后在睡眠质量和学校表现方面明显低于普通儿童，同时肝移植术后患儿焦虑和抑郁的占比也高达 17.7%。特别是大龄患儿接受肝移植术后，由于对疾病及手术压力的感知更为强烈，其术后总体生活质量要低于低龄肝移植患儿。这都要求移植医师及其随访团队在患儿术后的长期随访和治疗中继续加强生活质量的管理，包括心理状态、情感状态、学习能力、社会交往能力、运动功能、家庭关系等多个方面，帮助患儿在未来更好地融入学校与社会。

随着肝移植术后长期生存的患儿越来越多，长期随访期间的肝功能异常及肝纤维化逐渐引起移植外科医师的注意，其中，对新发自身免疫性肝炎（De novo AIH）的关注逐渐增多。与成人肝移植受体相比（0.4%～3.4%），儿童肝移植术后新发自身免疫性肝炎的发生率相对偏高（2.1%～10%），确诊时间一般在移植术后6～10年。患儿术前无自身免疫性肝病表现，术后出现肝功能异常和自身免疫性肝炎相关抗体升高。排除排斥反应、病毒性肝炎等其他问题，肝脏病理提示汇管区大量浆细胞浸润等表现。确诊患儿通过激素冲击和增加免疫抑制剂治疗，大部分肝功能能够恢复正常，肝内炎症及纤维化表现可以逆转。但是，仍有少部分患儿控制效果不理想而最终需进行二次肝移植治疗。既往研究认为，肝移植术后反复出现排斥反应及对激素依赖性较高的患儿容易出现新发自身免疫性肝炎，部分中心也认为移植术后快速撤除激素容易诱发新发自身免疫性肝炎发生。与移植术前原发性 AIH 相比，肝移植术后新发自身免疫性肝炎的肝穿刺病理中胆管损伤和静脉周围炎症的程度更高，提示新发自身免疫性肝炎可能是自身免疫与外源性免疫共同作用的结果。目前，越来越多的移植中心开始尝试在儿童肝移植受体中减少免疫抑制剂的用量以降低其对患儿长期生长发育及器官功能的损伤，但需警惕长期的潜在风险，特别是反复排斥引起的慢性排斥、抗体介导排斥、新发自身免疫性肝炎等，都可能导致移植物失功而不得不进行二次肝移植。因此，肝移植患儿长期免疫抑制的策略需要更深入的探索。

六、儿童肝移植的展望

随着近十几年儿童肝移植的快速发展，儿童肝移植外科技术逐渐成熟，对于累及多个器官的疾病，如高草酸尿症、家族性淀粉样变、合并肝硬化的肠衰竭、囊性纤维症、α-胰蛋白酶缺乏症等，肝肾、心肝、肝肠、肝肺等多器官联合移植能够取得更好的手术效果，但手术及术后管理难度明显提高。肝肾联合移植是目前开展最多、技术最

为成熟的儿童多器官联合移植手术，全球每年手术例数为10～30例，主要的原发病包括Ⅰ型高草酸尿症、甲基丙二酸血症、多囊肾、溶血尿毒综合征等。肝肾联合移植患儿的术后长期生存已经有了明显提高，术后5年生存率超过80%，10年生存率为79%，与单纯肝移植或肾移植患儿术后总体生存率接近，同时代谢异常得以纠正，患儿生活质量明显提高。值得一提的是，肝脏作为"免疫特惠"器官，对受体免疫系统具有调节作用，部分肝肾联合移植患儿术后免疫抑制剂用量较单纯肾移植患儿偏低，一定程度上降低了长期服用免疫抑制剂的副作用。儿童肝肾联合移植可以同时进行，或者分步进行。研究显示，两组患儿术后长期生存率无明显差异。同时，儿童心肝、肝肠、肝肺联合移植的长期生存率也有了明显提高，患儿术后5年生存率分别达到了76%、60%和75%，随着外科手术技术的进步和围术期管理水平的提高，多器官移植患儿的总体生存率和生活质量仍在不断提高。

肝移植患儿术后一般需要终身服用免疫抑制剂，其副作用包括骨髓抑制、肾功能损伤、生长发育滞后等，对患儿的长期影响不容忽略。肝脏作为"免疫特惠"器官，具有一定的免疫调节功能，也使得部分肝移植患者可以停用免疫抑制剂并维持肝功能长期稳定，即免疫耐受。既往的临床研究发现，儿童肝移植受体术后免疫耐受比例为30%～60%，高于成人肝移植受体。根据美国匹兹堡大学及日本京都大学的研究，肝移植术后4年有超过40%的患儿可以实现操作性免疫耐受，而在达到免疫耐受的患儿中，其外周血 Treg 细胞、pDC、γσT 细胞等免疫调节细胞的比例明显增高。移植术后肝脏标本的分析也发现，免疫耐受患儿肝内 miRNA-155-5p、miRNA-142-5p 和 miRNA-181 等具有调节淋巴细胞功能的 miRNA 表达量明显提高。免疫耐受肝移植患儿最主要的潜在风险是慢性排斥和肝纤维化，Takaaki 的单中心回顾性研究发现，免疫耐受的肝移植患儿纤维化及胆管病变比例明显升高，引发了学界对儿童肝移植受体操作性免疫耐受安全性的担忧。但是 Sandy Feng 通过单中心和多中心更大规模的前瞻性研究发现，经过严格筛选的操作性免疫耐受患

儿长期的慢性排斥率和肝纤维化较正常服用免疫抑制剂患儿无变化，且体内供体特异性抗体的浓度也未见升高，证明了操作性免疫耐受的安全性。目前，如何有效筛选出可以达到免疫耐受的患儿仍缺乏明确标准。全球多个中心也在尝试主动诱导免疫耐受的方法，包括输注 Treg 细胞、pDC、供体 CD34$^+$ 干细胞等，并开展Ⅰ期或Ⅱ期临床研究。在未来，如何有效筛选和诱导免疫耐受，明确免疫耐受的机制，探究免疫耐受长期肝脏病理变化将成为该领域的研究重点。

代谢性疾病作为儿童肝移植的第二大病因，主要是单个基因突变导致患儿体内代谢酶功能的缺陷。虽然肝移植能够有效治疗代谢缺陷并极大提高患儿生活质量，但患儿依然需要面临移植手术和术后并发症的风险。通过提取患儿自身肝脏细胞，并在体外利用基因编辑技术改造缺陷基因，使得肝细胞能够产生正常代谢所需的蛋白酶，再在体外扩增后回输到患儿体内，取代原有缺陷肝细胞治疗代谢病的方法称为基因编辑治疗。基因编辑治疗的优点包括使用自体干细胞，术后无需服用免疫抑制剂，减少了等待肝源的时间，治疗操作简单，创伤小，是未来代谢性疾病治疗的发展方向。随着 CRISPR-Cas9 等基因编辑系统和腺病毒载体的成熟，基因治疗的研究成果逐渐丰富。在动物模型体内实验中，AAV-CRISPR 系统能够有效纠正苯丙酮尿症（Pahenu2/enu2）、OCTD、Ⅰ型酪氨酸血症（Fah$^{-/-}$）、家族性高胆固醇血症（LdlrE208X）、α_1 抗胰蛋白酶缺乏症中肝细胞内的突变基因，纠正代谢紊乱，并实现肝细胞的长期稳定存活。而在体外直接编辑人类原代肝细胞内缺陷的 OTCD 基因也实现了 72% 的成功率，纠正的原代肝细胞输注到小鼠模型体内不仅正常发挥尿素代谢的能力，并且实现了长期存活。当然，目前 AAV-CRISPR 的应用还有部分潜在挑战，包括对 AAV 病毒和 Cas9 的适应性免疫，基因编辑的效率、准确性和稳定性等，需要继续研究。此外，以 mRNA 为基础的基因编辑方法在以肝脏为基础的代谢性疾病治疗中也有了长足发展。与腺病毒运输的 Cas9 系统不同，mRNA 治疗通过脂质微粒将患者缺陷基因的正常编码 mRNA 运输到患者体内，从而在转录水平纠正代谢缺陷蛋白，达到治疗目的。mRNA 治疗的免疫反应较腺病毒载体小，可以反复多次注射治疗，操作简单，临床风险低。目前，已经有针对 OTCD 和甲基丙二酸血症的 mRNA 治疗正在进行临床Ⅰ期和Ⅱ期研究，而在动物模型体内实验中，mRNA 治疗对于卟啉症、苯丙酮尿症、OTCD、甲基丙二酸血症等疾病的治疗效果让人满意，平均每次注射可以维持 2～3 周的代谢稳定，并且无明显副作用。当然，如何提高 mRNA 的稳定性及表达效率，延长 mRNA 在体内的作用时间、降低载体毒副作用等仍需在未来进行更深入的研究。

儿童肝移植经历了近 60 年的发展，从最初对移植技术的探索到现在发展为包括移植外科学、儿科学、内科学、重症医学、药学、社会学、心理学、教育学等多学科共同管理的综合学科，在提高患儿的总体生存率、生活质量和患者接受度的同时，逐渐与整合医学的内涵相契合。在未来，如何运用整合医学的思维应对儿童肝移植发展面临的挑战，包括多学科的融合与协助、围术期的综合管理、患儿术后的长期随访与社会融入等，仍然在持续考验着移植外科团队。

（刘　源　夏　强）

参考文献

陈规划, 2010. 中国大陆肝移植：过去、现在和将来. 器官移植, 1: 5-6.

樊代明, 2022. 整合医学：理论与实践 16. 北京：世界图书出版公司.

何晓顺, 鞠卫强, 林建伟, 2015. 腹部多器官移植在我国的临床应用. 中华移植杂志（电子版）, 9(2): 50-53.

鞠卫强, 林建伟, 王东平, 等, 2015. 简化式腹部多器官移植手术技术探讨 22 例. 中华器官移植杂志, 36(7): 385-388.

郎韧, 吕少诚, 2018. 原发性肝癌肝脏移植术适应标准的发展现状与展望. 肝癌电子杂志, 5(4): 8-12.

李海波, 汪国营, 蔡建业, 等, 2021. 2020 年 ATC 肝移植研究前沿盘点. 器官移植, 12(1): 29-36.

李亭, 贺志军, 2013. 腹部多器官联合移植. 中华临床医师杂志（电子版）, 7(1): 27-29.

孙倍成, 钱晓峰, 夏永祥, 等, 2014. 采用带血管瘤的肝切除标本为供肝肝移植术后近期随访报告. 中华外科杂志, 52(2): 81-84.

王学浩, 杜竞辉, 张峰, 等, 1995. 首例活体供肝原位部分肝移植报告. 中国实用外科杂志, 5: 273-275.

王学浩, 张峰, 李相成, 等, 2003. 活体肝移植的评估和随访. 外科理论与实践. 9:279-281.

危荣沥, 徐骁, 2019. 肝细胞癌肝移植分子分型与精准治疗. 实用器官移植电子杂志, 7(1): 62.

尤楠, 刘卫辉, 季茹, 等, 2012. 脾窝异位辅助性部分肝移植治疗遗传代谢性肝病的临床研究进展. 中华器官移植杂志, 33(8): 506-508.

张玄, 王琳, 张洪涛, 等, 2021. 多基因编辑猪-猴心脏、肝脏、肾脏移植临床前研究初步报道. 器官移植, 12(1): 51-56.

赵东, 夏强, 2017. 小儿肝移植的现状与展望. 肝胆外科杂志, 25: 244-247.

赵东, 夏强, 2020. 肝移植相关领域的研究进展. 国际消化病杂志, 40: 71-74.

中国医师协会器官移植医师分会, 中华医学会器官移植学分会, 2019. 中国肝癌肝移植临床实践指南 (2018 版). 临床肝胆病杂志, 35(2): 275-280.

中华医学会器官移植学分会, 2021. 中国肝移植免疫抑制治疗与排斥反应诊疗规范 (2019 版). 器官移植, 12(1): 8-14, 28.

朱志军, 曾志贵, 2015. 辅助性肝移植的研究进展. 临床肝胆病杂志, 31(12): 2020-2022.

Affonso BB, Galastri FL, da Motta Leal Filho JM, et al, 2019. Long-term outcomes of hepatocellular carcinoma that underwent chemoembolization for bridging or downstaging. World J Gastroenterol, 25(37): 5687-5701.

Cooper DKC, Hara H, Iwase H, et al, 2020. Clinical pig kidney xenotransplantation: how close are we?. Journal of the American Society of Nephrology: JASN, 31(1): 12-21.

Cowan PJ, Tector AJ, 2017. The resurgence of xenotransplantation. American Journal of Transplantation, 17(10): 2531-2536.

de Bruyn P, van Gestel D, Ost P, et al, 2019. Immune checkpoint blockade for organ transplant patients with advanced cancer: how far can we go. CurrOpin Oncol, 31(2): 54-64.

Denner J, 2017. Paving the path toward porcine organs for transplantation. The New England Journal of Medicine, 377(19): 1891-1893.

European Association for the Study of the Liver, 2016. EASL clinicaI practice guidelines: liver transplantation. J Hepatol, 64(2): 433-485.

Fernandez-Sevilla E, Allard MA, Selten J, et al, 2017. Recurrence of hepatocellular carcinoma after liver transplantation: Is there a place for resection? Liver Transpl, 23(4): 440-447.

Fisher RA, 2017. Living donor liver transplantation: eliminating the wait for death in end-stage liver disease. Nat Rev Gastroenterol Hepatol, 14(6): 373-382.

Forner A, Reig M, Bruix J, 2018. Hepatocellular carcinoma. Lancet, 391 (10127): 1301-1314.

Heimbach JK, Kulik LM, Finn RS, et al, 2018. AASLD guidelines for the treatment of hepatocellular carcinoma. Hepatology, 67(1): 358-380.

Jorqui-Azofra M, 2020. Regulation of clinical xenotransplantation: a reappraisal of the legal, ethical, and social aspects involved. Methods in Molecular Biology, 2110: 315-358.

Kim SC, Mathews DV, Breeden CP, et al, 2019. Long-term survival of pig-to-rhesus macaque renal xenografts is dependent on CD4 T cell

depletion. American Journal of Transplantation, 19(8): 2174-2185.

Li G, Mu X, Huang X, et al, 2017. Liver transplantation using the otherwise-discarded partial liver resection graft with hepatic benign tumor: analysis of a preliminary experience on 15 consecutive cases. Medicine (Baltimore), 96(29): e7295.

Li J, Tian DZ, Jiang WT, et al, 2021. Clinical progress of auxiliary liver transplantation. Eur J Gastroenterol Hepatol, 33(1): 4-8.

Mangus RS, 2019. Liver-intestine/multivisceral perspective: indications, patient selection, and allocation policy. Clin Liver Dis (Hoboken), 14(4): 142-145.

Mc Kiernan PJ, 2017. Recent advances in liver transplantation for metabolic disease. J Inherit Metab Dis, 40: 491-495.

McGregor CGA, Takeuchi Y, Scobie L, et al, 2018. PERVading strategies and infectious risk for clinical xenotransplantation. Xenotransplantation, 25(4): e12402.

Mehta N, Bhangui P, Yao FY, et al, 2020. Liver transplantation for hepatocellular carcinoma. working group report from the ILTS transplant oncology consensus conference. Transplantation, 104(6): 1136-1142.

Mu X, Wu C, Li G, et al, 2019. Liver transplantation using right lobe graft with focal nodular hyperplasia: report of 2 cases. Transplant Proc, 51(10): 3347-3350.

Niu D, Wei HJ, Lin L, et al, 2017. Inactivation of porcine endogenous retrovirus in pigs using CRISPR-Cas9. Science, 357(6357): 1303-1307.

Patel MS, Louras N, Vagefi PA, 2017. Liver xenotransplantation. Current opinion in organ transplantation, 22(6): 535-540.

Pierson RN, Burdorf L, Madsen JC, et al, 2020. Pig-to-human heart transplantation: who goes first? American Journal of Transplantation, 20(10): 2669-2674.

Rammohan A, Reedy MS, Farouk M, et al, 2018. Pembrolizumab for metastatic hepatocellular carcinoma following live donor liver transplantation: the silver bullet. Hepatology, 67(3): 1166-1168.

Sarici B, Isik B, Yilmaz S, 2020. Management of recurrent HCC after liver transplantation. J Gastrointest Cancer, 51(4): 1197-1199.

Shah JA, Patel MS, Elias N, et al, 2017. Prolonged survival following pig-to-primate liver xenotransplantation utilizing exogenous coagulation factors and costimulation Blockade. American Journal of Transplantation, 17(8): 2178-2785.

Siegel RL, Miller KD, Jemal A, 2020. Cancer statistics, 2020. CA Cancer J Clin, 70(1): 7-30.

Waltz E, 2017. When pig organs will fly. Nature biotechnology, 35(12): 1133-1138.

Yue Y, Xu W, Kan Y, et al, 2021. Extensive germline genome engineering in pigs. Nature biomedical engineering, 5(2): 134-143.

Zhang X, Li X, Yang Z, et al, 2019. A review of pig liver xenotransplantation: current problems and recent progress. Xenotransplantation, 26(3): e12497.

Zhang X, Wang Q, Zhao J, et al, 2021. The resurgent landscape of xenotransplantation of pig organs in nonhuman primates. Science China Life sciences, 64(5): 697-708.

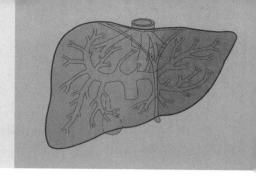

第 21 章　从整合医学角度展望整合肝病学的发展

肝病是全球范围内重要的健康威胁，目前全球每年因肝病死亡的人数约为 200 万人，其中 100 万人因肝硬化并发症死亡，100 万人因病毒性肝炎和肝细胞癌死亡。全球范围内，肝硬化是第 11 位的死亡原因，肝癌是排第 16 位的死亡原因，总计约 3.5% 的死亡是由肝病引起的。过去 20～30 年中，肝病学领域出现很多进展，随着社会经济的发展，预计未来肝病的疾病谱及肝病学会随之发生重要变化。

一、肝病负担和肝病谱

（一）全球及我国肝病负担发展趋势

据估计，全球范围内有 2 亿人患有慢性肝病，其中肝硬化患者约有 4500 多万人。世界卫生组织（WHO）2017 年全球肝炎报告显示，2015 年，病毒性肝炎导致 134 万人死亡，该数字与结核病导致的死亡数量相当，高于艾滋病导致的死亡人数。但是，随着时间推移，病毒性肝炎导致的死亡数量正在增加，而结核病和艾滋病导致的死亡数量则在下降。2015 年，大部分病毒性肝炎死亡的原因是慢性肝病（肝硬化导致 72 万人死亡）和原发性肝癌（肝细胞癌导致 47 万人死亡）。据估计，2015 年全世界有 2.57 亿人存在 HBV 感染，7100 万人存在 HCV 感染。2020 年，全世界被新确诊为肝癌的人超过 90 万，因肝癌死亡的人超过 83 万，死亡人数接近新发患者数。从病因来看，2012～2017 年乙型肝炎相关肝细胞癌的发病率约增长了 1.38%，但肝硬化的发生率略有下降，肝细胞癌的病死率无变化，肝硬化的病死率则下降了 1.43%。丙型肝炎相关肝细胞癌和肝硬化的发

生率仅有小幅增长；肝细胞癌的病死率无变化，肝硬化的病死率下降了 0.50%。酒精性肝病相关肝细胞癌和肝硬化的发生率、肝细胞癌的病死率小幅增长；肝硬化的病死率下降了 0.44%。非酒精性脂肪性肝病导致的肝细胞癌和肝硬化的发生率和病死率均在增长，尤其是非酒精性脂肪性肝病相关的肝细胞癌，发生率和病死率的增长分别达到 1.95% 和 1.41%。

目前丙型肝炎已可治愈，而且乙型肝炎的功能学治愈进展迅速，乙型肝炎病毒学治愈的药物研发也在广泛开展，数十项临床试验正在进行当中。2016 年，WHO 的 194 个成员国承诺在 2030 年之前消除病毒性肝炎这一公共卫生威胁，尤其是乙型肝炎和丙型肝炎。从我国现状来看，据估计，中国有多达 700 万人患有肝硬化，乙型肝炎和丙型肝炎分别影响着约 9000 万人和 1000 万人。但是我国在乙型肝炎和丙型肝炎控制方面取得了很大的进展。目前，我国新生儿乙型肝炎疫苗全程及时接种率在 90% 以上。2014 年全国乙型肝炎流调数据显示，儿童 HBV 感染率持续下降，5 岁儿童以下 HBsAg 流行率继续保持在 1% 以下，儿童 HBV 感染率地区间及城乡间差异进一步缩小。近十年来急性乙型肝炎报道发病率逐年下降，2020 年降至 2.67/10 万。在丙型肝炎方面，我国在预防、筛查、监测、诊疗和药品保障几个环节中都取得了很大进展。由于我国病毒性肝炎基数较大，所以未来肝病学面临的主要挑战将仍然是病毒性肝炎所致终末期肝病。

值得注意的是，2018 年我国非酒精性脂肪性肝病患病率估计高达 32.9%，非酒精性脂肪性肝病估计影响 1.73 亿～3.38 亿人。非酒精性脂肪性肝

病已经取代病毒性肝炎成为我国肝病的第一大病因。我国当前酒精性肝病（ALD）的患病率（4.5%）也很高，ALD 估计至少影响 6200 万人。除此之外，我国药物性肝损伤（DILI）发病率也呈现升高趋势，中国普通人群中每年 DILI 的发生率高于西方国家。我国引起肝损伤的最主要药物依次为：各类保健品和传统中药（占 26.81%）；抗结核药（占 21.99%）、抗肿瘤药或免疫调整剂（占 8.34%）。

（二）整合肝病学思考

从发展趋势看，我国未来肝脏疾病负担仍然较重，但是病毒性肝炎的威胁会逐渐降低。相反，酒精、药物和代谢相关肝病发病率的上升为整合肝病学带来了新的思考和挑战。

1. 整合肝病学应整合社会、生物、经济等因素，将肝病的筛查、预防、诊断、治疗和全程管理贯穿临床实践的整个过程。不仅要关注已患病患者，也应该关注肝病的预防，尤其是普通人群及高危人群生活及饮食方式调整，将肝病的诊疗前移，将"上医治未病"的理念落实在日常临床工作。

2. 整合肝病学应加强终末期肝病患者的治疗、长期随访、风险预测及管理。终末期肝病仍将是我国肝病学家面临的重要挑战，肝硬化、肝癌等终末期肝病需要长期随访、监测及管理，以提高患者的生存率，降低疾病死亡率。随着诊治技术的进展，肝硬化的死亡率有所下降，但是肝癌患者的生存期仍改善不明显，免疫治疗为提高肝癌的生存带来了希望。整合肝病学应加强新的诊疗技术的临床探索和应用，将临床研究的结果转化为患者临床结局的改善。要达到这样的目的，长期随访、规范监测、患者风险分层等策略将不可或缺，因此整合肝病学涵盖的范围应该更广、更深。

3. 整合肝病学的研究应紧跟肝病疾病谱的变化。目前非酒精性脂肪性肝病、DILI 等疾病的机制仍不清楚，治疗方法仍然有限；肝硬化、肝癌的治疗效果仍有待提高。整合肝病学应将基础、临床研究的数据证据与临床实践相结合，思考肝病学知识的形成，从理论角度探索肝病学面临难题的解决方案，用整合医学的思维指导肝病学的研究。

二、肝病的个体化治疗

（一）肝病研究进入多组学时代

近年来，肝脏疾病的多组学数据大量出现。多组学包括基因组学、表观基因组学、转录组学、蛋白质组学、代谢组学、微生物组学等，这些组学数据为肝病的发病机制、生物标志物发现、风险分层及治疗和预后判断等带来新的方法，也为肝病的个体化治疗奠定了基础。

大量研究显示肠道微生物是许多肝脏疾病的基础，这提示肠肝轴在肝病发病中具有重要作用。肝硬化、ALD、PBC、PSC、AIH 等多种疾病都存在肠道菌群失调，肠道菌群与治疗反应、疾病分期等存在密切相关性。一些病例报道及非对照研究显示肠道菌群移植可以改善肝性肝病、酒精性肝病和 PSC 患者肝功能指标和纠正肠道菌群失衡。研究显示肠道微生物组在胆汁酸代谢、肠道黏膜屏障、肠道及肝脏免疫中发挥重要作用。肠道微生物与肝脏疾病的密切相关性为肝脏疾病的诊断和治疗带来新的靶点。由于肠道微生物组个体化差异较大，而且受到生活方式、食物、药物、营养状况等多种因素影响，因此，肠道微生物组与肝病的相关性是高度个体化的。更多的纵向研究和肠道菌群的种水平分析将提供肝病的肠道菌群个体化干预策略，使肝病的治疗更加精准和有效。

基因组学、表观基因组学、转录组学、蛋白质组学、代谢组学、微生物组学等多组学研究在肝病发病机制、分子分型、治疗反应预测方面显示出巨大潜力。例如：多组学数据显示我国肝癌与西方肝癌的基因突变谱存在差异，病因学方面，我国肝癌有 1/3 含有由马兜铃酸诱导产生的"突变特征谱"，且与肿瘤突变负荷（TMB）、肿瘤新抗原、肿瘤微环境免疫耐受（CD8+ T 细胞浸润，PD-L1 等免疫检查点丰度）等的临床指标显著相关；根据蛋白质组数据我国肝癌可以分为三类亚型，这三类蛋白亚型与基因组稳定性与肝癌临床特征都存在显著相关，且预后存在显著差别。这些发现为肝癌的临床预后判别，以及肝癌的个性化治疗发挥重要的指导作用。肝脏的基因组学研究显示慢性肝病患者肝细胞的体细胞突变可以显著影响肝脏的代谢功能及胰岛素抵抗状况，这些突变在 ALD 和非酒精性脂肪性肝病发病中发挥重要作用。多种自身免疫性肝病都与遗传易感性相关，但是遗传易感性在自身免疫性肝病发病中的作用只有不到 10%。研究证实表观遗传学、代谢组学、转录组学改变与自身免疫性肝病密切相关。

组学研究虽然推进了肝脏疾病发病及诊疗的进展，但是单个组学研究不能反映肝脏疾病的整体状况。目前多种组学整合研究正在成为肝病研究的重要趋势。例如：多种细胞类型的转录组学确定的基因谱可以预测肝纤维化的进展；多个病例队列的转录组学确定的基因谱可以预测肝癌的治疗反应；转录组学、代谢组学分析显示肝再生过程中，肝细胞分裂导致肝脏代谢重塑，揭示了肝脏再生中肝细胞代谢的动态变化；转录组学和蛋白组学数据的整合发现了非酒精性脂肪性肝病的新标志物。

（二）整合肝病学思考

肝脏疾病的多组学数据的不断积累将改变肝病学理念。整合医学强调整体概念，也同时强调个体与群体的差异。循证医学为临床研究提供了有重要价值的临床指南。但是整合医学认为临床指南针对的是整体，而非个体，不同个体的治疗反应可能完全不同。在整合医学病例中，也可以看到很多非常规方法对个体具有重要作用。多组学数据为整合肝病学的个体化诊疗提供了依据，整合肝病学将有更多的工具用于区别肝病患者的异质性，进而提供个体化的治疗。目前肝病的个体化治疗仍处于初级阶段，诸多组学标志物在临床的应用价值仍有待证实。同样的标志物在不同患者、不同年龄、不同疾病时期、不同的整体状态之间的意义可能完全不同。需要用整合思维思考患者各种组学之间的联系及各组学改变与疾病表型之间的联系，从而提供更高质量的诊疗

措施。

三、肝脏的再生治疗

（一）肝脏细胞治疗及类器官研究

在肝病治疗中，肝脏再生治疗对于遗传缺陷性肝病、肝硬化、急慢性肝衰竭等具有重要作用。目前的肝脏再生治疗方法主要包括肝细胞移植、干细胞移植和类器官移植等。过去二三十年中，干细胞治疗肝病取得重要进展。现有的研究显示，干细胞在肝硬化、肝衰竭、自身免疫性肝病等肝脏疾病中显示出良好的安全性和有效性。截至 2021 年，全球注册的干细胞临床研究有 8000 余项，干细胞治疗肝病的临床研究有 183 项。目前我国批准干细胞的临床研究也超过 20 项。全球范围内已经有 21 个干细胞产品上市。虽然目前尚无干细胞产品被批准用于临床，但随着肝病干细胞治疗临床研究的推进，可以预见治疗肝病的干细胞会很快出现。

除了干细胞治疗之外，生物工程肝脏近年来也进展迅速。利用三维培养技术，研究人员已经成功开发出模拟自然发育的生物工程人肝脏组织。小鼠和人类肝脏类器官体外培养已经成功，且在动物模型显示良好的治疗效果。水凝胶及三维打印等技术使体外肝脏类器官更具备正常肝功能。最新的研究首次显示胆管类器官可以在体外修复人类肝脏的胆管损伤。此外肝脏类器官在药物筛选、疾病发病机制研究等方面也显示出巨大的潜力。虽然目前肝脏类器官移植尚无临床研究数据，但是肝脏类器官的研究进展在将来会改变肝脏疾病的治疗策略，减少肝移植的需求，改善重症及终末期肝病的临床预后。

（二）整合肝病学思考

在疾病治疗过程中，整合医学概括的治疗策略包括切除（resection）、修复（repair）、再生（regeneration）和恢复（rejuvenation）。目前肝脏的再生治疗的主要机制包括肝脏细胞的补充替代、干细胞定向分化、干细胞旁分泌改善肝脏微环境，以及干细胞通过外泌体、线粒体等对肝脏内细胞进行修复、再活化和重编程等。这些机制

都验证了整合医学的思维在肝病中的重要价值。同时也对进一步肝脏再生治疗的研究和应用提供了指导，我们不仅要关注细胞和类器官的再生功能，也应该思考其对其他细胞类型、肝脏微环境、体内微环境稳态等的作用。利用整合思维才能更清晰地认识和研究肝脏疾病治疗的新技术对生物整体的影响。在临床实践中也应该不只关注肝脏本身，而是将肝脏疾病置于人体生物系统之中。肝脏再生中不止需要恰当细胞类型和三维结构，也需要人体其他组织器官与干细胞、类器官的相互作用，而这些则是目前研究所缺乏的，也是整合医学所要求的任务。

四、肝病的诊疗模式

（一）人工智能对肝病诊疗模式的影响

现代医学产生了海量数据，这使得临床医师很难对这些数据进行分析和总结。近年来人工智能在医学领域的应用极大地推动了医学诊疗模式的改变。人工智能基于数据，而非假设，因此可以更客观地寻求疾病的模式和规律。在消化内镜领域，人工智能辅助的内镜图像识别已经显著提高了消化道早期肿瘤的识别率和胃肠道病变的风险评估水平。肝病领域人工智能发展落后于消化内镜领域，但是近年来人工智能在肝病诊疗中已经显现优势。例如：基于临床数据的机器学习构建的模型可以评估病毒性肝炎、非酒精性脂肪性肝病等疾病肝纤维化程度、预测肝纤维化进展、评价肝硬化并发症的风险、筛选高危患者，其效能超过常用的肝功能评分系统；基于纵向和横向临床数据的人工智能模型可以准确预测肝衰竭患者的临床预后、肝癌的治疗反应及肝移植术后的生存；深度学习构建的 PREsTo 评分系统可以预测原发性硬化性胆管炎患者的肝功能失代偿风险。近年来肝病多组学数据不断积累，产生海量的信息，人工智能可以整合多组学数据进行模型构建，用于指导临床实践。应用机器学习分析丙型肝炎患者全基因组测序数据构建的肝硬化风险评分评估肝硬化进展的效能已经超过常用的临床指标和模型，并且确定了丙型肝炎相关肝硬化风险的标志物 IL28B 单核苷酸多态性（SNP）。随机森林算法分析 HBV 基因组测序数据可以准确预测患者血清学转化。对脂质组学、糖组学、激素分析等数据的人工智能模型鉴别健康人群、非酒精性脂肪性肝病和 NASH 的准确率超过 90%。

肝病学的基础及临床研究进展将会产生更多的多组学数据，肝病临床研究的模块化数据也将不断出现，新的药物及疗法的真实世界的临床及长期随访数据也将为人工智能在肝病领域提供更多的分析材料。这些都无疑会改变肝病学的诊疗模式，人工智能辅助的临床决策系统将为肝病医师带来有利的工具。而临床医师对这些工具的使用和验证也将进一步推动人工智能系统的完善。

（二）整合肝病学思考

整合医学认为数据是参考，但是不能依赖。临床试验的成功依赖于数据统计学分析的显著性差异。但是这些显著性差异与真实世界的临床获益还存在一定差距。因为数据不是人体，数据不是疾病，数据不一定是诊断证据，数据也不一定是治疗效果。数据可能反映事实，也可能偏离事实，从而误导医师的判断。人工智能虽然可能会使分析肝病学的海量数据成为可能，但是也可能会因为数据质量不足而得出错误的结论。目前肝病中多组学数据的人工智能分析多是基于孤立的、瞬时的、横断面的数据，多种族、多阶段、多组织的多组学数据还不多见，尤其是肠道微生物组已经显示与肝脏疾病密切相关，但是结合肠道微生物组，尤其是纵向肠道微生物组的多组学人工智能分析还没有报道。因此在肝病临床实践中也必须积累高质量的临床数据，在应用人工智能的同时，必须认真审视和评估数据质量，在使用人工智能指导临床实践时也必须考虑患者的整体状况。

肝病学近年来进展迅速，肝病的疾病谱、治疗方式、研究内容及诊疗模式都将发生重要的变化。我们需要具备不断发展和进步的思维才能适应和引领肝病学的未来变化。整合医学从知识论的角度为医学界提供了思想指引，我们从临床出发，学习和掌握最新的肝病学知识，用这些知识指导实践，并总结分析得出新的结论，形成新的知识，进而形成新的思维和思想，这就是整合医学推动整合肝病学的模式和魅力所在。

（郭长存）

参考文献

樊代明, 2016. 整合医学：理论与实践. 北京：世界图书出版公司.

樊代明. 2021. 整合医学：理论与实践 7. 北京：世界图书出版公司.

樊代明, 2021. 整合肿瘤学：临床卷. 北京：科学出版社.

樊代明, 2021. 整合肿瘤学：基础卷. 北京：世界图书出版公司.

Acharya C, Bajaj JS, 2021. Chronic liver diseases and the microbiome-translating our knowledge of gut microbiota to management of chronic liver disease. Gastroenterology, 160(2): 556-572.

Ahn JC, Connell A, Simonetto DA, et al, 2021. Application of artificial intelligence for the diagnosis and treatment of liver diseases. Hepatology, 73(6): 2546-2563.

Asrani SK, Devarbhavi H, Eaton J, et al, 2019. Burden of liver diseases in the world. J Hepatol, 70(1): 151-171.

Camp JG, Sekine K, Gerber T, et al, 2017. Multilineage communication regulates human liver bud development from pluripotency. Nature, 546(7659): 533-538.

Cox AL, El-Sayed MH, Kao JH, et al, 2020. Progress towards elimination goals for viral hepatitis. Nat Rev Gastroenterol Hepatol, 17(9): 533-542.

Dwyer BJ, Macmillan MT, Brennan PN, et al, 2021. Cell therapy for advanced liver diseases: repair or rebuild. J Hepatol, 74(1): 185-199.

Gao Q, Zhu H, Dong L, et al, 2019. Integrated proteogenomic characterization of HBV-related hepatocellular carcinoma. Cell, 179(5): 1240.

Lechner S, Yee M, Limketkai BN, et al, 2020. Fecal microbiota transplantation for chronic liver diseases: current understanding and future direction. Dig Dis Sci, 65(3): 897-905.

Ng SWK, Rouhani FJ, Brunner SF, et al, 2021. Convergent somatic mutations in metabolism genes in chronic liver disease. Nature, 598(7881): 473-478.

Paik JM, Golabi P, Younossi Y, et al, 2020. Changes in the global burden of chronic liver diseases from 2012 to 2017: the growing impact of NAFLD. Hepatology, 72(5): 1605-1616.

Prior N, Inacio P, Huch M, 2019. Liver organoids: from basic research to therapeutic applications. Gut, 68(12): 2228-2237.

Sampaziotis F, Muraro D, Tysoe OC, et al, 2021. Cholangiocyte organoids can repair bile ducts after transplantation in the human liver. Science, 371(6531): 839-846.

Sarin SK, Kumar M, Eslam M, et al, 2020. Liver diseases in the Asia-Pacific region: a Lancet Gastroenterology & Hepatology Commission. Lancet Gastroenterol Hepatol, 5(2): 167-228.

Schupack DA, Mars RAT, Voelker DH, et al, 2021. The promise of the gut microbiome as part of individualized treatment strategies. Nat Rev Gastroenterol Hepatol, 19(1): 7-25.

Shen T, Liu Y, Shang J, et al, 2019. Incidence and gtiology of drug-induced liver injury in Mainland China. Gastroenterology, 156(8): 2230-2241, e11.

Xiao J, Wang F, Wong NK, et al, 2019. Global liver disease burdens and research trends: analysis from a Chinese perspective. J Hepatol. 2019 Jul; 71(1): 212-221.